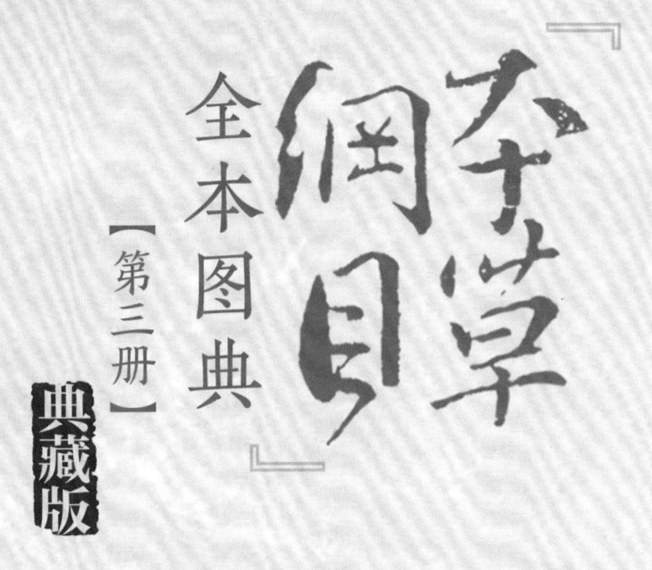

本草纲目全本图典

【第三册】

典藏版

原　　著　李时珍
顾　　问　肖培根
主　　编　陈士林
分册主编　马泽峰　赵志远　谢军成
副 主 编　谢　宇　裴　华　张　鹏　王　庆　张　鹤

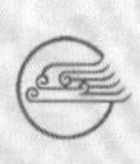

人民卫生出版社

图书在版编目（CIP）数据

《本草纲目》全本图典. 第三册 / 陈士林主编. --
北京：人民卫生出版社，2018
ISBN 978-7-117-26473-0

Ⅰ. ①本… Ⅱ. ①陈… Ⅲ. ①《本草纲目》－图解
Ⅳ. ①R281.3-64

中国版本图书馆 CIP 数据核字（2018）第 083578 号

《本草纲目》全本图典（第三册）

主　　编：陈士林
出版发行：人民卫生出版社（中继线 010-59780011）
地　　址：北京市朝阳区潘家园南里 19 号
邮　　编：100021
E - mail：pmph @ pmph.com
购书热线：010-59787592　010-59787584　010-65264830
印　　刷：北京盛通印刷股份有限公司
经　　销：新华书店
开　　本：889 × 1194　1/16　**印张**：19.5
字　　数：461 千字
版　　次：2018 年 7 月第 1 版　2018 年 7 月第 1 版第 1 次印刷
标准书号：ISBN 978-7-117-26473-0
定　　价：640.00 元
打击盗版举报电话：010-59787491　E-mail：WQ @ pmph.com
（凡属印装质量问题请与本社市场营销中心联系退换）

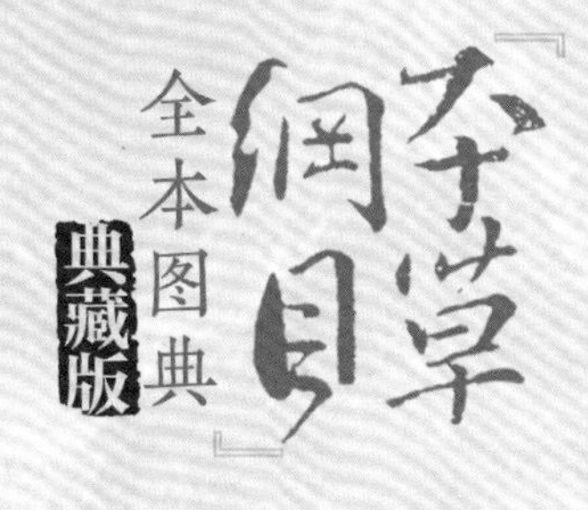

凡　　例

一、本套书以明代李时珍著《本草纲目》（金陵版胡承龙刻本）为底本，以金陵版排印本（王育杰整理，人民卫生出版社，2016年）及金陵版美国国会图书馆藏全帙本为校本，按原著的分卷和排序进行内容编排，即按序列、主治、水部、火部、土部、金石部、草部、谷部、菜部、果部、木部、服器部、虫部、鳞部、介部、禽部、兽部、人部的顺序进行编排，共分20册。

二、本套书中“释名”“主治”“附方”等部分所引书名多为简称，如：《本草纲目》简称《纲目》，《名医别录》简称《别录》，《神农本草经》简称《本经》，《日华子诸家本草》简称《日华》，《肘后备急方》简称《肘后方》，等等。

三、人名书名相同的名称，如吴普之类，有时作人名，有时又作书名，情况较复杂，为统一起见，本次编写均按原著一律不加书名号。

四、原著《本草纲目》中的部分中草药名称，与中医药学名词审定委员会公布名称不一致的，为了保持原著风貌，均保留为原著形式，不另作修改。

五、本套书为保持原著风貌，对原著之服器部和人部的内容全文收录，但基本不配图。

六、本套书依托原著的原始记载，根据作者们多年野外工作经验和鉴定研究成果，结合现有考证文献，对《纲目》收载的药物进行了全面的本草考证，梳理了古今药物传承关系，并确定了各药物的基原和相应物种的拉丁学名；对于多基原的药物均进行了综合分析，对于部分尚未能准确确定物种者也有表述。同时，基于现代化、且普遍应用的DNA条形码鉴定体系，在介绍常用中药材之《药典》收载情况的同时附上其基原物种的通用基因碱基序列。由此古今结合、图文并茂，丰富阅读鉴赏感受，并提升其实用参考和珍藏价值。

七、本套书结合现实应用情况附有大量实地拍摄的原动植物（及矿物等）和药材（及饮片）原色图片，方便读者认药和用药。

八、部分药物尚未能解释科学内涵，或者疗效有待证实、原料及制作工艺失传，以及其他因素，故无考证内容及附图，但仍收载《纲目》原始内容，有待后来者研究、发现。

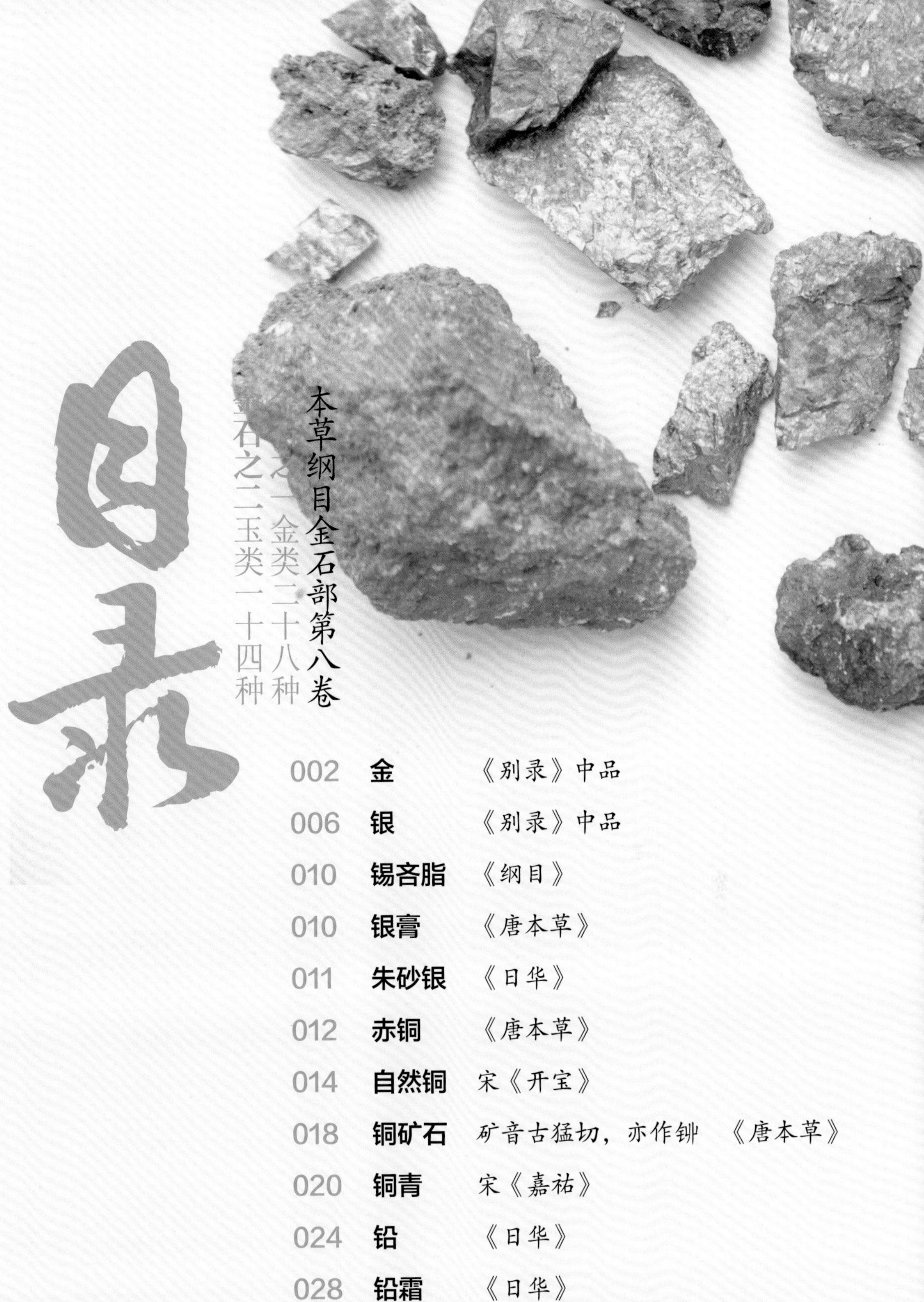

目录

本草纲目金石部第八卷

金石之一 金类二十八种

金石之二 玉类一十四种

本草纲目金石部第九卷

金石之三 石类上三十二种

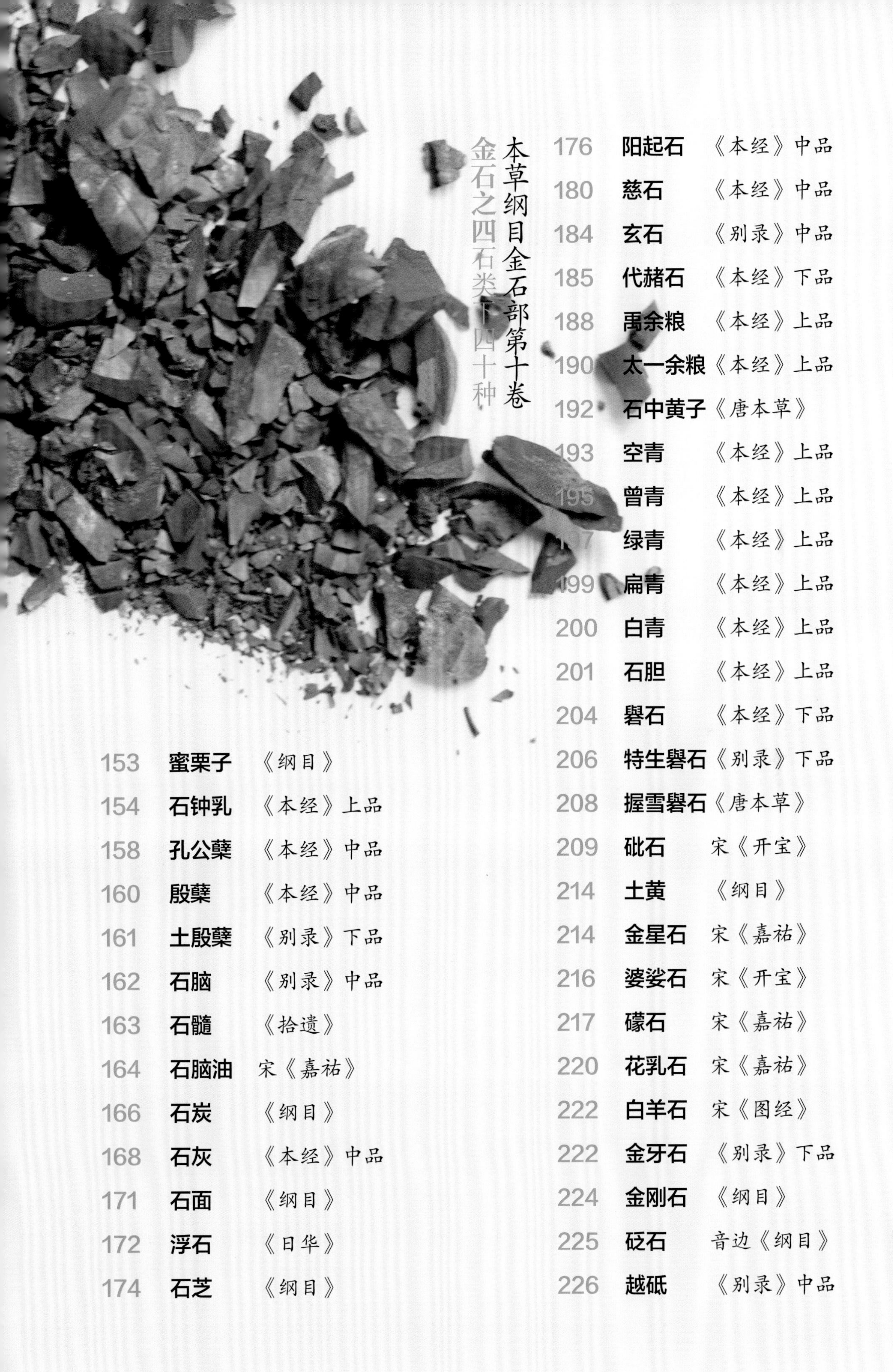

本草纲目金石部第十卷

金石之四石类下四十种

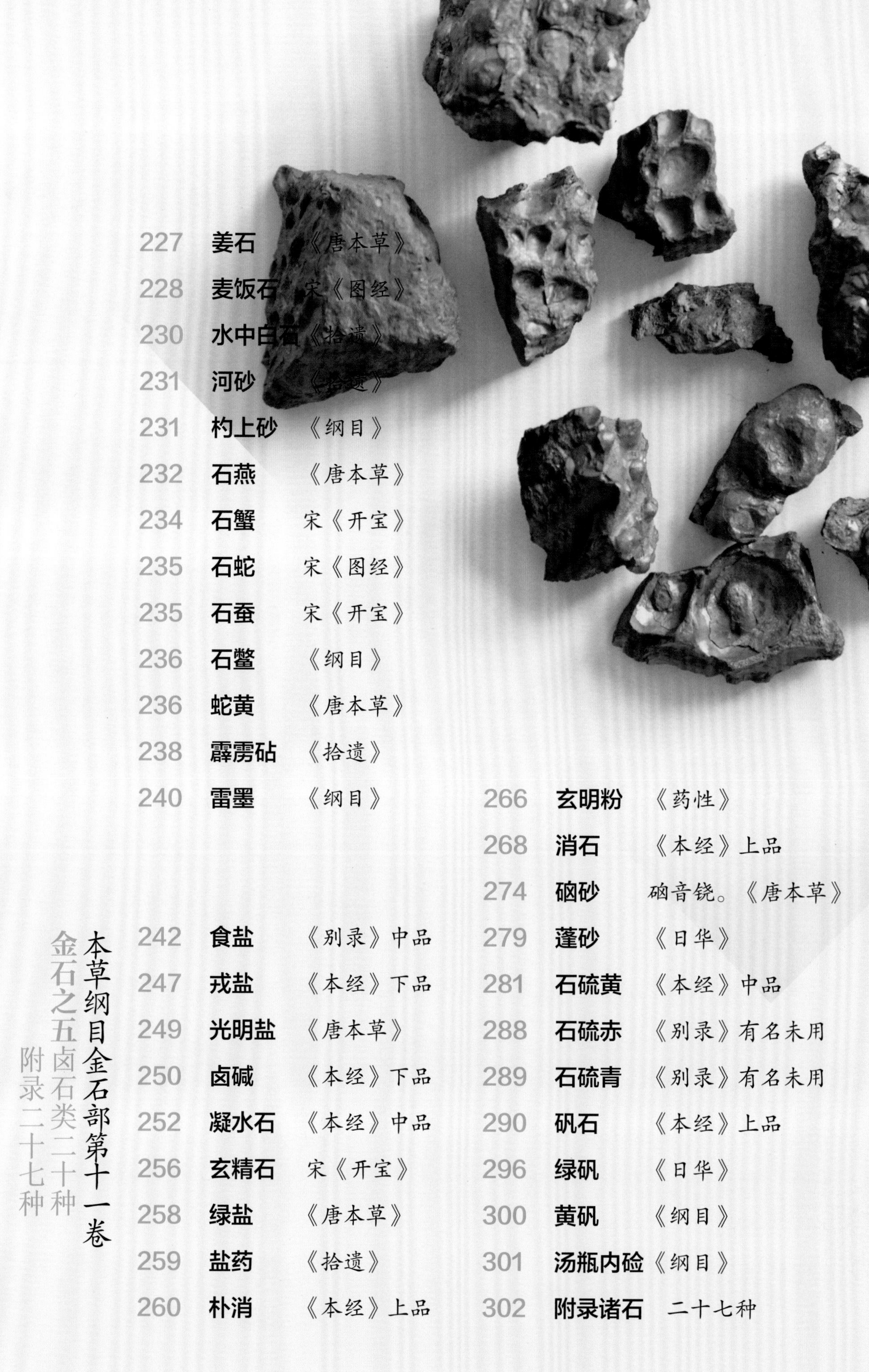

本草纲目金石部第十一卷

金石之五卤石类二十种

附录二十七种

本草纲目

金石部第八卷

金石之一 金类二十八种

金石之二 玉类一十四种

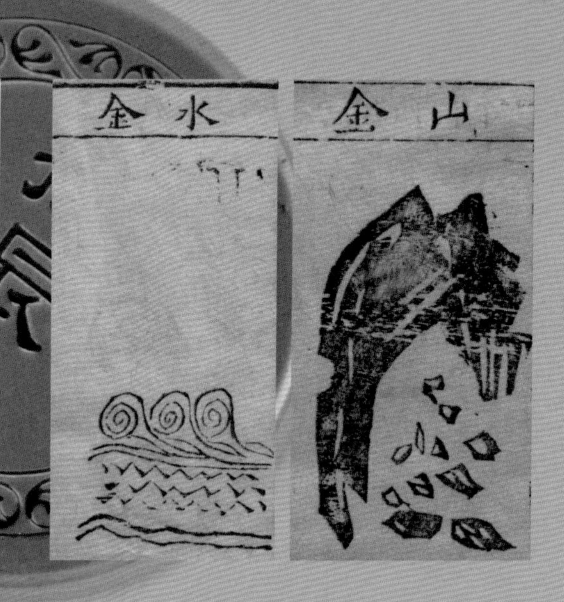

‖ **基原** ‖

据《纲目彩图》《纲目图鉴》《大辞典》等综合分析考证，本品为自然金Native gold（等轴晶系）。主要为金（Au），产于山东、黑龙江、河南、湖南等地。现入药者为人工冶炼品，并常锤成纸状薄片，称金箔；金箔主产于南京等地。

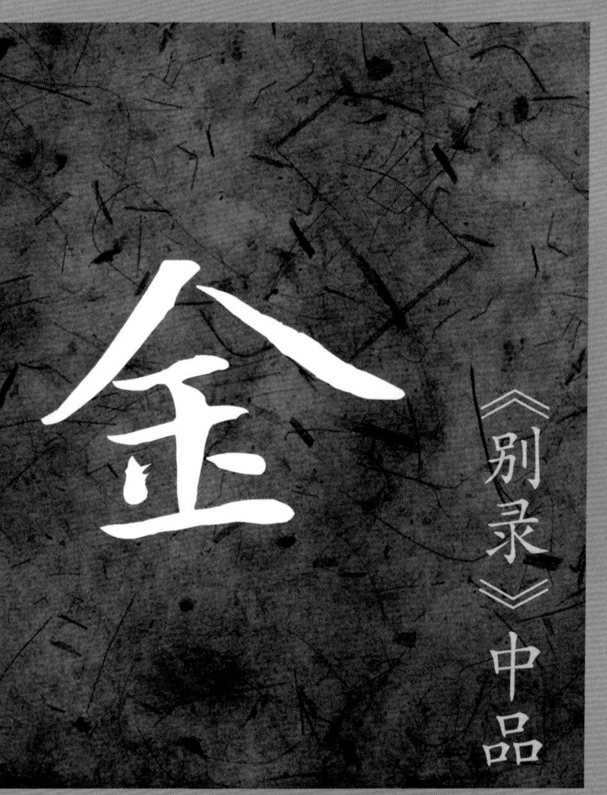

金

《别录》中品

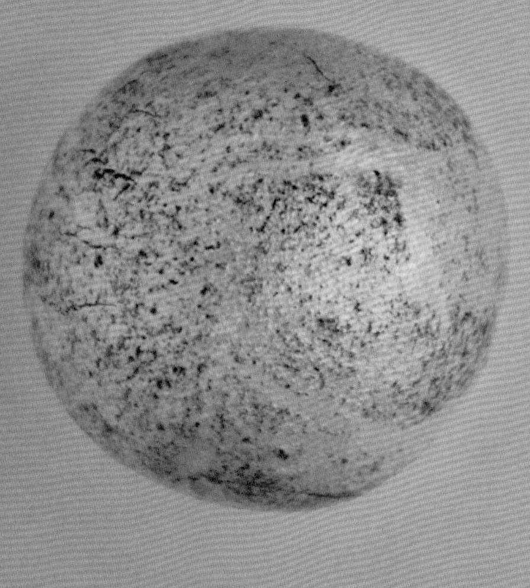

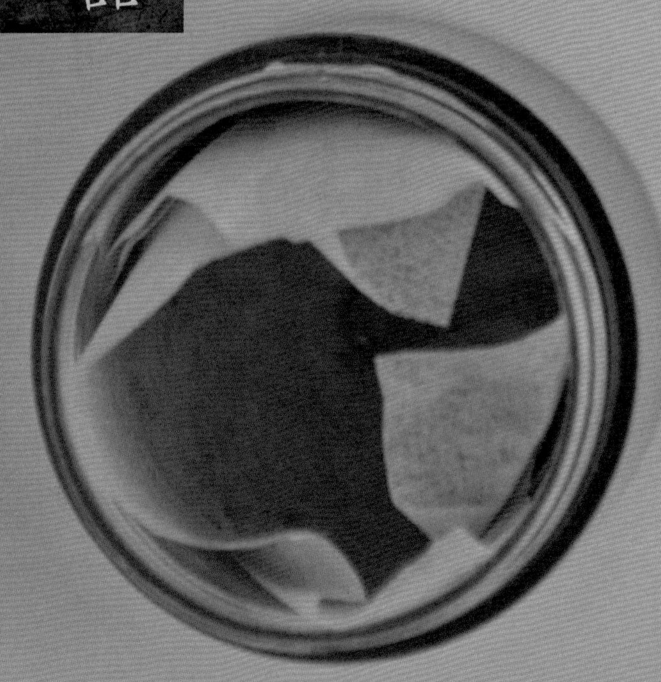

△金箔包衣丹药

校正：并入拾遗金浆。

‖释名‖

黄牙镜源**太真**。[时珍曰] 按许慎说文云：五金黄为之长，久埋不生衣，百炼不轻，从革不违，生于土，故字左右注，象金在土中之形。尔雅云：黄金谓之璗，美者谓之镠，饼金谓之钣，绝泽谓之铣。独孤滔云：天生牙谓之黄牙。梵书谓之苏伐罗。[弘景曰] 仙方名金为太真。

‖集解‖

[别录曰] 金屑生益州，采无时。[弘景曰] 金之所生，处处皆有，梁、益、宁三州多有，出水沙中，作屑，谓之生金。建平、晋安亦有金沙，出石中，烧熔鼓铸为硍，虽被火亦未熟，犹须更炼。高丽、扶南及西域等地成器，皆炼熟可服。[藏器曰] 生金生岭南夷獠峒穴山中，如赤黑碎石、金铁屎之类。南人云：毒蛇齿落在石中。又云：蛇屎着石上，及鸩鸟屎着石上皆碎，取毒处为生金，有大毒，杀人。本草言黄金有毒，误矣。生金与黄金全别也。常见人取金，掘地深丈余，至纷子石，石皆一头黑焦，石下有金，大者如指，小者犹麻豆，色如桑黄，咬时极软，即是真金。夫匠窃而吞者，不见有毒，其麸金出水沙中，毡上淘取，或鹅鸭腹中得之，即便打成器物，亦不重炼。煎取金汁，便堪镇心。[志曰] 今医家所用，皆炼熟金箔，及以水煮金器，取汁用之，则无毒矣。皇朝收复岭表，询访彼人，并无蛇屎之说，藏器传闻之言，非矣。[颂曰] 今饶、信、南剑、登州所出，采亦多端，或有若山石状者，若米豆粒者，此类皆未经火，并为生金。[珣曰] 山海经所说诸山出金极多，不能备录。广州记云：大食国出金最多，货易并用金钱。异物志云：金生丽水。又蔡州出瓜子金，云南出颗块金，在山石间采之。黔南、遂府、吉州水中，并产麸金。岭表录云：五岭内富州、宾州、澄州、涪县，江溪河皆产金。居人多养鹅鸭取屎，以淘金片，日得一两或半两，有终日不获一星者。其金夜明。[宗奭曰] 颗块金，即穴山至百十尺，见伴金石，定见金也。其石褐色，一头如火烧黑之状，其金色深赤黄。麸金，即在江沙水中淘汰而得，其色浅黄。皆是生金，得之皆当铸炼，麸金耗多。入药当用块金，色既深，则金气足余。须防药制成及点化者，此等焉得有造化之气。如紫雪之类，用金煮汁，盖假其自然之气尔。又东南金色深，西南金色淡，亦土地所宜也。[时珍曰] 金有山金、沙金二种。其色七青、八黄、九紫、十赤，以赤为足色。和银者性柔，试石则有色青；和铜者性硬，试石则有声。宝货辨疑云：马蹄金象马蹄，难得。橄榄金出荆湖岭南。胯子金象带胯，出湖南北。瓜子金大如瓜子，麸金如麸片，出湖南及高丽。沙金细如沙屑，出蜀中。叶子金出云南。地镜图云：黄金之气赤，夜有火光及白鼠。或云：山有薤，下有金。凡金曾在冢墓间及为钗钏溲器者，陶隐居谓之辱金，不可合炼。宝藏论云：金有二十种。又外国五种。还丹金，出丹穴中，体含丹砂，色尤赤，合丹服之，希世之宝也。麸金出五溪、汉江，大者如瓜子，小者如麦，性平无毒。山金出交广南韶诸山，衔石而生。马蹄金乃最精者，二蹄一斤。毒金即生金，出交广山石内，赤而有大毒，杀人，炼十余次，毒乃已。此五种皆真金也。水

银金、丹砂金、雄黄金、雌黄金、硫黄金、曾青金、石绿金、石胆金、母砂金、白锡金、黑铅金，并药制成者。铜金、生铁金、熟铁金、鍮石金，并药点成者。已上十五种，皆假金也，性顽滞有毒。外国五种，乃波斯紫磨金、东夷青金、林邑赤金、西戎金、占城金也。

金屑

‖ **气味** ‖

辛，平，有毒。[大明曰] 无毒。[珣曰] 生者有毒，熟者无毒。[宗奭曰] 不曰金而更加屑字者，是已经磨屑可用之义，必须烹炼锻屑为箔，方可入药。金箔亦同生金，有毒能杀人，且难解。有中其毒者，惟鹧鸪肉可解之。若不经锻，屑即不可用。金性恶锡，畏水银，得余甘子则体柔，亦相感耳。[时珍曰] 洗金以盐。骆驼、驴、马脂，皆能柔金。金遇铅则碎，翡翠石能屑金，亦物性相制也。金蛇能解生金毒。晋贾后饮金屑酒而死，则生金有毒可知矣。凡用金箔，须辨出铜箔。

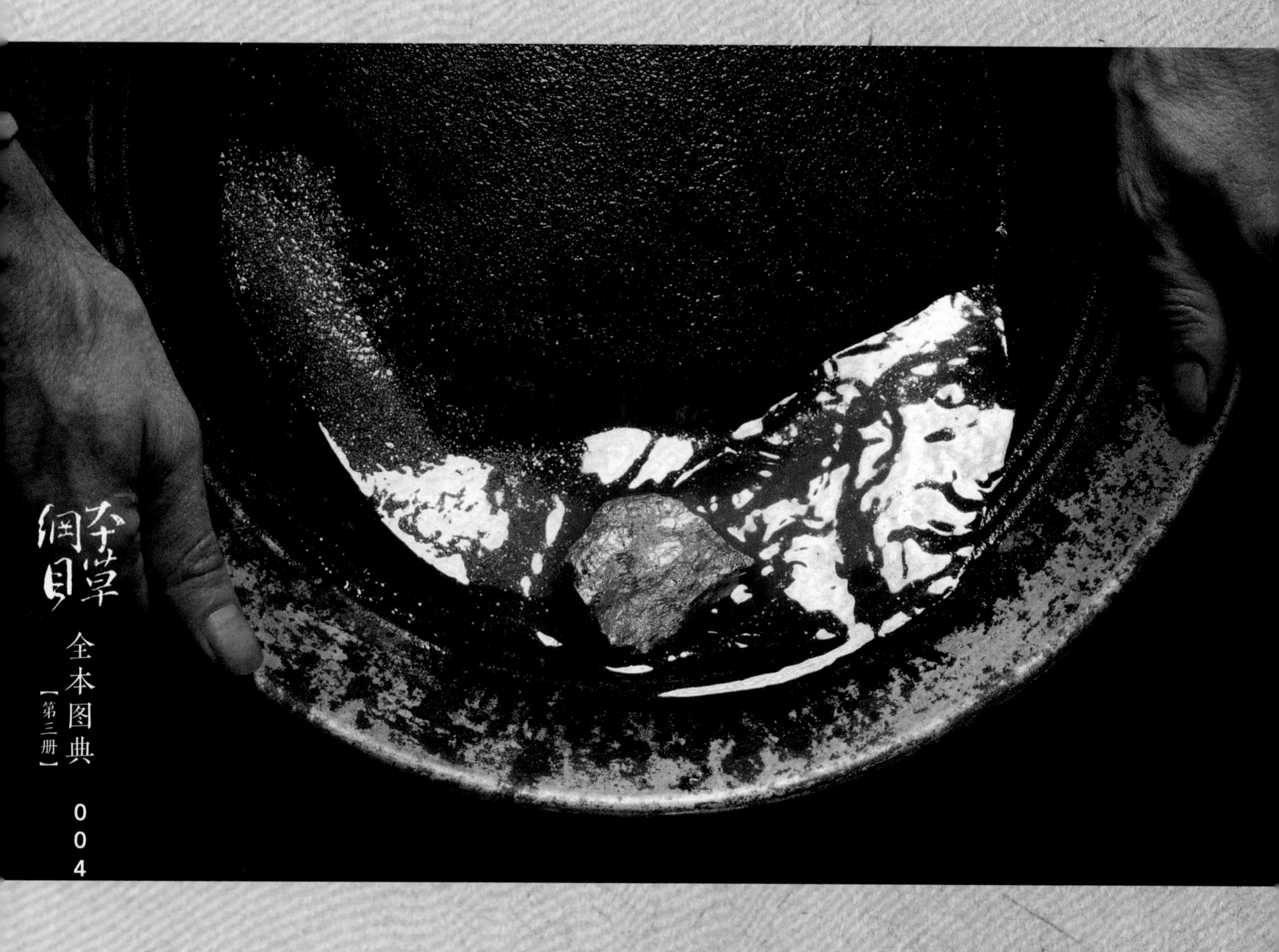

‖ **主治** ‖

镇精神，坚骨髓，通利五脏邪气，服之神仙。别录。**疗小儿惊伤五脏，风痫失志，镇心安魂魄。**甄权。**癫痫风热，上气咳嗽，伤寒肺损吐血，骨蒸劳极作渴，并以箔入丸散。**李珣。**破冷气，除风。**青霞子。

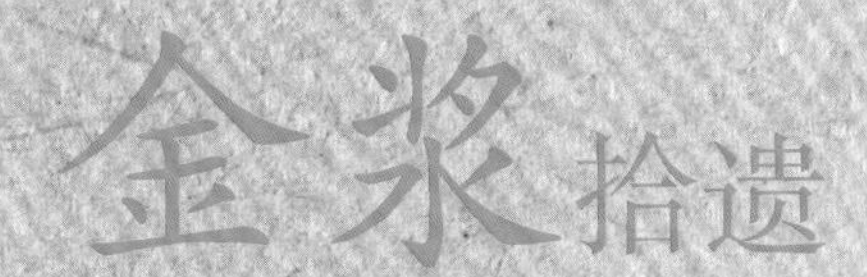

‖ **气味** ‖

同金。

‖ **主治** ‖

长生神仙。久服，肠中尽为金色。藏器。

‖ **发明** ‖

[弘景曰] 生金辟恶而有毒，不炼服之杀人。仙经以醯、蜜及猪肪、牡荆、酒辈炼至柔软，服之成仙，亦以合水银作丹砂。医方都无用者，当是虑其有毒尔。[损之曰] 生者杀人，百炼者乃堪服，水银合膏饮即不炼。[颂曰] 金屑古方不见用者，惟作金箔，入药甚便。又古方金石凌、红雪、紫雪辈，皆取金银煮汁，此通用经炼者，假其气尔。[时珍曰] 金乃西方之行，性能制木，故疗惊痫风热肝胆之病，而古方罕用，惟服食家言之。淮南三十六水法，亦化为浆服饵。葛洪抱朴子言：饵黄金不亚于金液。其法用豕负革肪、苦酒炼之百遍即柔，或以樗皮治之，或以牡荆酒、慈石消之为水，或以雄黄、雌黄合饵，皆能地仙。又言丹砂化为圣金，服之升仙。别录、陈藏器亦言久服神仙。其说盖自秦皇、汉武时方士传流而来，岂知血肉之躯，水谷为赖，可能堪此金石重坠之物久在肠胃乎？求生而丧生，可谓愚也矣。故太清法云：金禀中宫阴己之气，性本刚，服之伤损肌肉。又东观秘记云：亡人以黄金塞九窍，则尸不朽。此虽近于理，然亦诲盗矣，曷若速化归虚之为愈也哉。

‖ **附方** ‖

新五。**风眼烂弦**金环烧红，掠上下睑肉，日数次，甚妙。集简方。**牙齿风痛**火烧金钗针之，立止。集简方。**轻粉破口**凡水肿及疮病，服轻粉后口疮龈烂。金器煮汁频频含漱，能杀粉毒，以愈为度。外台秘要。**水银入耳**能蚀人脑。以金枕耳边，自出也。张仲景方。**水银入肉**令人筋挛。惟以金物熨之，水银当出蚀金，候金白色是也，频用取效，此北齐徐王方也。本草拾遗。

‖ **基原** ‖

据《纲目图鉴》《纲目彩图》《中华本草》等综合分析考证，本品为自然银Native silver（等轴晶系），入药常锤成纸状薄片。主要成分为银（Ag）。自然银产于辽宁、浙江、四川、青海、广东、云南等地；银箔主产于江苏，福建、浙江亦产。

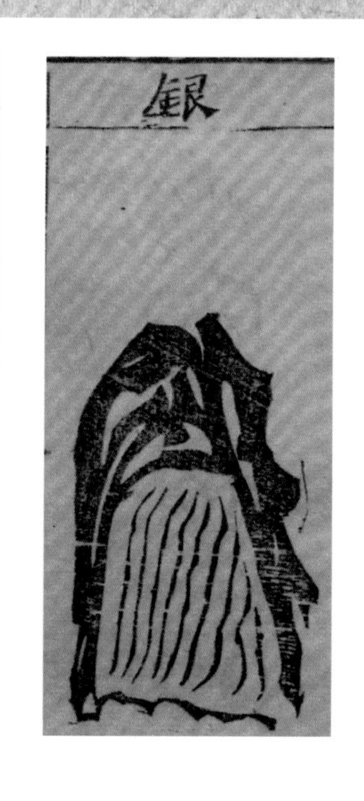

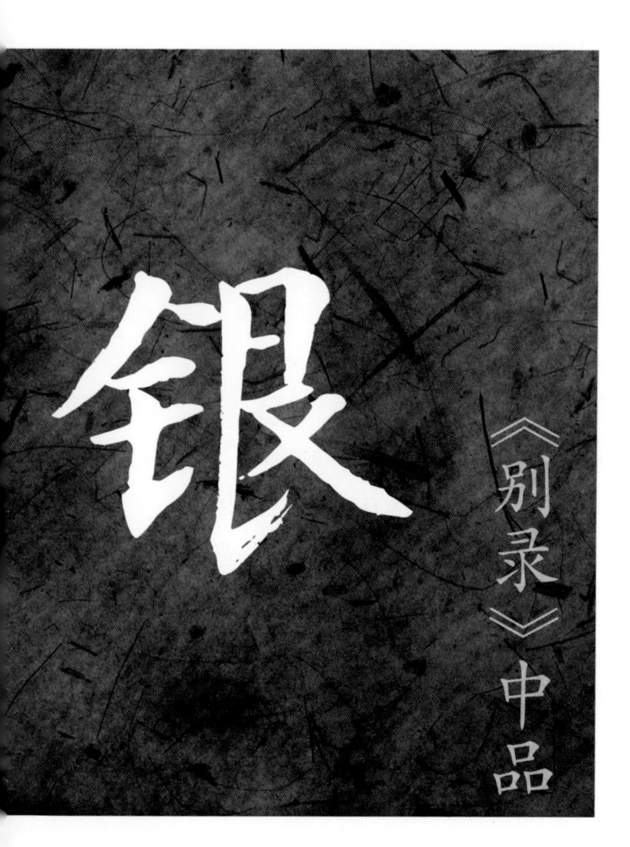

校正：并入开宝生银。

‖ **释名** ‖

白金纲目**鋈**。[时珍曰] 尔雅：白金谓之银，其美者曰镠。说文云：鋈，白金也。梵书谓之阿路巴。

‖ **集解** ‖

[别录曰] 银屑生永昌，采无时。[弘景曰] 银之所出处，亦与金同，但是生土中也。炼饵法亦似金。永昌属益州，今属宁州。[恭曰] 银与金，生不同处，所在皆有，而以虢州者为胜，此外多铅秽为劣。高丽作帖者，云非银矿所出，然色青不如虢州者。[志曰] 生银出饶州乐平诸坑银矿中，状如硬锡，文理粗错自然者真。[颂曰] 银在矿中与铜相杂，土人采得，以铅再三煎炼方成，故为熟银。生银则生银矿中，状如硬锡。其金坑中所得，乃在土石中渗漏成条，若丝发状，土人

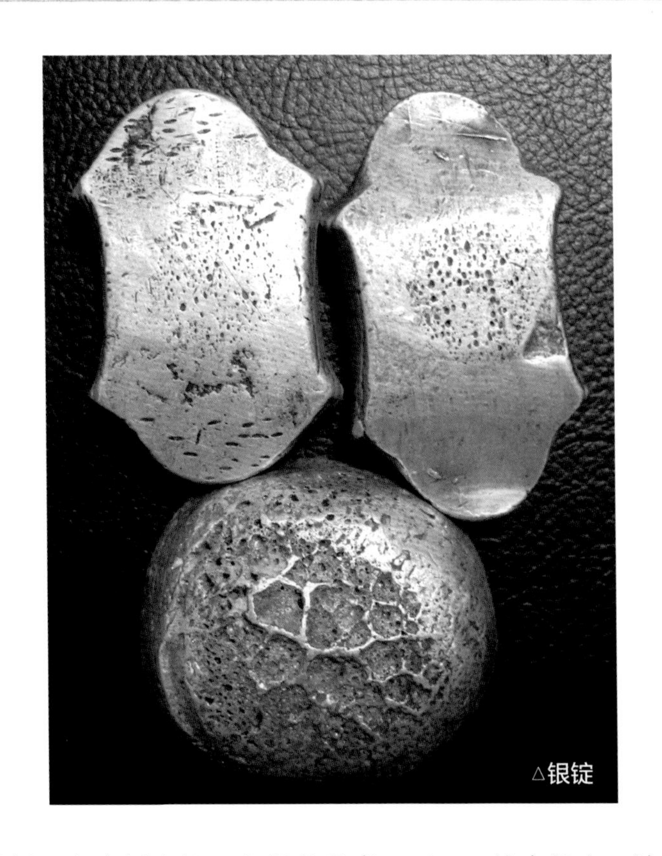
△银锭

谓之老翁须，极难得。方书用生银，必得此乃真。[珣曰] 按南越志：波斯国有天生药银，用为试药指环。又烧朱粉瓮下，多年沉积有银，号杯铅银，光软甚好，与波斯银功力相似，只是难得。今时烧炼家，每一斤生铅，只得一二铢。山海经云，东北乐平郡堂少山出银甚多。黔中生银体硬，不堪入药。[宗奭曰] 银出于矿，须煎炼成，故名熟银。其生银即不自矿中出而特然生者，又谓之老翁须，其入用大同。世之术士。以朱砂而成，以铅汞而成，以焦铜而成者，既无造化之气，岂可入药，不可不别。[时珍曰] 闽、浙、荆、湖、饶、信、广、滇、贵州诸处，山中皆产银，有矿中炼出者，有沙土中炼出者。其生银，俗称银笋、银牙者也，亦曰出山银。独孤滔丹房镜源所谓铅坑中出褐色石，形如笋，打破即白，名曰自然牙，曰自然铅，亦曰生铅，此有变化之道，不堪服食者是也。管子云：上有铅，下有银。地镜图云：山有葱，下有银。银之气，入夜正白，流散在地，其精变为白雄鸡。宝藏论云：银有十七种。又外国四种。天生牙，生银坑内石缝中，状如乱丝，色红者上。入火紫白如草根者次之。衔黑石者最奇，生乐平、鄱阳产铅之山，一名龙牙，一名龙须，是正生银无毒，为至药根本也。生银生石矿中，成片块，大小不定，状如硬锡。母砂银，生五溪丹砂穴中，色理红光。黑铅银，得子母之气。此四种为真银。有水银银、草砂银、曾青银、石绿银、雄黄银、雌黄银、硫黄银、胆矾银、灵草银，皆是以药制成者；丹阳银、铜银、铁银、白锡银，皆以药点化者，十三种皆假银也。外国四种：新罗银、波斯银、林邑银、云南银，并精好。

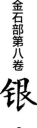

银屑

‖修治‖

[弘景曰] 医方镇心丸用之，不可正服。为屑，当以水银研令消也。[恭曰] 方家用银屑，取见成银箔，以水银消之为泥，合消石及盐研为粉，烧出水银，淘出盐石，为粉极细，用之乃佳，不得只磨取屑耳。[时珍曰] 入药只用银箔易细，若用水银盐消制者，反有毒矣。龙木论谓之银液。又有锡箔可伪，宜辨之。

‖气味‖

辛，平，有毒。[珣曰] 大寒，无毒。详生银下。

‖主治‖

安五脏，定心神，止惊悸。除邪气，久服轻身长年。别录。**定志，去惊痫，小儿癫疾狂走。**甄权。**破冷除风。**青霞子。**银箔坚骨，镇心明目，去风热癫痫，入丸散用。**李珣。

生银

‖气味‖

辛，寒，无毒。[独孤滔云] 铅内银有毒。[保升曰] 畏黄连、甘草、飞廉、石亭脂、砒石，恶羊血、马目毒公。[大明曰] 冷，微毒。畏慈石，恶锡，忌生血。[时珍曰] 荷叶、蕈灰能粉银。羚羊角、乌贼鱼骨、鼠尾、龟壳、生姜、地黄、磁石，俱能瘦银。羊脂、紫苏子，皆能柔银。

‖主治‖

热狂惊悸，发痫恍惚，夜卧不安谵语，邪气鬼祟。服之明目镇心，安神定志。小儿诸热丹毒，并以水磨服之，功胜紫雪。开宝。**小儿中恶，热毒烦闷，水磨服之。**大明。**煮水入葱白、粳米作粥食，治胎动不安，漏血。**时珍。

‖ **发明** ‖

[好古曰] 白银属肺。[颂曰] 银屑，葛洪肘后方治痈肿五石汤中用之。[宗奭曰] 本草言银屑有毒，生银无毒，释者略漏不言。盖生银已发于外，无蕴郁之气，故无毒；矿银蕴于石中，郁结之气全未敷畅，故有毒也。[时珍曰] 此说非矣。生银初煎出如缦理，乃其天真，故无毒。熔者投以少铜，则成丝文金花，铜多则反败银，去铜则复还银，而初入少铜终不能出，作伪者又制以药石铅锡。且古法用水银煎消，制银箔成泥入药，所以银屑有毒。银本无毒，其毒则诸物之毒也。今人用银器饮食，遇毒则变黑；中毒死者，亦以银物探试之，则银之无毒可征矣。其入药，亦是平肝镇怯之义。故太清服炼书言，银禀西方辛阴之神，结精为质，性刚戾，服之能伤肝，是也。抱朴子言银化水服，可成地仙者，亦方士谬言也，不足信。[敩曰] 凡使金银铜铁，只可浑安在药中，借气生药力而已，勿入药服，能消人脂。

‖ **附方** ‖

旧二，新四。**妊娠腰痛**如折者。银一两，水三升，煎二升，服之。子母秘录。**胎动欲堕**痛不可忍。银五两，苎根二两，清酒一盏，水一大盏，煎一盏温服。妇人良方。**胎热横闷**生银五两，葱白三寸，阿胶炒半两，水一盏。煎服。亦可入糯米，作粥食。圣惠方。**风牙疼痛**文银一两，烧红淬烧酒一盏，热漱饮之，立止。集简方。**口鼻疳蚀**穿唇透颊。银屑一两，水三升，铜器煎一升，日洗三四次。圣济录。**身面赤疵**常以银揩，令热，久久自消。千金翼。

‖ **附录** ‖

黄银拾遗 [恭曰] 黄银本草不载，俗云为器辟恶，乃为瑞物。[藏器曰] 黄银载在瑞物图经，即堪为器，明非瑞物。[时珍曰] 按方勺泊宅编云：黄银出蜀中，色与金无异，但上石则白色。熊太古冀越集云：黄银绝少，道家言鬼神畏之。六贴载唐太宗赐房玄龄带云：世传黄银鬼神畏之。春秋运斗枢云：人君秉金德而生，则黄银见世。人以鍮石为黄银，非也。鍮石，即药成黄铜也。

乌银

[藏器曰] 今人用硫黄熏银，再宿泻之，则色黑矣。工人用为器。养生者以器煮药，兼于庭中高一二丈处，夜承露醴饮之，长年辟恶。

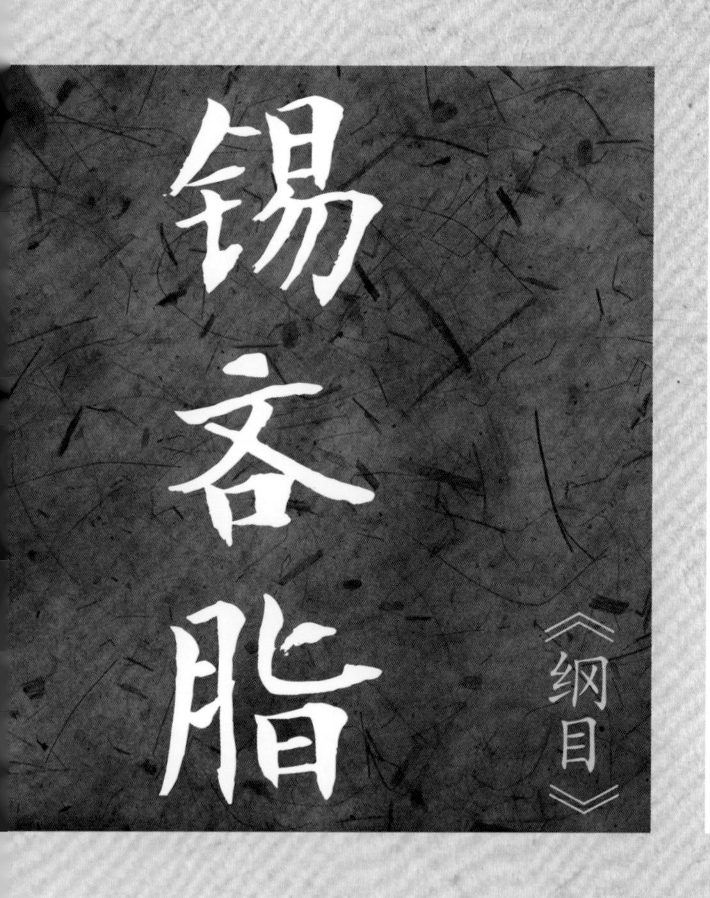

‖ **集解** ‖

[时珍曰] 此乃波斯国银矿也。一作悉蔺脂。

‖ **主治** ‖

目生翳膜，用火烧铜针轻点，乃傅之，不痛。又主一切风气，及三焦消渴饮水，并入丸药用。时珍。

‖ **附方** ‖

新一。**小儿天吊**多涎，搐搦不定。锡吝脂一两，水淘黑汁令尽，水银一分，以少枣肉研，不见星，牛黄半分，麝香半分，研匀，粳米饭丸黍米大。每服三十二丸，新汲水下，名保命丹。普济方。

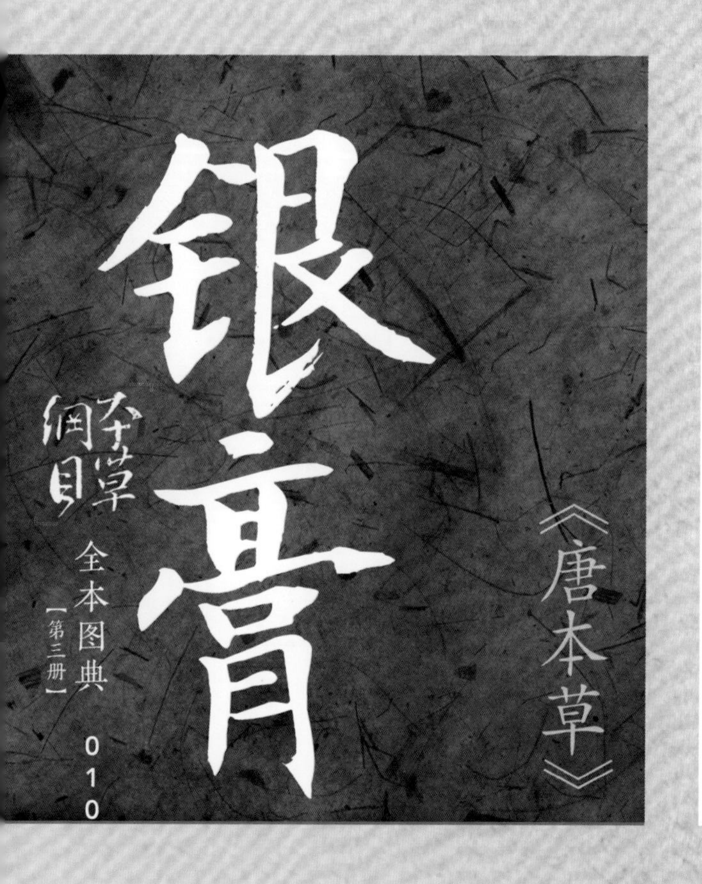

‖ **集解** ‖

[恭曰] 其法用白锡和银薄及水银合成之，凝硬如银，合炼有法。[时珍曰] 今方士家有银脆，恐即此物也。

‖ **气味** ‖

辛，大寒，有毒。

‖ **主治** ‖

热风，心虚惊悸，恍惚狂走，膈上热，头面热，风冲心上下，安神定志，镇心明目，利水道，治人心风健忘，亦补牙齿缺落。苏恭。

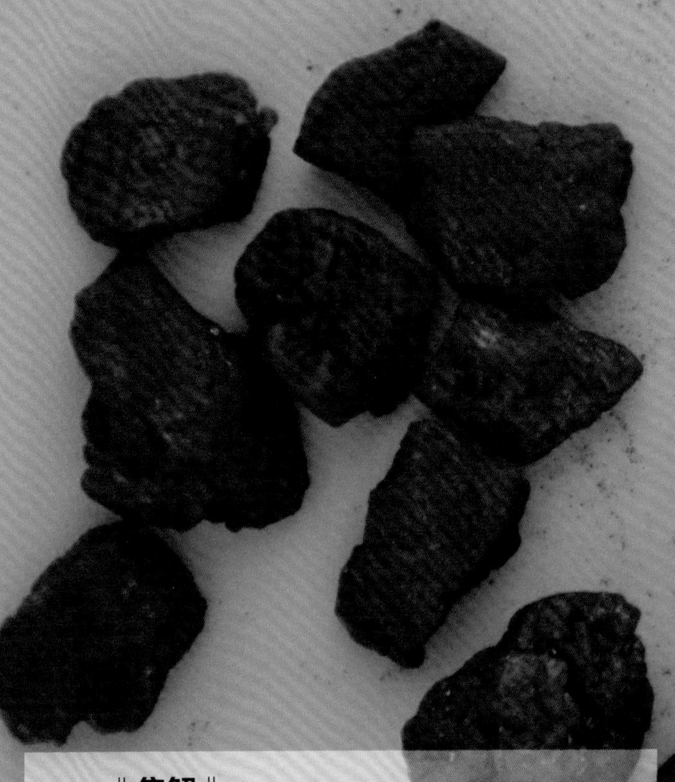
▽朱砂

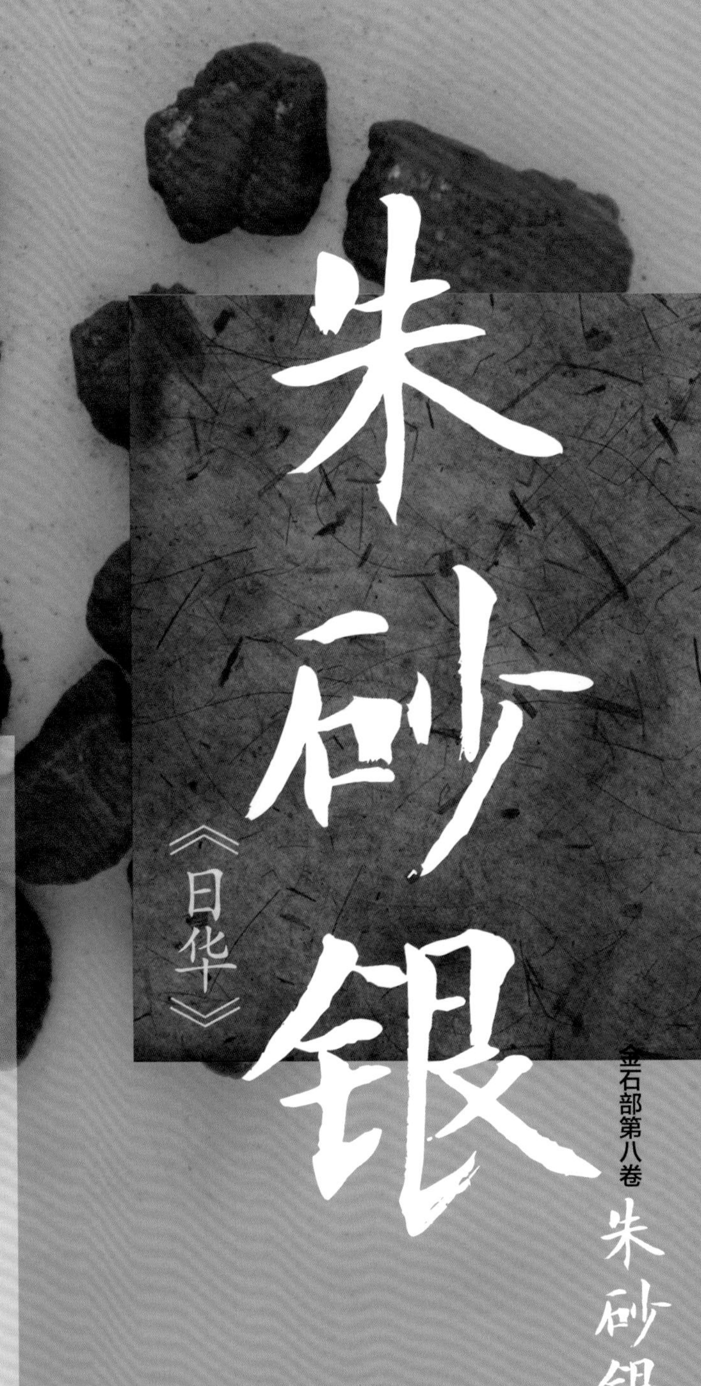

朱砂银

《日华》

‖ **集解** ‖

[时珍曰] 此乃方士用诸药合朱砂炼制而成者。鹤顶新书云：丹砂受青阳之气，始生矿石，二百年成丹砂而青女孕，三百年而成铅，又二百年而成银，又二百年复得太和之气，化而为金。又曰：金公以丹砂为子，是阴中之阳，阳死阴凝，乃成至宝。

‖ **气味** ‖

冷，无毒。[大明曰] 畏石亭脂、磁石、铁，忌一切血。

‖ **主治** ‖

延年益色，镇心安神，止惊悸，辟邪，治中恶蛊毒，心热煎烦，忧忘虚劣。大明。

赤铜

《唐本草》

‖**释名**‖

红铜纲目**赤金**弘景**屑名铜落　铜末　铜花　铜粉　铜砂。**[时珍曰] 铜与金同，故字从金、同也。

‖**集解**‖

[弘景曰] 铜为赤金，生熟皆赤，而本草无用。今铜青及大钱皆入方用，并是生铜，应在下品之例也。[时珍曰] 铜有赤铜、白铜、青铜。赤铜出川、广、云、贵诸处山中，土人穴山采矿炼取之。白铜出云南，青铜出南番，惟赤铜为用最多，且可入药。人以炉甘石炼为黄铜，其色如金。砒石炼为白铜，杂锡炼为响铜。山海经言：出铜之山四百六十七，今则不知其几也。宝藏论云：赤金一十种：丹阳铜、武昌白慢铜、一生铜、生银铜，皆不由陶冶而生者，无毒，宜作鼎器。波斯青铜，可为镜。新罗铜，可作钟。石绿、石青、白、青等铜，并是药制成。铁铜以苦胆水浸至生赤，煤熬炼成而黑坚。锡坑铜大软，可点化。自然铜见本条。鹤顶新书云：铜与金银同一根源也，得紫阳之气而生绿，绿二百年而生石，铜始生于中，其气禀阳，故质刚戾。管子云：上有陵石，下有赤铜。地镜图云：山有磁石，下有金若铜。草茎黄秀，下有铜器。铜器之精，为马为僮。抱朴子云：铜有牝牡。在火中尚

赤时，令童男、童女以水灌之，铜自分为两段，凸起者牡也，凹下者牝也。以牝为雌剑，牡为雄剑，带之入江湖，则蛟龙水神皆畏避也。

赤铜屑

‖ **修治** ‖

[时珍曰] 即打铜落下屑也。或以红铜火煅水淬，亦自落下。以水淘净，用好酒入沙锅内炒见火星，取研末用。

‖ **气味** ‖

苦，平，微毒。[时珍曰] 苍术粉铜，巴豆、牛脂软铜，慈姑、乳香哑铜，物性然也。

‖ **主治** ‖

贼风反折，熬使极热，投酒中，服五合，日三。或以五斤烧赤，纳二斗酒中百遍，如上服之。又治腋臭，以醋和如麦饭，袋盛，先刺腋下脉去血，封之，神效。唐本。**明目，治风眼，接骨焊齿，疗女人血气及心痛。**大明。**同五倍子，能染须发。**时珍。

‖ **发明** ‖

[时珍曰] 太清服炼法云：铜禀东方乙阴之气结成，性利，服之伤肾。既云伤肾，而又能接骨，何哉？[藏器曰] 赤铜屑主折伤，能焊人骨，及六畜有损者，细研酒服，直入骨损处，六畜死后，取骨视之，犹有焊痕，可验。打熟铜不堪用。[慎微曰] 朝野佥载云：定州崔务坠马折足，医者取铜末和酒服之，遂瘥，及亡后十年改葬，视其胫骨折处，犹有铜束之也。

‖ **附方** ‖

旧一。**腋下狐臭**崔氏方：用清水洗净，又用清酢浆洗净，微揩破，取铜屑和酢热揩之，甚验。外台。

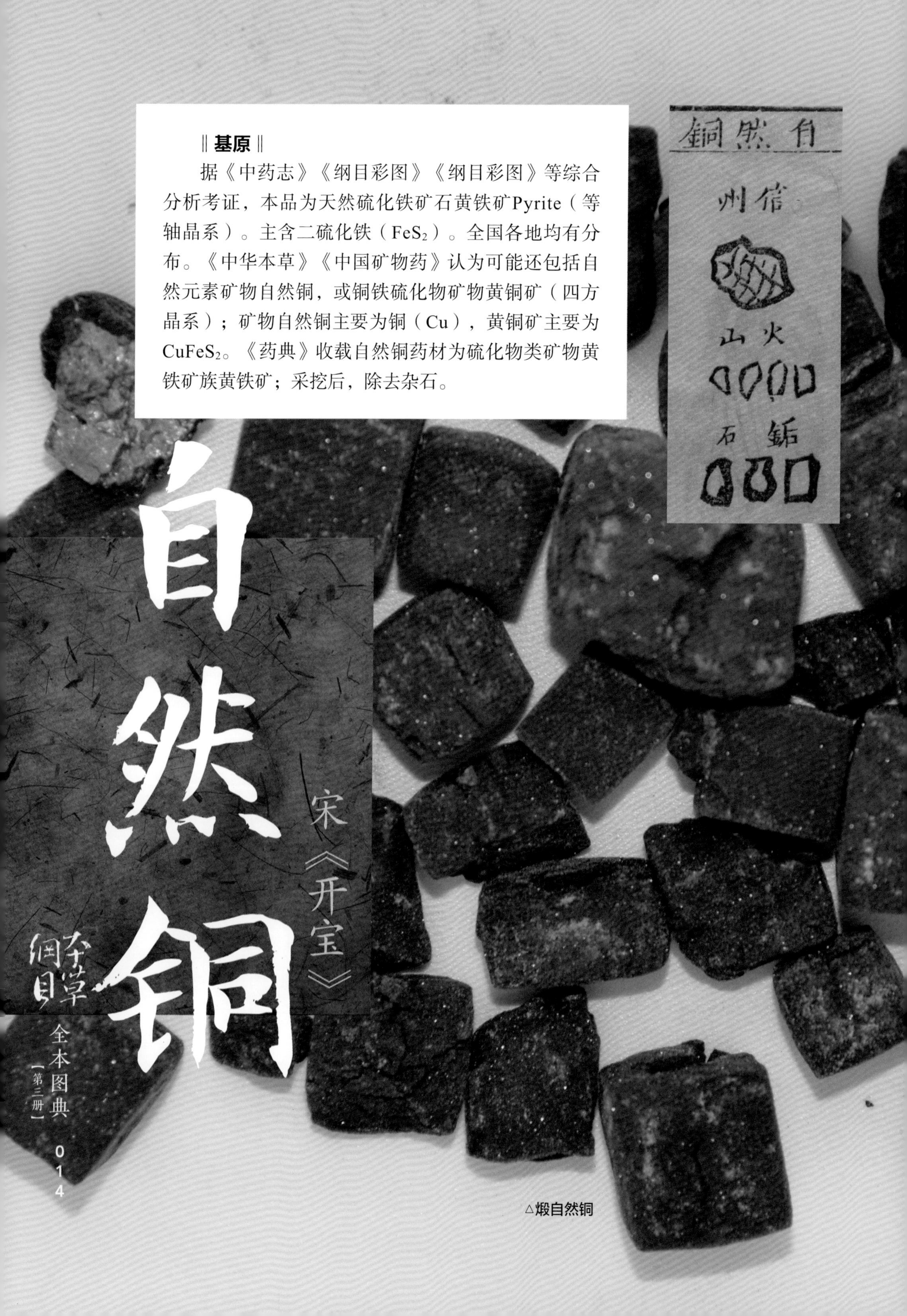

自然铜

宋《开宝》

‖ **基原** ‖

据《中药志》《纲目彩图》《纲目彩图》等综合分析考证，本品为天然硫化铁矿石黄铁矿Pyrite（等轴晶系）。主含二硫化铁（FeS_2）。全国各地均有分布。《中华本草》《中国矿物药》认为可能还包括自然元素矿物自然铜，或铜铁硫化物矿物黄铜矿（四方晶系）；矿物自然铜主要为铜（Cu），黄铜矿主要为$CuFeS_2$。《药典》收载自然铜药材为硫化物类矿物黄铁矿族黄铁矿；采挖后，除去杂石。

△煅自然铜

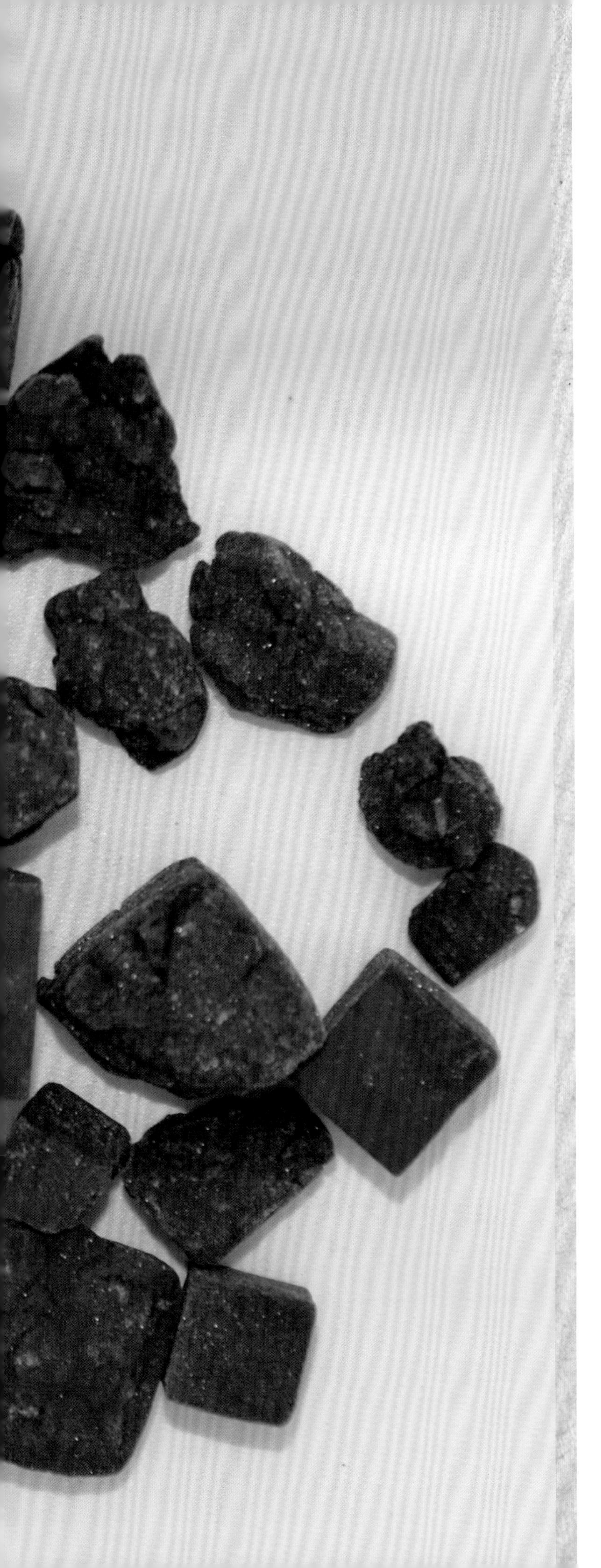

‖ **释名** ‖

石髓铅。[志曰] 其色青黄如铜，不从矿炼，故号自然铜。

‖ **集解** ‖

[志曰] 自然铜生邕州山岩间出铜处，于坑中及石间采得，方圆不定，其色青黄如铜。[颂曰] 今信州、火山军铜坑中及石间皆有之。信州出一种如乱铜丝状，云在铜矿中，山气熏蒸，自然流出，亦若生银老翁须之类，入药最好。火山军出者，颗块如铜，而坚重如石，医家谓之鍮石，用之力薄。采无时。今南方医者说：自然铜有两三体：一体大如麻黍，或多方解，累累相缀，至如斗大者，色煌煌明烂如黄金、鍮石，入药最上。一体成块，大小不定，亦光明而赤。一体如姜石、铁屎之类，又有如不冶而成者，形大小不定，皆出铜坑中，击之易碎，有黄赤，有青黑，炼之乃成铜也。其说分析颇精，而未尝见似乱丝者。又云：今市人多以鍮石为自然铜，烧之成青焰如硫黄者是也。此亦有二三种：一种有壳如禹余粮，击破其中光明如鉴，色黄类鍮石也。一种青黄而有墙壁，或文如束针。一种碎理如团砂者，皆光明如铜，色多青白而赤少者，烧之皆成烟焰，顷刻都尽。今医家多误以此为自然铜，市中所货往往是此，而自然铜用须火煅，此乃畏火，不必形色，只此可辨也。[独孤滔曰] 自然铜出信州铅山县，银场铜坑中深处有铜矿，多年矿气结成，似马屁勃也。色紫重，食之苦

涩者是真。今人以大碫石为自然铜，误矣。[承曰] 今辰州川泽中，出一种自然铜，形圆似蛇含，大者如胡桃，小者如栗，外有皮，黑色光润，破之与鍮石无别，但比鍮石不作臭气耳，入药用之殊验。[敩曰] 石髓铅即自然铜。勿用方金牙，真相似，若误饵之，吐杀人。石髓铅似干银泥，味微甘也。[时珍曰] 按宝藏论云：自然铜生曾青、石绿穴中，状如寒林草根，色红腻，亦有墙壁。又一类似丹砂，光明坚硬有棱，中含铜脉，尤佳。又一种似木根，不红腻，随手碎为粉，至为精明，近铜之山则有之。今俗中所用自然铜，皆非也。

‖ **修治** ‖

[敩曰] 采得石髓铅捶碎，同甘草汤煮二伏时，至明漉出，摊令干，入臼中捣了，重筛过，以醋浸一宿，至明，用六一泥泥瓷盒子，盛二升，文武火中养三日夜，才干用盖盖了，火煅两伏时，去土研如粉用。凡修事五两，以醋两镒为度。[时珍曰] 今人只以火煅醋淬七次，研细水飞过用。

‖ **气味** ‖

辛，平，无毒。[大明曰] 凉。

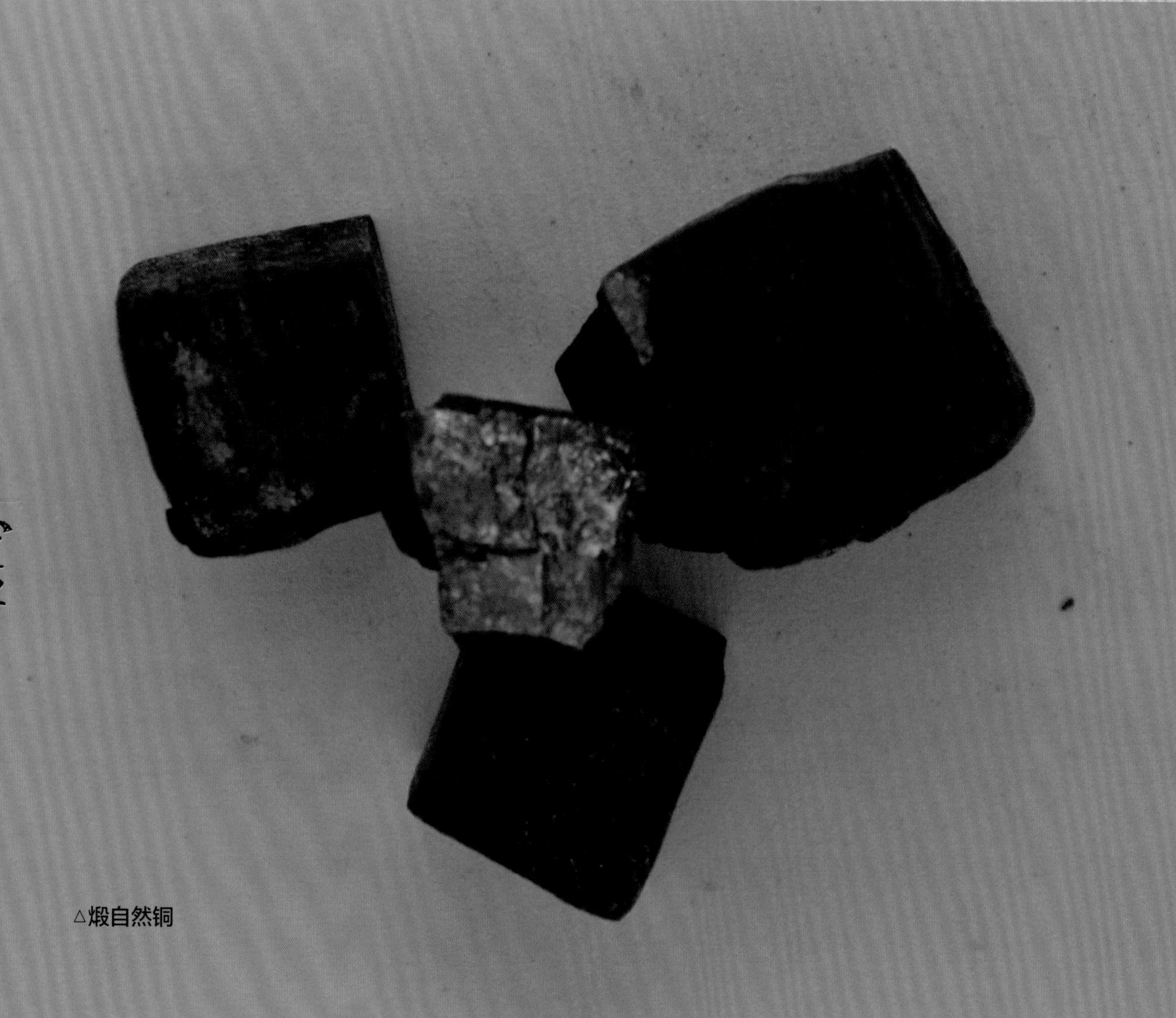

△煅自然铜

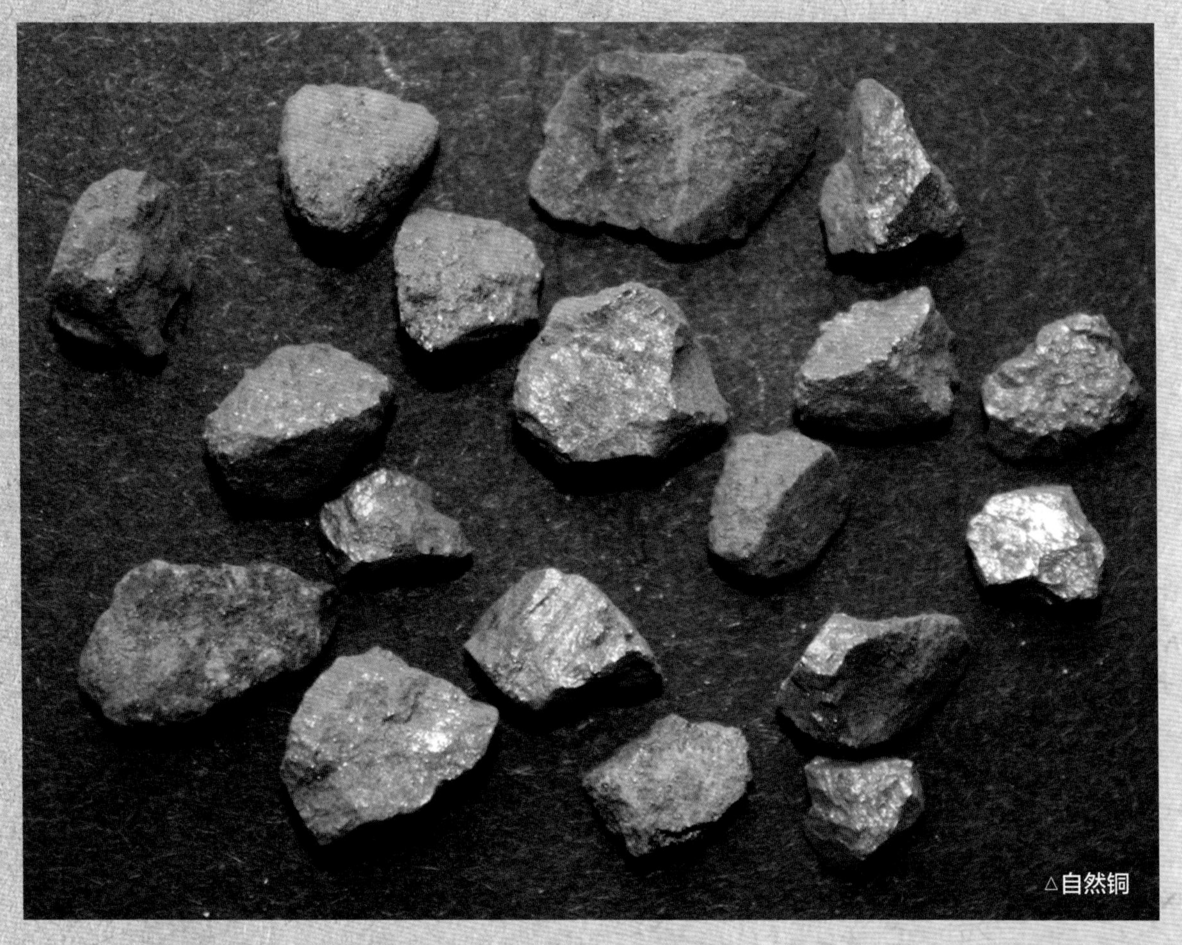
△自然铜

‖**主治**‖

折伤，散血止痛，破积聚。开宝。**消瘀血，排脓，续筋骨，治产后血邪，安心，止惊悸，以酒磨服。**大明。

‖**发明**‖

[宗奭曰] 有人以自然铜饲折翅胡雁，后遂飞去。今人打扑损，研细水飞过，同当归、没药各半钱，以酒调服，仍手摩病处。[震亨曰] 自然铜，世以为接骨之药，然此等方尽多，大抵宜补气、补血、补胃。俗工惟在速效，迎合病人之意，而铜非煅不可用，若新出火者，其火毒、金毒相扇，挟香药热毒，虽有接骨之功，燥散之祸，甚于刀剑，戒之。[时珍曰] 自然铜接骨之功，与铜屑同，不可诬也。但接骨之后，不可常服，即便理气活血可尔。

‖**附方**‖

新三。**心气刺痛**自然铜，火煅醋淬九次，研末，醋调一字服，即止。卫生易简方。**项下气瘿**自然铜贮水瓮中，逐日饮食，皆用此水，其瘿自消。或火烧烟气，久久吸之，亦可。杨仁斋直指方。**暑湿瘫痪**四肢不能动。自然铜烧红，酒浸一夜，川乌头炮、五灵脂、苍术酒浸，各一两，当归二钱酒浸，为末，酒糊丸梧子大。每服七丸，酒下，觉四肢麻木即止。陆氏积德堂方。

铜矿石

矿音古猛切，亦作鉚

《唐本草》

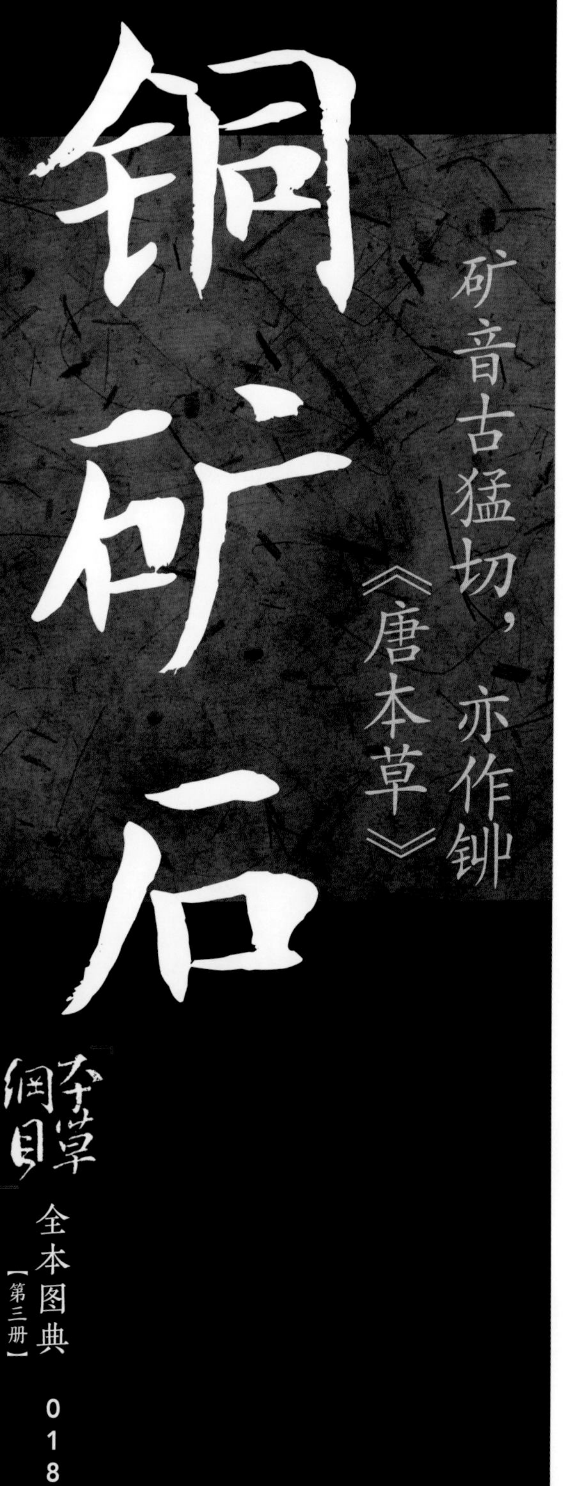

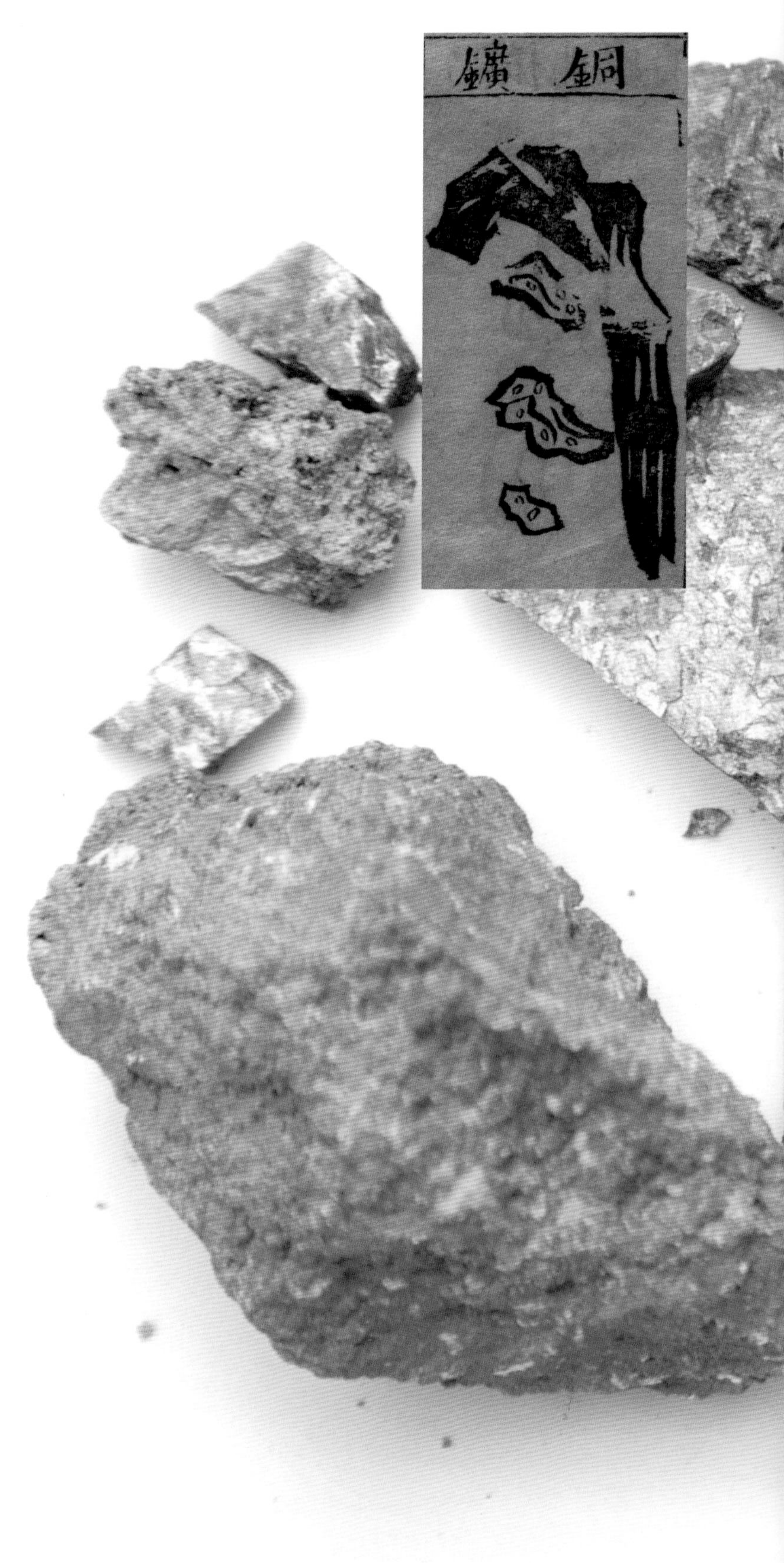

△铜矿石

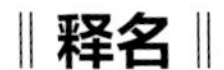

‖释名‖

[时珍曰] 矿，粗恶也。五金皆有粗石衔之，故名。麦之粗者曰麭，犬之恶者亦曰犷。

‖集解‖

[恭曰] 铜矿石，状如姜石而有铜星，熔之取铜也，出铜山中。许慎说文云：矿，铜铁朴石也。

‖气味‖

酸，寒，有小毒。

‖主治‖

丁肿恶疮，为末傅之。驴马脊疮，臭腋，磨汁涂之。唐本。

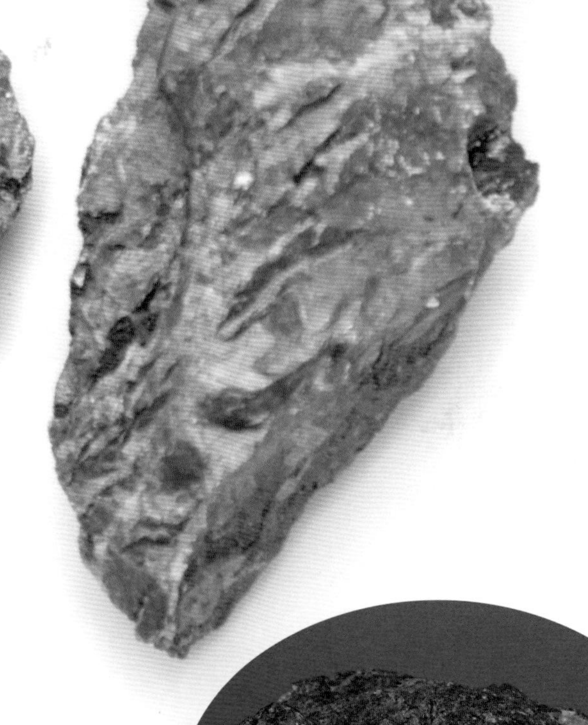

铜矿石

‖**基原**‖

据《纲目图鉴》《汇编》《大辞典》等综合分析考证，本品为铜器表面经二氧化碳或醋酸作用生成的绿色锈衣铜绿Malachitum（单斜晶系）。主含碱式碳酸铜（$CuCO_3 \cdot Cu(OH)_2$）。主产于河北等地。《药典》四部收载铜绿药材为铜表面经二氧化碳或醋酸作用后生成的绿色锈衣制成。

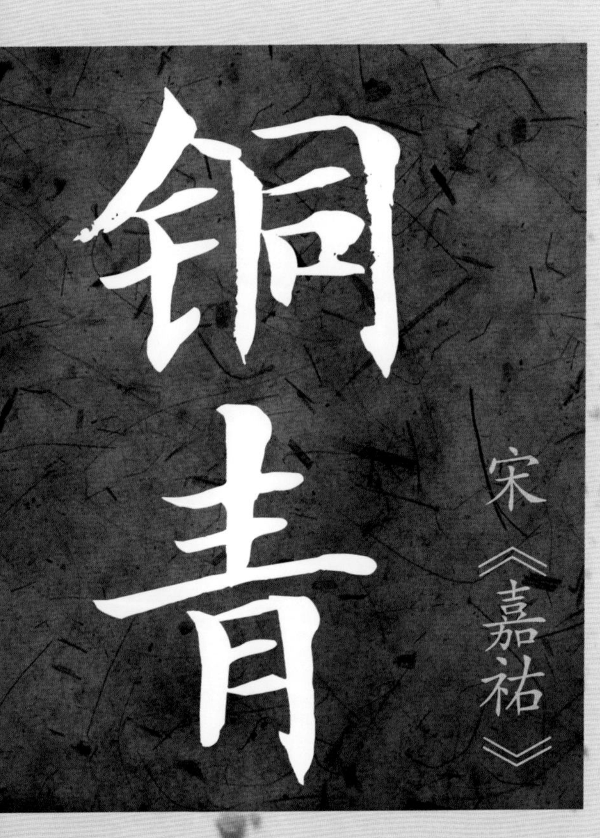

△铜青

‖ **释名** ‖

铜绿。

‖ **集解** ‖

[藏器曰] 生熟铜皆有青，即是铜之精华，大者即空绿，以次空青也。铜青则是铜器上绿色者，淘洗用之。[时珍曰] 近时人以醋制铜生绿，取收晒干货之。

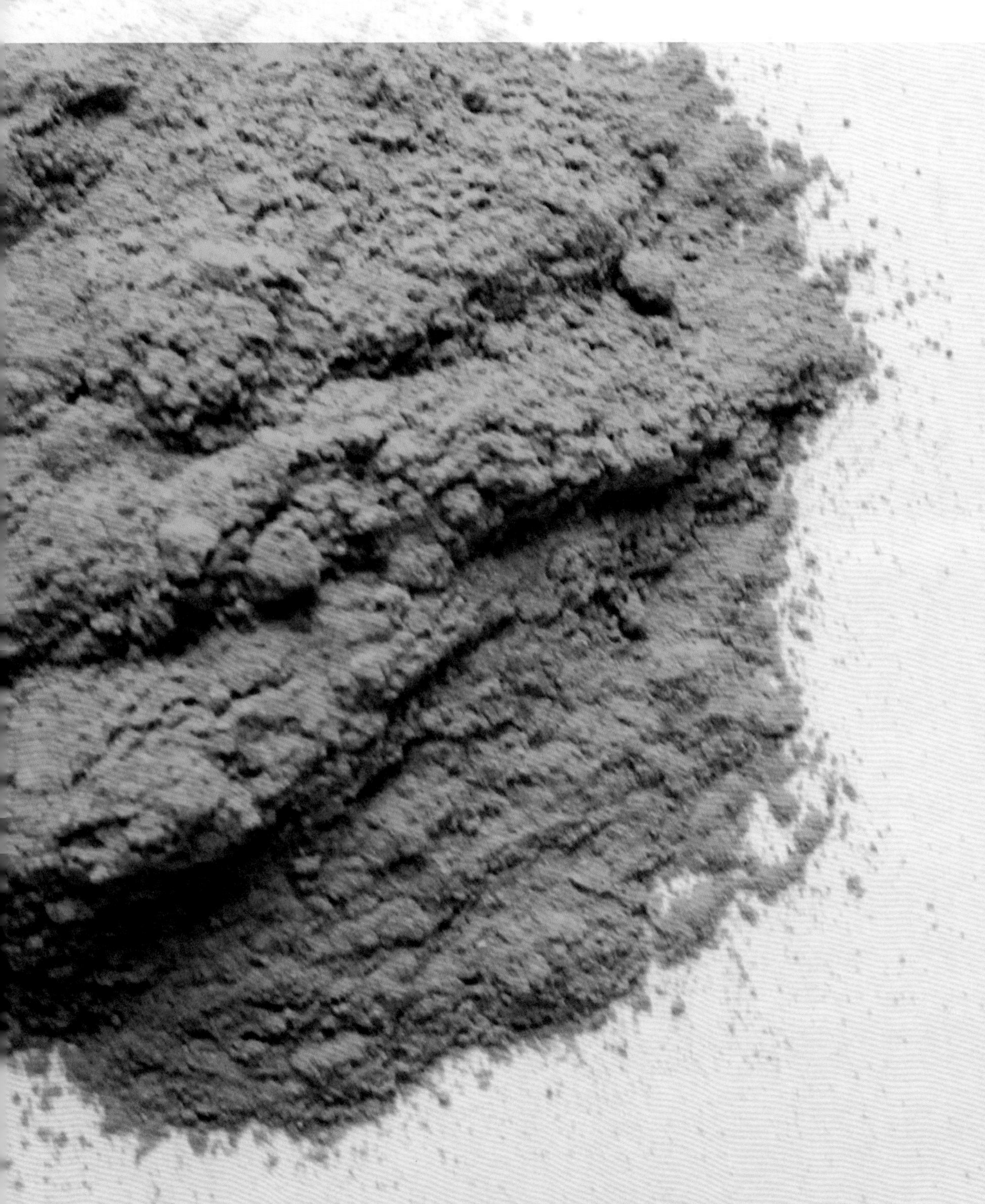

‖ **气味** ‖

酸，平，微毒。

‖ **主治** ‖

妇人血气心痛，合金疮止血，明目，去肤赤息肉。藏器。**主风烂眼泪出。**之才。**治恶疮、疳疮，吐风痰，杀虫。**时珍。

‖ **发明** ‖

[时珍曰] 铜青乃铜之液气所结，酸而有小毒，能入肝胆，故吐利风痰，明目杀疳，皆肝胆之病也。抱朴子云：铜青涂木，入水不腐。

‖ **附方** ‖

旧二，新十一。**风痰卒中**碧琳丹：治痰涎潮盛，卒中不语，及一切风瘫。用生绿二两，乳细，水化去石，慢火熬干，取辰日、辰时、辰位上修合，再研入麝香一分，糯米粉糊和丸弹子大，阴干。卒中者，每丸作二服，薄荷酒研下；余风，朱砂酒化下。吐出青碧涎，泻下恶物，大效。治小儿，用绿云丹：铜绿不计多少，研粉，醋面糊丸芡子大。每薄荷酒化服一丸，须臾吐涎如胶，神效。经验方。**烂弦风眼**铜青，水调涂碗底，以艾熏干，刮下，涂烂处。卫生易简方。**赤发秃落**油磨铜钱末涂之即生。普济方。**面黡黑痣**以草划破，铜绿末傅之，三日勿洗水，自落。厚者，再上之。圣济录。**走马牙疳**铜青、滑石、杏仁等分，为末，擦之立愈。邵真人经验方。**口鼻疳疮**铜青、枯矾等分，研傅之。又方：人中白一钱，铜绿三分，研傅之。**杨梅毒疮**铜绿醋煮研末，烧酒调搽，极痛出水。次日即干。或加白矾等分，研掺。简便方。**臁疮顽癣**铜绿七分研，黄蜡一两化熬，以厚纸拖过，表里别以纸隔贴之。出水妙。亦治杨梅疮及虫咬。笔峰杂兴。**肠风痔瘘**方见密陀僧下。**诸蛇螫毒**铜青傅之。千金方。**百虫入耳**生油调铜绿滴入。卫生家宝方。**头上生虱**铜青、明矾末掺之。摘玄方。

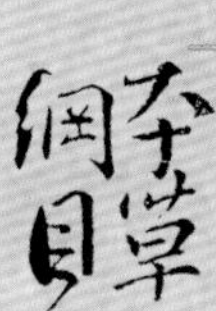

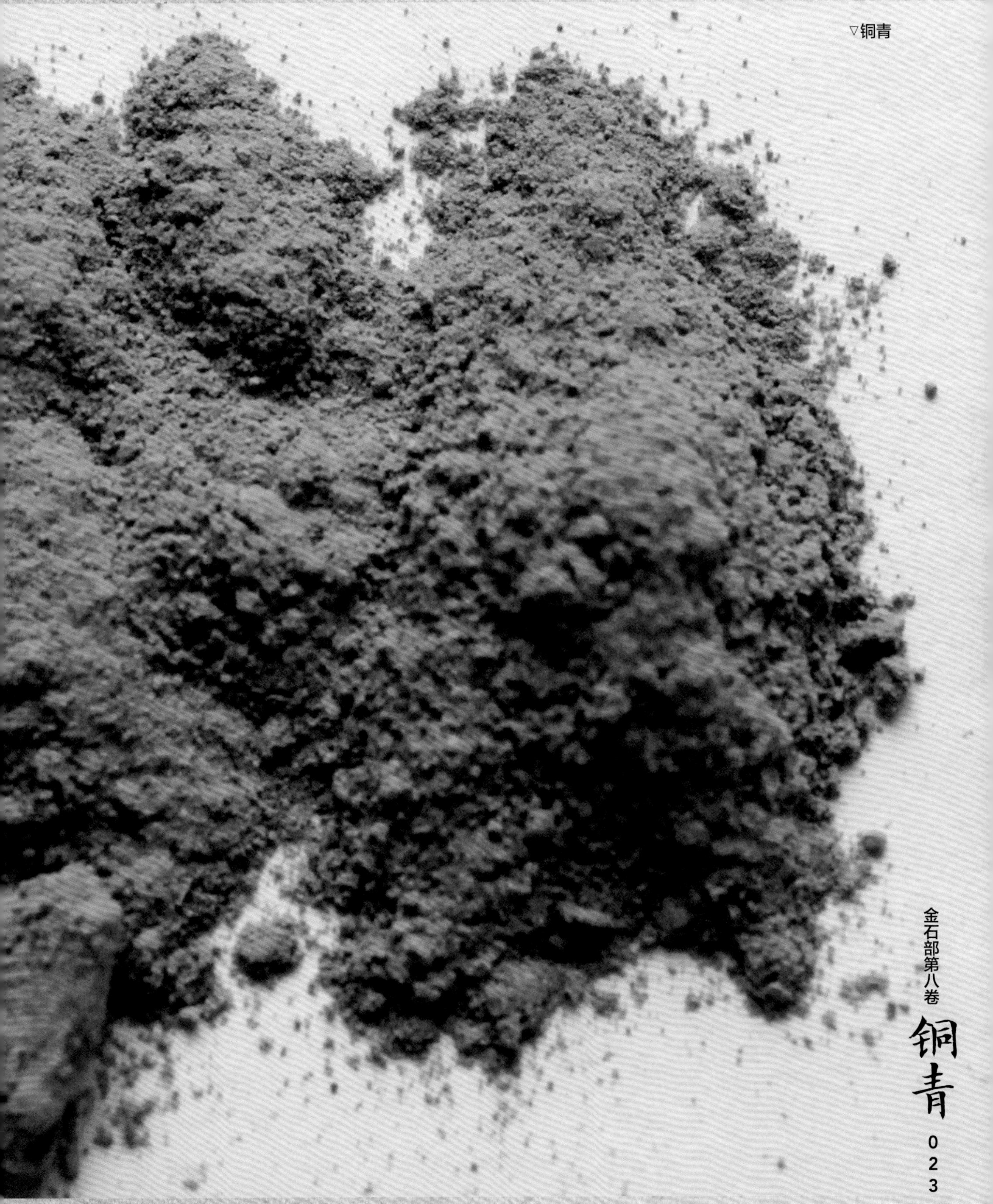

▽铜青

铅

《日华》

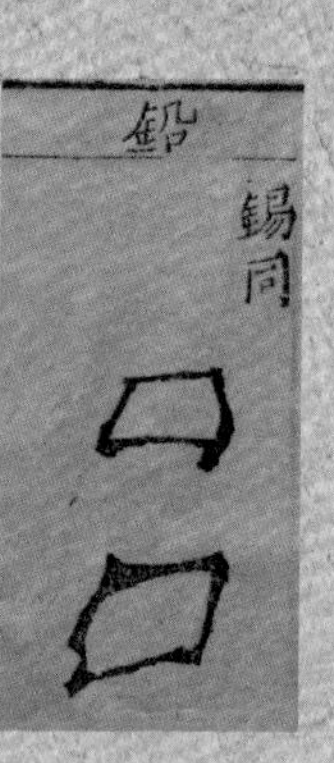

‖基原‖

据《中华本草》《大辞典》等综合考证分析，本品为硫化物类方铅矿族方铅矿Galena冶炼制成的灰白色金属铅Plumbum。主要为铅（Pb）。现今铅在工业上用途很广，但在治疗上很少应用，慢性铅中毒是重要职业病之一；主产于吉林、辽宁、黑龙江及湖南、广东、广西等地。

‖释名‖

青金说文**黑锡　金公**纲目**水中金**。[时珍曰] 铅易沿流，故谓之铅。锡为白锡，故此为黑锡。而神仙家拆其字为金公，隐其名为水中金。

‖集解‖

[颂曰] 铅生蜀郡平泽，今有银坑处皆有之，烧矿而取。[时珍曰] 铅生山穴石间，人挟油灯，入至数里，随矿脉上下曲折斫取之。其气毒人，若连月不出，则皮肤痿黄，腹胀不能食，多致疾而死。地镜图云：草青茎赤，其下多铅。铅锡之精为老妇。独孤滔云：嘉州、利州出草节铅，生铅未锻者也。打破脆，烧之气如硫黄。紫背铅，即熟铅，铅之精华也，有变化，能碎金刚钻。雅州出钓脚铅，形如皂子大，又如蝌蚪子，黑色，生山涧沙中，可干汞。卢氏铅粗恶力劣，信州铅杂铜气，阴平铅出剑州，是铜铁之苗，并不可用。宝藏论云：铅有数种：波斯铅，坚白为天下第一。草节铅，出犍为，银之精也。衔银铅，银坑中之铅也，内含五色。并妙。上饶乐平铅，次于波斯、草节。负版铅，铁苗也，不可用。倭铅，可勾金。土宿真君本草云：铅乃五金之祖，故有五金狴犴、追魂使者之称，言其

▽铅粉

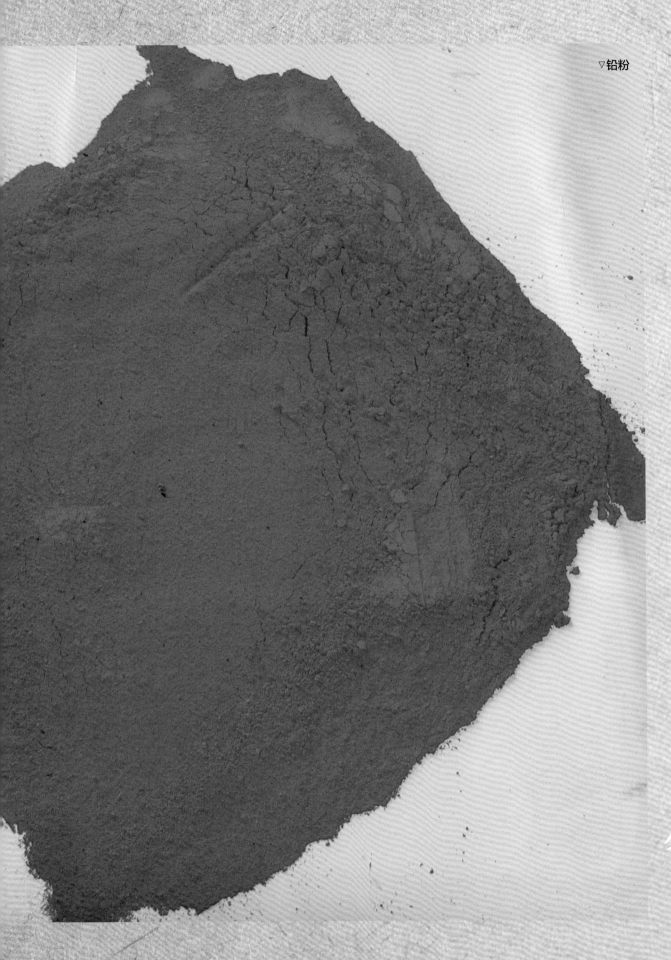

能伏五金而死八石也。雌黄乃金之苗，而中有铅气，是黄金之祖矣。银坑有铅，是白金之祖矣。信铅杂铜，是赤金之祖矣。与锡同气，是青金之祖矣。朱砂伏于铅而死于硫，硫恋于铅而伏于硇，铁恋于磁而死于铅，雄恋于铅而死于五加。故金公变化最多，一变而成胡粉，再变而成黄丹，三变而成密陀僧，四变而为白霜。雷氏炮炙论云：令铅住火，须仗修天；如要形坚，岂忘紫背。注云：修天，补天石也。紫背，天葵也。

‖ **修治** ‖

[时珍曰] 凡用以铁铫熔化泻瓦上，滤去渣脚，如此数次收用。其黑锡灰，则以铅沙取黑灰。白锡灰，不入药。

‖ **气味** ‖

甘，寒，无毒。[藏器曰] 小毒。

‖ **主治** ‖

镇心安神，治伤寒毒气，反胃呕哕，蛇蜴所咬，炙熨之。大明。**疗瘿瘤，鬼气疰忤。错为末，和青木香，傅疮肿恶毒。**藏器。**消瘰疬痈肿，明目固牙，乌须发，治实女，杀虫坠痰，治噎膈消渴风痫，解金石药毒。**时珍。

黑锡灰

‖ **主治** ‖

积聚，杀虫，同槟榔末等分，五更米饮服。震亨。

‖ **发明** ‖

[好古曰] 黑锡属肾。[时珍曰] 铅禀北方癸水之气，阴极之精，其体重实，其性濡滑，其色黑，内通于肾，故局方黑锡丹、宣明补真丹皆用之。得汞交感，即能治一切阴阳混淆，上盛下虚，气升不降，发为呕吐眩运、噎膈反胃危笃诸疾，所谓镇坠之剂，有反正之功。但性带阴毒，不可多服，恐伤人心胃耳。铅性又能入肉，故女子以铅珠纴耳，即自穿孔；实女无窍者，以铅作铤，逐日纴之，久久自开，此皆昔人所未知者也。铅变化为胡粉、黄丹、密陀僧、铅白霜，其功皆与铅同。但胡粉入气分，黄丹入血分，密陀僧镇坠下行，铅白霜专治上焦胸膈，此为异耳。方士又铸为梳，梳须发令光黑，或用药煮之，尤佳。

‖**附方**‖

旧四，新十七。**乌须明目**黑铅半斤，锅内熔汁，旋入桑条灰，柳木搅成沙，筛末。每早揩牙，以水漱口洗目，能固牙明目，黑须发。胜金方。**揩牙乌髭**黑铅消化，以不蛀皂荚寸切投入，炒成炭，入盐少许，研匀。日用揩牙。摘去白髭，黑者更不白也。又方：黑锡一斤，炒灰埋地中五日，入升麻、细辛、诃子同炒黑。日用揩牙，百日效。普济。**牙齿动摇**方同上。**乌须铅梳**铅十两，锡三两，婆罗得三个，针砂、熟地黄半两，茜根、胡桃皮一两，没石子、诃黎勒皮、硫黄、石榴皮、磁石、皂矾、乌麻油各二钱半，为末，先化铅锡，入末一半，柳木搅匀，倾入梳模子，印成修齿。余末同水煮梳，三日三夜，水耗加之，取出故帛重包五日。每以熟皮衬手梳一百下，须先以皂荚水洗净拭干。普济。**肾脏气发**攻心，面黑欲死，及诸气奔豚喘急。铅二两，石亭脂二两，木香一两，麝香一钱。先化铅炒干，入亭脂急炒，焰起以醋喷之，倾入地坑内覆住，待冷取研，粟饭丸芡子大。每用二丸，热酒化服，取汗或下或通气即愈。如大便不通，再用一丸，入玄明粉五分服。圣济录。**妇人血气**冷痛攻心。方同上。**风痫吐沫**反目抽掣，久患者。黑铅、水银结砂，南星炮，各一两，为末，糯饭丸绿豆大。一岁一丸，乳汁下。普济方。**反胃哕逆**黑铅化汁，以柳木槌研成粉，一两，入米醋一升，砂锅熬膏，入蒸饼末少许，捣丸小豆大。每服一丸，姜汤下。圣济录。**多年反胃**不止。紫背铅二两，石亭脂二两，盐卤汁五两，烧铅以卤汁淬尽，与亭脂同炒，焰起，铫子盖上，焰止，研匀，蒸饼和丸梧子大。每服二十丸，煎石莲、干柿汤下。圣济录。**消渴烦闷**黑铅、水银等分，结如泥。常含豆许，吞津。圣惠方。**寸白虫病**先食猪肉一片，乃以沙糖水调黑铅灰四钱，五更服之，虫尽下，食白粥一日。许学士病嘈杂，服此下二虫，一寸断，一长二尺五寸，节节有斑文也。本事方。**水肿浮满**乌锡五两，皂荚一挺炙，酒二斗，煮六沸。频服，至小便出二三升，即消。千金翼。**小便不通**黑铅错末一两，生姜半两，灯心一握，井水煎服，先以炒葱贴脐。圣惠方。**卒然咳嗽**炉中铅屑、桂心、皂荚等分，为末，蜜丸如梧子大。每饮下十五丸，忌葱。备急方。**瘰疬结核**铅三两，铁器炒取黑灰，醋和涂上，故帛贴之，频换，去恶汁。如此半月，不痛不破，内消为水而愈。刘禹锡传信方。**痈疽发背**黑铅一斤，甘草三两微炙。瓶盛酒一斗浸甘草，乃熔铅投酒中，如此九度，去滓。饮酒醉卧即愈。经验方。**金石药毒**黑铅一斤，熔化，投酒一升，如此十余次，待酒至半升，顿饮。胜金方。**取轻粉毒**出山黑铅五斤，打壶一把，盛烧酒十五斤，纳土茯苓半斤，乳香三钱，封固，重汤煮一日夜，埋土中，出火毒。每日早晚任性饮数杯，后用瓦盆接小便，自有粉出为验。服至筋骨不痛，乃止。医方摘要。**解砒霜毒**烦躁如狂，心腹疼痛，四肢厥冷，命在须臾。黑铅四两，磨水一碗灌之。华佗危病方。**解硫黄毒**黑锡煎汤服，即解。集简方。

‖ **基原** ‖

据《纲目图鉴》《大辞典》《中华本草》等综合分析考证，本品为用金属铅经加工制成的铅霜Plumbi Acetas。主要为醋酸铅（$Pb(C_2H_3O_2)_2 \cdot 3H_2O$）。全国各地均有制造。

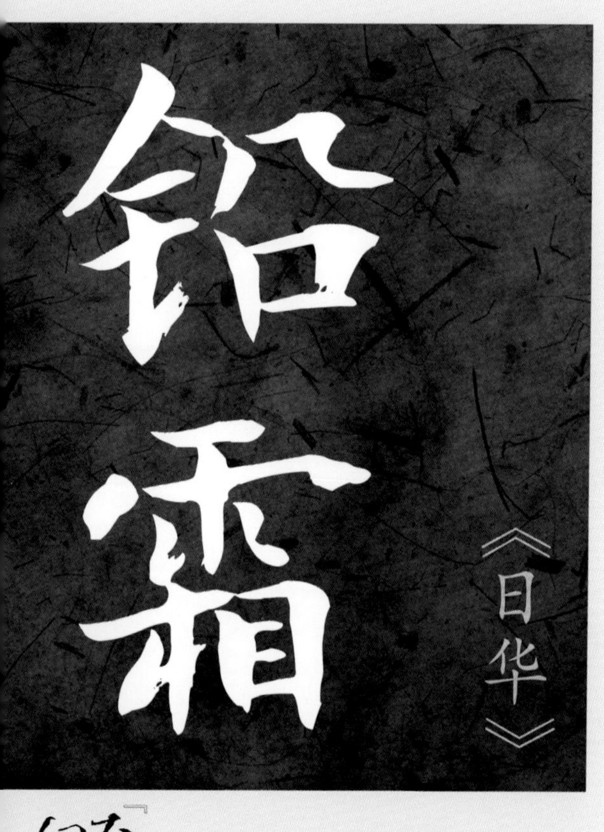

‖ **释名** ‖

铅白霜。

‖ **修治** ‖

[颂曰] 铅霜，用铅杂水银十五分之一合炼作片，置醋瓮中密封，经久成霜。[时珍曰] 以铅打成钱，穿成串，瓦盆盛生醋，以串横盆中，离醋三寸，仍以瓦盆覆之，置阴处，候生霜刷下，仍合住。

‖ **气味** ‖

甘、酸，冷，无毒。[宗奭曰] 铅霜涂木瓜，即失酸味，金克木也。

‖ **主治** ‖

消痰，止惊悸，解酒毒，去胸膈烦闷，中风痰实，止渴。大明。**去膈热涎塞。**宗奭。**治吐逆，镇惊去怯，黑须发。**时珍。

‖ **发明** ‖

[颂曰] 铅霜性极冷，治风痰及婴孺惊滞药，今医家用之尤多。[时珍曰] 铅霜乃铅汞之气交感英华所结，道家谓之神符白雪，其坠痰去热，定惊止泻，盖有奇效，但非久服常用之物尔。病在上焦者，宜此清镇。

‖ **附方** ‖

旧二，新九。**小儿惊热**心肺积热，夜卧多惊。铅霜、牛黄各半分，铁粉一分，研匀。每服一字，竹沥调下。圣济录。**惊风痫疾**喉闭牙紧。铅白霜一字，蟾酥少许，为末，乌梅肉蘸药于龈上揩之，仍吹通关药，良久便开。普济方。**消渴烦热**铅白霜、枯白矾等分，为末，蜜丸芡子大。绵裹，含化咽汁。又方：铅白霜一两，根黄、消石各一两，为末。每冷水服一钱。圣济录。**喉痹肿痛**铅白霜、甘草半两，青黛一两，为末，醋糊丸芡子大。每含咽一丸，立效。圣济录。**悬痈肿痛**铅白霜一分，甘草半生半炙一分，为末，绵裹含咽。圣惠方。**口疳龈烂**气臭血出，不拘大人小儿。铅白霜、铜绿各二钱，白矾豆许，为末扫之。宣明方。**鼻衄不止**铅白霜末，新汲水服一字。十全博救方。**痔疮肿痛**铅白霜、白片脑各半字，酒调涂之，随手见效。婴童百问。**室女经闭**恍惚烦热。铅霜半两，生地黄汁一合，调下，日三服。圣惠方。**梳发令黑**铅霜包梳，日日梳之，胜于染者。普济方。

‖ **基原** ‖

据《纲目图鉴》《汇编》《中华本草》等综合分析考证，本品为用铅制成的铅粉Hydrocerussite（四方晶系）。主要含碱式碳酸铅（$2PbCO_3 \cdot Pb(OH)_2$）。主产于广东佛山等地。

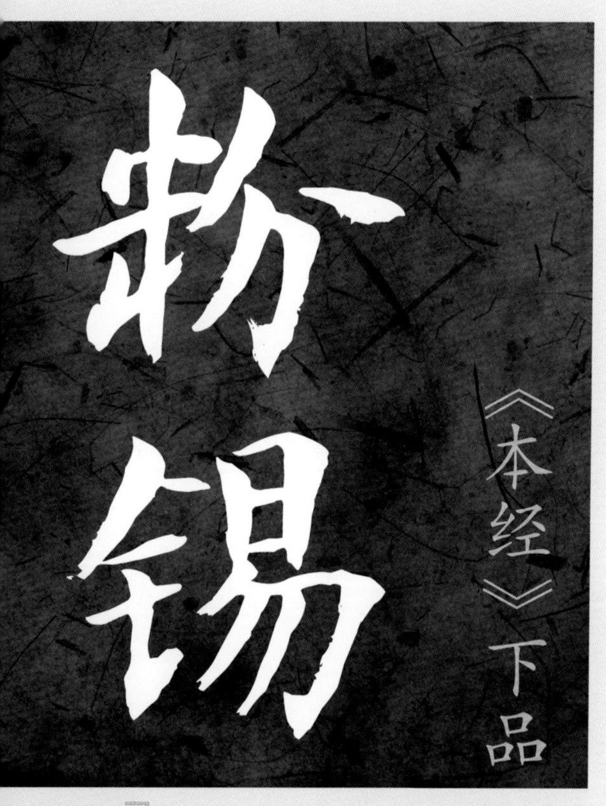

‖ **释名** ‖

解锡本经**铅粉**纲目**铅华**纲目**胡粉**弘景**定粉**药性**瓦粉**汤液**光粉**日华**白粉**汤液**水粉**纲目**官粉**。[弘景曰] 即今化铅所作胡粉也，而谓之粉锡，以与今乖。[时珍曰] 铅、锡一类也，古人名铅为黑锡，故名铅锡。释名曰：胡者糊也，和脂以糊面也。定、瓦言其形，光、白言其色。俗呼吴越者为官粉，韶州者为韶粉，辰州者为辰粉。

[正误] [恭曰] 铅丹、胡粉，实用炒锡造，陶言化铅误矣。[震亨曰] 胡粉是锡粉，非铅粉也。古人以锡为粉，妇人用以附面者，其色类肌肉，不可入药。[志曰] 粉锡、黄丹二物，俱是化铅为之。英公李勣序云铅锡莫辨者，谓此也。按李含光音义云：黄丹、胡粉皆是化铅，未闻用锡者。参同契云：胡粉投炭中，色坏还为铅。抱朴子・内篇云：愚人不信黄丹、胡粉是化铅所作。苏恭以二物俱炒锡作，大误矣。[时珍曰] 锡炒则成黑灰，岂有白粉。苏恭已误，而朱震亨复踵其误，何哉？

‖ **集解** ‖

[时珍曰] 按墨子云：禹造粉。张华博物志云：纣烧铅锡作粉。则粉之来亦远矣。今金陵、杭州、韶州、辰州皆造之，而辰粉尤真，其色带青。彼人言造法。每铅百斤，熔化，削成薄片，卷作筒，安木甑内，甑下、甑中各安醋一瓶，外以盐泥固济，纸封甑缝。风炉安火四两，养一七，便扫入水缸内，依旧封养，次次如此，铅尽为度。不尽

者，留炒作黄丹。每粉一斤，入豆粉二两，蛤粉四两，水内搅匀，澄去清水。用细灰按成沟，纸隔数层，置粉于上，将干，截成瓦定形，待干收起。而范成大虞衡志言：桂林所作铅粉最有名，谓之桂粉，以黑铅着糟瓮中罨化之。何孟春余冬录云：嵩阳产铅，居民多造胡粉。其法：铅块悬酒缸内，封闭四十九日，开之则化为粉矣。化不白者，炒为黄丹。黄丹滓为密陀僧。三物收利甚博。其铅气有毒，工人必食肥猪犬肉、饮酒及铁浆以厌之。枵腹中其毒，辄病至死。长幼为毒熏蒸，多痿黄瘫挛而毙。其法略皆不同，盖巧者时出新意，以速化为利故尔。又可见昔人炒锡之谬。相感志云：韶粉蒸之不白，以萝卜瓮子蒸之则白。

‖ **气味** ‖

辛，寒，无毒。[权曰] 甘、辛，凉。[时珍曰] 胡粉能制硫黄。又雌黄得胡粉而失色，胡粉得雌黄而色黑，盖相恶也。又入酒中去酸味，收蟹不沙。

‖ **主治** ‖

伏尸毒螫，杀三虫。本经。**去鳖瘕，疗恶疮，止小便利，堕胎。**别录。**治积聚不消。炒焦，止小儿疳痢。**甄权。**治痈肿瘘烂，呕逆，疗癥瘕，小儿疳气。**大明。**止泄痢、久积痢。**宗奭。**治食复劳复，坠痰消胀，治疥癣狐臭，黑须发。**时珍。

‖ **发明** ‖

[弘景曰] 胡粉金色者，疗尸虫弥良。[藏器曰] 久痢成疳者，胡粉和水及鸡子白服，以粪黑为度，为其杀虫而止痢也。[时珍曰] 胡粉，即铅之变黑为白者也。其体用虽与铅及黄丹同，而无消盐火烧之性，内有豆粉、蛤粉杂之，止能入气分，不能入血分，此为稍异。人服食之，则大便色黑者，此乃还其本质，所谓色坏还为铅也。亦可入膏药代黄丹用。

‖ **附方** ‖

旧十四，新三十。**劳复食复**欲死者。水服胡粉少许。肘后方。**小儿脾泄不止。**红枣二十个去核，将官粉入内，以阴阳瓦焙干，去枣研粉。每服三分，米汤下。孙真人集效方。**赤白痢下**频数，肠痛。定粉一两，鸡子清和，炙焦为末，冷水服一钱。肘后方。**小儿无辜疳**，下痢赤白。胡粉熟蒸，熬令色变，以饮服半钱。子母秘录。**小儿腹胀**胡粉、盐熬色变，以摩腹上。子母秘录。**腹皮青色**不速治，须臾死。方同上。**小儿夜啼**水服胡粉三豆大，日三服。子母秘录。**身热多汗**胡粉半斤，雷丸四两，为末粉身。千金方。**妇人心痛**急者。好官粉为末，葱汁和丸小豆大。每服七丸，黄酒送下即止。粉能杀虫，葱能透气故也。邵真人方。**寸白蛔虫**胡粉炒燥，方寸匕，入肉臛中，空心服，大效。张文仲备急方。**服药过剂**闷乱者。水和胡粉服之。千金方。**鼻衄不止**胡粉炒黑，醋服一钱，即止。圣惠方。**齿缝出血**胡粉半两，麝香半钱，为末。卧时揩牙。圣济录。**坠扑瘀血**从高落下，瘀血抢心，面青气短欲死。胡粉一钱，和水服即安。肘后方。**折伤接骨**官粉、硼砂等分，为末。每服一钱，苏木汤调下，仍频饮苏木汤，大效。接骨方。**杖疮肿痛**水粉一两，赤石脂生一钱，水银一分，以麻油杵成膏，摊油纸贴之。肉消者，填满紧缚。救急方。**抓伤面皮**香油调铅粉搽之，一夕愈。集简方。**食梅牙齼**韶粉揩之。相感志。**染白须发**胡粉、石灰等分，水和涂之，以油纸包，烘令温暖，候末燥间洗去，以油润之，黑如漆也。博物志。**腋下胡臭**胡粉常粉之。或以胡粉三合，和牛脂煎稠涂之。千金方。**阴股常湿**胡粉粉之。备急方。**干湿癣疮**方同上。**黄水脓疮**官粉煅黄、松香各三钱，黄丹一钱。飞矾二钱，为末，香油二两，熬膏傅之。邵真人方。**小儿耳疮**月蚀。胡粉和土涂之。子母秘录。**小儿疳疮**熬胡粉、猪脂和涂。张文仲方。**小儿舌疮**胡粉和猪䯗骨中髓，日三傅之。食医心鉴。**燕口吻疮**胡粉炒一分，黄连半两，为末，傅之。普济方。**痘疮瘢痕**或凸或凹。韶粉一两，轻粉一定，和研，猪脂调傅。陈文中小儿方。**妒精阴疮**铅粉二钱，银杏仁七个，铜铫内炒至杏黄，去杏取粉，出火毒，研搽效。集简方。**反花恶疮**胡粉一两，胭脂一两，为末。盐汤洗净傅之，日五次。圣惠方。**疮似蜂窠**愈而复发。胡粉、朱砂等分，为末，蜜和涂之。圣济录。**血风臁疮**孙氏集效方：用官粉四两，水调入碗内，以蕲州艾叶烧烟熏干，入乳香少许同研，香油调作隔纸膏，反复贴之。杨氏简便方：用官粉炒过，桐油调作隔纸贴之。**小儿丹毒**唾和胡粉，从外至内傅之良。千金方。**汤火烧疮**胡粉，羊髓和，涂之。孙真人方。**疮伤水湿**胡粉、炭灰等分，脂和涂孔上，水即出也。千金方。**蠼螋尿疮**酢和胡粉涂之。千金方。**诸蛇螫伤**胡粉和大蒜捣涂。千金方。**误吞金银**及钱。胡粉一两，猪脂调，分再服，令消烊出也。外台秘要。**三年目翳**胡粉涂之。圣惠方。**口中干燥**烦渴无津。雄猪胆五枚，酒煮皮烂，入定粉一两研匀，丸芡子大。每含化一丸咽汁。太平圣惠方。**腹中鳖癥**胡粉、黍米淋汁温服，大效。卫生易简方。**接骨续筋**止痛活血。定粉、当归各一钱，硼砂一钱半，为末。每服一钱，苏木煎汤调下，仍频饮汤。同上。**发背恶疮**诸痈疽。好光粉二两，真麻油三两，慢火熬，以柳枝急搅，至滴水成珠，入白胶末少许，入器水浸两日，油纸摊贴，名神应膏。直指方。

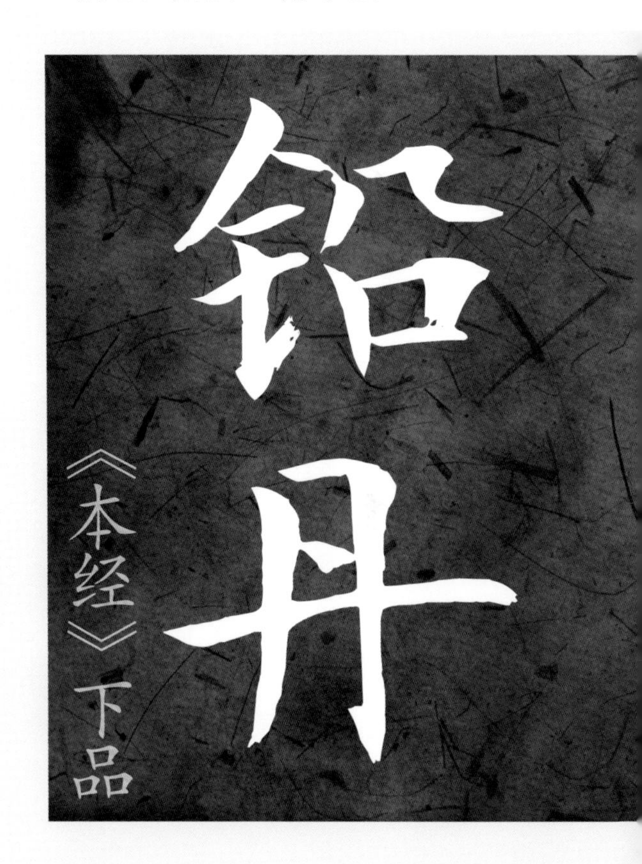

‖ **基原** ‖

据《纲目图鉴》《大辞典》《中华本草》等综合分析考证，本品为用铅加工制成的铅丹Plumbum Rubrum（四方晶系）。主含四氧化三铅（Pb_3O_4）。产于河南、广东、福建、湖南、云南等地。

‖ **释名** ‖

黄丹弘景**丹粉**唐本**朱粉**纲目**铅华**。

‖ **正误** ‖

见粉锡下。

‖ **集解** ‖

[别录曰] 铅丹生于铅，出蜀郡平泽。[弘景曰] 即今熬铅所作黄丹也。俗方稀用，惟仙经涂丹釜所须。云化成九光者，当谓九光丹以为釜尔，无别法也。[宗奭曰] 铅丹化铅而成，别录言生于铅，则苏恭炒锡作成之说误矣。不惟难辨，锡则色黯，铅则明白，以此为异。[时珍曰] 按独孤滔丹房镜源云：炒铅丹法：用铅一斤，土硫黄十两，消石一两。熔铅成汁，下醋点之，滚沸时下硫一块，少顷下消少许，沸定再点醋，依前下少许消、黄，待为末，则成丹矣。今人以作铅粉不尽者，用消石、矾石炒成丹。若转丹为铅，只用连须葱白汁拌丹慢煎，煅成金汁倾出，即还铅矣。货者多以盐消砂石杂之。凡用以水漂去消盐，飞去砂石，澄干，微火炒紫色，地上去火毒，入药。会典云：黑铅一斤，烧丹一斤五钱三分也。

‖ **气味** ‖

辛，微寒，无毒。[大明曰] 微咸，凉，无毒。伏砒，制硇、硫。[震亨曰] 一妇因多子，月内服铅丹二两，四肢冰冷，食不入口。时正仲冬，急服理中汤加附子数十贴乃安。谓之凉无毒可乎？[时珍曰] 铅丹本无甚毒，此妇产后冬月服之过剂，其病宜矣。

‖ **主治** ‖

吐逆胃反，惊痫癫疾，除热下气，炼化还成九光，久服通神明。本经。**止小便，除毒热脐挛，金疮血溢。**别录。**惊悸狂走，消渴。煎膏用，止痛生肌。**甄权。**镇心安神，止吐血及嗽，傅疮长肉，及汤火疮，染须。**大明。**治疟及久积。**宗奭。**坠痰杀虫，去怯除忤恶，止痢明目。**时珍。

‖ **发明** ‖

[成无己曰] 仲景龙骨牡蛎汤中用铅丹，乃收敛神气以镇惊也。[好古曰] 涩可去脱而固气。[时珍曰] 铅丹体重而性沉，味兼盐、矾，走血分，能坠痰去怯，故治惊痫癫狂、吐逆反胃有奇功。能消积杀虫，故治疳疾下痢疟疾有实绩。能解热拔毒，长肉去瘀，故治恶疮肿毒，及入膏药，为外科必用之物也。

‖ **附方** ‖

旧八，新二十五。**消渴烦乱**黄丹，新汲水服一钱，以荞麦粥压之。圣惠方。**吐逆不止**碧霞丹：用北黄丹四两，米醋半升，煎干，炭火三秤，就铫内煅红，冷定为末，粟米饭丸梧子大。每服七丸，醋汤下。集验方。**伏暑霍乱**水浸丹，见木部巴豆下。**小儿吐逆**不止，宜此清镇。烧针丸：用黄丹研末，小枣肉和丸芡子大。每以一丸，针签于灯上烧过，研细，乳汁调下。一加朱砂、枯矾等分。谢氏小儿方。**反胃气逆**胃虚。铅丹二两，白矾二两，生石亭脂半两。以丹、矾研匀，入坩锅内，以炭半秤煅赤，更一夜，出毒两日，入亭脂同研，粟米饭和丸绿豆大。每日米饮下十五丸。圣济录。**泄泻下痢**赤白。用枣肉捣烂，入黄丹、白矾各皂子大，粳米饭一团，和丸弹子大，铁线穿，于灯上烧过，为末。米饮服之。摘玄方。**赤白痢下**黄丹炒紫，黄连炒，等分为末，以糊丸麻子大。每服五十丸，生姜、甘草汤下。普济方。**妊娠下痢**疞痛。用乌鸡卵一个，开孔去白留黄，入铅丹五钱搅匀，泥裹煨干研末，每服二钱，米饮下，一服愈，是男；二服愈，是女。三因方。**吐血咯血**咳血。黄丹，新汲水服一钱。经验方。**寒热疟疾**体虚汗多者。黄丹、百草霜等分，为末。发日，空心米饮服三钱，不过二服愈。或糊丸，或蒜丸，皆效。肘后方：用飞炒黄丹一两，恒山末三两，蜜丸梧子大。每服五十丸，温酒下。平旦及未发、将发时，各一服，无不效。普济方：端午日，用黄丹炒二两，独蒜一百个，捣丸梧子大。每服九丸，空心长流水面东下。二三发后乃用。神效。亦治痢疾。三因方：用黄丹炒、建茶等分，为末。温酒服二钱。又黄丹飞焙，面糊丸芡子大。每枣子一枚，去核，包一丸，纸裹煨熟食之。**温疟不止**黄丹炒半两，青蒿童尿浸二两，为末。每服二钱，寒多酒服，热多茶服。仁存堂方。**小儿瘅疟**壮热不寒。黄丹二钱，蜜水和服，冷者酒服，名鬼哭丹。刘涓子鬼遗方。**风痫发止**驱风散：用铅丹二两，白矾二两为末。用三角砖相斗，以七层纸铺砖上，铺丹于纸上，矾铺丹上，以十斤柳木柴烧过为度，取研。每服二钱，温酒下。王氏博济方。**客忤中恶**道间门外得之，令人心腹刺痛，气冲心胸胀满，不治害人。真丹方寸匕，蜜三合，和灌之。肘后方。**一切目疾**昏障治，只障不治。蜂蜜半斤，铜锅熬起紫色块，入飞过真黄丹二两，水一碗，再炼，至水气尽，以细生绢铺薄纸一层，滤净，瓶封埋地内三七。每日点眼七次，药粘则洗之。一方：入诃子肉四个。保寿堂方。**赤眼痛**黄丹、蜂蜜调贴太阳穴，立效。明目经验方。**赤目及翳**铅丹、白矾等分，为末点之。又方：铅丹、乌贼骨等分，合研，白蜜蒸点之。千金方。**眼生珠管**铅丹半两，鲤鱼胆汁和如膏。日点三五次。圣惠方。**痘疹生翳**黄丹、轻粉等分，为末。吹少许入耳内，左患吹右，右患吹左。疹痘方。**小儿重舌**黄丹一豆大，安舌下。子母秘录。**小儿口疮**糜烂。黄丹一钱，生蜜一两，相和蒸黑。每以鸡毛蘸搽，甚效。普济方。**腋下胡臭**黄丹入轻粉，唾调，频掺之。普济方。**妇人逆产**真丹涂儿足下。集验方。**蚰蜒入耳**黄丹、酥、蜜、杏仁等分，熬膏。绵裹包塞之，闻香即出，抽取。圣惠方。**蝎虿螫人**醋调黄丹涂之。肘后方。**金疮出血**不可以药速合，则内溃伤肉。只以黄丹、滑石等分，为末傅之。集玄方。**外痔肿痛**黄丹、滑石等分。为末，新汲水调，日五上之。婴童百问。**血风臁疮**黄丹一两，黄蜡一两，香油五钱，熬膏。先以葱、椒汤洗，贴之。陆氏积德堂方。**远近臁疮**黄丹飞炒，黄檗酒浸七日焙，各一两，轻粉半两，研细。以苦茶洗净，轻粉填满，次用黄丹护之，外以檗末摊膏贴之，勿揭动，一七见效。孙氏集效方。

‖ **基原** ‖

据《纲目图鉴》《汇编》《大辞典》等综合分析考证，本品为粗制的氧化铅Lithargyrum（四方晶系）。主要为一氧化铅（PbO）。主产于湖南湘潭、长沙，陕西西安等地。

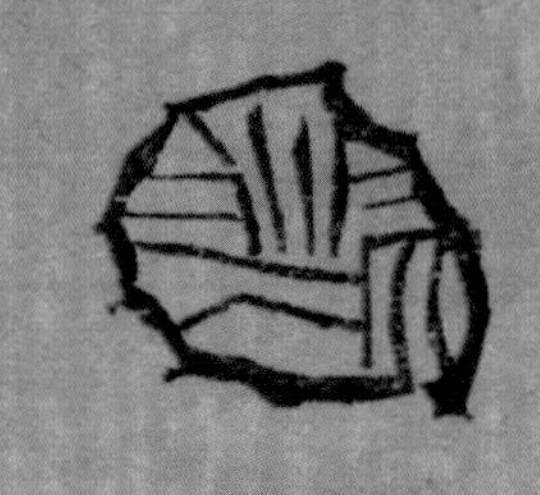

密陀僧

《唐本草》

‖ **释名** ‖

没多僧唐本**炉底**。[恭曰] 密陀、没多，并胡言也。

‖ **集解** ‖

[恭曰] 出波斯国，形似黄龙齿而坚重，亦有白色者，作理石文。[颂曰] 今岭南、闽中银铜冶处亦有之，是银铅脚。其初采矿时，银铜相杂，先以铅同煎炼，银随铅出。又采山木叶烧灰，开地作炉，填灰其中，谓之

灰池。置银铅于灰上，更加火煅，铅渗灰下，银住灰上，罢火候冷，出银。其灰池感铅银气，积久成此物，未必自胡中来也。[承曰] 今市中所货，是小瓶实铅丹锻成者，大块尚有瓶形。银冶所出最良，而罕有货者。外国者未尝见之。[时珍曰] 密陀僧原取银冶者，今既难得，乃取煎销银铺炉底用之。造黄丹者，以脚滓炼成密陀僧，其似瓶形者是也。

‖ **修治** ‖

[敩曰] 凡使捣细，安瓷锅中，重纸袋盛柳蛀末焙之，次下东流水浸满，火煮一伏时，去柳末、纸袋，取用。

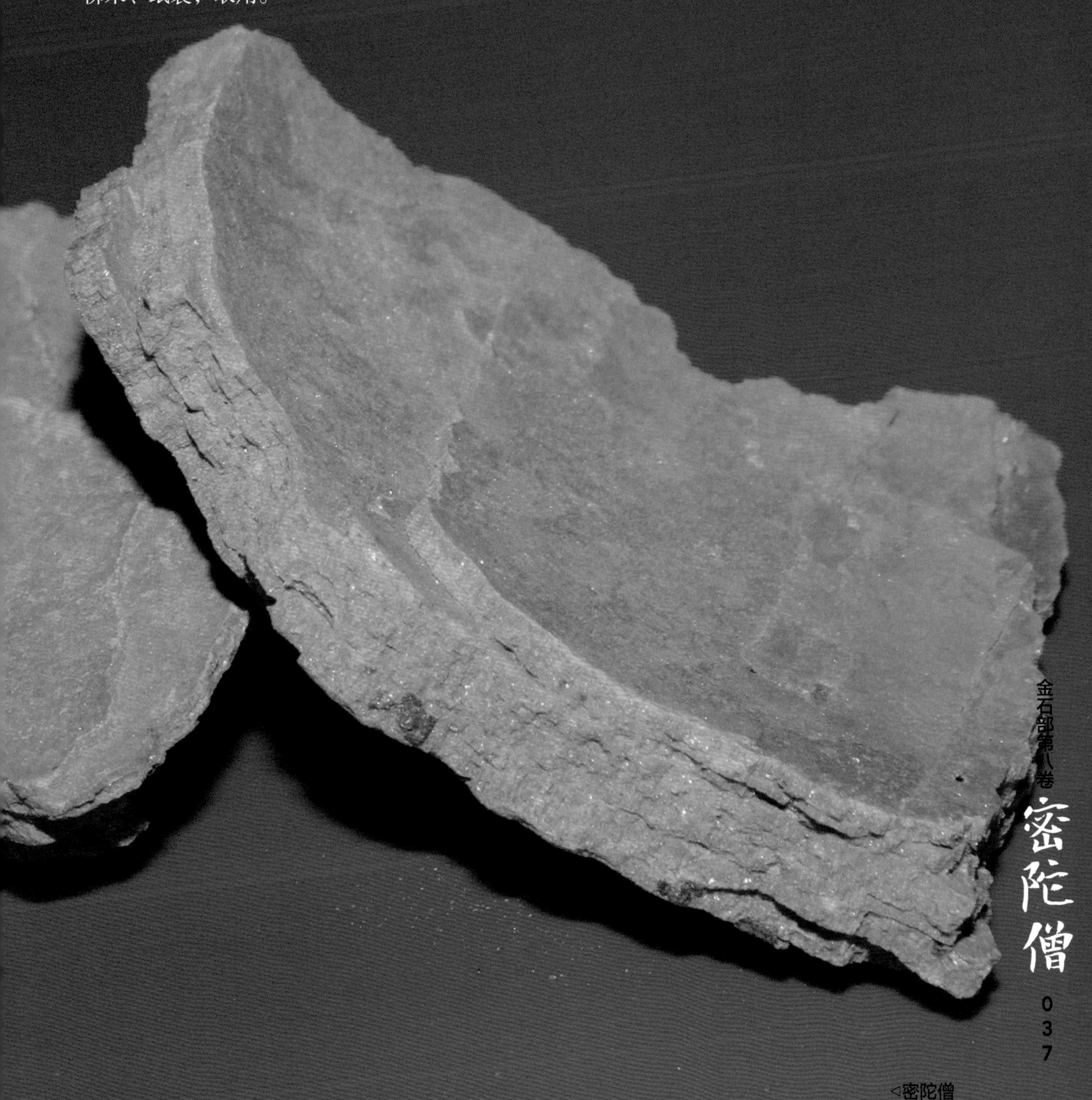

◁密陀僧

‖ **气味** ‖

咸、辛，平，有小毒。[大明曰] 甘，平，无毒。[时珍曰] 制狼毒。

‖ **主治** ‖

久痢，五痔，金疮，面上瘢䵟，面膏药用之。唐本。[保升曰] 五痔，谓牡、酒、肠、血、气也。**镇心，补五脏，治惊痫咳嗽，呕逆吐痰。**大明。**疗反胃消渴，疟疾下痢。止血，杀虫，消积。治诸疮，消肿毒，除胡臭，染髭发。**时珍。

‖ **发明** ‖

[时珍曰] 密陀僧感铅银之气，其性重坠下沉，直走下焦，故能坠痰、止吐、消积，定惊痫，治疟痢，止消渴，疗疮肿，洪迈夷坚志云：惊气入心络，瘖不能言语者，用密陀僧末一匕，茶调服，即愈。昔有人伐薪，为狼所逐而得是疾，或授此方而愈。又一军校采藤逢恶蛇病此，亦用之而愈。此乃惊则气乱，密陀僧之重以去怯而平肝也。其功力与铅丹同，故膏药中用代铅丹云。

‖ **附方** ‖

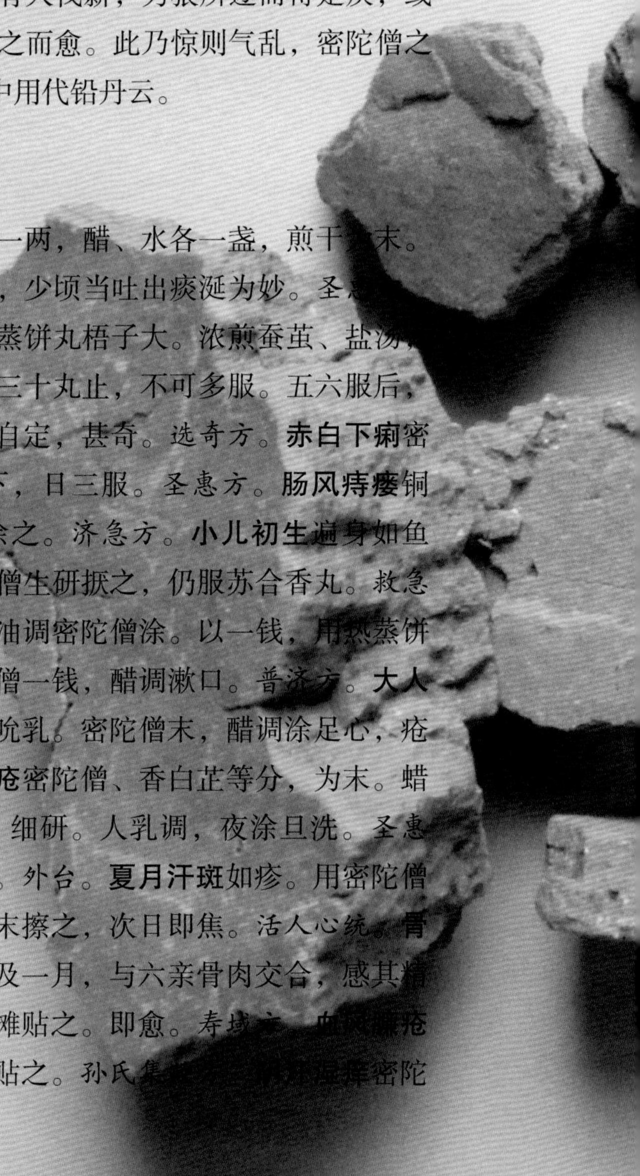

旧三，新一十五。**痰结胸中**不散。密陀僧一两，醋、水各一盏，煎干为末。每服二钱，以酒、水各一小盏，煎一盏，温服，少顷当吐出痰涎为妙。圣惠方。**消渴饮水**神效丸：用密陀僧二两，研末，汤浸蒸饼丸梧子大。浓煎蚕茧、盐汤，或茄根汤，或酒下，一日五丸，日增五丸，至三十丸止，不可多服。五六服后，以见水恶心为度。恶心时，以干物压之，日后自定，甚奇。选奇方。**赤白下痢**密陀僧三两，烧黄色研粉。每服一钱，醋、茶下，日三服。圣惠方。**肠风痔瘘**铜青、密陀僧各一钱，麝香少许，为末，津和涂之。济急方。**小儿初生**遍身如鱼脬，又如水晶，破则成水，流渗又生者。密陀僧生研掺之，仍服苏合香丸。救急方。**惊气失音**方见发明。**腋下胡臭**浆水洗净，油调密陀僧涂。以一钱，用热蒸饼一个，切开掺末夹之。集简方。**香口去臭**密陀僧一钱，醋调漱口。普济方。**大人口疮**密陀僧锻研掺之。圣济方。**小儿口疮**不能吮乳。密陀僧末，醋调涂足心，疮愈洗去。蔡医博方也。黎居士简易方。**鼻内生疮**密陀僧、香白芷等分，为末。蜡烛油调涂之。简便方。**鼻皶赤疱**密陀僧二两，细研。人乳调，夜涂旦洗。圣惠方。**痘疮瘢黡**方同上。谭氏。**䵟黯斑点**方同上。外台。**夏月汗斑**如疹。用密陀僧八钱，雄黄四钱，先以姜片擦热，仍以姜片蘸末擦之，次日即焦。活人心统。**骨疽出骨**一名多骨疮，不时出细骨，乃母受胎未及一月，与六亲骨肉交合，感其精气，故有多骨之名，以密陀僧末，桐油调匀，摊贴之。即愈。寿域方。**血[illegible]臁疮**密陀僧、香油入粗碗内磨化，油纸摊膏，反覆贴之。孙氏集[illegible]**湿痒**密陀僧末傅之。戴氏加蛇床子末。

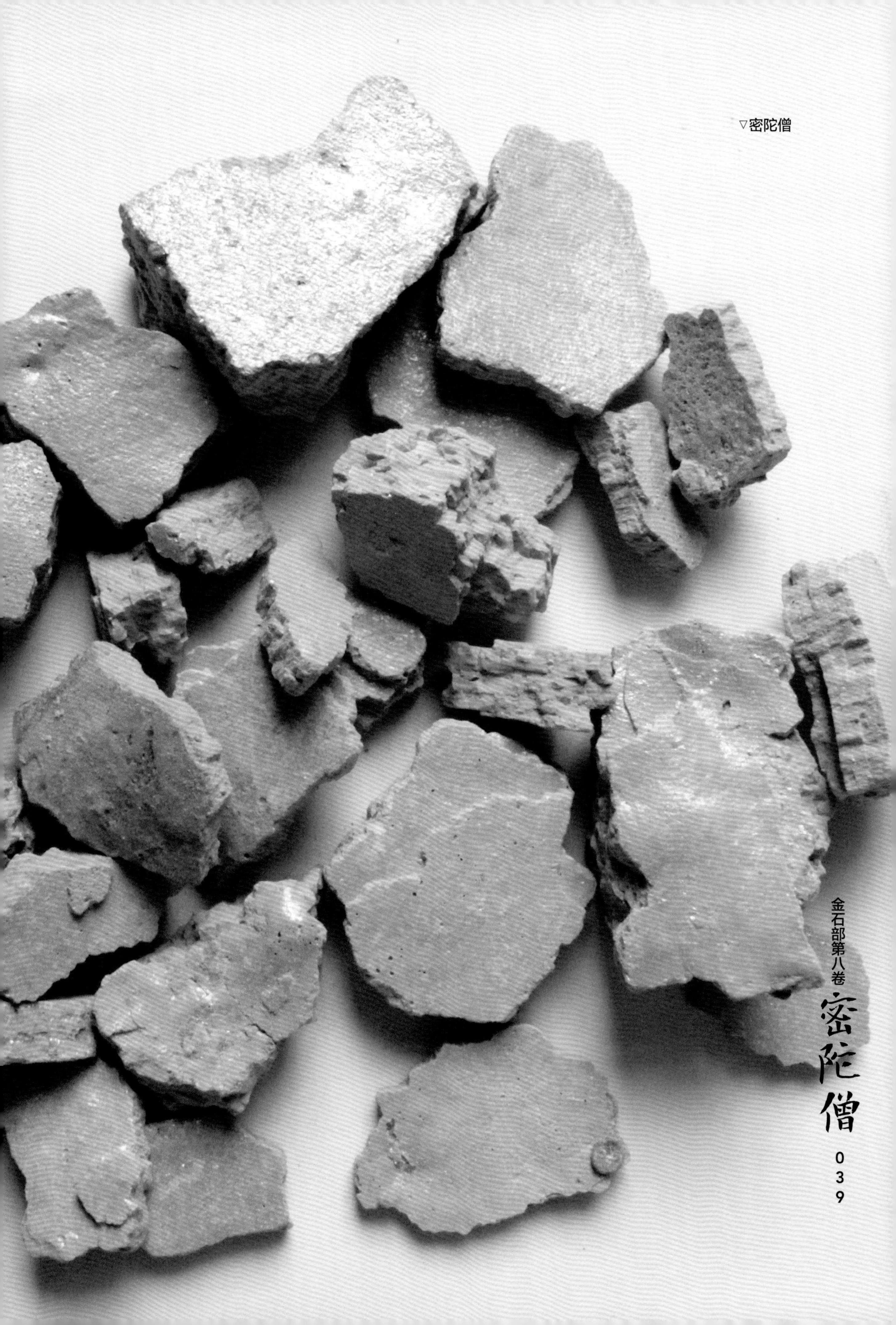
▽密陀僧

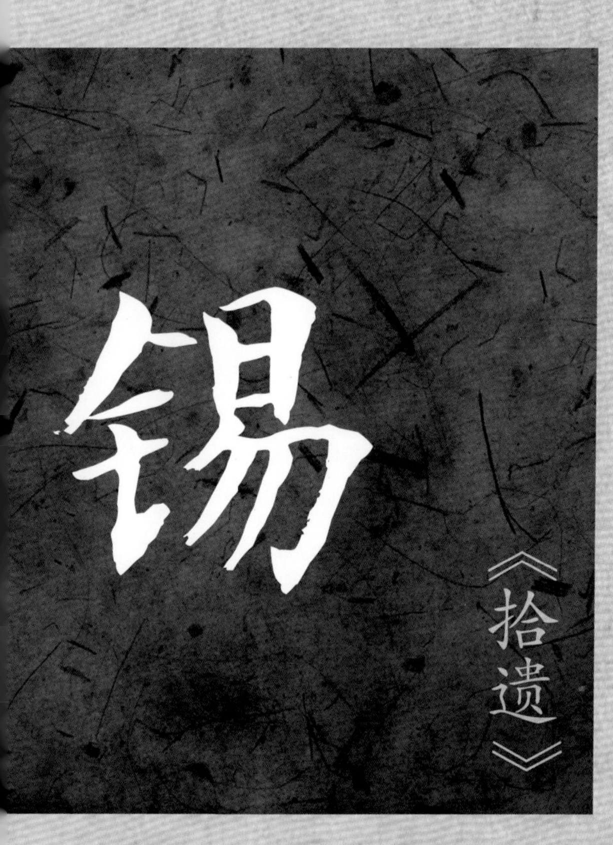

‖ **基原** ‖

据《纲目图鉴》《中华本草》《大辞典》等综合分析考证，本品为以锡石Cassiterite经人工炼制的金属锡Tin（四方晶系）。主要成分为锡（Sn）。全国各地均产。

‖ **释名** ‖

白镴音腊**钥**音引**贺**。[时珍曰] 尔雅：锡谓之钥。郭璞注云：白镴也。方术家谓之贺，盖锡以临贺出者为美也。

‖ **集解** ‖

[别录曰] 锡生桂阳山谷。[弘景曰] 今出临贺，犹是桂阳地界。铅与锡相似，而入用大异。[时珍曰] 锡出云南、衡州。许慎说文云：锡者，银铅之间也。土宿本草云：锡受太阴之气而生，二百年不动成砒，砒二百年而锡始生。锡禀阴气，故其质柔。二百年不动，遇太阳之气乃成银。今

人置酒于新锡器内，浸渍日久或杀人者，以砒能化锡，岁月尚近，便被采取，其中蕴毒故也。又曰：砒乃锡根。银色而铅质，五金之中独锡易制，失其药则为五金之贼，得其药则为五金之媒。星槎胜览言：满刺加国，于山溪中淘沙取锡，不假煎炼成块，名曰斗锡也。

‖ **正误** ‖

[恭曰] 临贺采者名铅，一名白镴，惟此一处资天下用。其锡，出银处皆有之。体相似，而入用大异。[时珍曰] 苏恭不识铅锡，以锡为铅，以铅为锡。其谓黄丹、胡粉为炒锡，皆由其不识故也。今正之。

‖ **气味** ‖

甘，寒，微毒。[独孤滔曰] 羚羊角、五灵脂、伏龙肝、马鞭草皆能缩贺。硇、砒能硬锡。巴豆、蓖麻、姜汁、地黄能制锡。松脂焊锡。锡矿缩银。

‖ **主治** ‖

恶毒风疮。大明。

‖ **发明** ‖

[时珍曰] 洪迈夷坚志云：汝人多病瘿。地饶风沙，沙入井中，饮其水则生瘿。故金房间人家，以锡为井阑，皆夹锡钱镇之，或沉锡井中，乃免此患。

‖ **附方** ‖

新二。**解砒霜毒**锡器，于粗石上磨水服之。济急方。**杨梅毒疮**黑铅、广锡各二钱半，结砂，蜈蚣二条，为末，纸卷作小捻，油浸一夜，点灯日照疮二次，七日见效。集玄方。

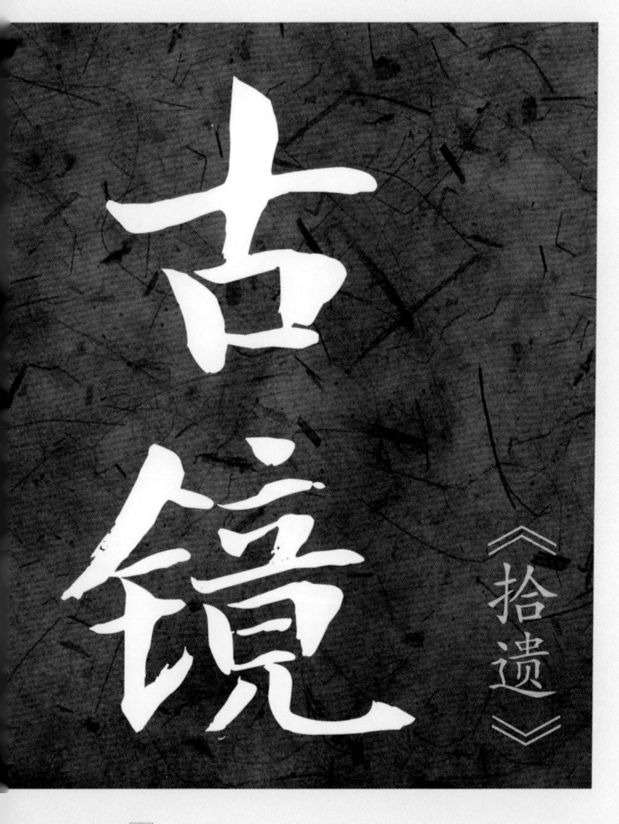

校正：并入本经锡铜镜鼻。

‖ **释名** ‖

鉴　照子。[时珍曰] 镜者景也，有光景也。鉴者监也，监于前也。轩辕内传言：帝会王母，铸镜十二，随月用之。此镜之始也。或云始于尧臣尹寿。

‖ **气味** ‖

辛，无毒。[大明曰] 平，微毒。

‖ **主治** ‖

惊痫邪气，小儿诸恶，煮汁和诸药煮服，文字弥古者佳。藏器。**辟一切邪魅，女人鬼交，飞尸蛊毒，催生，及治暴心痛，并火烧淬酒服。百虫入耳鼻中，将镜就敲之，即出**。大明。**小儿疝气肿硬，煮汁服**。时珍。

‖ **发明** ‖

[时珍曰] 镜乃金水之精，内明外暗。古镜如古剑，若有神明，故能辟邪魅忤恶。凡人家宜悬大镜，可辟邪魅。刘根传云：人思形状，可以长生。用九寸明镜照面，熟视令自识己身形，久则身神不散，疾患不入。葛洪抱朴子云：万物之老者，其精悉能托人形惑人，唯不能易镜中真形。故道士入山，以明镜径九寸以上者背之，则邪魅不敢近，自见其形，必反却走。转镜对之，视有踵者山神，无踵者老魅也。群书所载，古镜灵异，往往可证，谩撮于左方：龙江录云：汉宣帝有宝镜，如八铢钱，能见妖魅，帝常佩之。异闻记云：隋时王度有一镜，岁疫令持镜诣里中，有疾者照之即愈。樵牧闲谈云：孟昶时张敌得一古镜，径尺余，光照寝室如烛，举家无疾，号无疾镜。西京杂记云：汉高祖得始皇方镜，广四尺，高五尺，表里有明，照之则影倒见；以手捧心，可见肠胃五脏；人疾病照之，则知病之所在；女子有邪心，则

胆张心动。酉阳杂俎云：无劳县舞溪石窟有方镜，径丈，照人五脏，云是始皇照骨镜。松窗录云：叶法善有一铁镜，照物如水。人有疾病，照见脏腑。宋史云：秦宁县耕夫得镜，厚三寸，径尺二，照见水底，与日争辉。病热者照之，心骨生寒。云仙录云：京师王氏有镜六鼻，常有云烟，照之则左右前三方事皆见。黄巢将至，照之，兵甲如在目前。笔谈云：吴僧一镜，照之知未来吉凶出处。又有火镜取火，水镜取水，皆镜之异者也。

‖ **附方** ‖

新一。**小儿夜啼**明鉴挂床脚上。圣惠方。

锡铜镜鼻 本经下品

‖ **释名** ‖

[弘景曰] 此物与胡粉异类而共条者，古无纯铜作镜，皆用锡杂之，即今破古铜镜鼻尔。用之当烧赤纳酒中。若醯中出入百遍，乃可捣也。[志曰] 凡铸镜皆用锡，不尔即不明白，故言锡铜镜鼻，今广陵者为胜。[时珍曰] 锡铜相和，得水浇之极硬，故铸镜用之。考工记云：金锡相半，谓之鉴燧之剂，是也。

‖ **气味** ‖

酸，平，无毒。[权曰] 微寒。[药诀曰] 冷，无毒。

‖ **主治** ‖

女子血闭癥瘕，伏肠绝孕。本经。**伏尸邪气。**别录。**产后余疹刺痛，三十六候，取七枚投醋中熬，呷之。亦可入当归、芍药煎服。**甄权。

‖ **附方** ‖

新一。**小儿客忤**面青惊痛。铜照子鼻烧赤，少酒淬过，与儿饮。圣惠方。

镜锈 即镜上绿也。俗名杨妃垢。

‖ **主治** ‖

腋臭，又疗下疳疮，同五倍子末等分，米泔洗后傅之。时珍。

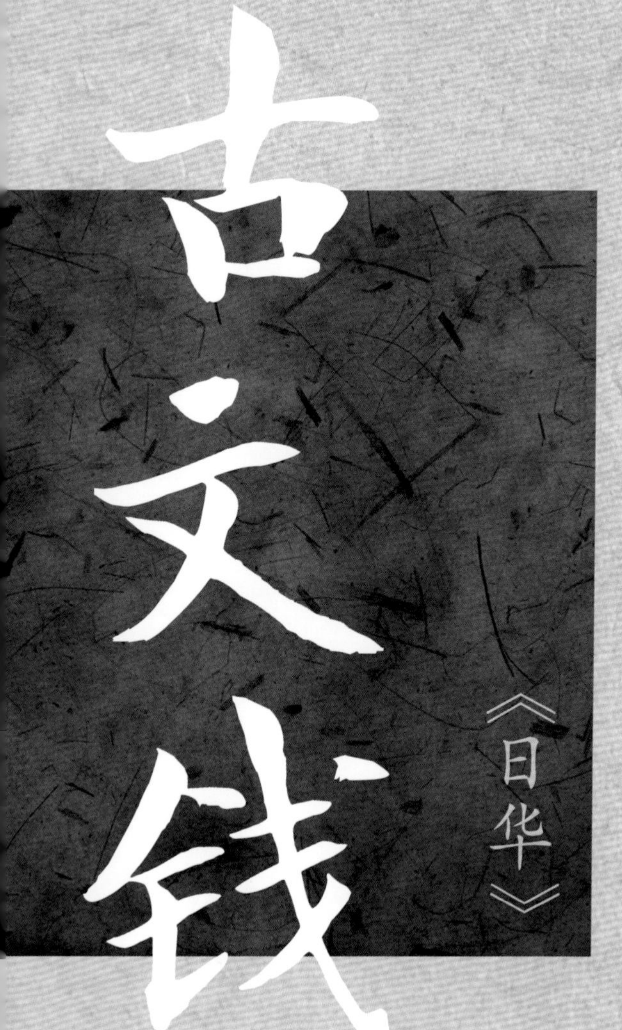

古文钱

《日华》

‖释名‖

泉　孔方兄　上清童子纲目**青蚨**。［时珍曰］管子言禹以历山之金铸币，以救人困，此钱之始也。至周太公立九府泉法，泉体圆含方，轻重以铢，周流四方，有泉之象，故曰泉。后转为钱。鲁褒钱神论云：为世神宝，亲爱如兄，字曰孔方。又昔有钱精，自称上清童子。青蚨血涂子母钱，见虫部。

‖集解‖

［颂曰］凡铸铜之物，多和以锡。考工记云：攻金之工，金有六剂，是也。药用古文钱、铜弩牙之类，皆有锡，故其用近之。［宗奭曰］古钱其铜焦赤有毒，能腐蚀坏肉，非特为有锡也。此说非是。但取周景王时大泉五十及宝货，秦半两，汉荚钱、大小五铢，吴大泉五百、六钱当千，宋四铢、二铢，及梁四柱、北齐常平五铢之类，方可用。［时珍曰］古文钱但得五百年之外者即可用，而唐高祖所铸开元通宝，得轻重大小之中，尤为古今所重。綦母氏钱神论云：黄金为父，白银为母，铅为长男，锡为适妇，其性坚刚，须汞终始，体圆应天，孔方效地，此乃铸钱之法也。三伏铸钱，其汁不清，俗名炉冻，盖火克金也。唐人端午于江心铸镜，亦此意也。

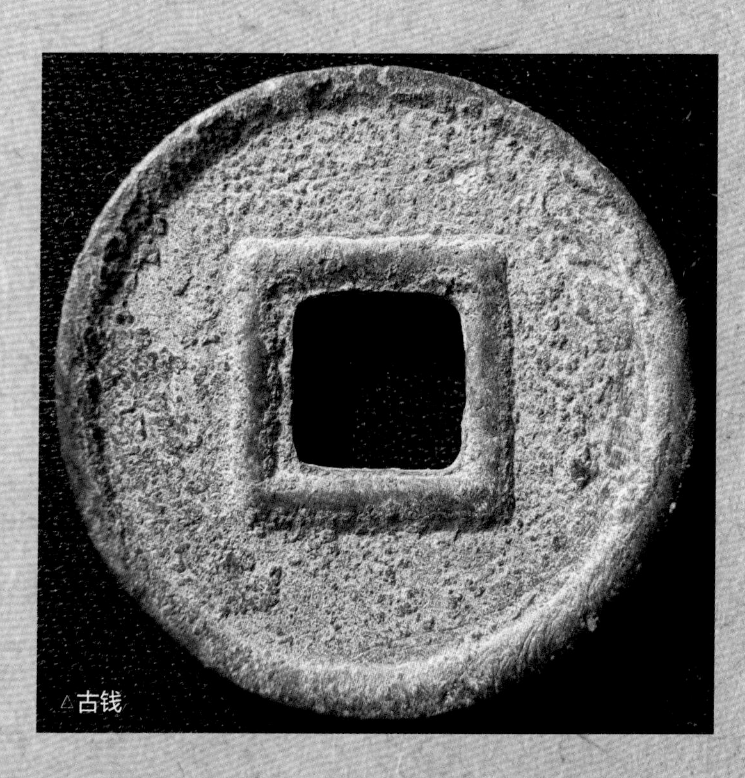

△古钱

‖**气味**‖

辛，平，有毒。[时珍曰] 同胡桃嚼即碎，相制也。

‖**主治**‖

翳障，明目，疗风赤眼，盐卤浸用。妇人生产横逆，心腹痛，月膈五淋，烧以醋淬用。大明。**大青钱煮汁服，通五淋；磨入目，主盲障肤赤；和薏苡根煮服，止心腹痛。**藏器。

‖**发明**‖

[宗奭曰] 古钱有毒，治目中障瘀，腐蚀坏肉，妇人横逆产，五淋，多用之。予少时常患赤目肿痛，数日不能开。客有教以生姜一块，洗净去皮，以古铜钱刮汁点之，初甚苦，热泪蔑面，然终无损。后有患者，教之，往往疑惑；信士点之，无不一点遂愈，更不须再。但作疮者，不可用也。[时珍曰] 以胡桃同嚼食二三枚，能消便毒。便毒属肝，金伐木也。

‖**附方**‖

旧一，新二十一。**时气欲死**大钱百文，水一斗煮八升，入麝香末三分，稍饮至尽，或吐或下愈。肘后方。**时气温病**头痛壮热脉大，始得一日者。比轮钱一百五十七文，水一斗，煮取七升，服汁。须臾复以水五升，更煮一升，以水二升投中，合得三升，出钱饮汁，当吐毒出也。肘后方。**心腹烦满**及胸胁痛欲死者。比轮钱二十枚，水五升，煮三升，分三服。肘后方。**急心气痛**古文钱一个，打碎，大核桃三个，同炒热，入醋一碗冲服。杨诚经验方。**霍乱转筋**青铜钱四十九枚，木瓜一两，乌梅炒五枚，水二盏，煎分温服。圣济录。**慢脾惊风**利痰奇效。用开元通宝钱背后上下有两月痕者，其色淡黑，颇小。以一个放铁匙上，炭火烧四围上下，各出珠子，取出候冷，倾入盏中，作一服，以南木香汤送下，或人参汤亦可。钱虽利痰，非胃家所好，须以木香佐之。杨仁斋直指方。**下血不止**大古钱四百文，酒三升，煮二升，分三服。普济方。**赤白带下**铜钱四十文，酒四升，煮取二升，分三服。千金方。**小便气淋**比轮钱三百文，水一斗，煮取三升，温服。千金方。**沙石淋痛**古文钱，煮汁服。普济方。**伤水喘急**因年少饮冷水惊恐所致者。古文钱七枚洗净，白梅七个，水一钟，同浸三宿，空心一呷，良久得吐效。仁存方。**唇肿黑痛**痒不可忍。四文大钱于石上磨猪脂汁涂之，不过数遍愈。幼幼新书。**口内热疮**青钱二十文，烧赤投酒中服之，立瘥。陈藏器本草。**眼赤生疮**连年不愈。古钱一文，青江石一个，洗净，以钱于石上磨蜜，取浓汁三四滴在盏，覆瓦上，以艾灸瓦内七壮熏蜜，取点之效。普济方。**赤目浮翳**古钱一文，盐方寸匕，治筛点之。千金方。**目卒不见**钱于石上磨汁，注眦中。普济方。**目生珠管**及肤翳。铜钱青一两，细墨半两，为末，醋丸白豆大。每以一丸，乳汁、新汲水各少许，浸化点之。圣惠方。**腋下胡臭**古文钱十文，铁线串烧，醋淬十次，入麝香研末，调涂。应急良方。**跌仆伤损**半两钱五个，火煅醋淬四十九次，甜瓜子五钱，真珠二钱，研末。每服一字，好酒调，随上下，食前后。青囊。**误吞铁钱**古文铜钱十个，白梅肉十个，淹过即烂，捣丸绿豆大。每服一丸，流水吞下，即吐出。圣济录。**百虫入耳**青钱十四文，煎猪膏二合，少少滴之。圣济录。**便毒初起**方见发明下。

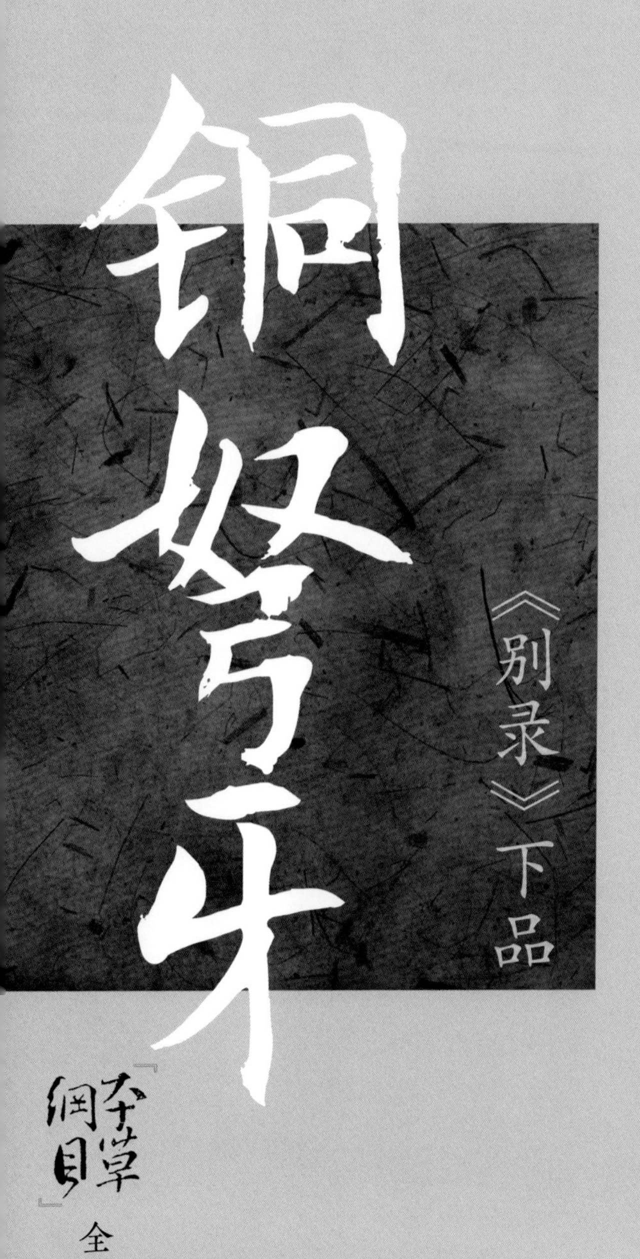

‖ **释名** ‖

[时珍曰] 黄帝始作弩。刘熙释名云：弩，怒也，有怒势也。其柄曰臂，似人臂也。钩弦者曰牙，似人牙也。牙外曰郭。下曰悬刀。合名之曰机。[颂曰] 药用铜弩牙，以其有锡也。

‖ **气味** ‖

平，微毒。

‖ **主治** ‖

妇人难产，血闭，月水不通，阴阳隔塞。别录。

‖ **发明** ‖

[弘景曰] 铜弩牙治诸病，烧赤纳酒中饮汁，古者弥胜。[刘完素曰] 弩牙速产，以机发而不括，因其用而为使也。

‖ **附方** ‖

旧一。**误吞珠钱哽在咽者。**铜弩牙烧赤，纳水中，冷饮汁，立愈。圣惠方。

‖ **气味** ‖

有毒。[时珍曰] 铜器盛饮食茶酒，经夜有毒。煎汤饮，损人声。[藏器曰] 铜器上汗有毒，令人发恶疮内疽。

‖ **主治** ‖

霍乱转筋，肾堂及脐下疰痛，并炙器隔衣熨其脐腹肾堂。大明。古铜器畜之，辟邪祟。时珍。

‖ **发明** ‖

[时珍曰] 赵希鹄洞天录云：山精水魅多历年代，故能为邪祟。三代钟鼎彝器，历年又过之，所以能辟祟也。

铜钴鉧一作钴鉧，熨斗也。

‖ **主治** ‖

折伤接骨，捣末研飞，和少酒服，不过二方寸匕。又盛灰火，熨脐腹冷痛。时珍。

铜秤锤

‖ **主治** ‖

产难横生，烧赤淬酒服。大明。

铜匙柄

‖ **主治** ‖

风眼赤烂，及风热赤眼翳膜，烧热烙之，频用妙。时珍。

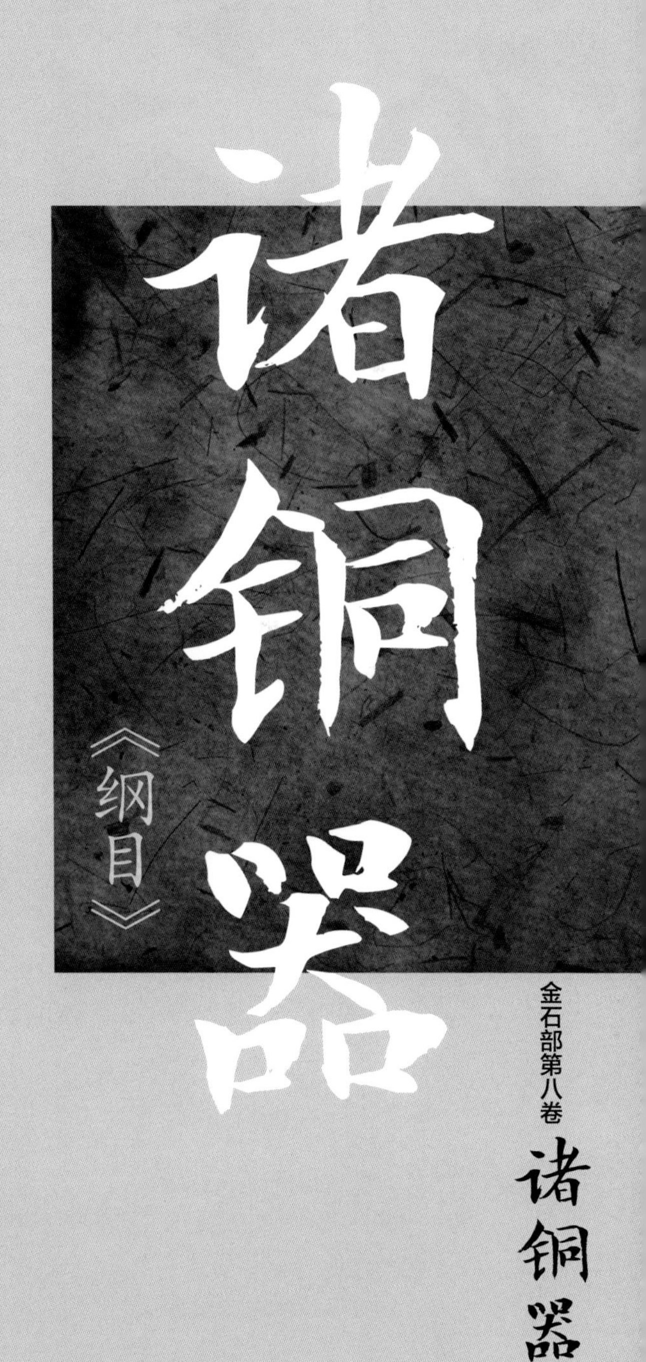

铁

《本经》下品

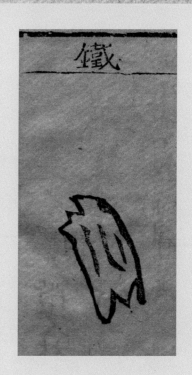

校正：并入别录生铁，拾遗劳铁。

‖释名‖

黑金说文**乌金**。[时珍曰] 铁，截也，刚可截物也。于五金属水，故曰黑金。

‖集解‖

[别录曰] 铁出牧羊平泽及祊城，或析城，采无时。[弘景曰] 生铁是不破鐳，枪、釜之类。钢铁是杂炼生鐳，作刀、镰者。鐳音柔。[颂曰] 铁今江南、西蜀有炉冶处皆有之。初炼去矿，用以铸泻器物者，为生铁。再三销拍，可以作镰者，为鐳铁，亦谓之熟铁。以生柔相杂和，用以作刀剑锋刃者，为钢铁。锻家烧铁赤沸，砧上打下细皮屑者，为铁落。锻灶中飞出如尘，紫色而轻虚，可以莹磨铜器者，为铁精。作针家磨鑢细末者，谓之针砂。取诸铁于器中水浸之，经久色青沫出可以染皂者，为铁浆。以铁拍作片段，置醋糟中积久衣生刮取者，为铁华粉。入火飞炼者，为铁粉。又马衔、秤锤、车辖及锯、杵、刀、斧，并俗用有效。[时珍曰] 铁皆取矿土炒成。秦、晋、淮、楚、湖南、闽、广诸山中皆产铁，以广铁为良。甘肃土锭铁，色黑性坚，宜作刀剑。西番出宾铁尤胜。宝藏论云：铁有五种：荆铁出当阳，色紫而坚利；上饶铁次之；宾铁出波斯，坚利可切金玉；太原、蜀山之铁顽滞；刚铁生西南瘴海中山石上，状如紫石英，水火不能坏，穿珠切玉如土也。土宿本草云：铁受太阳之气。始生之初，卤石产焉。一百五十年而成慈石，二百年孕而成铁，又二百年不经采炼而成铜，铜复化为白金，白金化为黄金，是铁与金银同一根源也。今取慈石碎之，内有铁片，可验矣。铁禀太阳之气，而阴气不交，故燥而不洁。性与锡相得。管子云：上有赭，下有铁。

劳铁本经

[恭曰] 此柔铁也，即熟铁。[藏器曰] 经用辛苦者，曰劳铁。

‖ **气味** ‖

辛，平，有毒。[大明曰] 畏磁石、火炭，能制石亭脂毒。[敩曰] 铁遇神砂，如泥似粉。[时珍曰] 铁畏皂荚、猪犬脂、乳香、朴消、硇砂、盐卤、荔枝。貘食铁而蛟龙畏铁。凡诸草木药皆忌铁器，而补肾药尤忌之，否则反消肝肾，盖肝伤则母气愈虚矣。

‖ **主治** ‖

坚肌耐痛。本经。**劳铁疗贼风，烧赤投酒中饮。**藏器。

生铁别录中品

‖ **气味** ‖

辛，微寒，微毒。见铁下。

‖ **主治** ‖

下部及脱肛。别录。**镇心安五脏，治痫疾，黑鬓发。治癣及恶疮疥，蜘蛛咬，蒜磨，生油调傅。**大明。**散瘀血，消丹毒。**时珍。

‖ **发明** ‖

[恭曰] 诸铁疗病。并不入散，皆煮取汁用之。[藏器曰] 铁砂、铁精，并入丸散。[时珍曰] 铁于五金，色黑配水，而其性则制木，故痫疾宜之。素问治阳气太盛，病狂善怒者，用生铁落，正取伐木之义。日华子言其镇心安五脏，岂其然哉？本草载太清服食法，言服铁伤肺者，乃肝字之误。

‖ **附方** ‖

旧五，新一。**脱肛历年**不入者。生铁二斤，水一斗，煮汁五升，洗之，日再。集验方。**热甚耳聋**烧铁投酒中饮之，仍以慈石塞耳，日易，夜去之。千金方。**小儿丹毒**烧铁淬水，饮一合。陈氏本草。**小儿燥疮**一名烂疮。烧铁淬水中二七遍，浴之二三起，作浆。子母秘录。**打扑瘀血**在骨节及胁外不去。以生铁一斤，酒三升，煮一升服。肘后方。**熊虎伤毒**生铁煮令有味，洗之。肘后方。

钢铁

《别录》中品

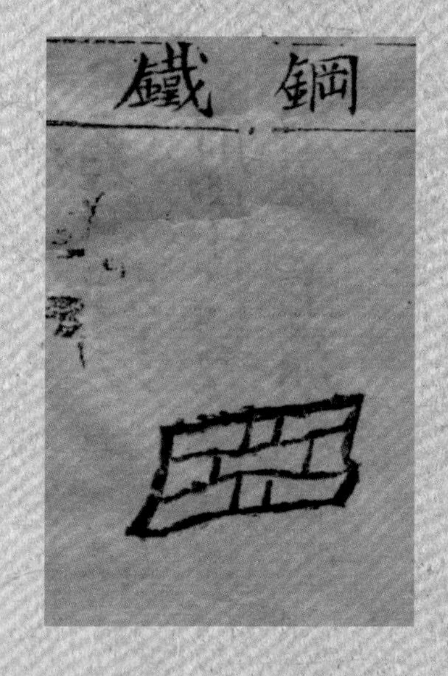

校正：并入开宝铁粉，拾遗针砂。

‖ **释名** ‖

跳铁音条。

‖ **集解** ‖

[时珍曰] 钢铁有三种：有生铁夹熟铁炼成者，有精铁百炼出钢者，有西南海山中生成状如紫石英者。凡刀剑斧凿诸刃，皆是钢铁。其针砂、铁粉、铁精，亦皆用钢铁者。按沈括笔谈云：世用钢铁，以柔铁包生铁泥封，炼令相入，谓之团钢，亦曰灌钢，此乃伪钢也。真钢是精铁百炼，至斤两不耗者，纯钢也。此乃铁之精纯，其色明莹，磨之黯然青且黑，与常铁异。亦有炼尽无钢者，地产不同也。又有地溲，淬柔铁二三次，即钢可切玉，见石脑油下。凡铁内有硬处不可打者，名铁核，以香油涂烧之即散。

‖ **气味** ‖

甘，平，无毒。

‖ **主治** ‖

金疮，烦满热中，胸膈气塞，食不化。别录。

铁粉 宋开宝

[恭曰] 乃钢铁飞炼而成者。人多取杂铁作屑飞之，其体重，真钢者不尔也。

‖ **气味** ‖

咸，平，无毒。

‖ **主治** ‖

安心神，坚骨髓，除百病。变黑，润肌肤，令人不老，体健能食，久服令人身重肥

黑。合和诸药，各有所主。开宝。**化痰镇心，抑肝邪，特异。**许叔微。

‖**发明**‖

见铁落下。

‖**附方**‖

新六。**惊痫发热**铁粉，水调少许服之。圣惠方。**急惊涎潮**壮热闷乱。铁粉二钱，朱砂一钱，为末。每服一字，薄荷汤调下。杨氏家藏方。**伤寒阳毒**狂言妄语乱走，毒气在脏也。铁粉二两，龙胆草一两，为末。磨刀水调服一钱，小儿五分。全幼心鉴。**头痛鼻塞**铁粉二两，龙脑半分，研匀。每新汲水服一钱。圣惠方。**雌雄疔疮**铁粉一两，蔓菁根三两，捣如泥封之，日二换。集玄方。**风热脱肛**铁粉研，同白敛末傅上，按入。直指方。

针砂拾遗

[藏器曰] 此是作针家磨鑢细末也。须真钢砂乃堪用，人多以柔铁砂杂和之，飞为粉，人莫能辨也。亦堪染皂。

‖**主治**‖

功同铁粉。和没食子染须，至黑。藏器。**消积聚肿满黄疸，平肝气，散瘿。**时珍。

‖**附方**‖

新十。**风湿脚痛**针砂、川乌头为末，和匀炒热，绵包熨之。摘玄方。**风痹暖手**铁砂四两，硇砂三钱，黑脚白矾六钱，研末，以热醋或水拌湿，油纸裹置袋内，任意执之，冷再拌。圣济录。**脾劳黄病**针砂四两，醋炒七次，干漆烧存性二钱，香附三钱，平胃散五钱，为末，蒸饼丸梧子大。任汤使下。摘玄方。**湿热黄疸**助脾去湿。针砂丸：用针砂不拘多少，擂尽锈，淘洗白色，以米醋于铁铫内浸过一指，炒干，再炒三五次，候通红取出。用陈粳米半升，水浸一夜，捣粉作块，煮半熟，杵烂，入针砂二两半，百草霜炒一两半，捣千下，丸梧子大。每服五十丸，用五加皮、牛膝根、木瓜浸酒下。初服若泄泻，其病源去也。乾坤生意。**水肿尿少**针砂醋煮炒干、猪苓、生地龙各三钱，为末，葱涎研和，傅脐中约一寸厚，缚之，待小便多为度，日二易之。入甘遂更妙。德生堂方。**泄泻无度**诸药不效。方同上，不用甘遂。医学正传。**虚寒下痢**肠滑不禁。针砂七钱半，官桂一钱，枯矾一钱，为末，以凉水调摊脐上下，缚之。当觉大热，以水润之。可用三四次，名玉胞肚。仁存方。**项下气瘿**针砂入水缸中浸之，饮食皆用此水，十日一换砂，半年自消散。杨仁斋直指方。**染白须发**针砂醋炒七次一两，诃子、白及各四钱，百药煎六钱，绿矾二钱，为末，用热醋调刷须发，菜叶包住，次早酸浆洗去。此不坏须，亦不作红。又方：针砂、荞面各一两，百药煎为末，茶调，夜涂旦洗。再以诃子五钱，没石子醋炒一个，百药煎少许，水和涂一夜，温浆洗去，黑而且光。

铁落

《本经》中品

▷铁落

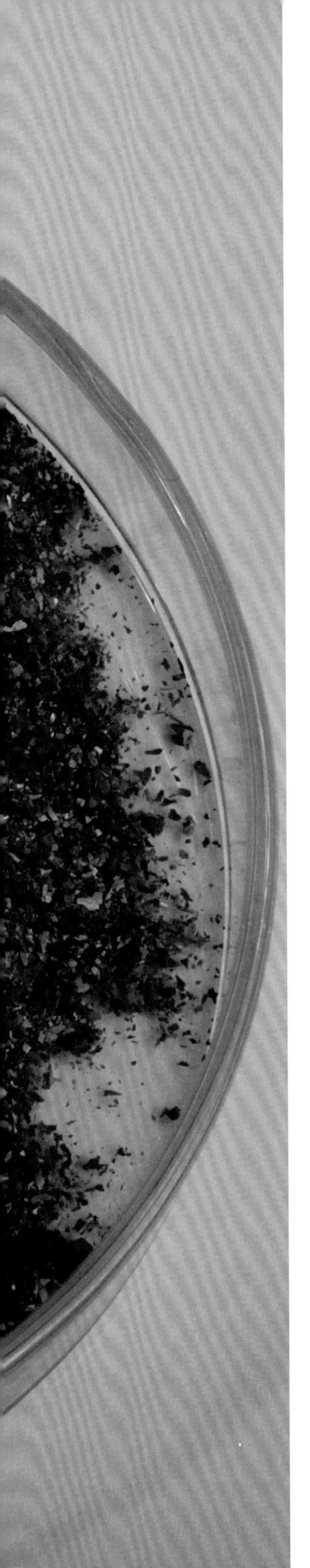

‖ **释名** ‖

铁液别录**铁屑**拾遗**铁蛾**。[弘景曰] 铁落，是染皂铁浆也。[恭曰] 是锻家烧铁赤沸，砧上锻之，皮甲落者。若以浆为铁落，则钢浸之汁，复谓何等？落是铁皮，滋液黑于余铁，故又名铁液。[时珍曰] 生铁打铸，皆有花出，如兰如蛾，故俗谓之铁蛾，今烟火家用之。铁末浸醋书字于纸，背后涂墨，如碑字也。

‖ **气味** ‖

辛，平，无毒。[别录曰] 甘。

‖ **主治** ‖

风热恶疮，疡疽疮痂，疥气在皮肤中。本经。**除胸膈中热气，食不下，止烦，去黑子，可以染皂。**别录。**治惊邪癫痫，小儿客忤，消食及冷气，并煎服之。**大明。**主鬼打鬼疰邪气，水渍沫出，澄清，暖饮一二杯。**藏器。**炒热投酒中饮，疗贼风痉。又裹以熨腋下，疗胡臭，有验。**苏恭。**平肝去怯，治善怒发狂。**时珍。

‖ **发明** ‖

[时珍曰] 按素问·病能论云：帝曰：有病怒狂者，此病安生？岐伯曰：生于阳也。阳气者，暴折而不决，故善怒，病名阳厥。曰：何以知之？曰：阳明者常动，巨阳、少阳不动而动大疾，此其候也。治之当夺其食即已。夫食入于阴，长气于阳，故夺其食即已。以生铁落为饮。夫生铁落者，下气疾也。此素问本文也，愚尝释之云：阳气怫郁而不得疏越，少阳胆木，挟三焦少阳相火、巨阳阴火上行，故使人易怒如狂，其巨阳、少阳之动脉，可诊之也。夺其食，不使胃火复助其邪也。饮以生铁落，金以制木也。木平则火降，故曰下气疾速，气即火也。又李仲南永类方云：肿药用铁蛾及针砂入丸子者，一生须断盐。盖盐性濡润，肿若再作，不可为矣。制法：用上等醋煮半日，去铁蛾，取醋和，蒸饼为丸。每姜汤服三四十丸，以效为度。亦只借铁气尔，故日华子云煎汁服之。不留滞于脏腑，借铁虎之气以制肝木，使不能克脾土，土不受邪，则水自消矣。铁精、铁粉、铁华粉、针砂、铁浆入药，皆同此意。

‖ **附方** ‖

新一。**小儿丹毒**煅铁屎研末，猪脂和傅之。千金方。

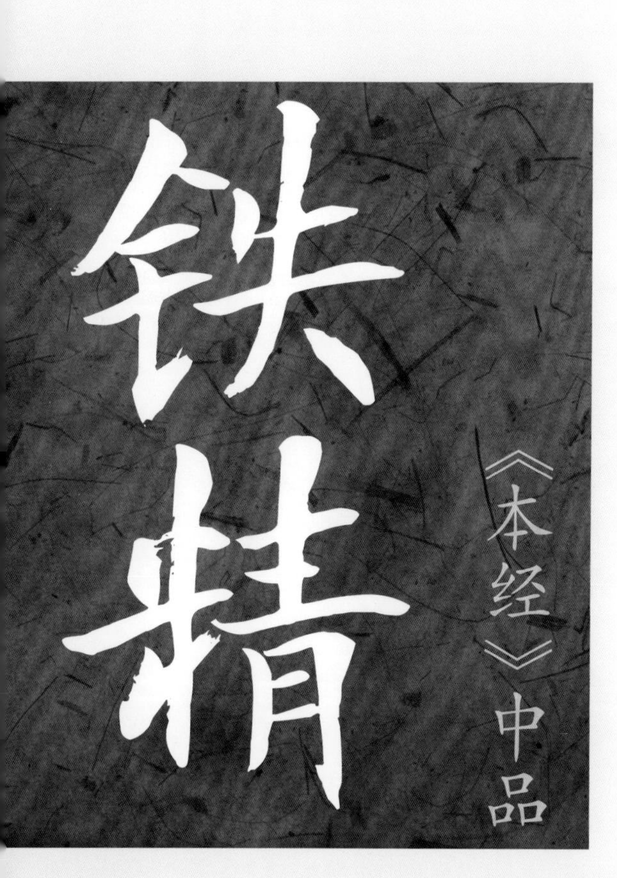

‖ **释名** ‖

铁花。[弘景曰] 铁精，铁之精华也。出煅灶中，如尘，紫色，轻者为佳，亦以磨莹铜器用之。

‖ **气味** ‖

平，微温。

‖ **主治** ‖

明目，化铜。本经。**疗惊悸，定心气，小儿风痫，阴㿉脱肛**。别录。

‖ **发明** ‖

见铁落。

‖ **附方** ‖

旧五，新二。**下痢脱肛**铁精粉傅之。至宝方。**女人阴脱**铁精、羊脂，布裹炙热，熨推之。圣惠方。**男子阴肿**铁精粉傅之。子母秘录。**疔肿拔根**铁渣一两，轻粉一钱，麝香少许，为末。针画十字口，点药入内，醋调面糊，傅之神效。普济方。**食中有蛊**腹内坚痛，面目青黄，淋露骨立，病变无常。用炉中铁精研末，鸡肝和丸梧子大。食前酒下五丸，不过十日愈。肘后。**蛇骨刺人毒痛**。铁精粉豆许，吹入疮内。肘后方。

‖ **释名** ‖

铁胤粉日华**铁艳粉　铁霜**。

‖ **修治** ‖

[志曰] 作铁华粉法：取钢煅作叶，如笏或团，平面磨错，令光净，以盐水洒之，于醋瓮中，阴处理之，一百日铁上衣生，即成粉矣。刮取，细捣筛，入乳钵研如面，和合诸药为丸散，此铁之精华，功用强于铁粉也。[大明曰] 悬于酱瓿上生霜者，名铁胤粉。淘去粗滓咸味，烘干用。

‖ **气味** ‖

咸，平，无毒。

‖ **主治** ‖

安心神，坚骨髓，强志力，除风邪，养血气，延年变白，去百病，随所冷热，和诸药用，枣膏为丸。开宝。**止惊悸虚痫，镇五脏，去邪气，治健忘，冷气心痛，痃癖癥结，脱肛痔瘘，宿食等，及傅竹木刺入肉。**大明。

‖ **发明** ‖

见铁落。

‖ **附方** ‖

新一。**妇人阴挺**铁胤粉一钱，龙脑半钱，研，水调刷产门。危氏得效方。

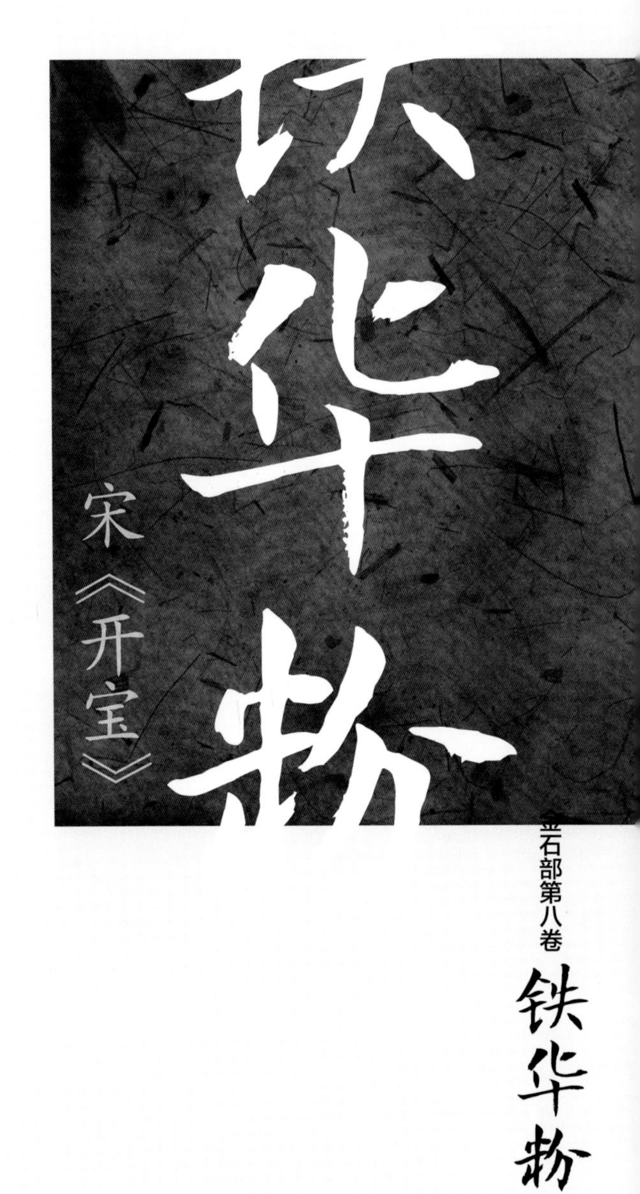

铁锈
《拾遗》

‖ **释名** ‖

铁衣。[藏器曰] 此铁上赤衣也。刮下用。

‖ **主治** ‖

恶疮疥癣，和油涂之。蜘蛛虫咬，蒜磨涂之。藏器。**平肝坠热，消疮肿、口舌疮。醋磨，涂蜈蚣咬**。时珍。

‖ **发明** ‖

[时珍曰] 按陶华云：铁锈水和药服，性沉重，最能坠热开结有神也。

‖ **附方** ‖

新八。**风瘙瘾疹**锈铁磨水涂之。集简方。**汤火伤疮**青竹烧油，同铁锈搽之。积德堂方。**丁肿初起**多年土内锈钉，火煅醋淬，刮下锈末，不论遍次，煅取收之。每用少许，人乳和，挑破傅之。仍炒研二钱，以齑水煎滚，待冷调服。普济方。**脚腿红肿**热如火炙，俗名赤游风。用铁锈水涂解之。惠济方。**重舌肿胀**铁锈锁烧红，打下锈，研末，水调一钱，噙咽。生生编。**小儿口疮**铁锈末，水调傅之。集简方。**内热遗精**铁锈末，冷水服一钱，三服止。活人心统。**妇人难产**杂草烧镬锈、白芷等分，为末。每服二钱，童尿、米醋各半，和服见效。救急方。

‖ **释名** ‖

刀烟纲目 **刀油**。[时珍曰] 以竹木爇火，于刀斧刃上烧之，津出如漆者，是也。江东人多用之。

‖ **主治** ‖

恶疮蚀䘌，金疮毒物伤皮肉，止风水不入，入水不烂，手足皲坼，疮根结筋，瘰疬毒肿，染髭发，令永黑，及热未凝时涂之，少顷当干硬。用之须防水。又杀虫立效。藏器。

‖ **附方** ‖

新一。**项边疬子**以桃核于刀上烧烟熏之。陈氏本草。

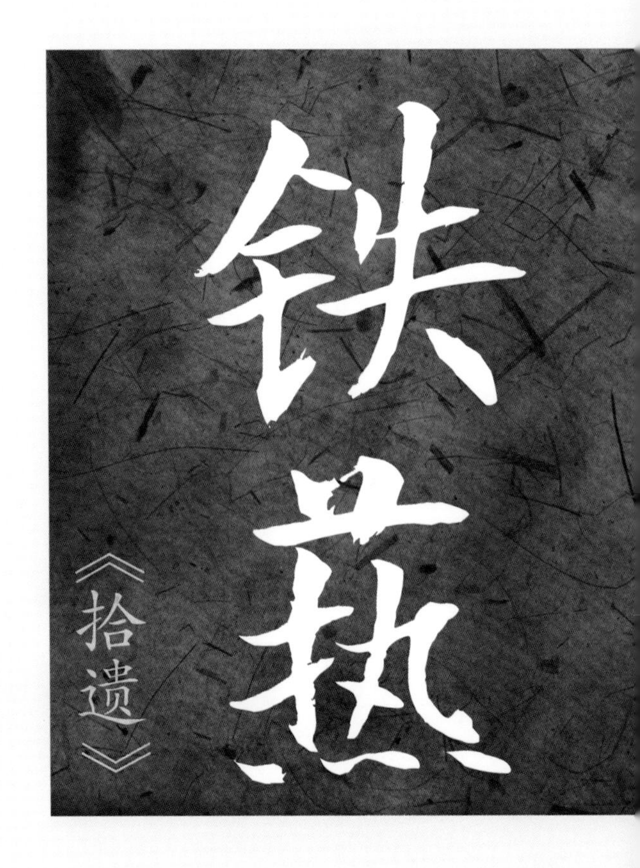

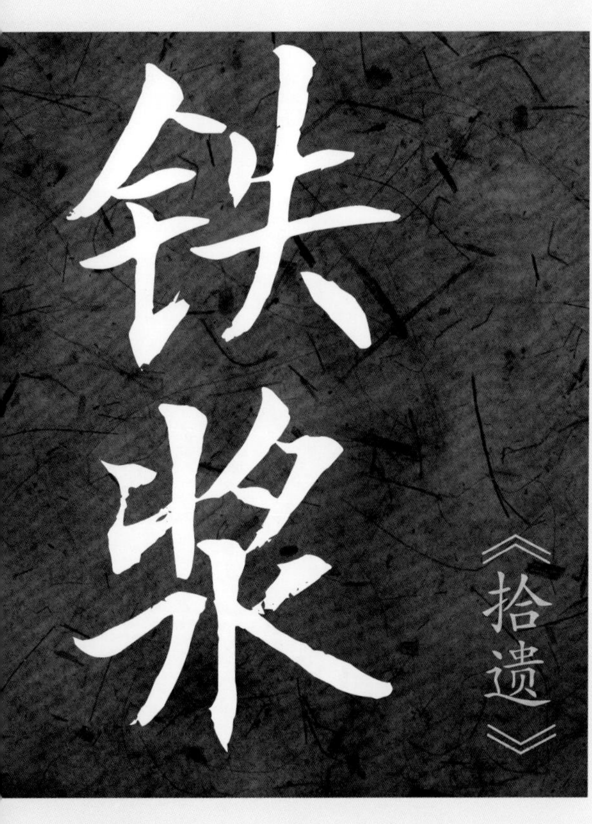

‖ **集解** ‖

[藏器曰] 陶氏谓铁落为铁浆，非也。此乃取诸铁于器中，以水浸之，经久色青沫出，即堪染皂者。[承曰] 铁浆是以生铁渍水服饵者。旋入新水，日久铁上生黄膏，则力愈胜。唐太妃所服者，乃此也。若以染皂者为浆，其酸苦臭涩不可近，矧服食乎？

‖ **气味** ‖

咸，寒，无毒。

‖ **主治** ‖

镇心明目。主癫痫发热，急黄狂走，六畜颠狂，人为蛇、犬、虎、狼、毒刺、恶虫等啮，服之毒不入肉，兼解诸毒入腹。藏器。

‖ **附方** ‖

旧二，新三。**时气生疮胸中热。**铁浆饮之。梅师方。**一切丁肿**铁浆日饮一升。千金方。**发背初起**铁浆饮二升，取利。外台秘要。**蛇皮恶疮**铁浆频涂之。谈野翁方。**漆疮作痒**铁浆频洗，愈。外台。

‖ **集解** ‖

[时珍曰] 旧本铁器条繁，今撮为一。大抵皆是借其气，平木解毒重坠，无他义也。

铁杵拾遗 即药杵也。

‖ **主治** ‖

妇人横产，胞衣不下，烧赤淬酒饮，自顺。藏器。

铁秤锤宋开宝

‖ **气味** ‖

辛，温，无毒。

‖ **主治** ‖

贼风。止产后血瘕腹痛，及喉痹热塞，烧赤淬酒，热饮。开宝。**治男子疝痛，女子心腹妊娠胀满，漏胎，卒下血。**时珍。

‖ **附方** ‖

新四。**喉痹肿痛**菖蒲根嚼汁，烧秤锤淬一杯，饮之。普济方。**舌肿咽痛**咽生息肉，舌肿。秤锤烧赤，淬醋一盏，咽之。圣惠方。**误吞竹木**秤锤烧红，淬酒饮之。集玄方。**便毒初起**极力提起，令有声。以铁秤锤摩压一夜，即散。集简方。

铁铳纲目

‖ **主治** ‖

催生，烧赤，淋酒入内，孔中流出，乘热饮之，即产。旧铳尤良。

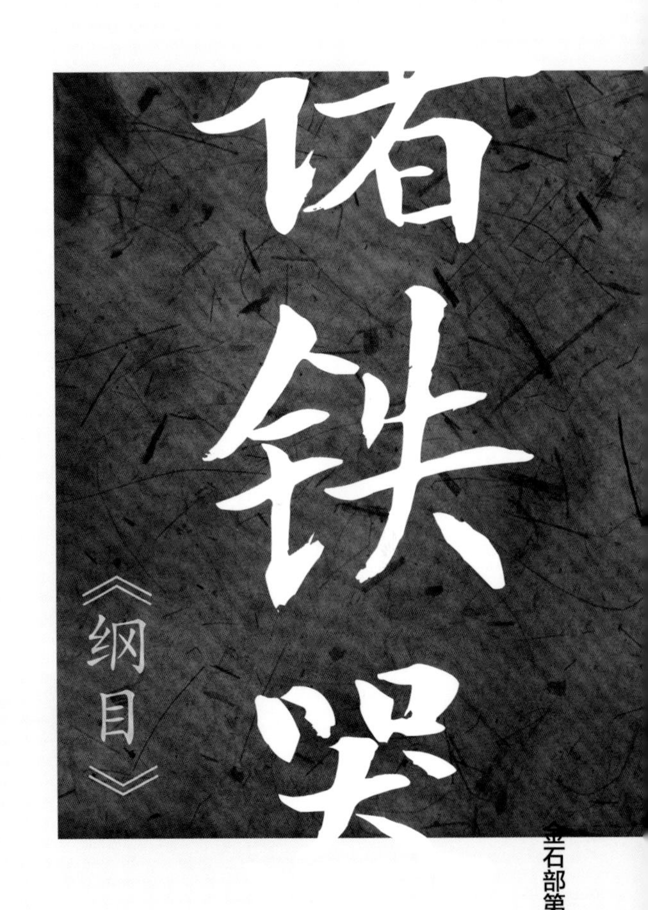

铁斧纲目

‖**主治**‖

妇人产难横逆，胞衣不出，烧赤淬酒服。亦治产后血瘕，腰腹痛。时珍。

‖**发明**‖

[时珍曰] 古人转女为男法：怀妊三月，名曰始胎，血脉未流，象形而变，是时宜服药，用斧置床底，系刃向下，勿令本妇知。恐不信，以鸡试之，则一窠皆雄也。盖胎化之法，亦理之自然。故食牡鸡，取阳精之全于天产者；佩雄黄，取阳精之全于地产者；操弓矢，藉斧斤，取刚物之见于人事者。气类潜感，造化密移，物理所必有。故妊妇见神像异物，多生鬼怪，即其征矣。象牙、犀角，纹逐象生；山药、鸡冠，形随人变。以鸡卵告灶而抱雏，以苕帚扫猫而成孕。物且有感，况于人乎？[藏器曰] 凡人身有弩肉，可听人家钉棺下斧声之时，便下手速擦二七遍，以后自得消平。产妇勿用。

铁刀拾遗

‖**主治**‖

蛇咬毒入腹，取两刀于水中相摩，饮其汁。百虫入耳，以两刀于耳门上摩敲作声，自出。藏器。**磨刀水，服，利小便，涂脱肛痔核，产肠不上，耳中卒痛。**时珍。

大刀环纲目

‖**主治**‖

产难数日不出，烧赤淬酒一杯，顿服。时珍。

剪刀股纲目

‖**主治**‖

小儿惊风。钱氏有剪刀股丸，用剪刀环头研破，煎汤服药。时珍。

故锯拾遗

‖ **主治** ‖

误吞竹木入咽，烧故锯令赤，渍酒热饮。藏器。

布针纲目

‖ **主治** ‖

妇人横产，取二七枚烧赤淬酒七遍，服。时珍。

‖ **附方** ‖

新一。眼生偷针布针一个，对井睨视，已而折为两段，投井中，勿令人见。张杲医说。

铁镞纲目

‖ **主治** ‖

胃热呃逆，用七十二个，煎汤啜之。时珍。

铁甲纲目

‖ **主治** ‖

忧郁结滞，善怒狂易，入药煎服。时珍。

铁锁纲目

‖ **主治** ‖

齆鼻不闻香臭，磨石上取末，和猪脂绵裹塞之，经日肉出，瘥。普济。

钥匙日华

‖ **主治** ‖

妇人血噤失音冲恶，以生姜、醋、小便同煎服。弱房人亦可煎服。大明。

铁钉拾遗

‖**主治**‖

酒醉齿漏出血不止，烧赤注孔中即止。时珍。[藏器曰] 有犯罪者，遇恩赦免，取枷上铁及钉等收之。后入官带之，得除免。

铁铧即锸也。纲目

‖**主治**‖

心虚风邪，精神恍惚健忘，以久使者四斤，烧赤投醋中七次，打成块，水二斗，浸二七日，每食后服一小盏。时珍。

‖**附方**‖

新三。**小儿伤寒**百日内患壮热。用铁铧一斤，烧赤，水二斗，淬三七次，煎一半，入柳叶七片，浴之。圣济录。**积年齿䘌**旧铁铧头一枚，炭火烧赤，捻硫黄一分，猪脂一分，于上熬沸。以绵包柳杖揾药，热烙齿缝，数次愈。普济方。**灌顶油法**治脑中热毒风，除目中翳障，镇心明目。生油二斤，故铁铧五两打碎，消石半两，寒水石一两，马牙消半两，曾青一两，绵裹入油中浸七日。每以一钱顶上摩之，及滴少许入鼻内，甚妙。此大食国胡商方。圣惠方。

铁犁镵尖日华

‖**主治**‖

得水，制朱砂、水银、石亭脂毒。大明。

车辖即车轴铁辖头，一名车缸。宋开宝

‖**主治**‖

喉痹及喉中热塞，烧赤，投酒中热饮。开宝。**主小儿大便下血，烧赤，淬水服。**时珍。

‖**附方**‖

旧一，新一。**小儿下血**方见上。**妊娠咳嗽**车缸一枚，烧赤投酒中，冷饮。圣惠方。**走注气痛**车缸烧赤，湿布裹熨病上。千金方。

马衔即马勒口铁也

[大明曰] 古旧者好，亦可作医工针也。宋开宝。

‖**主治**‖

小儿痫，妇人难产，临时持之，并煮汁服一盏。开宝。**治马喉痹，肿连颊，吐血气数，煎水服之。**圣惠。

马镫纲目

‖**主治**‖

田野磷火，人血所化，或出或没，来逼夺人精气，但以马镫相戛作声即灭。故张华云：金叶一振，游光敛色。时珍。

金石之二玉类一十四种

‖ **基原** ‖

据《中国矿物药》《纲目图鉴》等综合分析考证，本品为软玉Nephrite，是闪石类中某些（如透闪石、阳起石等）具有宝石价值的硅酸盐矿物组成的集合体。主要矿物组分为角闪石族矿物透闪石（单斜晶系），主要成分为（$Ca_2Mg_5(Si_4O_{11})_2(OH)_2$）。主产于新疆、青海、台湾等地。《中华本草》《大辞典》认为还包括主要组成为蛇纹石族矿物蛇纹石的岫玉Lapis Sapo；主要成分为（$Mg_6(Si_4O_{10})(OH)_8$），产于吉林、辽宁等地。

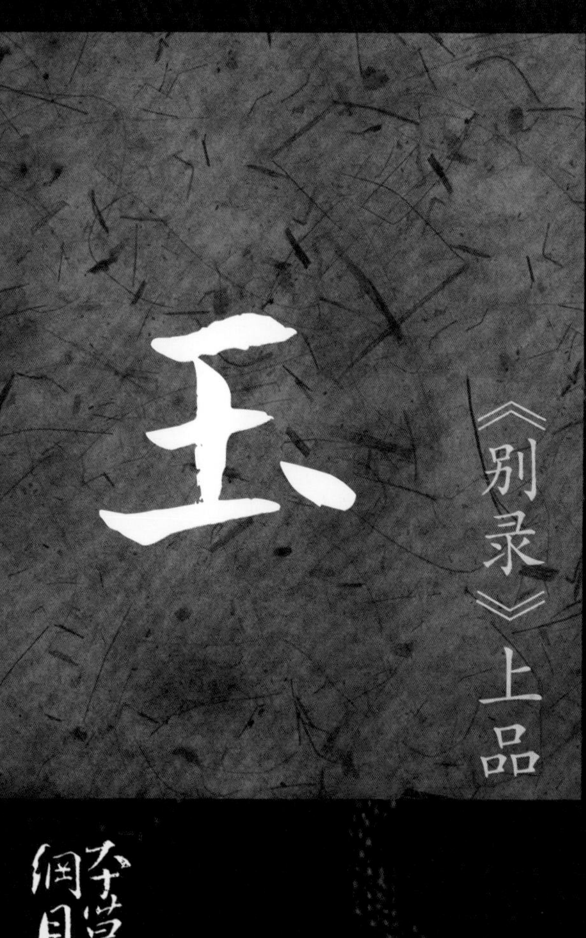

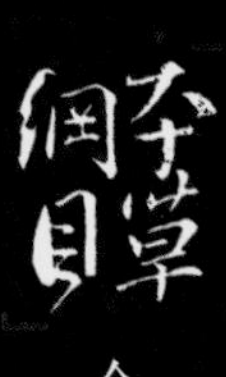

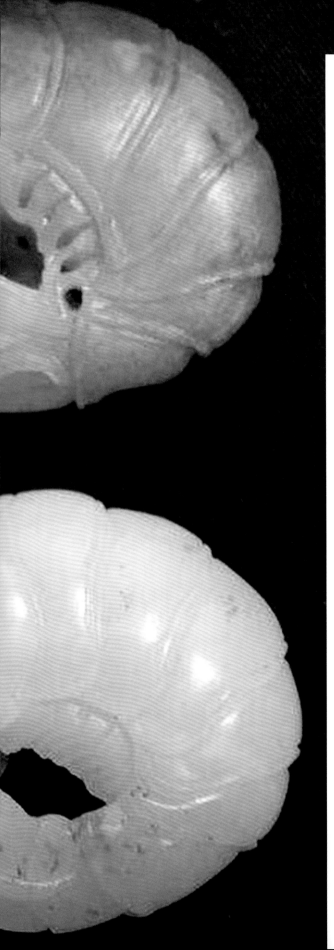

校正：并入别录玉屑。

‖释名‖

玄真。[时珍曰] 按许慎说文云：玉乃石之美者。有五德：润泽以温，仁也；鰓理自外可以知中，义也；其声舒扬远闻，智也；不挠而折，勇也；锐廉而不技，洁也。其字象三玉连贯之形。葛洪抱朴子云：玄真者，玉之别名也，服之令人身飞轻举。故曰：服玄真者，其命不极。

‖集解‖

[别录曰] 玉泉、玉屑，生蓝田山谷。采无时。[弘景曰] 好玉出蓝田及南阳徐善亭部界中，日南、卢容水中，外国于阗、疏勒诸处皆善。洁白如猪膏，叩之鸣者，是真也。其比类者，甚多相似，宜精别之。所以燕石入笥，卞氏长号也。[珣曰] 异物志云：玉出昆仑。别宝经云：凡石韫玉，但将石映灯看之，内有红光，明如初出日，便知有玉也。[颂曰] 今蓝田、南阳、日南不闻有玉，惟于阗出之。晋鸿胪卿张匡邺使于阗，作行程记，载其采玉之地云：玉河，在于阗城外。其源出昆山，西流一千三百里，至于阗界牛头山，乃疏为三河：一曰白玉河，在城东三十里；二曰绿玉河，在城西二十里；三曰乌玉河，在绿玉河西七里。其源虽一，而其玉随地而变，故其色不同。每岁五、六月大水暴涨，则玉随流而至。玉之多寡，由水之大小。七、八月水退，乃可取，彼人谓之捞玉，其地有禁，器用服食，往往用玉。各地所有，亦自彼来。王逸玉论载玉之色曰：赤如鸡冠，黄如蒸粟，白如截肪，黑如纯漆，谓之玉符，而青玉独无说焉。今青白者常有，黑者时有，黄赤者绝无，虽礼之六器，

亦不能得其真者。今仪州出一种石，如蒸粟色，彼人谓之粟玉，或云亦黄玉之类，但少润泽，声不清越，为不及也。然服食者，惟贵纯白，他色亦不取焉。[承曰] 仪州粟玉，乃黄石之光莹者，非玉也。玉坚而有理，火刃不可伤。此石小刀便可雕刻，与阶州白石同体而异色尔。[时珍曰] 按太平御览云：交州出白玉，夫余出赤玉，挹娄出青玉，大秦出菜玉，西蜀出黑玉。蓝田出美玉，色如蓝，故曰蓝田。淮南子云：钟山之玉，炊以炉炭，三日三夜，而色泽不变，得天地之精也。观此诸说，则产玉之处亦多矣，而今不出者，地方恐为害也。故独以于阗玉为贵焉。古礼玄珪苍璧，黄琮赤璋，白琥玄璜，以象天地四时而立名尔。礼记云，石蕴玉则气如白虹，精神见于山川也。博物志云：山有谷者生玉。尸子云：水圆折者有珠，方折者有玉。地镜图云：二月山中草木生光下垂者有玉，玉之精如美女。玉书云：玉有山玄文，水苍文，生于山而木润，产于水而流芳，藏于璞而文采露于外。观此诸说，则玉有山产、水产二种。中国之玉多在山，于阗之玉则在河也。其石似玉者，珷、玞、琨、珉、璁、璎也。北方有罐子玉，雪白有气眼，乃药烧成者，不可不辨，然皆无温润。稗官载火玉色赤，可烹鼎；暖玉可辟寒；寒玉可辟暑；香玉有香；软玉质柔；观日玉，洞见日中宫阙，此皆希世之宝也。[宗奭曰] 燕玉出燕北，体柔脆如油，和粉色，不入药用。

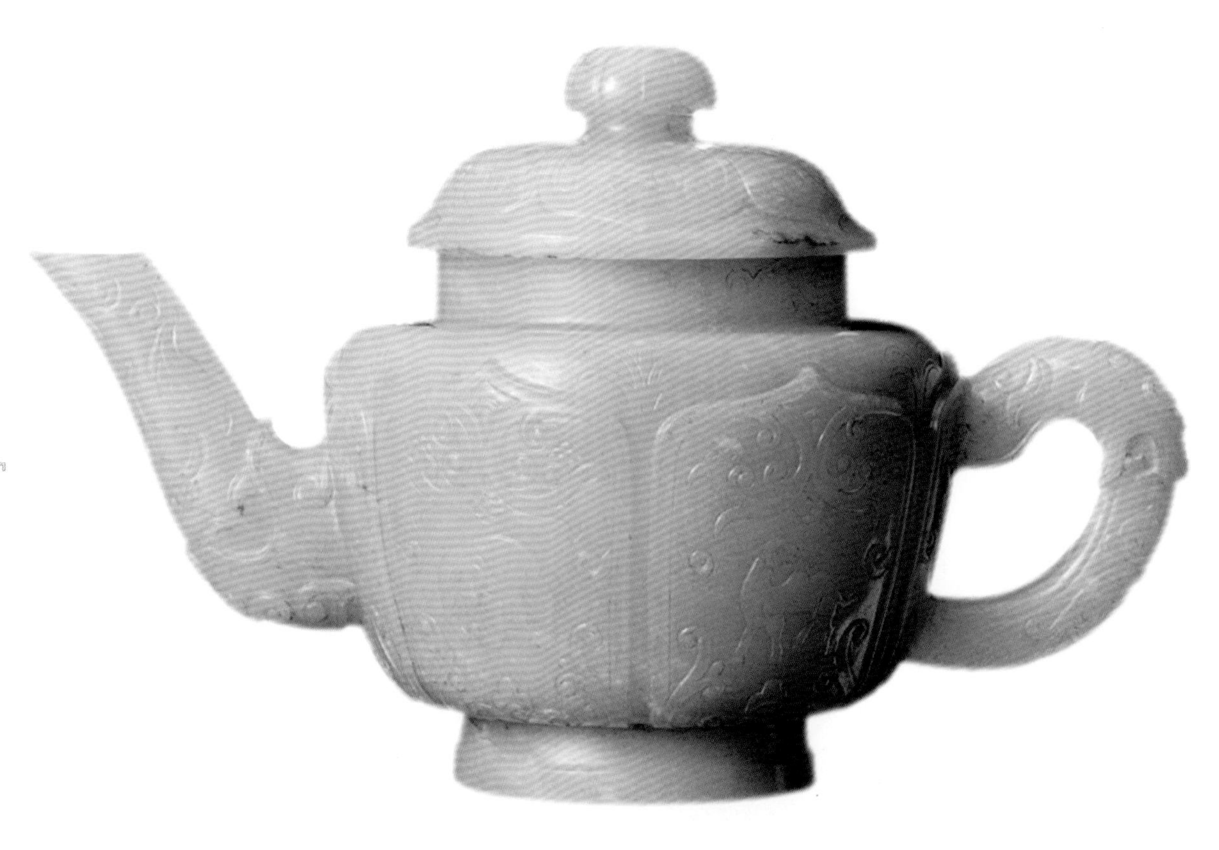

△玉壶

玉屑别录

‖ **修治** ‖

[弘景曰] 玉屑是以玉为屑，非别一物也。仙经服谷玉，有捣如米粒，乃以苦酒辈，消令如泥。亦有合为浆者，凡服玉，皆不得用已成器物及冢中玉璞。[恭曰] 饵玉当以消作水者为佳，屑如麻豆，服者取其精润脏腑，滓秽当完出也。又为粉服者，即使人淋壅。屑如麻豆，其义殊深。化水法，在淮南三十六水法中。

‖ **气味** ‖

甘，平，无毒。[珣曰] 咸，寒，无毒。[时珍曰] 恶鹿角，养丹砂。

‖ **主治** ‖

除胃中热，喘息烦满，止渴，屑如麻豆服之，久服轻身长年。别录。**润心肺，助声喉，滋毛发。**大明。**滋养五脏，止烦躁，宜共金、银、麦门冬等同煎服，有益。**李珣。

‖ **附方** ‖

新三。**小儿惊啼**白玉二钱半，寒水石半两，为末，水调涂心下。圣惠方。**痃癖鬼气往来疼痛，**及心下不可忍者，不拘大人小儿。白玉、赤玉等分，为末，糊丸梧子大。每服三十丸，姜汤下。圣惠方。**面身瘢痕**真玉日日磨之，久则自灭。圣济录。

玉泉本经

‖ **释名** ‖

玉札本经**玉浆**开宝**琼浆。**[普曰] 玉泉，一名玉屑。[弘景曰] 此当是玉之精华，白者质色明澈，可消之为水，故名玉泉。今人无复的识者，通一为玉尔。[志曰] 按别本注云：玉泉者，玉之泉液也。以仙室玉池中者为上，故一名玉液。今仙经三十六水法中，化玉为玉浆，称为玉泉，服之长年不老，然功劣于自然泉液也。[宗奭曰] 本经言：玉泉生蓝田山谷，采无时。今蓝田无玉，而泉水古今不言采。陶氏言玉为水，故名玉泉。如此则当言玉水，不当言玉泉，泉乃流布之义。今详泉字乃浆之误，去古既远，文字脱误也。道藏经有金饭玉浆之文，唐·李商隐有琼浆未饮结成冰之诗，是采玉为浆，断无疑矣。别本所注不可取也。若如所言，则举世不能得，亦漫立此名耳。[时珍曰] 玉泉作玉浆甚是。别本所注乃玉髓也，别录自有条，诸家未深考尔。

‖ **修治** ‖

[青霞子曰] 作玉浆法：玉屑一升，地榆草一升，稻米一升，取白露二升，铜器中煮，米熟绞汁。玉屑化为水，以药纳入，所谓神仙玉浆也。[藏器曰] 以玉杀朱草汁，化成醴。朱草，瑞草也。术家取蟾蜍膏软玉如泥，以苦酒消之成水。

‖ **气味** ‖

甘，平，无毒。[普曰] 神农、岐伯、雷公：甘，李当之：平。畏款冬花、青竹。

‖ **主治** ‖

五脏百病，柔筋强骨，安魂魄，长肌肉，益气。利血脉，久服耐寒暑，不饥渴，不老神仙。人临死服五斤，三年色不变。本经。**疗妇人带下十二病，除气癃，明耳目，久服轻身长年。**别录。**治血块。**大明。

‖ **发明** ‖

[慎微曰] 天宝遗事：杨贵妃含玉咽津，以解肺渴。王莽遗孔休玉曰：君面有疵，美玉可以灭瘢。后魏·李预得餐玉之法，乃采访蓝田，掘得若环璧杂器形者，大小百余枚，捶作屑，日食之，经年云有效验，而好酒损志。及疾笃，谓妻子曰：服玉当屏居山林，排弃嗜欲，而吾酒色不绝，自致于死，非药之过也。尸体必当有异于人，勿使速殡，令后人知餐服之功。时七月中旬，长安毒热，停尸四日，而体色不变，口无秽气。[弘景曰] 张华云：服玉用蓝田谷玉白色者，平常服之，则应神仙。有人临死服五斤，死经三年，其色不变。古来发冢见尸如生者，其身腹内外，无不大有金玉。汉制，王公皆用珠襦玉匣，是使不朽故也。炼服之法，水屑随宜。虽曰性平，而服玉者亦多发热，如寒食散状。金玉既天地重宝，不比余石，若未深解节度，勿轻用之。[志曰] 抱朴子云：服金者，寿如金；服玉者，寿如玉。但其道迟成，须服一二百斤，乃可知也。玉可以乌米酒及地榆酒化之为水，亦可以葱浆消之为粭，亦可饵以为丸，亦可以烧为粉。服之一年以上，入水不沾，入火不灼，刃之不伤，百毒不死。不可用已成之器，伤人无益，得璞玉乃可用也。赤松子以玄虫血渍玉为水服之，故能乘烟霞上下。玉屑与水服之，俱令人不死。所以不及金者，令人数数发热，似寒食散状也。若服玉屑，宜十日一服雄黄、丹砂各一刀圭，散发洗沐冷水，迎风而行，则不发热也。董君异常以玉醴与盲人服，旬日而目愈也。[时珍曰] 汉武帝取金茎露和玉屑服，云可长生，即此物也。但玉亦未必能使生者不死，惟使死者不朽尔。养尸招盗，反成暴弃，曷若速朽归虚之为见理哉！

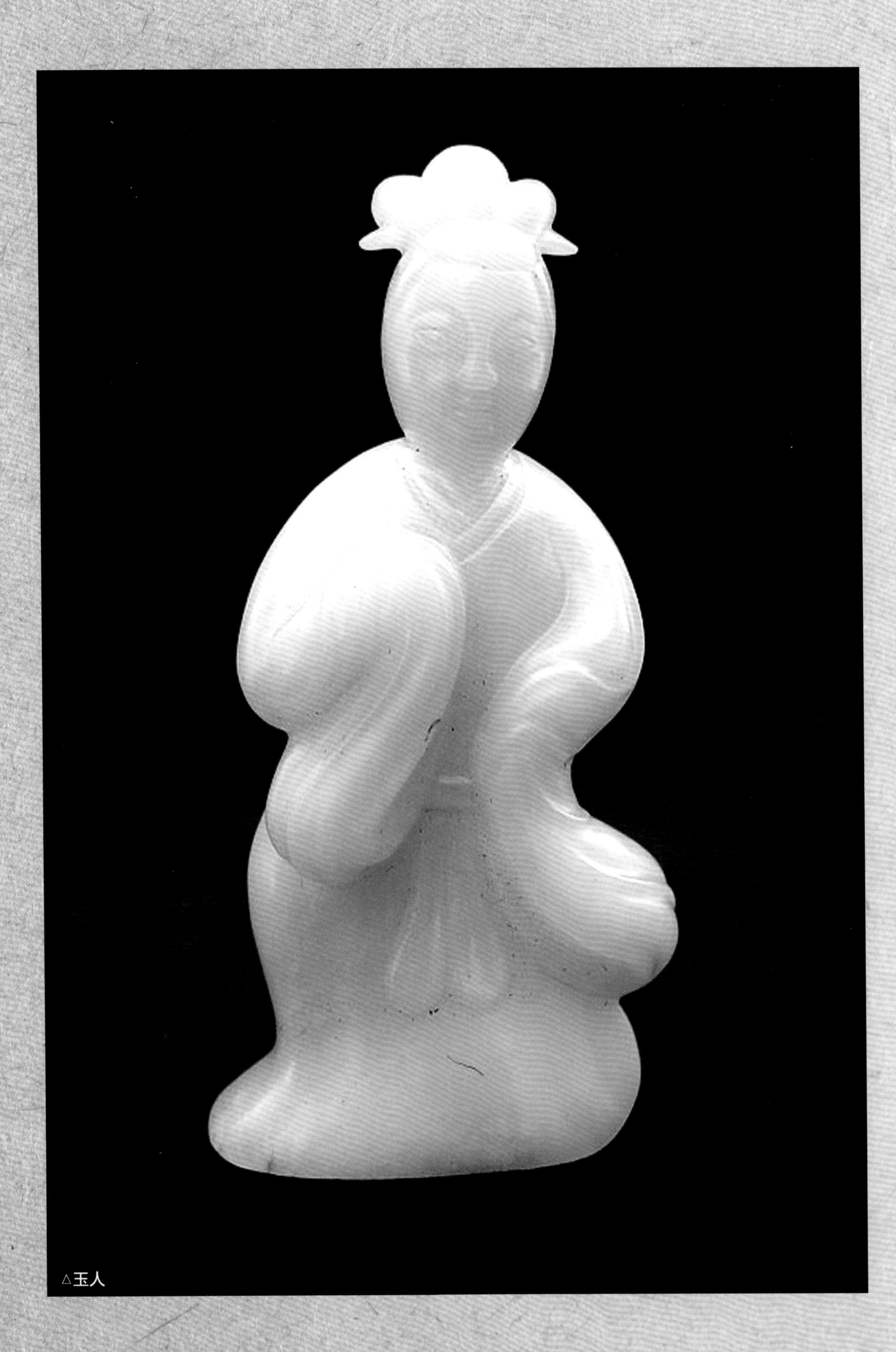

△玉人

白玉髓

《别录》有名未用

校正：并入拾遗玉膏。

‖**释名**‖

玉脂纲目**玉膏**拾遗**玉液**。

‖**集解**‖

[别录曰] 生蓝田玉石间。[时珍曰] 此即玉膏也，别本以为玉泉者是矣。山海经云：密山上多丹木，丹水出焉，西流注于稷泽。其中多白玉，是有玉膏。其源沸沸汤汤，黄帝是食是飨。是生玄玉，玉膏所出，以灌丹木。黄帝乃取密山之玉，禜而投之钟山之阳，瑾瑜之玉为良，坚栗精密，泽而有光，五色发作，以和柔刚。天地鬼神，是食是飨。君子服之，以御不详。谨按密山亦近于阗之间。是食者，服食也。是飨者，祭祀也。服之者，佩服也。玉膏，即玉髓也。河图玉版云：少室之山，有白玉膏，服之成仙。十洲记云：瀛洲有玉膏如酒，名曰玉醴，饮数升辄醉，令人长生。抱朴子云：生玉之山，有玉膏流出，鲜明如水精，以无心草末和之。须臾成水，服之一升长生。皆指此也。[藏器曰] 今玉石间水饮之，亦长生润泽。

‖**气味**‖

甘，平，无毒。

‖**主治**‖

妇人无子，不老延年。别录。

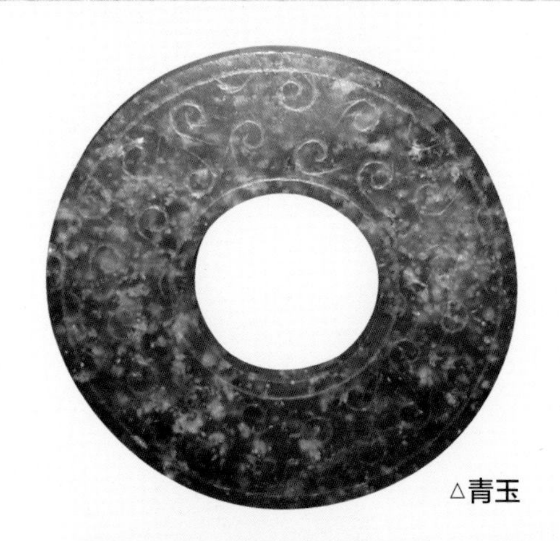
△青玉

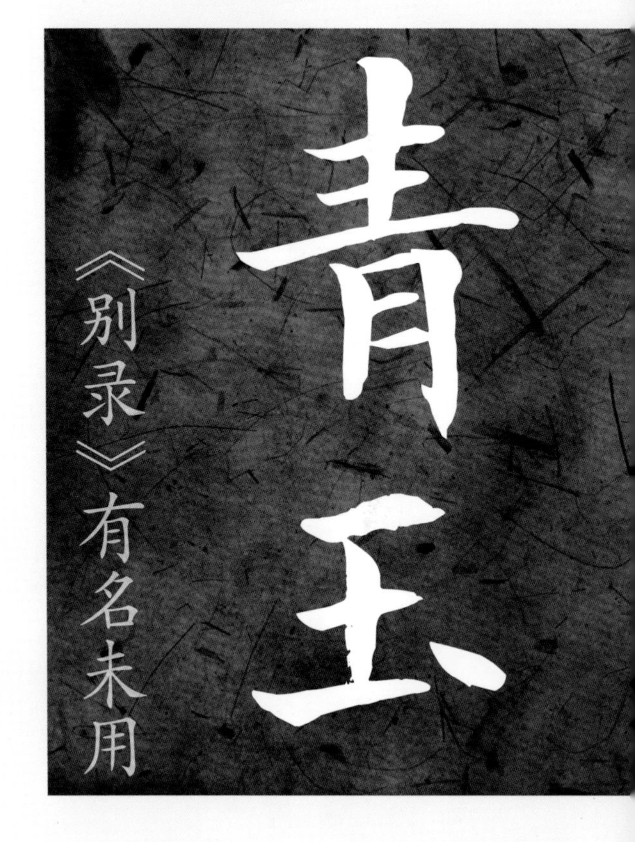

‖ **释名** ‖

谷玉。[时珍曰] 谷，一作瑴，又作珏，谷、角二音。二玉相合曰瑴，此玉常合生故也。

‖ **集解** ‖

[别录曰] 生蓝田。[弘景曰] 张华言合玉浆用瑴玉，正缥白色，不夹石。大者如升，小者如鸡子，取于穴中者，非今作器物玉也。出襄乡县旧穴中。黄初时，诏征南将军夏侯尚求之。[时珍曰] 按格古论云：古玉以青玉为上，其色淡青，而带黄色。绿玉深绿者佳，淡者次之。菜玉非青非绿，如菜色，此玉之最低者。

‖ **气味** ‖

甘，平，无毒。

‖ **主治** ‖

妇人无子，轻身不老长年。别录。

‖ **附录** ‖

璧玉　[别录曰] 味甘，无毒。主明目益气，使人多精生子。[时珍曰] 璧，瑞玉圜也。此玉可为璧，故曰璧玉。璧外圆象天，内方象地。尔雅云：璧大六寸谓之瑄，肉倍好谓之璧，好倍肉谓之瑗。

玉英　[别录曰] 味甘，主风瘙皮肤痒。生山窍中，明白可作镜，一名石镜，十二月采。

合玉石　[别录曰] 味甘，无毒。主益气，疗消渴，轻身辟谷。生常山中丘，如彘肪。[时珍曰] 此即碾玉砂也，玉须此石碾之乃光。

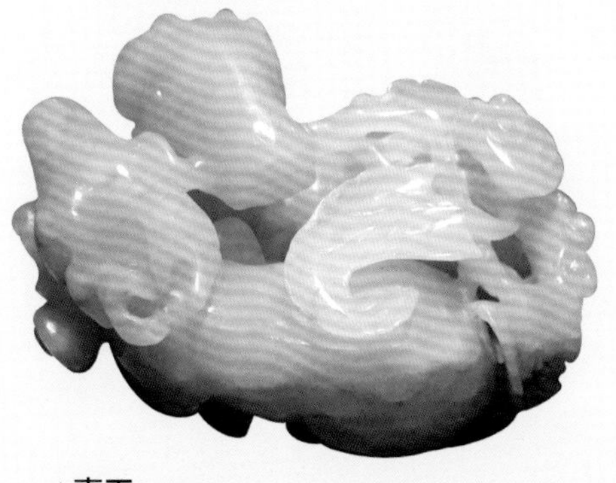
△青玉

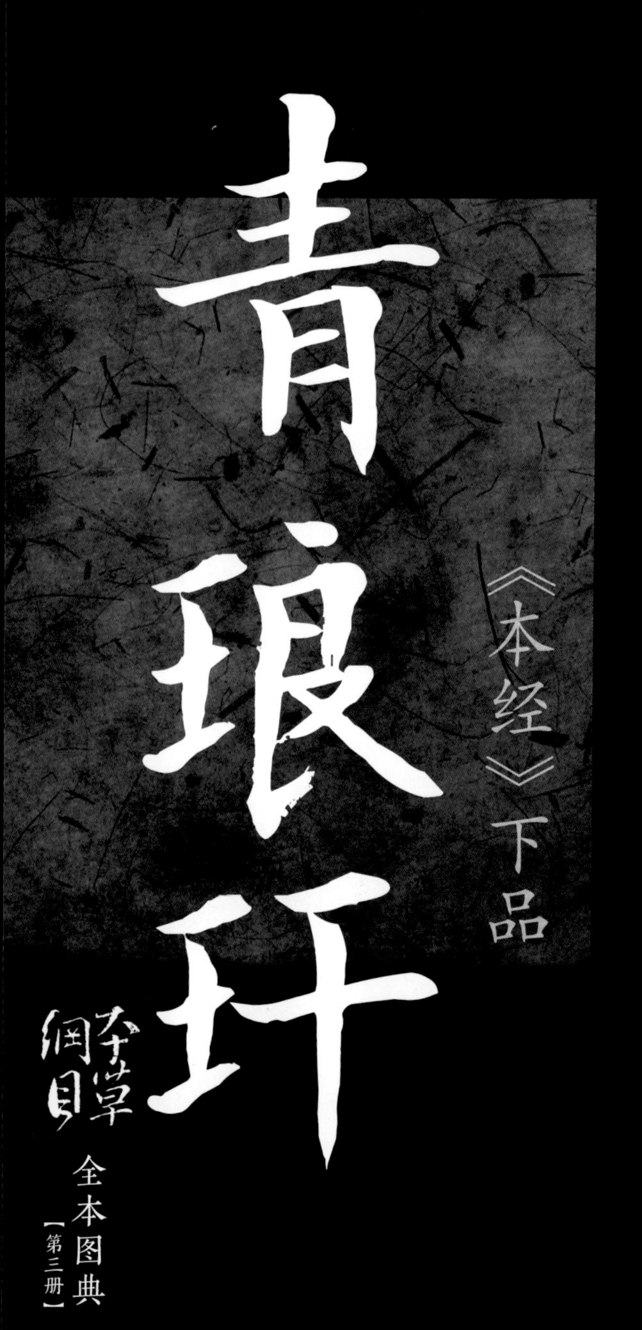

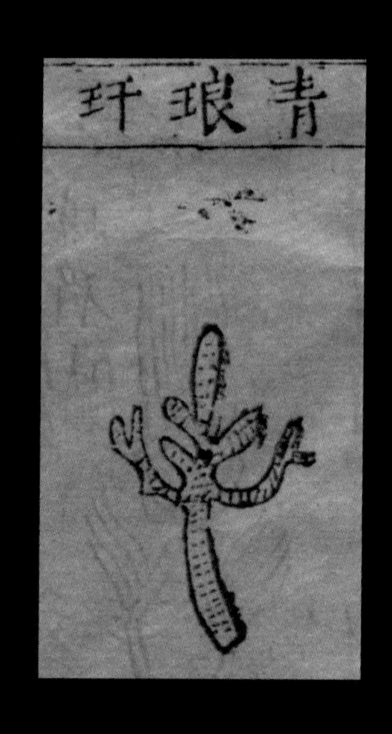

校正：并入拾遗石阑干。

‖释名‖

石阑干拾遗**石珠**别录**青珠**。[时珍曰] 琅玕，象其声也。可碾为珠，故得珠名。

‖集解‖

[别录曰] 青琅玕生蜀郡平泽，采无时。[弘景曰] 此蜀都赋所称青珠、黄环者也。琅玕亦是昆仑山上树名，又九真经中大丹名。[恭曰] 琅玕有数种色，以青者入药为胜，是琉璃之类，火齐宝也。今出巂州以西乌白蛮中，及于阗国。[藏器曰] 石阑干生大海底，高尺余，如树，有根茎，茎上有孔，如物点

之。渔人以网罾得之，初从水出微红，后渐青。[颂曰] 今秘书中有异鱼图，载琅玕青色，生海中。云海人以网于海底取之，初出水红色，久而青黑，枝柯似珊瑚，而上有孔窍，如虫蛀，击之有金石之声，乃与珊瑚相类。其说与别录生蜀郡平泽，及苏恭所云不同，人莫能的识。谨按尚书：雍州厥贡球、琳、琅玕。尔雅云：西北之美者，有昆仑墟之璆、琳、琅玕。孔安国、郭璞注，皆以为石之似珠者。而山海经云，昆仑山有琅玕。若然是石之美者，明莹若珠之色，而状森植尔。大抵古人谓石之美者，多谓之珠，广雅谓琉璃、珊瑚皆为珠是也。已上所说，皆出西北山中，而今图乃云海底得之。盖珍贵之物，山海或俱产焉，今医家亦以难得而稀用也。[宗奭曰] 书云：雍州厥贡球、琳、琅玕。西域记云，天竺国正出此物。苏恭云，是琉璃之类。琉璃乃火成之物，琅玕非火成者，安得同类？[时珍曰] 按许慎说文云：琅玕，石之似玉者。孔安国云：石之似珠者。总龟云：生南海石崖间，状如笋，质似玉。玉册云：生南海崖石内，自然感阴阳之气而成，似珠而赤。列子云：蓬莱之山，珠玕之树丛生。据诸说，则琅玕生于西北山中及海山崖间。其云生于海底网取者，是珊瑚，非琅玕也。在山为琅玕，在水为珊瑚，珊瑚亦有碧色者。今回回地方出一种青珠，与碧靛相似，恐是琅玕所作者也。山海经云：开明山北有珠树。淮南子云：曾城九重，有珠树在其西。珠树即琅玕也。余见珊瑚下。

‖气味‖

辛，平，无毒。[之才曰] 杀锡毒，得水银良，畏鸡骨。

‖主治‖

身痒，火疮痈疡，疥瘙死肌。本经。**白秃，浸淫在皮肤中，煮炼服之，起阴气，可化为丹。**别录。**疗手足逆胪。**弘景。**石阑干：主石淋，破血，产后恶血，磨服，或煮服，亦火烧投酒中服。**藏器。

珊瑚

《唐本草》

‖ **基原** ‖

据《纲目图鉴》等综合考证分析，本品为红珊瑚科动物红珊瑚*Corallium rubrum*(Linnaeus)所分泌的石灰质形成的骨骼。主产于地中海和太平洋的深海中，我国南部沿海也有少量分布。《中华本草》《大辞典》认为还包括同属动物日本红珊瑚*C. japonicum* Kishinouye、巧红珊瑚*C. secundum* Dana、皮滑红珊瑚*C. konojoi* Kishinouye、瘦长红珊瑚*C. elatius* Ridley等。按《中国矿物药》：珊瑚为珊瑚虫分泌的碳酸钙，还含有角质、几丁质、有机酸等物质，并富含镁。

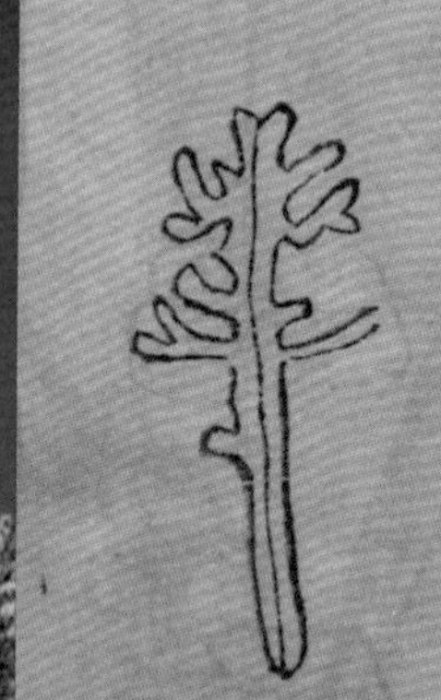

▷珊瑚

‖ **释名** ‖

钵摆娑福罗梵书。

‖ **集解** ‖

[恭曰] 珊瑚生南海，又从波斯国及师子国来。[颂曰] 今广州亦有，云生海底作枝柯状，明润如红玉，中多有孔，亦有无孔者，枝柯多者更难得，采无时。谨按海中经云：取珊瑚，先作铁网沉水底，珊瑚贯中而生，岁高三二尺，有枝无叶，因绞网出之，皆摧折在网中，故难得完好者。不知今之取者果尔否？汉积翠池中，有珊瑚高一丈三二尺，一本三柯，上有四百六十条，云是南越王赵佗所献，夜有光景。晋石崇家有珊瑚高六七尺。今并不闻有此高大者。[宗奭曰] 珊瑚有红油色者，细纵文可爱。有如铅丹色者，无纵文，为下品。入药用红油色者。波斯国海中有珊瑚洲，海人乘大舶堕铁网水底取之。珊瑚初生磐石上，白如菌，一岁而黄，二岁变赤，枝干交错，高三四尺。

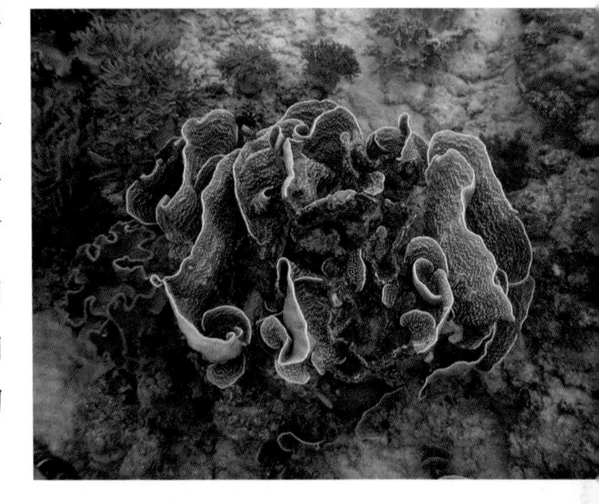

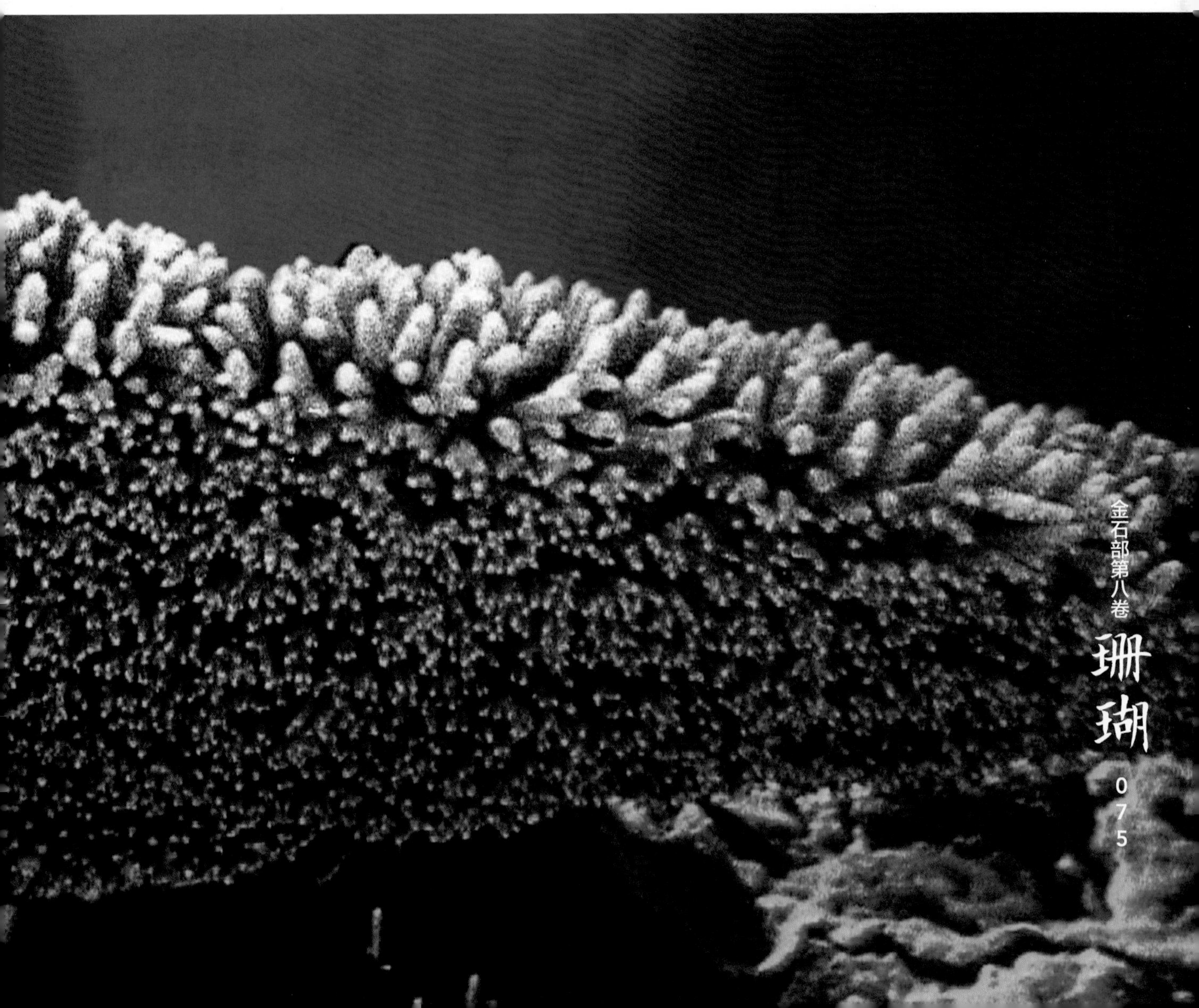

人没水以铁发其根，系网舶上，绞而出之，失时不取则腐蠹。[时珍曰] 珊瑚生海底，五七株成林，谓之珊瑚林。居水中直而软，见风日则曲而硬，变红色者为上，汉·赵佗谓之火树是也。亦有黑色者不佳，碧色者亦良。昔人谓碧者为青琅玕，俱可作珠。许慎说文云：珊瑚色赤，或生于海，或生于山。据此说，则生于海者为珊瑚，生于山者为琅玕，尤可征矣。互见琅玕下。

‖ **气味** ‖

甘，平，无毒。

‖ **主治** ‖

去目中翳，消宿血。为末吹鼻，止鼻衄。唐本。**明目镇心，止惊痫。**大明。**点眼，去飞丝。**时珍。

‖ **发明** ‖

[珣曰] 珊瑚主治与金相似。[宗奭曰] 今人用为点眼筋，治目翳。[藏器曰] 珊瑚刺之汁流如血，以金投之为丸名金浆，以玉投之为玉髓，久服长生。

‖ **附方** ‖

旧一。**小儿麸翳**未坚，不可乱药。宜以珊瑚研如粉，日少少点之，三日愈。钱相公箧中方。

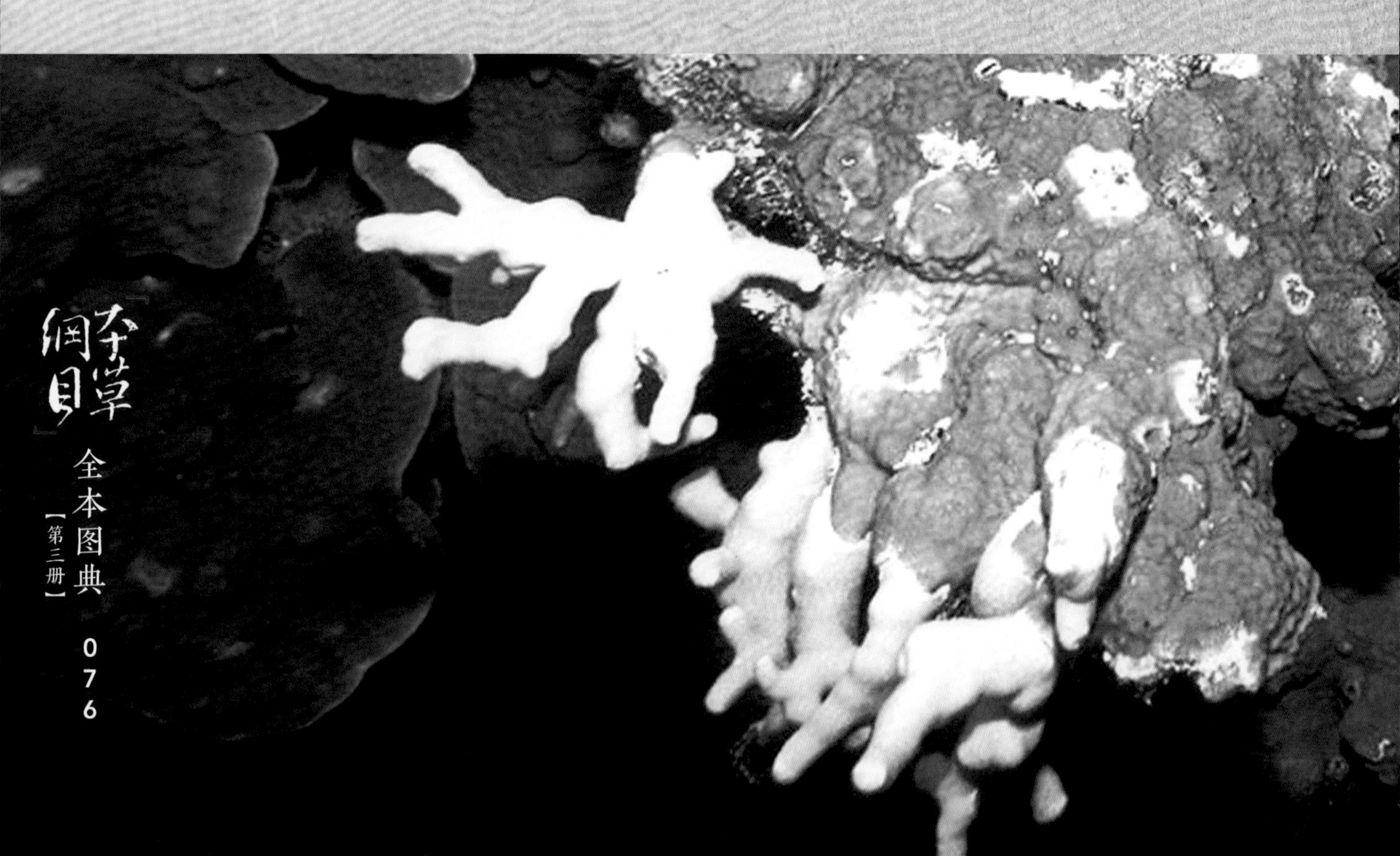

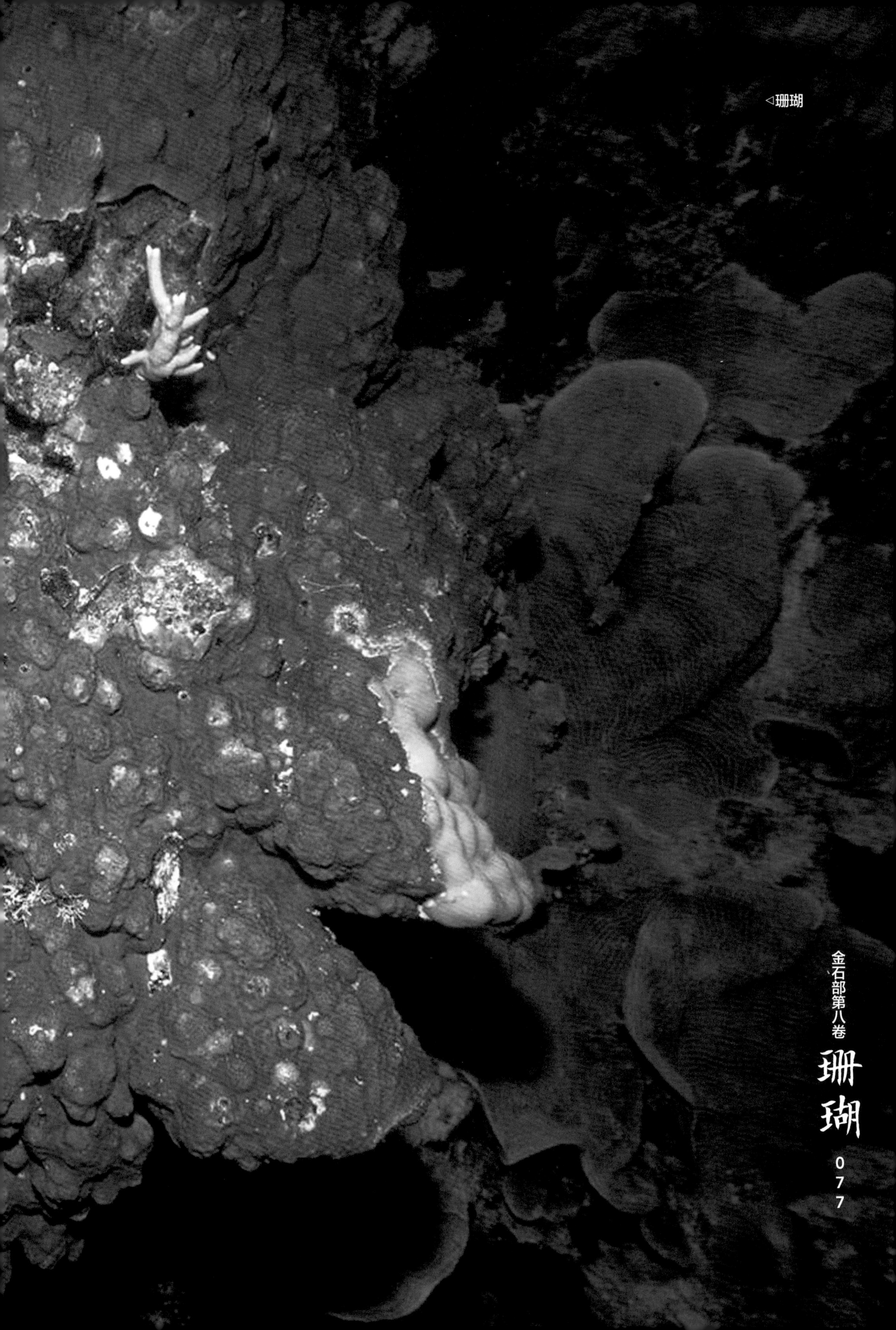

◁珊瑚

‖ **基原** ‖

据《中华本草》《汇编》《纲目图鉴》等综合分析考证，本品为氧化物类石英族矿物石英的亚种玛瑙Agate（三方晶系）。主含二氧化硅（SiO_2）。分布于河南、安徽、湖北、陕西、四川、台湾等地。

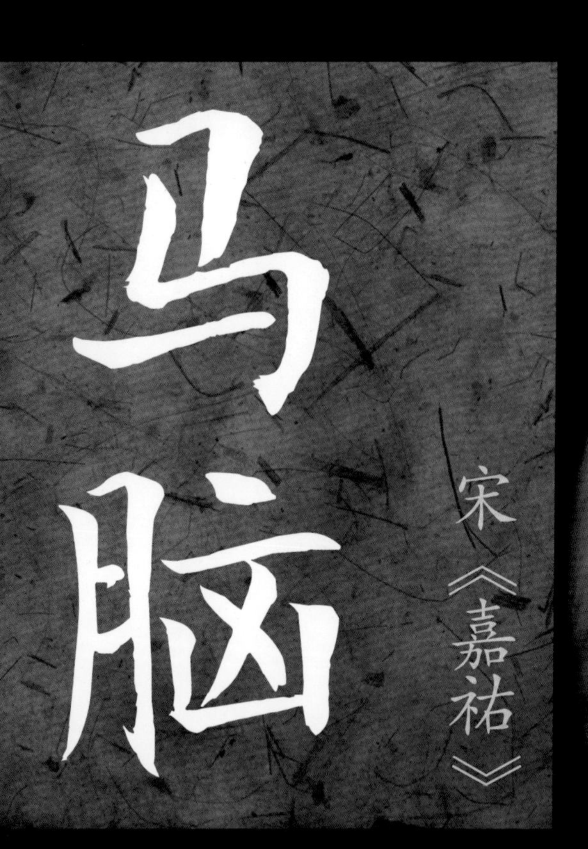

马脑

宋《嘉祐》

▷马脑

‖ **释名** ‖

玛瑙　文石　摩罗迦隶佛书。[藏器曰] 赤烂红色，似马之脑，故名，亦云马脑珠。胡人云是马口吐出者，谬言也。[时珍曰] 按增韵云：玉属也。文理交错，有似马脑，因以名之。拾遗记云是鬼血所化，更谬。

‖ **集解** ‖

[藏器曰] 马脑生西国玉石间，亦美石之类，重宝也。来中国者，皆以为器。又出日本国。用砑木不热者为上，热者非真也。[宗奭曰] 马脑非玉非石，自是一类。有红、白、黑三种，亦有文如缠丝者。西人以小者为玩好之物，大者碾为器。[时珍曰] 马脑出西南诸国，云得自然灰即软，可刻也。曹昭格古论云：多出北地、南番、西番，非石非玉，坚而且脆，刀刮不动，其中有人物鸟兽形者最贵。顾荐负暄录云：马脑品类甚多，出产有南北，大者如斗，其质坚硬，碾造费工。南马脑产大食等国，色正红无瑕，可作杯斝。西北者色青黑，宁夏、瓜、沙、羌地砂碛中得者尤奇。有柏枝马脑，花如柏枝。有夹胎马脑，正视莹白，侧视则若凝血，一物二色也。截子马脑，黑白相间。合子马脑，漆黑中有一白线间之。锦红马脑，其色如锦。缠丝马脑，红白如丝。此皆贵品。浆水马脑，有淡水花。酱斑马脑，有紫红花。曲蟮马脑，粉红花。皆价低。又紫云马脑出和州，土马脑出山东沂州，亦有红色云头、缠丝、胡桃花者，又竹叶马脑，出淮右，花如竹叶，并可作桌面、屏风。金陵雨花台小马脑，止可充玩耳。试马脑法，以砑木不热者为真。

‖ **气味** ‖

辛，寒，无毒。

‖ **主治** ‖

辟恶，熨目赤烂。藏器。**主目生障翳，为末，日点。**时珍。

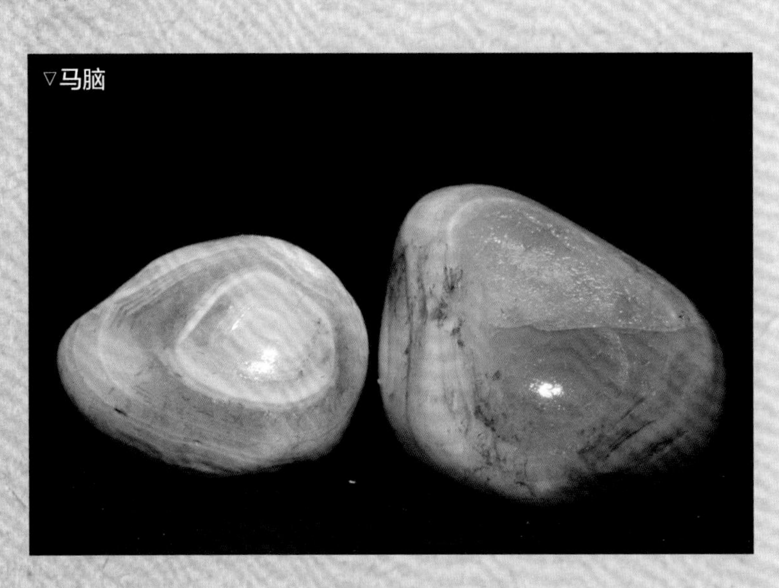

▽马脑

‖ **基原** ‖

有学者 * 认为本品指颜色美、光泽好、硬度高的矿石，如尖晶石、柘榴石等。

* 沈保安 .《本草纲目》金石部新增药物品种考释 [J]. 时珍国药研究，1992(02)：52.

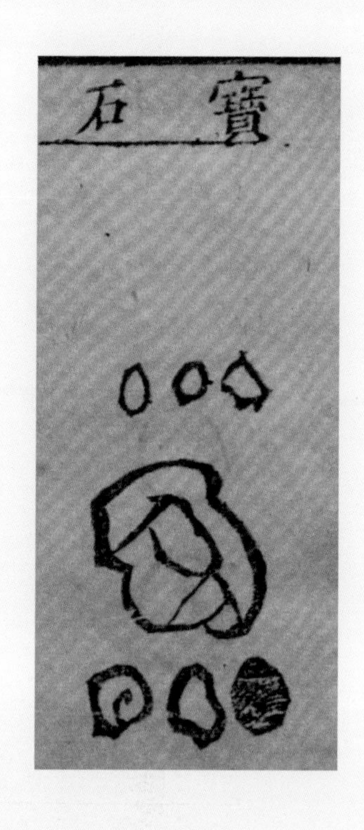

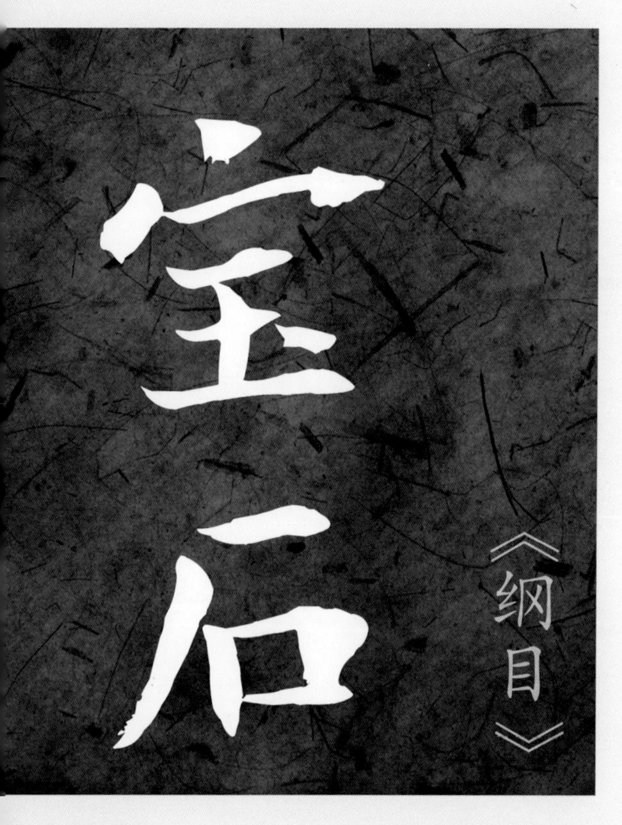

‖ **集解** ‖

[时珍曰] 宝石出西番、回鹘地方诸坑井内，云南、辽东亦有之。有红、绿、碧、紫数色：红者名剌子，碧者名靛子，翠者名马价珠，黄者名木难珠，紫者名蜡子。又有鸦鹘石、猫精石、石榴子、红扁豆等名色，皆其类也。山海经言骒山多玉，凄水出焉，西注于海，中多采石。采石，即宝石也。碧者，唐人谓之瑟瑟。红者，宋人谓之靺鞨。今通呼为宝石。以镶首饰器物，大者如指头，小者如豆粒，皆碾成珠状。张勃吴录云：越巂、云南河中出碧珠，须祭而取之，有缥碧、绿碧。此即碧色宝石也。

‖ **主治** ‖

去翳明目，入点药用之。灰尘入目，以珠拭拂即去。时珍。

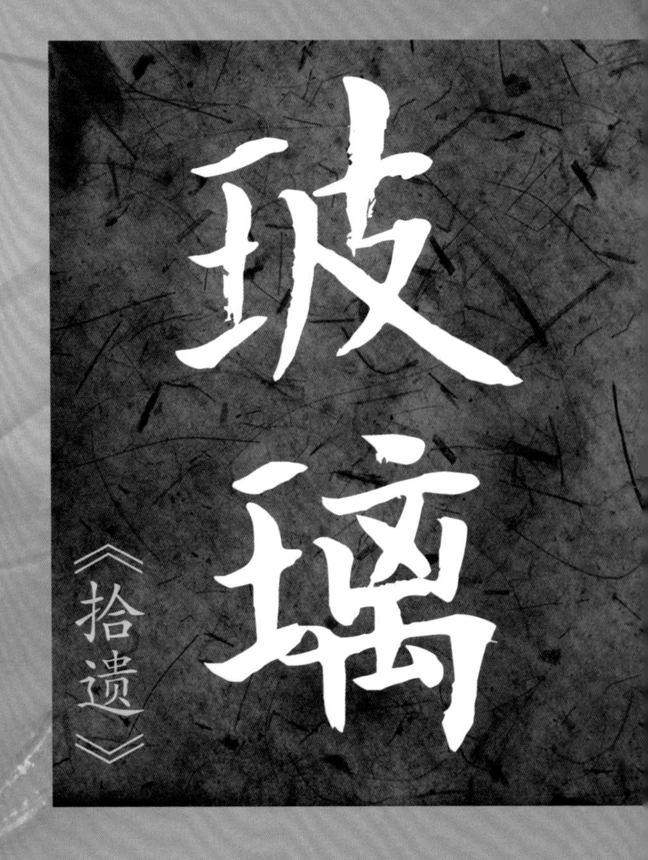

玻瓈

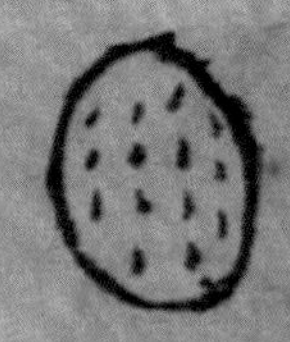

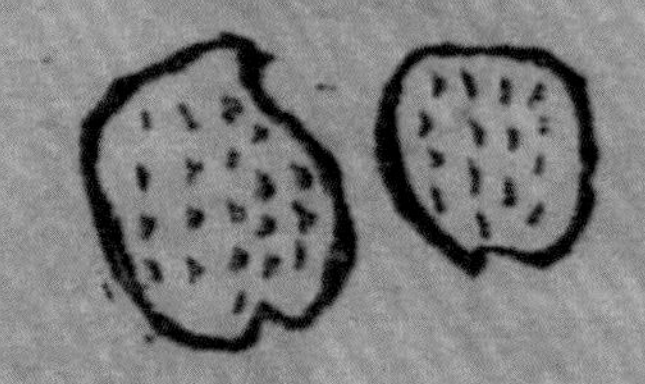

△玻璃杯

‖ **释名** ‖

颇黎纲目 **水玉**拾遗。[时珍曰] 本作颇黎。颇黎，国名也。其莹如水，其坚如玉，故名水玉，与水精同名。

‖ **集解** ‖

[藏器曰] 玻璃，西国之宝也。玉石之类，生土中。或云千岁冰所化，亦未必然。[时珍曰] 出南番。有酒色、紫色、白色，莹澈与水精相似，碾开有雨点花者为真。外丹家亦用之。药烧者有气眼而轻。玄中记云：大秦国有五色颇黎，以红色为贵，梁四公子记云：扶南人来卖碧颇黎镜，广一尺半，重四十斤，内外皎洁，向明视之，不见其质。蔡绦云：御库有玻璃母，乃大食所贡，状如铁滓，煅之但作珂子状，青、红、黄、白数色。

‖ **气味** ‖

辛，寒，无毒。

‖ **主治** ‖

惊悸心热，能安心明目，去赤眼，熨热肿。藏器。**摩翳障。**大明。

‖ **基原** ‖

水晶为一种石英Quartz结晶体矿物，在矿物学上属于石英族。主要为二氧化硅（SiO_2）。水晶纯净时形成无色透明的晶体；当含微量元素铝、铁等时，经辐照微量元素形成不同类型的色心而产生不同的颜色，如紫色、黄色、茶色、粉色等。参见本卷“白石英”“紫石英”项下。

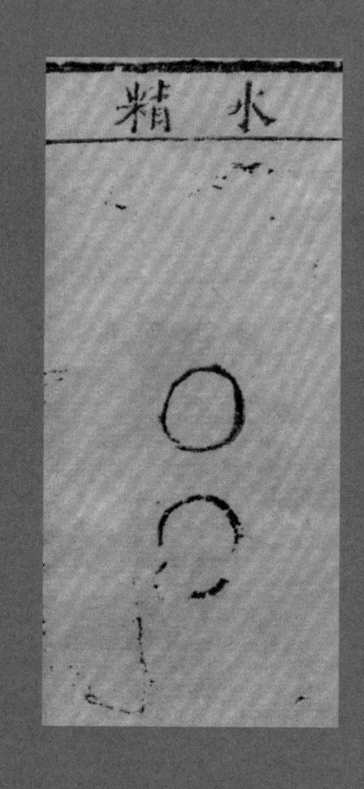

水精《拾遗》

‖ **释名** ‖

水晶纲目**水玉**纲目**石英**。[时珍曰] 莹澈晶光，如水之精英，会意也。山海经谓之水玉，广雅谓之石英。

‖ **集解** ‖

[时珍曰] 水精亦颇黎之属，有黑、白二色。倭国多水精，第一。南水精白，北水精黑，信州、武昌水精浊。性坚而脆，刀刮不动，色澈如泉，清明而莹，置水中无瑕、不见珠者佳。古语云水化，谬言也。药烧成者，有气眼，谓之硝子，一名海水精。抱朴子言，交广人作假水精碗，是此。

△水晶

▽水晶

‖**气味**‖

辛，寒，无毒。

‖**主治**‖

熨目，除热泪。藏器。亦入点目药。穿串吞咽中，推引诸哽物。时珍。

‖**附录**‖

火珠 [时珍曰] 说文谓之火齐珠。汉书谓之玫瑰，音枚回。唐书云：东南海中有罗刹国，出火齐珠，大者如鸡卵，状类水精，圆白，照数尺。日中以艾承之则得火，用灸艾炷不伤人。今占城国有之，名朝霞大火珠。又续汉书云，哀牢夷出火精、琉璃，则火齐乃火精之讹，正与水精对。**碝石**音软。[时珍曰] 出雁门。石次于玉，白色如冰，亦有赤者。山海经云：北山多碝石。礼云，士佩碝玫，是也。

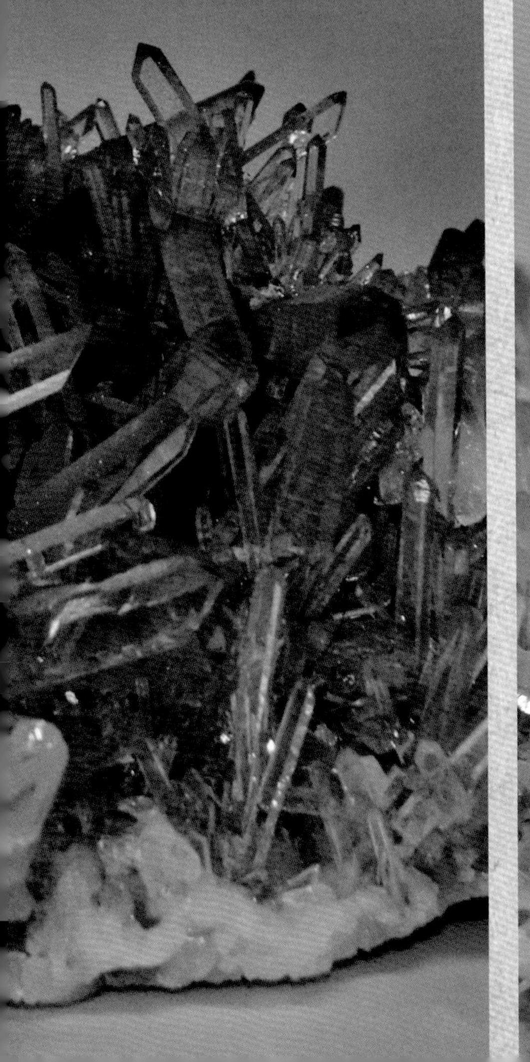

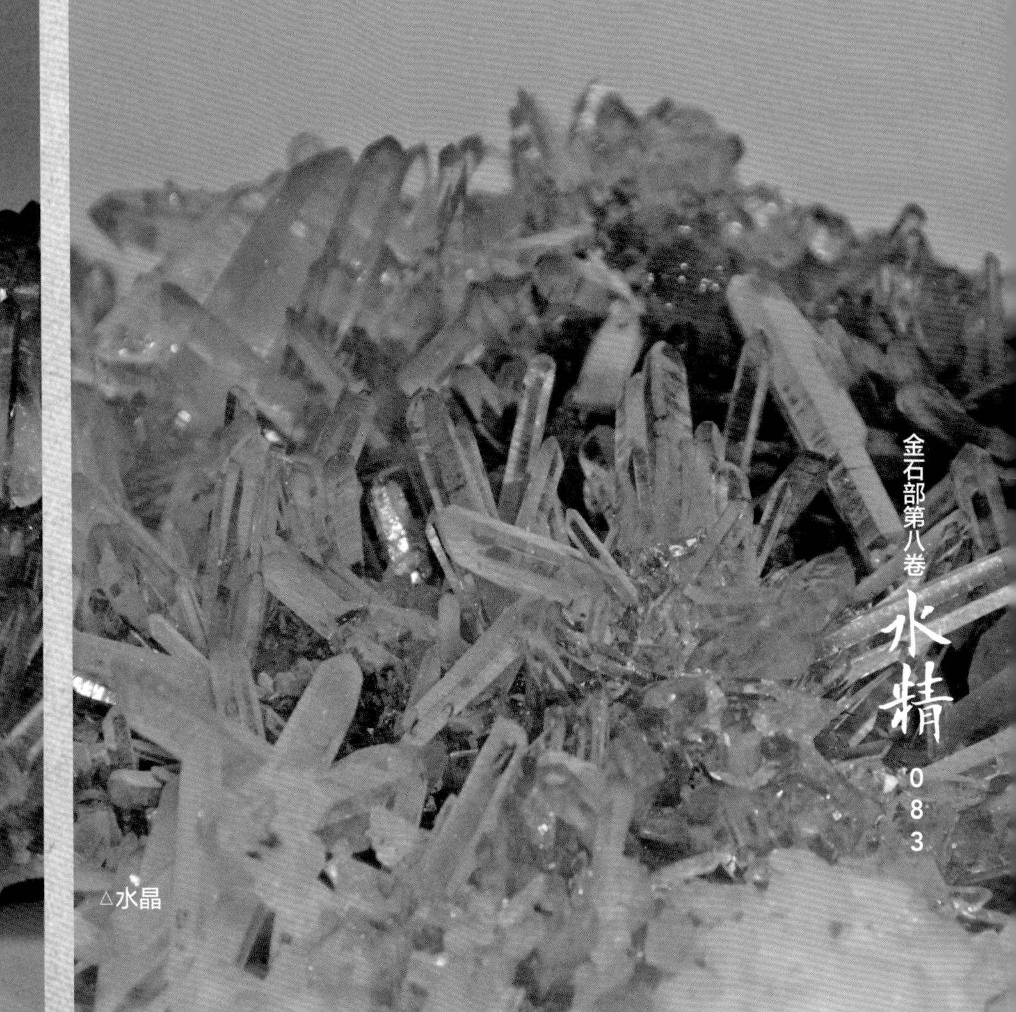

△水晶

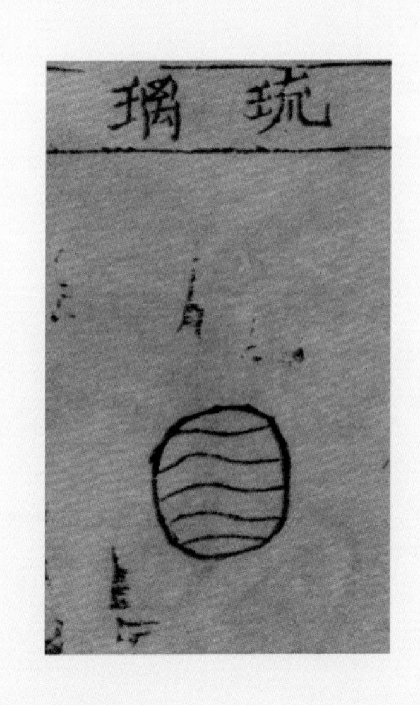

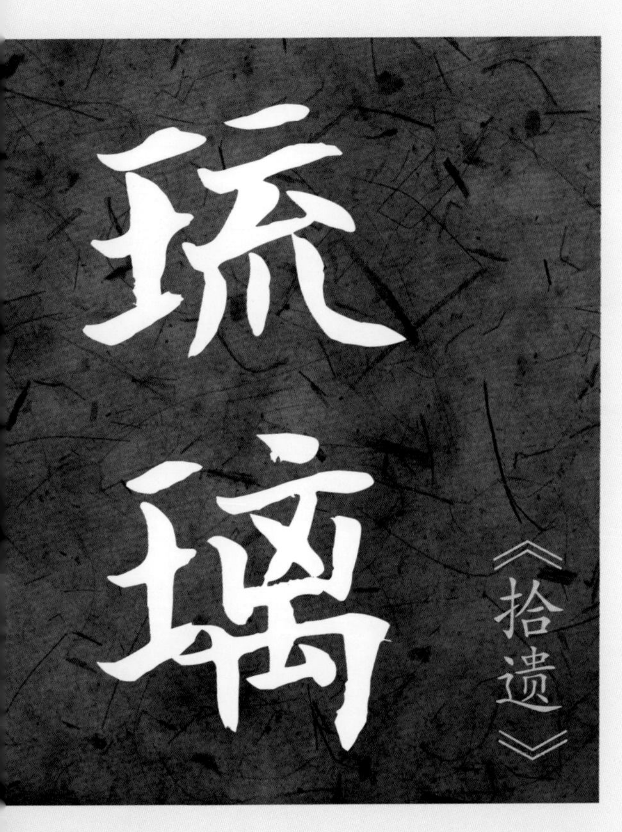

‖**释名**‖

火齐。[时珍曰] 汉书作流离，言其流光陆离也。火齐，与火珠同名。

‖**集解**‖

[藏器曰] 集韵云：琉璃，火齐珠也。南州异物志云：琉璃本质是石，以自然灰治之可为器，石不得此则不可释。佛经所谓七宝者，琉璃、车渠、马脑、玻璃、真珠是也。[时珍曰] 按魏略云：大秦国出金银琉璃，有赤、白、黄、黑、青、绿、缥、绀、红、紫十种。此乃自然之物，泽润光采，逾于众玉。今俗所用，皆销冶石汁，以众药灌而为之，虚脆不贞。格古论云：石琉璃出高丽，刀刮不动，色白，厚半寸许，可点灯，明于牛角者。异物志云：南天竺诸国出火齐，状如云母，色如紫金，重沓可开，析之则薄如蝉翼，积之乃如纱縠，亦琉璃、云母之类也。按此石今人以作灯球，明莹而坚耐久。苏颂言亦可入药，未见用者。

‖**主治**‖

身热目赤，以水浸冷熨之。藏器。

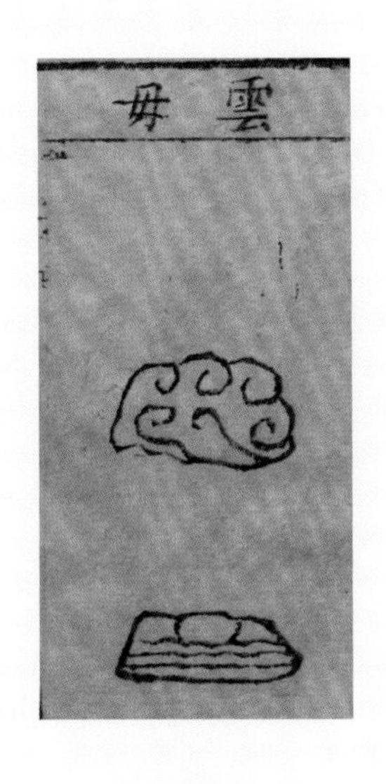

‖ **基原** ‖

据《纲目图鉴》《大辞典》《中华本草》等综合分析考证，本品为硅酸盐类矿物白云母Muscovite（单斜晶系）。主含铝钾的硅酸盐（$KAl_2(AlSi_3O_{10})(OH)_2$）。分布于内蒙古、辽宁、吉林、陕西、江西、西藏等地。

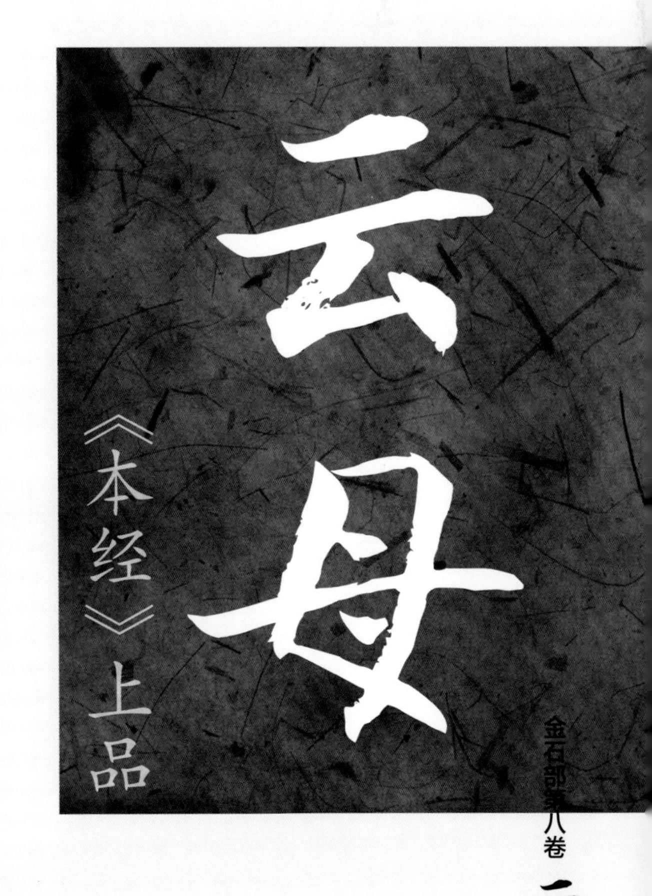

‖ **释名** ‖

云华　云珠　云英　云液　云砂　磷石本经。[时珍曰] 云母以五色立名，详见下文。按荆南志云：华容方台山出云母，土人候云所出之处，于下掘取，无不大获，有长五六尺可为屏风者，但掘时忌作声也。据此，则此石乃云之根，故得云母之名，而云母之根，则阳起石也。抱朴子有云：服云母十年，云气常覆其上，服其母以致其子，理自然也。

‖ **集解** ‖

[别录曰] 云母生太山山谷、齐山、庐山及琅琊北定山石间，二月采之。云华五色具，云英色多青，云珠色多赤，云液色多白，云砂色青黄，磷石色正白。[弘景曰] 按仙经云母有八种：向日视之，色青白多黑者名云母，色黄白多青者名云英，色青白多赤者名云珠，如冰露乍黄乍白者名云砂，黄白晶晶者名云液，皎然纯白明澈者名磷石，此六种并好服，各有时月；其黯黯纯黑、有文斑斑如铁者名云胆，色杂黑而强肥者名地涿，此二种并不可服。炼之有法，宜精细；不尔，入腹大害人。今江东惟用庐山者为胜，青州者亦

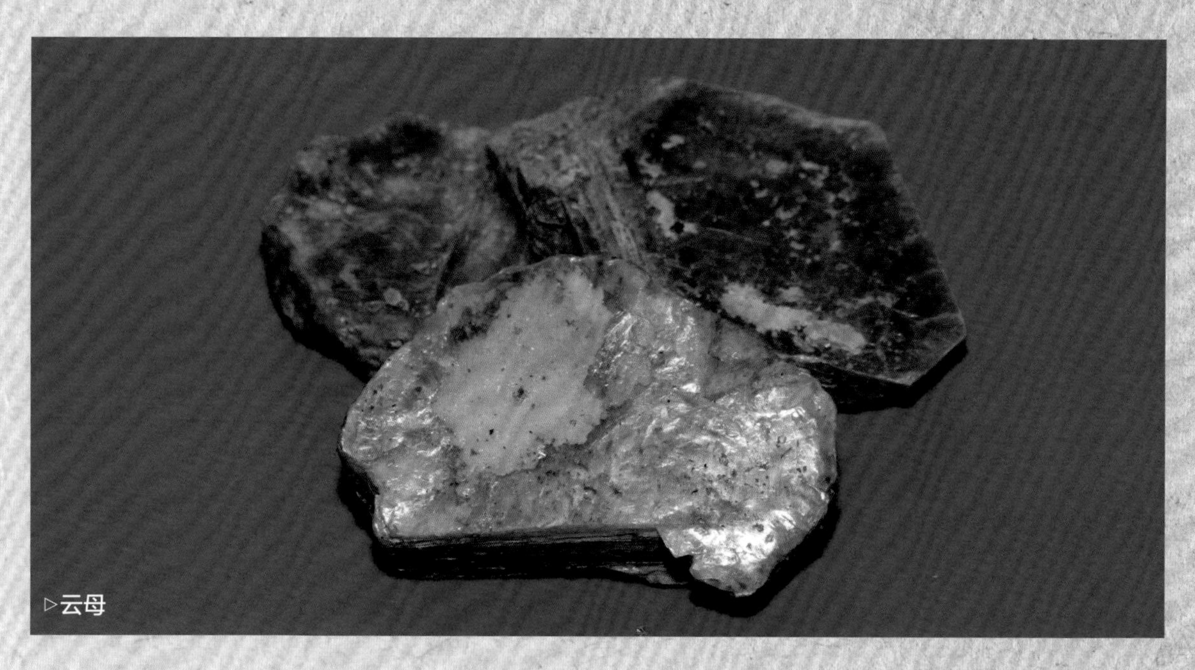
▷云母

好，以沙土养之，岁月生长。[颂曰] 今兖州云梦山及江州、淳州、杭、越间亦有之，生土石间。作片成层可析，明滑光白者为上。其片有绝大而莹洁者，今人以饰灯笼，亦古扇屏之遗意也。江南生者多青黑，不堪入药。谨按方书用云母，皆以白泽者为贵；惟中山卫叔卿单服法，用云母五色具者。葛洪抱扑子云：云母有五种，而人不能别，当举以向日看之，阴地不见杂色也。五色并具而多青者名云英，宜春服之；五色并具而多赤名云珠，宜夏服之；五色并具而多白者名云液，宜秋服之；五色并具而多黑者名云母，宜冬服之；但有青黄二色者名云砂，宜季夏服之；皛皛纯白者名磷石，四时可服也。古方服五云甚多，然修炼节度，恐非文字可详，不可轻饵也。[损之曰] 青赤黄紫白者并堪服，白色轻薄通透者为上，黑者不任用，令人淋沥发疮。

‖ **修治** ‖

[敩曰] 凡使，黄黑者厚而顽，赤色者，经妇人手把者，并不中用。须要光莹如冰色者为上。每一斤，用小地胆草、紫背天葵、生甘草、地黄汁各一镒，干者细剉，湿者取汁了，于瓷埚中安置，下天池水三镒，着火煮七日夜，水火勿令失度，云母自然成碧玉浆在埚底，却以天池水猛投其中，搅之，浮如蜗涎者即去之。如此三度淘净，取沉香一两捣作末，以天池水煎沉香汤二升以来，分为三度，再淘云母浆了，日晒任用。[抱朴子曰] 服五云之法：或以桂葱水玉化之为水，或以露于铁器中，以原水熬之为水，或以消石合于筒中埋之为水，或以蜜溲为酪，或以秋露渍之百日，韦囊梃以为粉，或以无颠草樗血合饵之。服至一年百病除，三年反老成童，五年役使鬼神。[胡演曰] 炼粉法：八九月间取云母，以矾石拌匀，入瓦罐内封口，三伏时则自柔软，去矾，次日取百草头上露水渍之，百日，韦囊梃以为粉。[时珍曰] 道书言盐汤煮云母可为粉。又云：云母一斤，盐一斗渍之，铜器中蒸一日，臼中捣成粉。又云：云母一斤，白盐一升，同捣细，入重布袋挼之，沃令盐味尽，悬高处风吹，自然成粉。

‖ **气味** ‖

甘，平，无毒。[权曰] 有小毒，恶徐长卿，忌羊血、粉。[之才曰] 泽泻为之使，畏鮀甲及流水。[弘景曰] 炼之用矾则柔烂，亦是相畏也。百草上露乃胜东流水，亦有用五月茅屋溜水者。[独孤滔曰] 制汞，伏丹砂。

‖ **主治** ‖

身皮死肌，中风寒热，如在车船上，除邪气，安五脏，益子精，明目，久服轻身延年。本经。**下气坚肌，续绝补中，疗五劳七伤。虚损少气，止痢，久服悦泽不老，耐寒暑，志高神仙。**别录。**主下痢肠澼，补肾冷。**甄权。

‖ **发明** ‖

[保升曰] 云母属金，故色白而主肺。[宗奭曰] 古虽有服炼法，今人服者至少，谨之至也。惟合云母膏，治一切痈毒疮等，方见和剂局方。[慎微曰] 明皇杂录云：开元中，名医纪朋，观人颜色谈笑，知病浅深，不待诊脉。帝召入掖庭，看一宫人，每日昃则笑歌啼号若狂疾，而足不能履地。朋视之曰：此必因食饱而大促力，顿仆于地而然。乃饮云母汤，熟寐而失所苦。问之，乃言太华公言载诞，某当主讴，惧声不能清长，因吃㹠蹄羹，饱而歌大曲，唱罢觉胸中甚热，戏于砌台，因坠下，久而方苏，遂病此也。又经效方云：青城山丈人观主康道丰，治百病云母粉方：用云母一斤，拆开揉入大瓶内筑实，上浇水银一两封固，以十斤顶火煅赤取出，却拌香葱、紫连翘二件，合捣如泥，后以夹绢袋盛，于大水盆内摇取粉，余滓未尽，再添草药重捣取粉。以木盘一面，于灰上印一浅坑，铺纸倾粉在内，候干焙之，以面糊丸梧子大。遇有病者，服之无不效。知成都府辛谏议，曾患大风，众医不愈，道丰进此，服之神验。[抱朴子曰] 他物埋之即朽，着火即焦；而五云入猛火中经时不焦，埋之不腐。故服之者长生，入水不濡，入火不烧，践棘不伤。[时珍曰] 昔人言云母壅尸，亡人不朽。盗发冯贵人冢，形貌如生，因共奸之；发晋幽公冢，百尸纵横及衣服皆如生人，中并有云母壅之故也。

‖ **附方** ‖

旧七，新七。**服食云母**上白云母二十斤薄擘，以露水八斗作汤，分半淘洗二次。又取二斗作汤，纳芒消十斤，木器中渍二十日，取出绢袋盛，悬屋上，勿见风日，令燥。以鹿皮为囊揉之，从旦至午，筛滓复揉，得好粉五斗，余者弃之。以粉一斗纳崖蜜二斤，搅糊，入竹筒中，薄削封口漆固，埋北垣南崖下，入地六尺，覆土。春夏四十日、秋冬三十日出之，当成水。若洞洞不消，更埋三十日。此水能治万病，及劳气风疼。每以温水一合和服之，日三服。十日小便当变黄，二十日腹中寒澼消，三十日龋齿更生，四十日不畏风寒，五十日诸病皆愈，颜色日少，长生神仙。千金方。**痰饮头痛**往来寒热。云母粉二两炼过，恒山一两，为末。每服方寸匕，汤服取吐。忌生葱、生菜。深师方。**牝疟多寒**云母烧二日夜，龙骨，蜀漆烧去腥，等分为散。未发前，浆水服半钱。仲景金匮方。**小儿下痢**赤白及水痢。云母粉半两，煮白粥调食之。食医心鉴。**赤白久痢**积年不愈。饮调云母粉方寸匕服，二服立见神效。千金方。**妇人带下**水和云母粉方寸匕服，立见神效。千金方。**小便淋疾**温水和云母粉服三钱。千金方。**妇人难产**经日不生。云母粉半两，温酒调服，入口即产，不顺者即顺，万不失一。陆氏云：此是何德扬方也，已救三五十人。积德堂方。**粉滓**

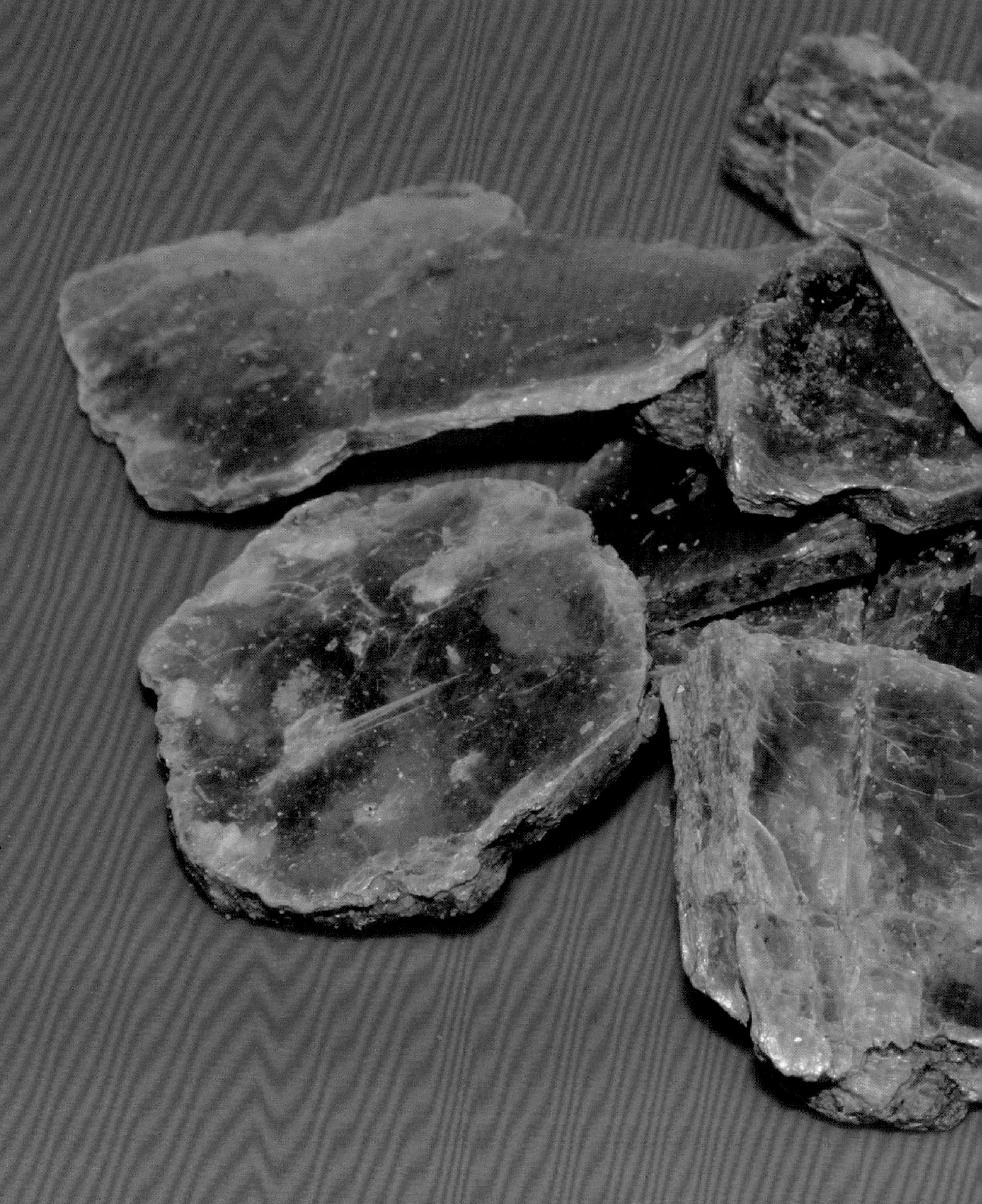

面皯云母粉、杏仁等分为末，黄牛乳拌，略蒸，夜涂旦洗。圣济录。**风疹遍身**百计不愈。煅云母粉，清水调服二钱良。千金方。**一切恶疮**云母粉傅之。千金方。**火疮败坏**云母粉和生羊髓涂之。圣惠方。**金疮出血**云母粉傅之绝妙。事林广记。**风热汗出**水和云母粉服三钱，不过再服立愈。千金翼。

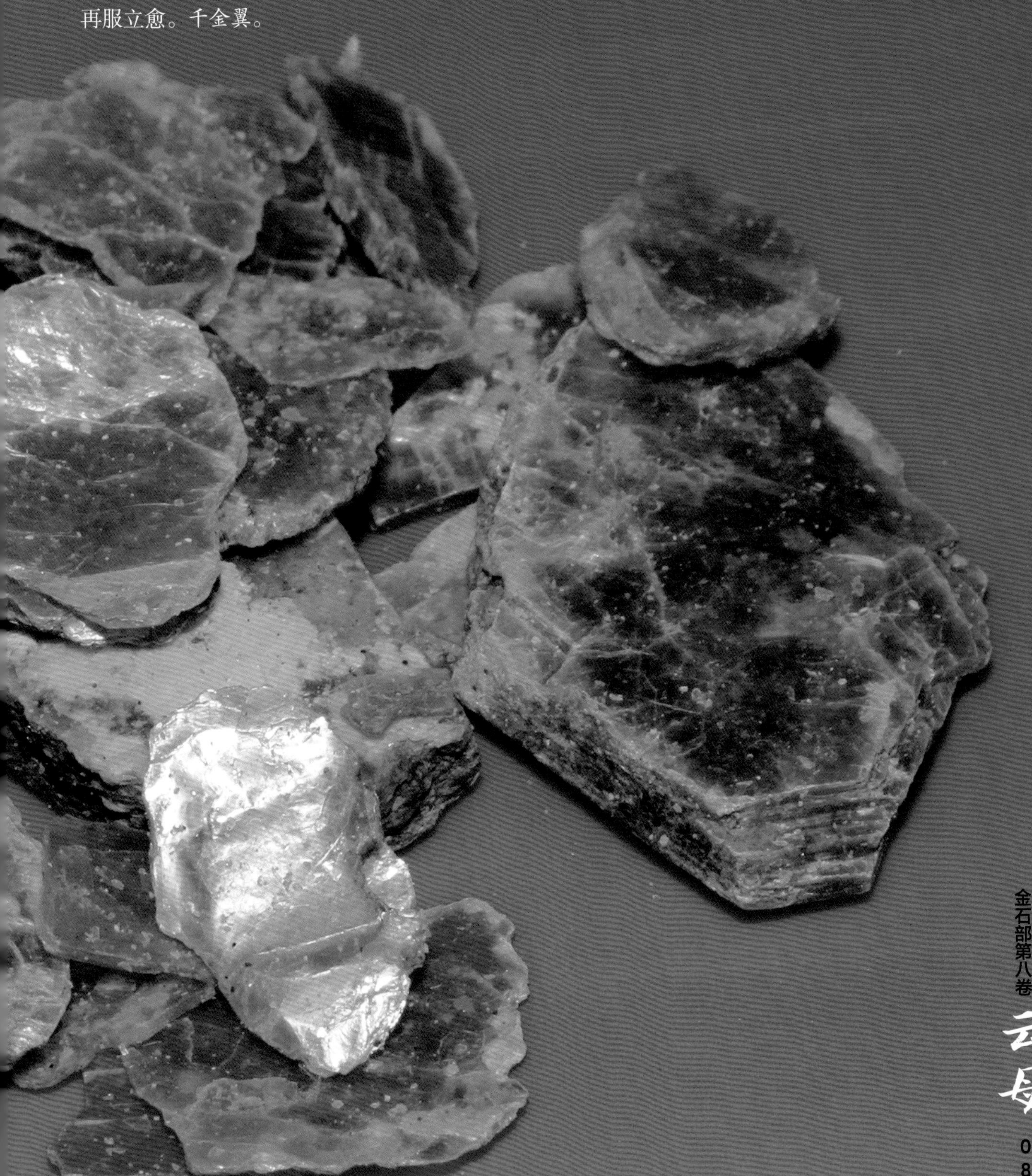

‖ **基原** ‖

据《纲目图鉴》《汇编》《大辞典》等综合分析考证，本品为氧化物类石英族矿石石英Quartz（三方晶系）。主含二氧化硅（SiO_2）。分布于江苏、山东、广东、广西、湖南、福建等地。

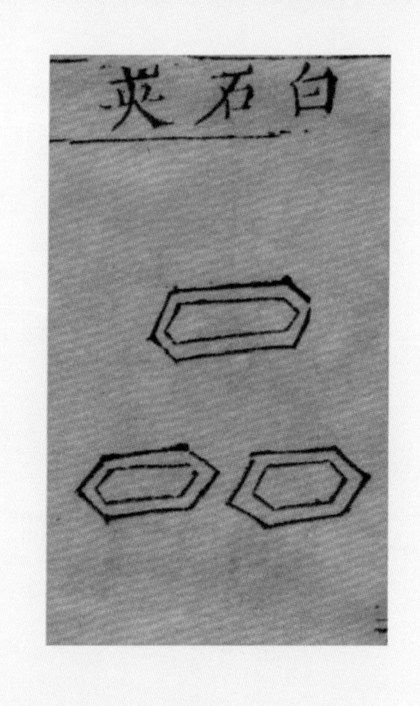

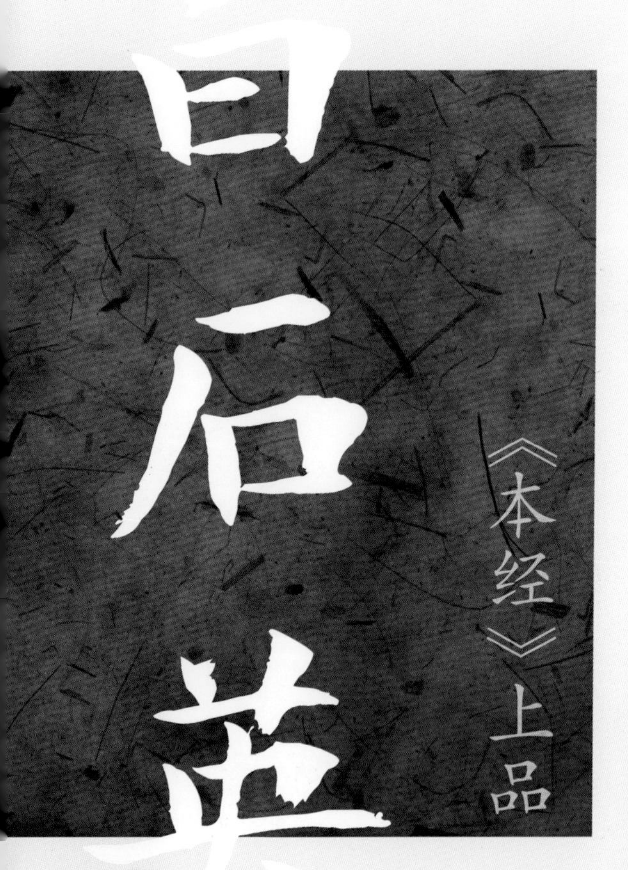

‖ **释名** ‖

[时珍曰] 徐锴云：英，亦作瑛，玉光也。今五种石英，皆石之似玉而有光莹者。

‖ **集解** ‖

[别录曰] 白石英生华阴山谷及太山，大如指，长二三寸，六面如削，白澈有光，长五六寸者弥佳。其黄端白棱，名黄石英；赤端白棱，名赤石英；青端赤棱，名青石英；黑泽有光，名黑石英。二月采，亦无时。[弘景

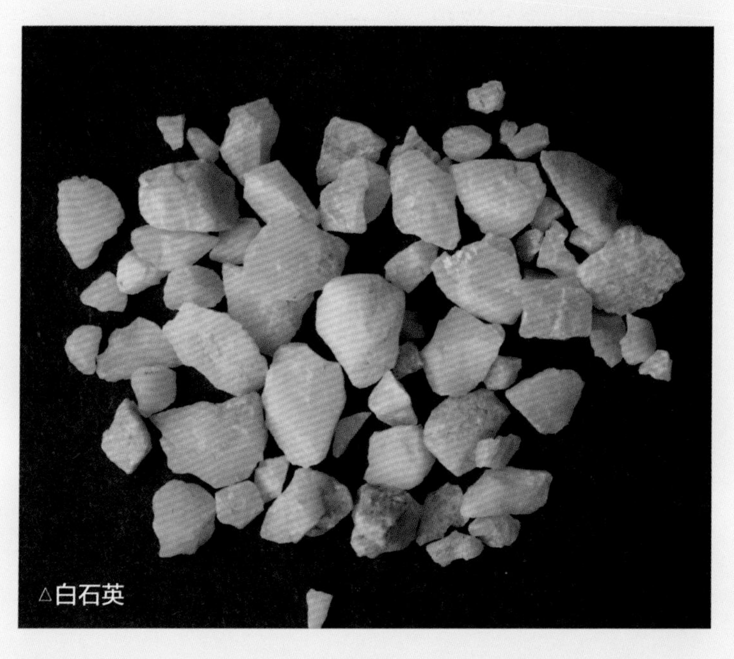
△白石英

曰] 今医家用新安所出，极细长白澈者；寿阳八公山多大者，不正用之。仙经大小并有用，惟须精白无瑕杂者。如此说，则大者为佳。其四色英，今不复用。[恭曰] 白石英所在皆有，今泽州、虢州、洛州山中俱出。虢州者大，径三四寸，长五六寸。今通以泽州者为胜。[宗奭曰] 白石英状如紫石英，但差大而六棱，白色若水精。[时珍曰] 泽州有英鸡，食石英，性最补。见禽部。

‖ **气味** ‖

甘，微温，无毒。[别录曰] 辛。[普曰] 神农：甘，黄帝、雷公、扁鹊：无毒。[之才曰] 恶马目毒公。

‖ **主治** ‖

消渴，阴痿不足，咳逆，胸膈间久寒，益气，除风湿痹，久服轻身长年。本经。**疗肺痿，下气，利小便，补五脏，通日月光，耐寒热。**别录。**治肺痈吐脓，咳逆上气，疸黄。**甄权。**实大肠。**好古。

五色石英

‖ **主治** ‖

心腹邪气，女人心腹痛，镇心，胃中冷气，益毛发，悦颜色，治惊悸，安魂定魄，壮阳道，下乳。随脏而治：青治肝，赤治心，黄治脾，白治肺，黑治肾。大明。

‖ **发明** ‖

[藏器曰] 湿可去枯，白石英、紫石英之属是也。[时珍曰] 白石英，手太阴、阳明气分药也，治痿痹肺痈枯燥之病。但系石类，止可暂用，不宜久服。[颂曰] 古人服食，惟白石英为重。紫石英但入五石饮。其黄赤青黑四种，本草虽有名，而方家都不见用者。乳石论以钟乳为乳，以白石英为石，是六英之贵，惟白石也。又曰：乳者阳中之阴，石者阴中之阳。故阳生十一月后甲子服乳，阴生五月后甲子服石。然而相反畏恶，动则为害不浅。故乳石之发，方治虽多，而罕有济者，诚不可轻饵也。[宗奭曰] 紫、白二石英，攻疾可暂煮汁用，未闻久服之益。张仲景只令㕮咀，不为细末，岂无意焉？若久服，宜详审之。

‖ **附方** ‖

旧二，新七。**服石英法**白石英一斤，打成豆大，于砂盆中和粗砂，着水挼二三千下，洗净又挼，仍安柳箕中，入蒿叶少许，同水熟挼至光净，即以绵袋盛，悬门上。每日未梳前，以水或酒吞七粒，用饭二匙压下小腹。一切秽恶、白酒、牛肉、石家所忌者，皆不忌。久则新石推出陈石，石常在小腹内温暖，则气息调和，经脉通达，腰肾坚强，百病自除。石若得力，一斤即止；若不得力，十斤亦须服。此物光滑，既无浮碎着人肠胃作疮，又无石气发作诸病也。又法：泽州白石英，光净无点翳者，打小豆大，去细者，水淘净，袋盛，悬铛内，清水五大升，煮汁一升，澄清，平旦服。以汁煮粥更佳。服后饮酒三二杯，可行百步。一袋可煮二十度。如无力，以布裹埋南墙下三尺土内，百日又堪用也。石煮猪肉法：白石英一两，袋盛，水三升，煮四升，猪肉一斤，同葱椒盐豉煮，以汁作羹食。石蒸羊肉法：白石英三两，打作小块，精羊肉一斤包之，荷叶裹之，于一石米饭中蒸熟，取出去石，切肉和葱椒作小馄饨，煮熟。每旦空腹冷浆水吞一百个，后以冷饭压之。百无所忌，永不发动。石煮牛乳法：白石英五两，捣碎密绢盛，以牛乳三升，酒三升，同

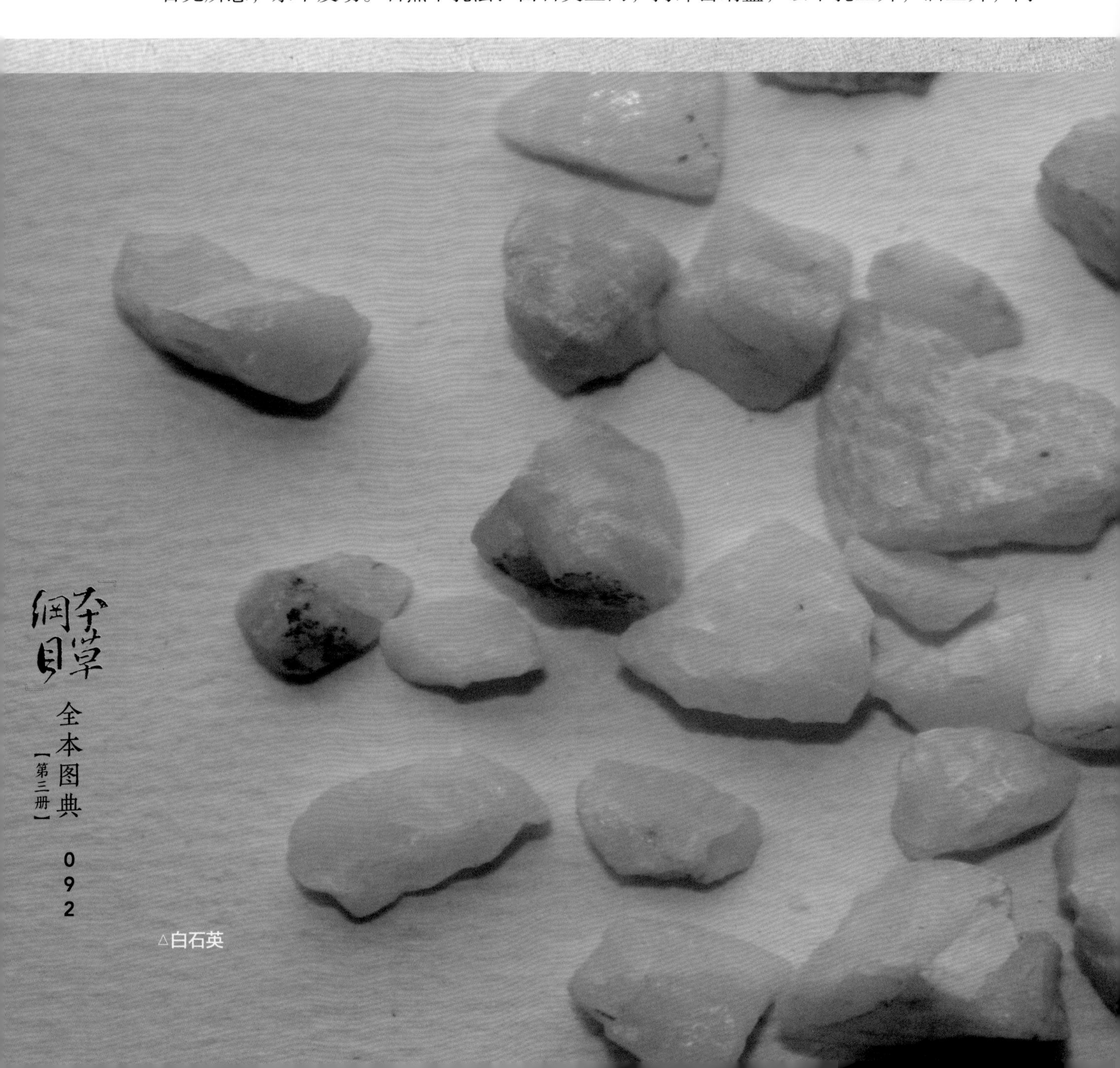
△白石英

煎至四升，去石，以瓶收之。每食前暖服三合。治虚损劳瘦，皮燥阴痿，脚弱烦疼。石饲牸牛法：白石英三斤，捣筛。取十岁以上生犊牸牛一只，每日和豆与食，经七日，即可收乳。每旦热服一升，余者作粥食。百无所忌。润养脏腑，悦泽肌肉，令人体健。凡服石并忌芥菜、蔓菁、芜荑、葵菜、荠苨，宜食冬瓜、龙葵，压石气。孙真人千金翼。**风虚冷痹**诸阳不足，及肾虚耳聋，益精保神。白石英三两，坩锅内火煅酒淬三次，入瓶中密封，勿泄气。每早温服一钟，以少饭压之。一法：磁石火煅醋淬五次，白石英各五两，绢袋盛，浸一升酒中五六日，温服。将尽，更添酒。千金翼。**惊悸善忘**心脏不安，上膈风热，化痰安神。白石英一两，朱砂一两，为散。每服半钱，食后煎金银汤下。简要济众方。**石水腹坚**胀满。用白石英十两，捶豆大，瓷瓶盛好酒二斗浸之，以泥重封，将马粪及糠火烧之，常令小沸，从卯至午住火。次日暖一中盏饮之，日三度。酒尽可再烧一度。圣惠方。

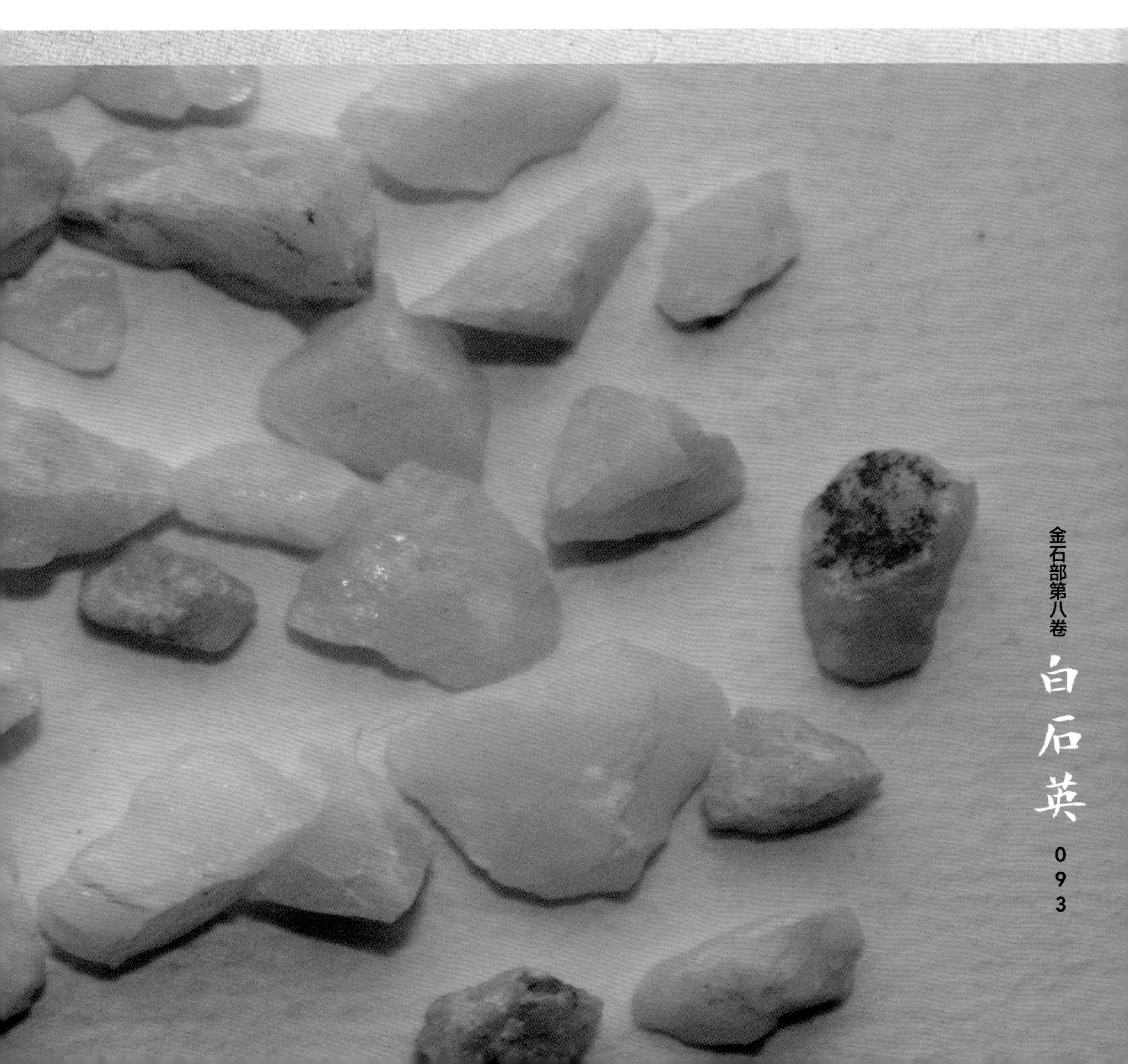

‖ **基原** ‖

据《中华本草》《中药志》《纲目彩图》等综合分析考证，本品为氧化物类石英族矿物石英Quartz（三方晶系）的紫色透明晶体，习称紫水晶Amethyst。参见本卷“水晶”“白石英”项下。现多以卤化物类矿物萤石Fluorite（等轴晶系）作紫石英使用；主含氟化钙（CaF_2），产于黑龙江、辽宁、河北等地。《药典》收载紫石英药材为氟化物类矿物萤石族萤石；采挖后，除去杂石。

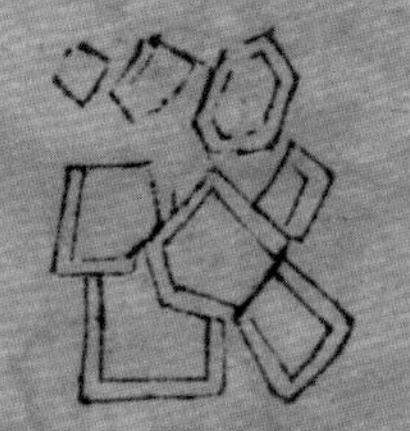

紫石英

《本经》上品

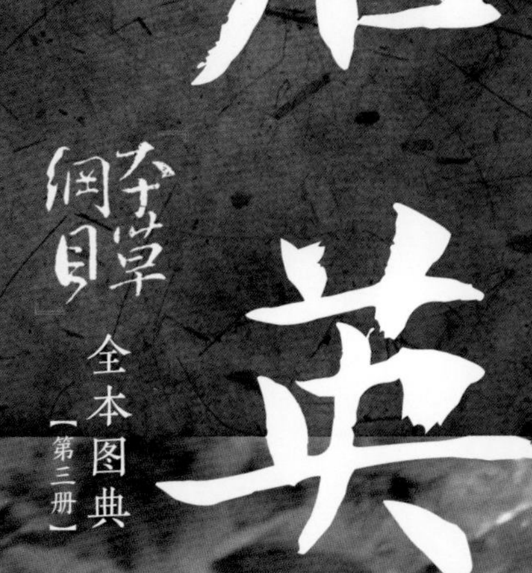

‖ **集解** ‖

[别录曰] 紫石英生太山山谷，采无时。[普曰] 生太山或会稽，欲令如削，紫色达头如樗蒲者。[弘景曰] 今第一用太山石，色重澈下有根。次出雹零山，亦好。又有南成石，无根，又有青绵石，色亦重黑明澈。又有林邑石，腹里必有一物如眼。吴兴石，四面才有紫色，无光泽。会稽诸暨石，形色如石榴子。先时并杂用，今惟采太山最胜。仙经不正用，而俗方重之。[禹锡曰] 按岭表录异云：泷州山中多紫石英，其色淡紫，其质莹澈，随其大小皆五棱，两头如箭镞。煮水饮之，暖而无毒，比之北中白石英，其力倍矣。[宗奭曰] 紫石英明澈如水精，但色紫而不匀。[时珍曰] 按太平御览云：自大岘至太山，皆有紫石英。太山所出，甚环玮。平氏阳山县所出，色深特好。乌程县北垄山所出，甚光明，但小黑。东莞县爆山所出，旧以贡献。江夏矾山亦出之。永嘉固陶村小山所出，芒角甚好，但小薄尔。

‖ **修治** ‖

[时珍曰] 凡入丸散，用火煅醋淬七次，研末水飞过，晒干入药。

‖ **气味** ‖

甘，温，无毒。[别录曰] 辛。[普曰] 神农、扁鹊：味甘，平。李当之：大寒。雷公：大温。岐伯：甘，无毒。[之才曰] 长石为之使。畏扁青、附子。恶 甲、黄连、麦句姜。得茯苓、人参，疗心中结气。得天雄、菖蒲，疗霍乱。[时珍曰] 服食紫石英，乍寒乍热者，饮酒良。

‖ **主治** ‖

心腹咳逆邪气，补不足，女子风寒在子宫，绝孕十年无子。久服温中，轻身延年。本经。**疗上气心腹痛，寒热邪气结气，补心气不足，定惊悸，安魂魄，填下焦，止消渴，除胃中久寒，散痈肿，令人悦泽。**别录。**养肺气，治惊痫，蚀脓。**甄权。

‖ **发明** ‖

[好古曰] 紫石英，入手少阴、足厥阴经。[权曰] 虚而惊悸不安者，宜加用之。女子服之有子。[颂曰] 乳石论，无单服紫石者，惟五石散中用之。张文仲备急方有镇心单服紫石煮水法；胡治及千金方，则多杂诸药同用。今方治妇人及心病，时有使者。[时珍曰] 紫石英，手少阴、足厥阴血分药也。上能镇心，重以去怯也。下能益肝，湿以去枯也。心生血，肝藏血，其性暖而补，故心神不安，肝血不足，及女子血海虚寒不孕者宜之。别录言其补心气、甄权言其养肺者，殊昧气阳血阴营卫之别。惟本经所言诸证，甚得此理。

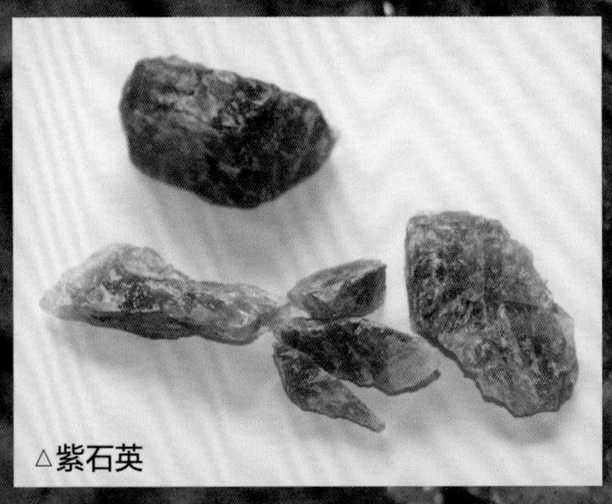
△紫石英

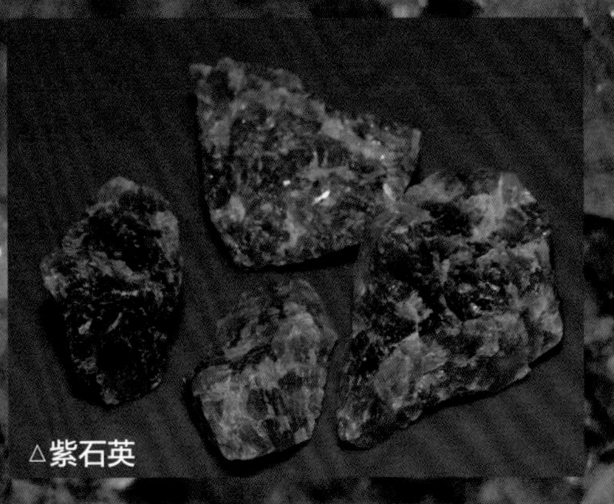
△紫石英

‖ **附方** ‖

旧二新一。**虚劳惊悸**补虚止惊，令人能食。紫石英五两，打如豆大，水淘一遍，以水一斗，煮取三升，细细服，或煮粥食，水尽可再煎之。张文仲方。**风热瘛疭**风引汤：治风热瘛疭，及惊痫瘈疭。紫石英、白石英、寒水石、石膏、干姜、大黄、龙齿、牡蛎、甘草、滑石等分，㕮咀，水一升，煎去三分，食后温呷，无不效者。仲景金匮方。**痈肿毒气**紫石英火烧醋淬，为末，生姜、米醋煎傅之，摩亦得。日华本草。

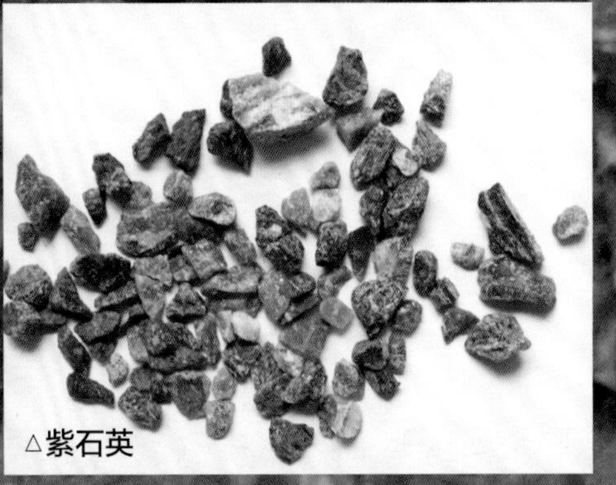
△紫石英

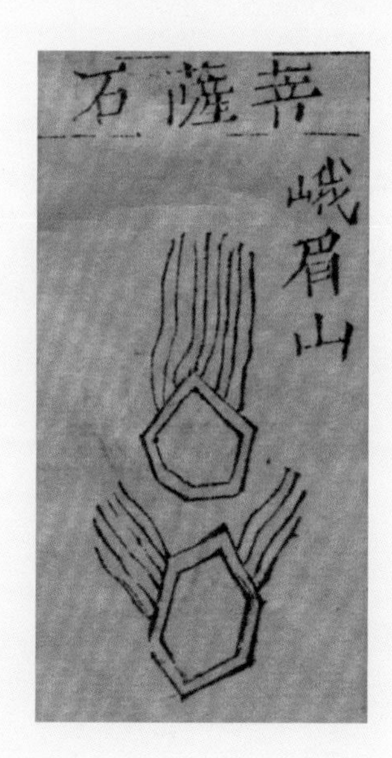

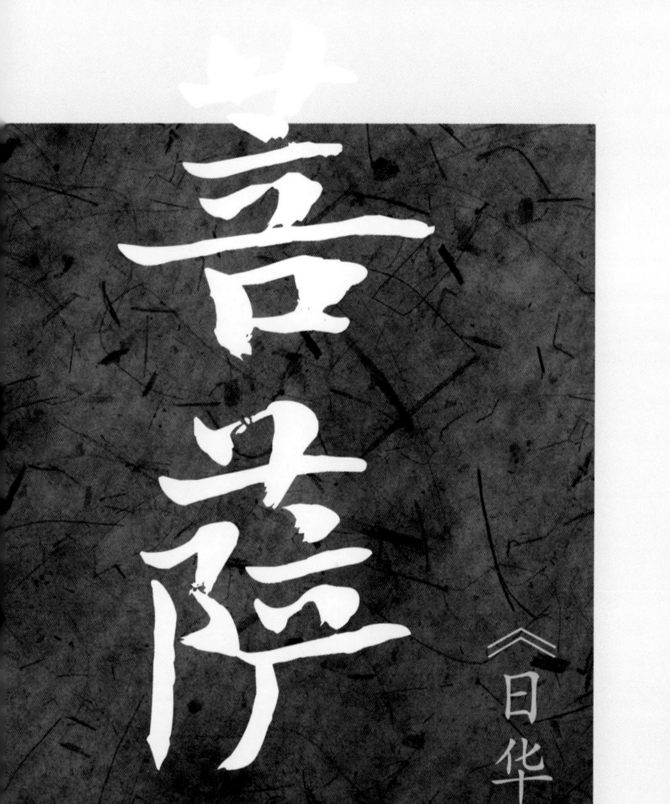

‖ 释名 ‖

放光石　阴精石纲目。义见下。

‖ 集解 ‖

[宗奭曰] 嘉州峨眉山出菩萨石，色莹白明澈，若太山狼牙石、上饶水精之类，日中照之有五色，如佛顶圆光，因以名之。[时珍曰] 出峨眉、五台、匡庐岩窦间。其质六棱，或大如枣栗，其色莹洁，映日则光采微芒，有小如樱珠，则五色粲然可喜，亦石英之类也。丹炉家煅制，作五金三黄匮。

‖ 气味 ‖

甘，平，无毒。

‖ 主治 ‖

解药毒蛊毒，及金石药发动作痈疽渴疾，消扑损瘀血，止热狂惊痫，通月经，解风肿，除淋，并水磨服。蛇虫、蜂蝎、狼犬、毒箭等伤，并末傅之。大明。**明目去翳。**时珍。

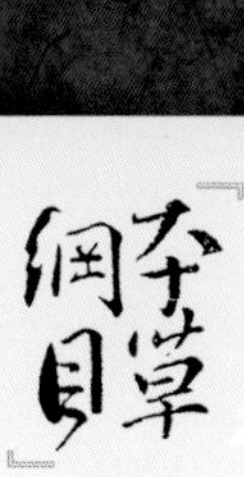

本草纲目

金石部第九卷

金石之三石类上三十二种

‖**基原**‖

据《纲目图鉴》《中药志》《中华本草》等综合分析考证，本品为硫化物类辰砂族矿物辰砂Cinnabar（三方晶系）。主含硫化汞（HgS）。产于湖北、湖南、广西、贵州、四川、云南等地。《药典》收载朱砂药材为硫化物类矿物辰砂族辰砂；采挖后，选取纯净者，用磁铁吸净含铁的杂质，再用水淘去杂石和泥沙。

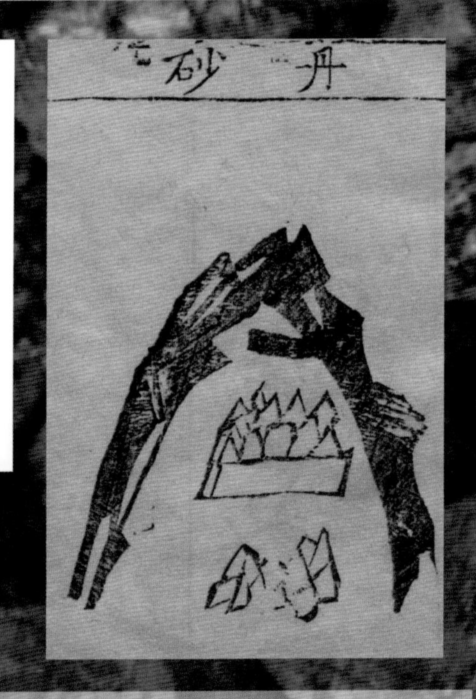

丹砂

《本经》上品

‖**释名**‖

朱砂。 丹乃石名，其字从井中一点，象丹在井中之形，义出许慎说文。后人以丹为朱色之名，故呼朱砂。

‖**集解**‖

丹砂生符陵山谷，采无时。光色如云母可拆者良，作末名真朱。[弘景曰] 即今朱砂也。俗医别取武都仇池雄黄夹雌黄者，名为丹砂用之，谬矣。符陵是涪州接巴郡南，今无复采者。乃出武陵、西川诸蛮夷中，皆通属巴地，故谓之巴砂。仙经亦用越砂，即出广州临漳者。此二处并好，惟须光明莹澈为佳。如云母片者，谓之云母砂。如樗蒲子、紫石英形者，谓之马齿砂，亦好。如大小豆及大块圆滑者，谓之豆砂。细末碎者，谓之末砂。此二种粗，不入药用，但可画用尔。朱砂皆凿坎入数丈许。虽同出一郡县，亦有好恶。地有水井，胜火井也。仙方炼饵，最为长生之宝。丹砂大略二种，有土砂、石砂。其土砂，复有块砂、末砂，体并重而色黄黑，不任画，用疗疮疥亦好，但不入心腹之药，然可烧之，出水银乃多也。其石砂有十数品：最上者为光明砂，云一颗别生一石龛内，大者如鸡卵，小者如枣栗，形似芙蓉，破之如云母，光明照彻，在龛中石台上生，得此者带之辟恶，为上。其次或出石中，或出水内，形块大者如拇指，小者如杏仁，光明无杂，名马牙砂，一名无重砂，入药及画俱善，俗间亦少有之。其磨嵳新井、别井、水井、火井、芙蓉、石末、石堆、豆末等砂，形类颇相似。入药及画，当

△朱砂

择去其杂土石，便可用矣。别有越砂，大者如拳，小者如鸡鸭卵，形虽大，其杂土石，不如细而明净者。经言末之名真朱者，谬矣，岂有一物以全、末殊名乎。[斅曰]砂凡百等，不可一一论。有妙硫砂，如拳许大，或重一镒，有十四面，面如镜，若遇阴沉天雨，即镜面上有红浆汁出。有梅柏砂，如梅子许大，夜有光生，照见一室，有白庭砂，如帝珠子许大，面上有小星现。有神座砂、金座砂、玉座砂，不经丹灶，服之而自延寿命。次有白金砂、澄水砂、阴成砂、辰锦砂、芙蓉砂、镜面砂、箭镞砂、曹末砂、土砂、金星砂、平面砂、神末砂等，不可一一细述也。[颂曰]今出辰州、宜州、阶州，而辰砂为最。生深山石崖间，土人采之，穴地数十丈始见其苗，乃白石，谓之朱砂床。砂生石上，其大块者如鸡子，小者如石榴子，状若芙蓉头、箭镞，连床者紫黯若铁色，而光明莹澈，碎之崭岩作墙壁，又似云母片可拆者，真辰砂也，无石者弥佳。过此皆淘土石中得之，非生于石床者。宜砂绝有大块者，碎之亦作墙壁，但罕有类物状，而色亦深赤，为用不及辰砂，盖出土石间，非白石床所生也。然近宜州邻地春州、融州皆有砂，故其水尽赤。每烟雾郁蒸之气，亦赤黄色，土人谓之朱砂气，尤能作瘴疠为人患也。阶砂又次之，不堪入药，惟可画色尔。凡砂之绝好者，为光明砂，其次谓之颗块，其次谓之鹿簌，其下谓之末砂。惟光明砂入药，余并不用。[宗奭曰]丹砂今人谓之朱砂。辰州砂多出蛮峒锦州界猪獠峒老鸦井。其井深广数十丈，先聚薪于井焚之。其青石壁迸裂处，即有小龛。龛中自有白石床，其石如玉。床上乃生砂，小者如箭镞，大者如芙蓉，光明可鉴，研之鲜红，砂泊床大者重七八两至十两。晃州所出形如箭镞带石者，得自土中，非此比也。[承曰]金州、商州亦出一种砂，色微黄，作土气，陕西、河东、河北、汴东、汴西并以入药，长安、蜀州研以代银朱作漆器。又信州近年出一种砂，极有大者，光芒墙壁，略类宜州所产。然有砒气，破之多作生砒色。若入药用，见火恐杀人。今浙中市肆往往货之，不可不审。[时珍曰]丹砂以辰、锦者为最。麻阳即古锦州地。佳者为箭镞砂，结不实者为肺砂，细者为末砂。色紫不染纸者为旧坑砂，为上品；色鲜染纸者为新坑砂，次之。苏颂、陈承所谓阶州、金、商州砂者，乃陶弘景所谓武都雄黄，非丹砂也。范成大桂海志云：本草以辰砂为上，宜砂次之。然宜州出砂处，与湖北大牙山相连。北为辰砂，南为宜砂，地脉不殊，无甚分别，老者亦出白石床上。苏颂乃云，宜砂出土石间，非石床所生，是未识此也。别有一种色红质嫩者，名土坑砂，乃土石间者，不甚耐火。邕州亦有砂，大者数十、百两，作块黑暗，少墙壁，不堪入药，惟以烧取水银。颂云融州亦有，今融州无砂，乃邕州之讹也。臞仙庚辛玉册云：丹砂石以五溪山峒中产者，得正南之气为上。麻阳诸山与五溪相接者次之。云南、波斯、西胡砂，并光洁可用。柳州一种砂，全似辰砂，惟块圆如皂角子，不入药用。商州、黔州土丹砂，宜、信州砂，皆内含毒气及金银铜铅气，不可服。张果丹砂要诀云：丹砂者，万灵之主，居之南方。或赤龙以建号，或朱鸟以为名。上品生于辰、锦二州石穴，中品生于交、桂，下品生于衡、邵。各有数种，清浊体异，真伪不同。辰、锦上品砂，生白石床之上，十二枚为一座，色如未开莲花，光明耀日。亦有九枚为一座，七枚、五枚者次之。每座中有大者为主，四围小者为臣朝护，四面杂砂一二斗抱之。中有芙蓉头成颗者，亦入上品。又有如马牙光明者，为上品；白光若云母，为中品。又有紫灵砂，圆长似笋而红紫，为上品；石片棱角生青光，为下品。交、桂所出，但是座上及打石得，形似芙蓉头而光明者，亦入上品；颗粒而通明者，为中品；片段不明澈者，为下品。衡、邵所出，虽是紫砂，得之砂石中者，亦下品也。有溪砂，生溪州砂石之中；土砂，生土穴之中，土石相杂，故不入上品，不可服饵。唐·李德裕黄冶论云：光明砂者，天地自然之宝，在石室之间，生雪床之上。如初生芙蓉，红苞未拆。细者环拱，大者处中，有辰居之象，有君臣之位。光明外澈，采之者，寻石脉而求，此造化之所铸也。[土宿真君曰] 丹砂受青阳之气，始生矿石，二百年成丹砂而青女孕，又二百年而成铅，又二百年成银，又二百年复得太和之气，化而为金，故诸金皆不若丹砂金为上也。

‖ **修治** ‖

[敩曰] 凡修事朱砂，静室焚香斋沐后，取砂以香水浴过，拭干，碎捣之，钵中更研三伏时。取一瓷锅子，每朱砂一两，同甘草二两，紫背天葵一镒，五方草一镒，着砂上，以东流水煮三伏时，勿令水阙。去药，以东流水淘净，干晒，又研如粉。用小瓷瓶入青芝草、山须草半两盖之，下十斤火煅，从巳至午方歇，候冷取出，细研用。如要服，则以熬蜜丸细麻子大，空腹服一丸。[时珍曰] 今法惟取好砂研末，以流水飞三次用。其末砂多杂石末、铁屑，不堪入药。又法：以绢袋盛砂，用荞麦灰淋汁，煮三伏时取出，流水浸洗过，研粉飞晒用。又丹砂以石胆、消石和埋土中，可化为水。

‖ **气味** ‖

甘，微寒，无毒。[普曰] 神农：甘。岐伯：苦，有毒。扁鹊：苦。李当之：大寒。[权曰] 有大毒。[大明曰] 凉，微毒。[之才曰] 恶磁石，畏碱水，忌一切血。[时珍曰] 丹砂，别录云无毒，岐伯、甄权言有毒，似相矛盾。按何孟春余冬录云：丹砂性寒而无毒，入火则热而有毒，能杀人，物性逐火而变。此说是也。丹砂之畏慈石、碱水者，水克火也。[敩曰] 铁遇神砂，如泥似粉。[土宿真君曰] 丹砂用阴地厥、地骨皮、车前草、马鞭草、皂荚、石韦、决明、瞿麦、南星、白附子、乌头、三角酸、藕荷、桑椹、地榆、紫河车、地丁，皆可伏制。而金公以砂为子，有相生之道，可变化。

‖ **主治** ‖

身体五脏百病，养精神，安魂魄，益气明目，杀精魅邪恶鬼。久服通神明不老。能化为汞。本经。**通血脉，止烦满消渴，益精神，悦泽人面，除中恶腹痛，毒气疥瘘诸疮。轻身神仙。**别录。**镇心，主尸疰抽风。**甄权。**润心肺，治疮痂息肉，并涂之。**大明。**治惊痫，解胎毒痘毒，驱邪疟，能发汗。**时珍。

‖ **发明** ‖

[保升曰] 朱砂法火，色赤而主心。[杲曰] 丹砂纯阴，纳浮溜之火而安神明，凡心热者非此不能除。[好古曰] 乃心经血分主药，主命门有余。[青霞子曰] 丹砂外包八石，内含金精，禀气

于甲，受气于丙，出胎见壬，结块成庚，增光归戊，阴阳升降，各本其原，自然不死。若以气衰血败，体竭骨枯，八石之功，稍能添益。若欲长生久视，保命安神，须饵丹砂。且丹石见火，悉成灰烬；丹砂伏火，化为黄银。能重能轻，能神能灵，能黑能白，能暗能明。一斛人擎，力难升举；万斤遇火，轻速上腾。鬼神寻求，莫知所在。[时珍曰] 丹砂生于炎方，禀离火之气而成，体阳而性阴，故外显丹色而内含真汞。其气不热而寒，离中有阴也。其味不苦而甘，火中有土也。是以同远志、龙骨之类，则养心气；同当归、丹参之类，则养心血；同枸杞、地黄之类，则养肾；同厚朴、川椒之类，则养脾；同南星、川乌之类，则祛风。可以明目，可以安胎，可以解毒，可以发汗，随佐使而见功，无所往而不可。夏子益奇疾方云：凡人自觉本形作两人，并行并卧，不辨真假者，离魂病也。用辰砂、人参、茯苓，浓煎日饮，真者气爽，假者化也。类编云：钱丕少卿夜多恶梦，通宵不寐，自虑非吉。遇邓州推官胡用之曰：昔常如此。有道士教戴辰砂如箭镞者，涉旬即验，四五年不复有梦。因解髻中一绛囊遗之。即夕无梦，神魂安静。道书谓丹砂辟恶安魂，观此二事可征矣。[抱朴子曰] 临沅县廖氏家，世世寿考。后徙去，子孙多夭折。他人居其故宅，复多寿考。疑其井水赤，乃掘之，得古人埋丹砂数十斛也。饮此水而得寿，况炼服者乎。[颂曰] 郑康成注周礼，以丹砂、石胆、雄黄、礜石、磁石为五毒。古人惟以攻疮疡，而本经以丹砂为无毒，故多炼治服食，鲜有不为药患者，岂五毒之说胜乎？当以为戒。[宗奭曰] 朱砂镇养心神，但宜生使。若炼服，少有不作疾者。一医疾，服伏火者数粒，一旦大热，数夕而毙。沈存中云：表兄李胜炼朱砂为丹，岁余，沐浴再入鼎，误遗一块。其徒丸服之，遂发懵冒，一夕而毙。夫生朱砂，初生小儿便可服；因火力所变，遂能杀人，不可不谨。[陈文中曰] 小儿初生，便服朱砂、轻粉、白蜜、黄连水，欲下胎毒。此皆伤脾败阳之药，轻粉下痰损心，朱砂下涎损神，儿实者服之软弱，弱者服之易伤，变生诸病也。[时珍曰] 叶石林避暑录载：林彦振、谢任伯皆服伏火丹砂，俱病脑疽死。张杲医说载：张悫服食丹砂，病中消数年，发鬓疽而死。皆可为服丹之戒。而周密野语载：临川周推官平生孱弱，多服丹砂、乌、附药，晚年发背疽。医悉归罪丹石，服解毒药不效。疡医老祝诊脉曰：此乃极阴证，正当多服伏火丹砂及三建汤。乃用小剂试之，复作大剂，三日后用膏敷贴，半月而疮平。凡服三建汤一百五十服。此又与前诸说异。盖人之脏腑禀受万殊，在智者辨其阴阳脉证，不以先入为主。非妙入精微者，不能企此。

‖ **附方** ‖

旧八，新二十六。**服食丹砂**三皇真人炼丹方：丹砂一斤，研末重筛，以醇酒沃之如泥状。盛以铜盘，置高阁上，勿令妇女见。燥则复以酒沃，令如泥，阴雨疾风则藏之。尽酒三斗，乃暴之，三百日当紫色。斋戒沐浴七日，静室饭丸麻子大，常以平旦向日吞三丸。一月三虫出，半年诸病瘥，一年须发黑，三年神人至。太上玄变经。**小神丹方**真丹末三斤，白蜜六斤，搅合日曝，至可丸，丸麻子大，每旦服十丸。一年白发反黑，齿落更生，身体润泽，老翁成少。抱朴子・内编。**明目轻身**去三尸，除疮癞。美酒五升，浸朱砂五两，五宿，日干研末，蜜丸小豆大。每服二十丸，白汤下，久服见效。卫生易简方。**神注丹方**白茯苓四两，糯米酒煮，软竹刀切片，阴干为末，入朱砂末二钱，以乳香水打糊丸梧子大，朱砂末二钱为衣。阳日二丸，阴日一丸。要秘精，新汲水下；要逆气过精，温酒下。并空心。王好古医垒元戎。**乌髭变白**小雌鸡二只，只与乌油麻一件同水饲之。放卵时，收取先放者打窍，以朱砂末填入糊定，同众卵抱出鸡，取出，其药自然结实。研粉，蒸饼和丸绿豆大。每酒下五七丸。不惟变白，亦且愈疾。张潞方。**小儿初生**六日，解胎毒，温肠胃，壮气血。朱砂豆大，细研，蜜一枣大，调与吮之，一日令尽。姚和众至宝方。**预解痘毒**初发时或未出时。以朱砂末半钱，蜜水调服。多者可少，少者可无，重者可轻也。丹溪方。**初生儿惊**月内惊风欲死。朱砂磨新汲水涂五心，最验。斗门方。**小儿惊热**夜卧多啼。朱砂半两，牛黄一分，为末。每服一字，犀角磨水调下。普济方。**急惊搐搦**丹砂半两，天南星一个，一两重者，炮裂酒浸，大蝎三个，为末。每服一字，薄荷汤下。圣济录。**惊忤不语**打扑惊忤，血入心窍，不能言语。朱砂为末，以雄猪心血和，丸麻子大。每枣汤下七丸。直指方。**客忤卒死**真丹方寸匕，蜜三合，和灌之。肘后方。**癫痫狂乱**归神丹：治一切惊忧，思虑多忘，及一切心气不足，癫痫狂乱。豮猪心二个，切，入大朱砂二两、灯心三两在内，麻扎，石器煮一伏时，取砂为末，以茯神末二两，酒打薄糊丸梧子大。每服九丸至十五丸、至二十五丸，麦门冬汤下，甚者乳香、人参汤下。百一选方。**产后癫狂**败血及邪气入心，如见祟物，颠狂。用大辰砂一二钱，研细飞过，用饮儿乳汁三四茶匙调湿，以紫项地龙一条入药，滚三滚，刮净，去地龙不用，入无灰酒一盏，分作三四次服。何氏方。**心虚遗精**猪心一个，批片相连，以飞过朱砂末掺入，线缚，白水煮熟食之。唐瑶经验方。**离魂异病**方见发明。**夜多恶梦**方见发明。**男妇心痛**朱砂、明矾枯，等分，为末。沸汤调服。摘玄方。**心腹宿癥**及卒得癥。朱砂研细，搜饭，以雄鸡一只，饿二日，以饭饲之，收粪曝燥为末。温酒服方寸匕，日三服。服尽更作，愈乃止。外台秘要。**霍乱转筋**身冷，心下微温者。朱砂研二两，蜡三两，和丸著火笼中熏之，周围厚覆，勿令烟泄。兼床下着火，令腹微暖，良久当汗出而苏。外台秘要。**辟瘴正阳**丹砂三两，水飞。每服半钱，温蜜汤下。圣济录。**伤寒发汗**外台秘要：治伤寒时气温疫，头痛壮热脉盛，始得一二日者。取真丹一两，水一斗，煮一升，顿服，覆被取汗。忌生血物。肘后：用真丹末酒调，遍身涂之，向火坐，得汗愈。**辟禳温疫**上品朱砂一两，细研，蜜和丸麻子大。常以太岁日平旦，一家大小勿食诸物，向东各吞三七丸，勿令近齿，永无温疫。外台。**诸般吐血**朱砂、蛤粉等分，为末。酒服二钱。又方：丹砂半两，金箔四片，蚯蚓三条，同研，丸小豆大。每冷酒下二丸。圣济录。**妊妇胎动**朱砂末一钱，和鸡子白三枚，搅匀顿服。胎死即出，未死即安。普济方。**子死腹中**不出。朱砂一两，水煮数沸，为末。酒服立出。十全博救方。**目生障翳**生辰砂一块，日日擦之，自退。王居云病此，用之如故。普济方。**目膜息肉**丹砂一两，五月五日研匀，铜器中以水浆一盏，腊水一盏，浸七日，暴干，铜刀刮下，再研瓶收。每点少许眦上。圣济录。**目生弩肉**及珠管。真丹、贝母等分，为末。点注，日三四度。肘后方。**面上皯黯**鸡子一枚去黄，朱砂末一两，入鸡子内封固，入白伏雌下，抱至雏出，取涂面即去。不过五度，面白如玉。此乃陈朝张贵妃常用方，出西王母枕中方。外台秘要。**沙蜂叮螫**朱砂末，水涂之。摘玄方。**木蛭疮毒**南方多雨，有物曰木蛭，大类鼻涕，生于古木之上，闻人气则闪闪而动。人过其下，堕人体间，即立成疮，久则遍体。惟以朱砂、麝香涂之，即愈。张杲医说。**产后舌出**不收。丹砂傅之，暗掷盆盎作堕地声惊之，即自收。集简方。

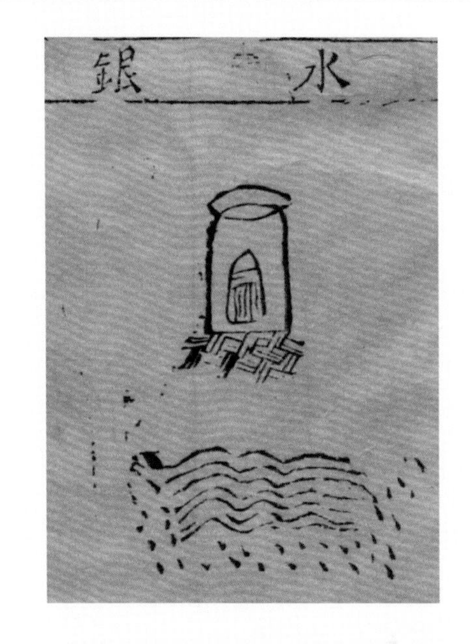

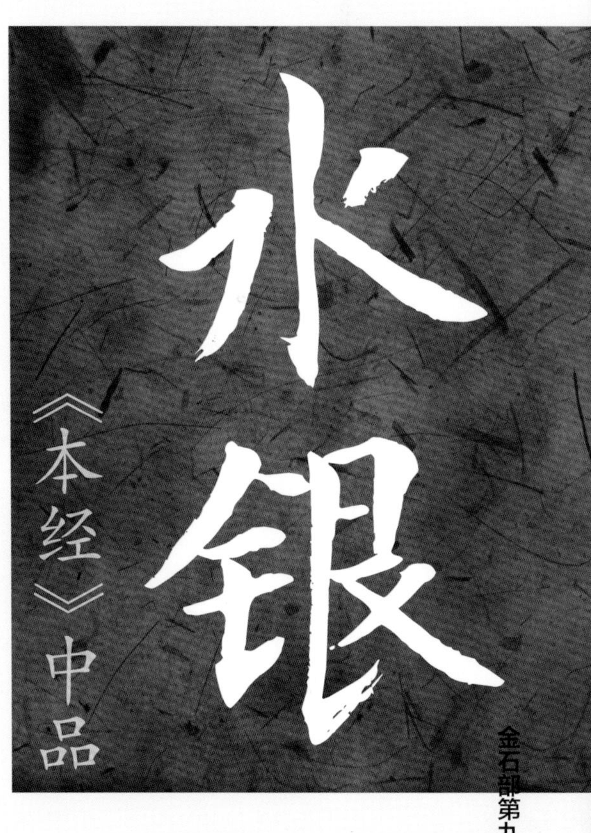

水银
《本经》中品

‖ **基原** ‖

据《汇编》《纲目图鉴》《中药志》等综合分析考证，本品为自然元素类液态矿物自然汞 Mercury（常温下为液体，－38.87℃以下为三方晶系晶体），入药者主要为从辰砂矿物中加工提炼制成的单体金属元素汞。主要为汞（Hg），尚含微量的银（Ag）。主产于贵州、湖北、湖南、四川、广西、云南等地。

‖ **释名** ‖

汞别录**澒**汞同　**灵液**纲目**姹女**药性。[时珍曰] 其状如水似银，故名水银。澒者，流动貌。方术家以水银和牛、羊、豕三脂杵成膏，以通草为炷，照于有金宝处，即知金银铜铁铅玉龟蛇妖怪，故谓之灵液。[颂曰] 广雅：水银谓之澒。丹灶家名汞，其字亦通用尔。

‖ **集解** ‖

[别录曰] 水银生符陵平土，出于丹砂。[弘景曰] 今水银有生熟。此云生符陵平土者，是出朱砂腹中，亦有别出沙地者，青白色，最胜。出于丹砂者，是今烧粗末朱砂所得，色小白浊。不及生者。甚能消化金银，使成泥，人以镀物是也。烧时飞着釜上灰，名汞粉，俗呼为水银灰，最能去虱。[恭曰] 水银出于朱砂，皆因热气，未闻朱砂腹中自出之者，火烧飞取，人皆解法。南人蒸取之，得水银虽少，而朱砂不损，但色少变黑尔。[颂曰] 今出秦州、商州、道州、邵武军，而秦州乃来自西羌界。经云出于丹砂者，乃是山石中采粗次朱砂，作炉置砂于中，下承以水，上覆以盆，器外加火煅养，则烟飞于上，水银溜于下，其色小白浊。陶氏言别出沙地者青白色，今不闻有此。西羌人亦云如此烧取，但其山中所生极多，至于一山自拆裂，人采得砂石，皆大块如升斗，碎之乃可烧煅，故西来水银极多于南方者。又取草汞法：用细叶马齿苋干之，十斤得水银八两或十两。先以槐木捶之，向日东作架晒之，三二日即干。如经年久，烧存性，盛入瓦瓮内，封口，埋土坑中四十九日，取出自成矣。[时珍曰] 汞出于砂为真汞。雷敩言有草汞。陶弘景言有沙地汞。淮南子言弱土之气生白礜石，礜石生白澒。苏颂言陶说者不闻有之。按陈霆墨

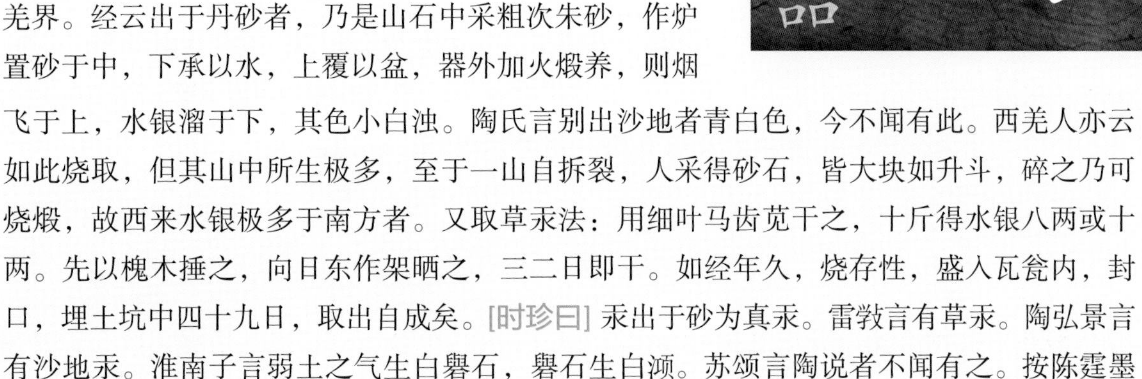

谈云：拂林国当日没之处，地有水银海，周围四五十里。国人取之，近海十里许掘坑井数十，乃使健夫骏马，皆贴金箔，行近海边。日照金光晃耀，则水银滚沸如潮而来，其势若粘裹。其人即回马疾驰，水银随赶。若行缓，则人马俱扑灭也。人马行速，则水银势远力微，遇坑堑而溜积于中。然后取之。用香草同煎，则成花银，此与中国所产不同。按此说似与陶氏沙地所出相合；又与陈藏器言人服水银病拘挛，但炙金物熨之，则水银必出蚀金之说相符。盖外番多丹砂，其液自流为水银，不独炼砂取出，信矣。胡演丹药秘诀云：取砂汞法：用瓷瓶盛朱砂，不拘多少，以纸封口，香汤煮一伏时，取入水火鼎内，炭塞口，铁盘盖定。凿地一孔，放碗一个盛水，连盘覆鼎于碗上，盐泥固缝，周围加火煅之，待冷取出，汞自流入碗矣。邕州溪峒烧取极易，以百两为一铫，铫之制似猪脬，外糊厚纸数重，贮之即不走漏。若撒失在地，但以川椒末或茶末收之，或以真金及鍮石引之即上。[嘉谟曰] 取去汞之砂壳，名天流，可点化。

‖ **修治** ‖

[敩曰] 凡使勿用草汞并旧朱漆中者，经别药制过者，在尸中过者，半生半死者。其朱砂中水银色微红，收得后用葫芦贮之，免遗失。若先以紫背天葵并夜交藤自然汁二味同煮一伏时，其毒自退。若修十两，二汁合七镒。

‖ **气味** ‖

辛，寒，有毒。[权曰] 有大毒。[大明曰] 无毒。[之才曰] 畏磁石、砒霜。[宗奭曰] 水银得铅则凝，得硫则结，并枣肉研则散，别法煅为腻粉、粉霜，唾研之死虱，铜得之则明，灌尸中则后腐，以金银铜铁置其上则浮，得紫河车则伏，得川椒则收。可以勾金，可为涌泉匮，盖藉死水银之气也。[土宿真君曰] 荷叶、松叶、松脂、谷精草、萱草、金星草、瓦松、夏枯草、忍冬、莨菪子、雁来红、马蹄香、独脚莲、水慈姑，皆能制汞。

‖ **主治** ‖

疥瘘痂疡白秃，杀皮肤中虱，堕胎除热，杀金银铜锡毒。熔化还复为丹，久服神仙不死。本经。**以傅男子阴，阴消无气。**别录。**利水道，去热毒。**藏器。**主天行热疾，除风，安神镇心，治恶疮瘑疥，杀虫，催生，下死胎。**大明。**治小儿惊热涎潮。**宗奭。**镇坠痰逆，呕吐反胃。**时珍。

‖ **发明** ‖

[弘景曰] 还复为丹，事出仙经。酒和日暴，服之长生。[权曰] 水银有大毒，

朱砂中液也。乃还丹之元母，神仙不死之药，能伏炼五金为泥。[抱朴子曰] 丹砂烧之成水银，积变又还成丹砂，其去凡草木远矣，故能令人长生。金汞在九窍，则死人为之不朽，况服食乎？[藏器曰] 水银入耳，能食人脑至尽；入肉令百节挛缩，倒阴绝阳。人患疮疥，多以水银涂之，性滑重，直入肉，宜谨之。头疮切不可用，恐入经络，必缓筋骨，百药不治也。[宗奭曰] 水银入药，虽各有法，极须审谨，有毒故也。妇人多服绝娠。今有水银烧成丹砂，医人不晓误用，不可不谨。唐·韩愈云：太学士李干遇方士柳泌，能烧水银为不死药，以铅满一鼎，按中为空，实以水银，盖封四际，烧为丹砂。服之下血，四年病益急，乃死。余不知服食说自何世起，杀人不可计，而世慕尚之益至，此其惑也。在文书所记耳闻者不说。今直取目见，亲与之游，而以药败者六七公，以为世诫。工部尚书归登，自说服水银得病，有若烧铁杖自颠贯其下，摧而为火，射窍节以出，狂痛呼号泣绝。其裀席得水银，发且止，唾血十数年以毙。殿中御史李虚中，疽发其背死。刑部尚书李逊谓余曰：我为药误。遂死。刑部侍郎李建，一旦无病死。工部尚书孟简，邀我于万州，屏人曰：我得秘药，不可独不死。今遗子一器，可用枣肉为丸服之。别一年而病。后有人至，讯之，曰：前所服药误，方且下之，下则平矣。病二岁卒。东川节度御史大夫卢坦，溺血，肉痛不可忍，乞死。金吾将军李道古，以柳泌得罪，食泌药，五十死海上。此皆可为戒者也。蕲不死乃速得死。谓之智，可不可也？五谷三牲，盐醯果蔬，人所常御。人相厚勉，必曰强食。今惑者皆曰：五谷令人夭，三牲皆杀人，当务减节。一筵之馔，禁忌十之二三。不信常道而务鬼怪，临死乃悔。后之好者又曰：彼死者皆不得其道也，我则不然。始动曰：药动故病，病去药行，乃不死矣。及且死又悔。呜呼!可哀也已。[时珍曰] 水银乃至阴之精，禀沉着之性。得凡火煅炼，则飞腾灵变；得人气熏蒸，则入骨钻筋。绝阳蚀脑。阴毒之物无似之者。而大明言其无毒。本经言其久服神仙，甄权言其还丹元母，抱朴子以为长生之药。六朝以下贪生者服食，致成废笃而丧厥躯，不知若干人矣！方士固不足道，本草其可妄言哉？水银但不可服食尔，而其治病之功，不可掩也。同黑铅结砂，则镇坠痰涎；同硫黄结砂，则拯救危病。此乃应变之兵，在用者能得肯綮而执其枢机焉。余见铅白霜及灵砂下。

‖附方‖

旧五，新二十四。**初生不乳**咽中有噤物如麻豆许。用水银米粒大与之，下咽即愈。圣惠方。**小儿痫疾**能压一切热。水银小豆许，安盏中，沉汤内煮一食顷，与服。勿仰儿头，恐入脑也。圣济方。**急惊坠涎**水银半两，生南星一两，麝香半分，为末，入石脑油同捣，和丸绿豆大。每服一丸，薄荷汤下。**失心风**

疾水银一两，藕节八个，研成砂子，丸如芡子大。每服二丸，磨刀水下，一二服。经验方。**精魅鬼病**水银一两，浆水一升，炭火煎减三分。取水银一豆许，神符裹吞之，晚又服，一二日止。广济方。**反胃吐食**水不能停。黑铅、水银各一钱半，结砂，舶硫黄五钱，官桂一钱，为末。每服六钱，一半米汤，一半自然姜汁，调作一处服。圣济录。**消渴烦热**水银一两，铅一两，结砂，皂荚一挺酥炙，麝香一钱，为末。每服半钱，白汤下。圣济录。**胆热衄衊**血上妄行。水银、朱砂、麝香等分，为末，每服半钱，新汲水下。宣明方。**血汗不止**方同上。**妊妇胎动**母欲死，子尚在，以此下之。水银、朱砂各半两，研膏。以牛膝半两，水五大盏。煎汁，入蜜调服半匙。圣惠方。**妇人难产**水银二两，先煮后服，立出。梅师方。**胎死腹中**其母欲死。水银二两吞之，立出。梅师方。**妇人断产**水银以麻油煎一日，空心服枣大一丸，永断，不损人。妇人良方。**解金银毒**水银一两，服之即出。千金方。**误吞金银**及环子钗子。以汞半两吞之，再服即出。圣惠方。**百虫入耳**水银豆许，倾入耳中，以耳向下，击铜物数声即出。能食人脑，非急切勿用。圣济录。**头上生虱**水银和蜡烛油揩之，一夜皆死。摘玄方。**腋下胡臭**水银、胡粉等分，以面脂和，频掺之。千金方。**少年面疱**水银、胡粉等分，研，腊猪脂和。夜涂旦拭，勿见水，三度瘥。肘后方。**老小口疮**水银一分，黄连六分，水二升，煮五合。含之，日十次。普济方。**白癜风痒**水银数拭之，即消。千金方。**虫癣瘙痒**水银、胡粉等分，研傅。又水银、芜荑，和酥傅之。外台秘要。**痔虫作痒**水银、枣膏各二两同研，绵裹纳下部，明日虫出。梅师方。**恶肉毒疮**一女年十四，腕软处生物如黄豆大，半在肉中，红紫色，痛甚，诸药不效。一方士以水银四两，白纸二张揉熟，蘸银擦之，三日自落而愈。李楼怪症方。**一切恶疮**水银、黄连、胡粉熬黄，各一两，研匀傅之，干则以唾调。肘后方。**杨梅毒疮**水银、黑铅各一钱结砂，黄丹一钱，乳香、没药各五分，为末。以纸卷作小捻，染油点灯，日照疮三次，七日见效。方广附余：用水银、黑铅结砂、银朱各二钱，白花蛇一钱，为末，作纸捻七条。头日用三条，自后日用一条，香油点灯于炉中，放被内熏之，勿透风。头上有疮，连头盖之。一方：水银一钱二分，黑铅、白锡各八分，共结砂，黄丹四分，朱砂六分，为末，分作十二纸捻，以香油浸灯盏内，点于小桶中。以被围病人坐之，以鼻细细吸烟，三日后口出恶物为效。**痘后生翳**水银一钱，虢丹五钱，研作六丸，坩锅糊定，火煅一日取出，薄绵裹之。左翳塞右耳，右翳塞左耳，自然坠下。危氏方。

‖ **释名** ‖

汞粉　轻粉拾遗**峭粉**日华**腻粉**。[时珍曰] 轻言其质，峭言其状，腻言其性。昔萧史与秦穆公炼飞云丹，第一转乃轻粉，即此。

‖ **修治** ‖

[时珍曰] 升炼轻粉法：用水银一两，白矾二两，食盐一两，同研不见星，铺于铁器内，以小乌盆覆之。筛灶灰，盐水和，封固盆口。以炭打二炷香取开，则粉升于盆上矣。其白如雪，轻盈可爱。一两汞，可升粉八钱。又法：水银一两，皂矾七钱，白盐五钱，同研，如上升炼。又法：先以皂矾四两，盐一两，焰消五钱，共炒黄为曲。水银一两，又曲二两，白矾二钱，研匀，如上升炼。海客论云：诸矾不与水银相合，而绿矾和盐能制水银成粉，何也？盖水银者金之魂魄，绿矾者铁之精华，二气同根，是以暂制成粉。无盐则色不白。

‖ **气味** ‖

辛，冷，无毒。[大明曰] 畏磁石、石黄，忌一切血，本出于丹砂故也。[时珍曰] 温燥有毒，升也，浮也。黄连、土茯苓、陈酱、黑铅、铁浆，可制其毒。

‖ **主治** ‖

通大肠，转小儿疳痹瘰疬，杀疮疥癣虫，及鼻上酒皶，风疮瘙痒。藏器。**治痰涎积滞，水肿鼓胀，毒疮**。时珍。

‖ **发明** ‖

[宗奭曰] 水银粉下膈涎，并小儿涎潮瘛疭药多用。然不可常服及过多，多则损人。若兼惊则危，须审之。盖惊为心气不足，不可下。下之里虚，惊气入心，不可治。其人本虚，更须禁此，慎之至

‖ **基原** ‖

据《中药志》《大辞典》《纲目图鉴》等综合分析考证，本品为以升华法制成的轻粉Calomelas结晶，又名甘汞。主含氯化亚汞（Hg_2Cl_2）。主产于湖北、湖南、四川、天津、河北、云南等地。《药典》收载轻粉药材为氯化亚汞。

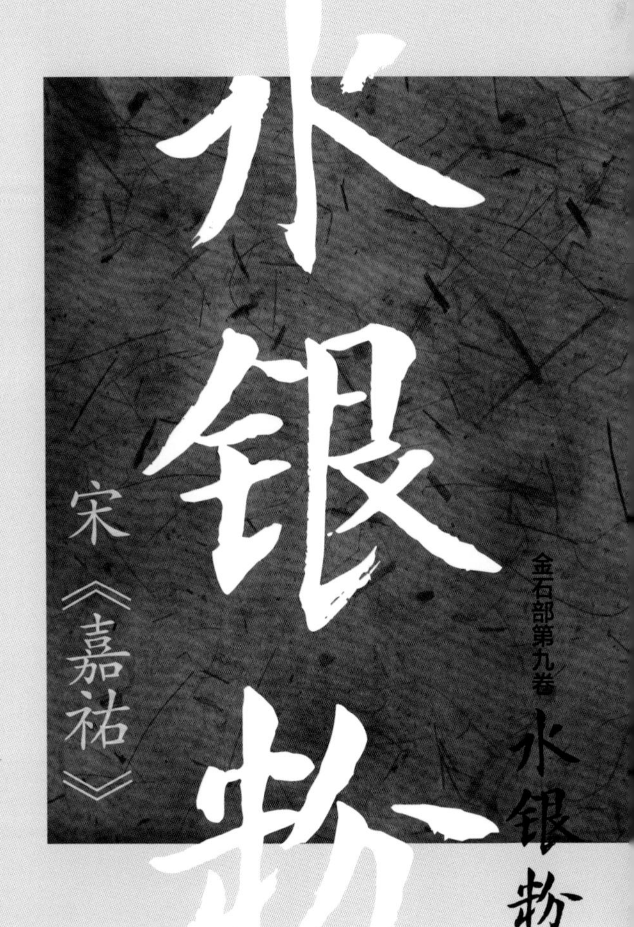

也。[刘完素曰] 银粉能伤牙齿。盖上下齿龈属手足阳明之经，毒气感于肠胃，而精神气血水谷既不胜其毒，则毒即循经上行，而至齿龈嫩薄之分为害也。[时珍曰] 水银乃至阴毒物，因火煅丹砂而出，加以盐、矾炼而为轻粉，加以硫黄升而为银朱，轻飞灵变，化纯阴为燥烈。其性走而不守，善劫痰涎，消积滞。故水肿风痰、湿热毒疮被劫，涎从齿龈而出，邪郁为之暂开，而疾因之亦愈。若服之过剂，或不得法，则毒气被蒸，窜入经络筋骨，莫之能出。痰涎既去，血液耗亡，筋失所养，营卫不从。变为筋挛骨痛，发为痈肿疳漏，或手足皲裂，虫癣顽痹，经年累月，遂成废痼，其害无穷。观丹客升炼水银轻粉，鼎器稍失固济，铁石撼透，况人之筋骨皮肉乎？陈文中言轻粉下痰而损心气，小儿不可轻用，伤脾败阳，必变他证，初生尤宜慎之；而演山氏谓小儿在胎，受母饮食热毒之气，畜在胸膈，故生下个个发惊，宜三日之内与黄连去热，腻粉散毒，又与人参朱砂蜜汤解清心肺，积毒既化，儿可免此患。二说不同，各有所见：一谓无胎毒者，不可轻服；一谓有胎毒者，宜预解之。用者宜审。

‖ **附方** ‖

旧三，新三十二。**小儿初生**浴汤中入盐少许，拭干，以腻粉少许摩其身，既不畏风，又散诸气。全幼心鉴。**初生锁肚**证由胎中热毒，结于肛门，儿生之后，闭而不通三日者。急令妇人咂儿前后心手足并脐七处，四五次。以轻粉半钱，蜜少许，温水化开，时时与少许，以通为度。全幼心鉴。**小儿涎喘**服药不退者。用无雄鸡子一个取清，入轻粉抄十钱拌和，银器盛，置汤瓶上蒸熟。三岁儿尽食，当吐痰或泄而愈。气实者乃可用。演山活幼口议。**幼儿哯乳**不止，服此立效。腻粉一钱，盐豉七粒，去皮研匀，丸麻子大。每服三丸，藿香汤下。活幼口议。**小儿吃泥**及膔肚。用腻粉一分，沙糖和丸麻子大。空心米饮下一丸，良久泄出泥土，瘥。经验方。**大小便闭**胀闷欲死，二三日则杀人。腻粉一钱，生麻油一合，相和，空心服。圣惠方。**大便壅结**腻粉半钱，沙糖一弹丸，研丸梧子大。每服五丸，临卧温水下。又方：腻粉二钱，黄丹一钱，为末。每米饮服一钱。普济方。**血痢腹痛**腻粉五钱，定粉三钱，同研，水浸蒸饼心少许，和丸绿豆大。每服七丸或十丸。艾一枚，水一盏，煎汤下。秘宝方。**消中嗜食**多外伤瘅热，内积忧思，啖食咸物及面，致脾胃干燥，饮食倍常，不生肌肉，大便反坚，小便无度。轻粉一钱为末，姜汁拌匀，长流水下，齿浮是效，后服猪肚丸补之。危氏得效方。**一切虚风**不二散：用腻粉一两，汤煎五度如麻脚，慢火焙干，麝香半两，细研。每服一字，温水调下。孙用和秘宝方。**水气肿满**汞粉一钱，乌鸡子去黄，盛粉，蒸饼包，蒸熟取出，苦葶苈炒一钱，同蒸饼杵丸绿豆大。每年前汤下三五丸，日三服，神效。医垒元戎。**痘疮生翳**轻粉、黄丹等分为末。左目患吹右耳，右目吹左耳，即退。王氏痘疹方。**女人面脂**太真红玉膏：轻粉、滑石、杏仁去皮等分，为末，蒸过，入脑、麝少许，以鸡子清调匀，洗面毕傅之，旬日后，色如红玉。闺阁事宜。**抓破面皮**生姜自然汁调轻粉末搽之，更无痕迹。救急方。**牙齿疼痛**轻粉一钱，大蒜一瓣，杵饼，安膈骨前陷中。先以铜钱隔了，用蚬壳盖定扎住，一宿愈。左疼安右，右疼安左。摘玄方。**风虫牙疳**脓血有虫。轻粉一钱，黄连一两，为末掺之。普济方。**小儿耳烂**轻粉、枣子灰等分，研，油调傅。摘玄方。**底耳肿痛**汁水不绝，轻粉一钱，麝香一分，为末掺之。简便方。**烂弦风眼**腻粉末，口津和，点大眦，日二三次。圣惠方。**小儿头疮**葱汁调腻粉涂之。又方：鸡子黄炒出油，入麻油及腻粉末，傅之。集简方。**小儿生癣**猪脂和轻粉抹之。直指方。**牛皮恶癣**五更食炙牛肉一片，少刻以轻粉半钱，温酒调下。直指方。**杨梅疮癣**岭南卫生方用汞粉、大风子肉等分，为末，涂之即愈。医方摘玄：用轻粉二钱，杏仁四十二个去皮，洗疮拭干搽之，不过三次即愈。干则以鹅胆汁调。**杨梅毒疮**医学统旨：用轻粉一钱，雄黄、丹砂各二钱半，槐花炒、龟版炙各一两，为末，糊丸梧子大。每服一钱，冷茶下，日二服，七日愈。杨诚经验方：用轻粉、胡桃仁、槐花炒研、红枣肉各二钱，捣丸。分作三服。初日鸡汤下，二日酒下，三日茶下。三日服尽，五日疮干，七日痂落。一方：用豮猪肾一对，去膜批开，各掺轻粉一钱扎定，麻油二两炸熟。顿食，不破口肿牙。仍服金银花药。一方：用大鸡卵一个，去黄留白，入轻粉一钱搅匀，纸糊饭上蒸熟食。**下疳阴疮**轻粉末干掺之，即结靥而愈。万表积善堂方。**臁疮不合**以齑汁温洗拭干，用葱汁调轻粉傅之。一方：轻粉五分，黄蜡一两，以粉掺纸上，以蜡铺之。缚在疮上，黄水出即愈。永类方。**痈疽恶疮**杨梅诸疮。水银一两，朱砂、雄黄各二钱半，白矾、绿豆各二两半，研匀罐盛，灯盏盖定，盐泥固济，文武火炼，升罐口扫收。每以三钱，入乳香、没药各五分，洒太乙膏上贴之，绝效，名曰五宝霜。

‖ **基原** ‖

据《中华本草》《大辞典》等综合分析考证：本品指轻粉的再升华精制品，实际上仍为轻粉，参见本卷“水银粉”项下；而古代本草中的“粉霜”最初所指应是升汞，为用升华发炼制而成的氯化高汞（$HgCl_2$）。轻粉（甘汞）毒性低，粉霜（升汞）则是剧毒。

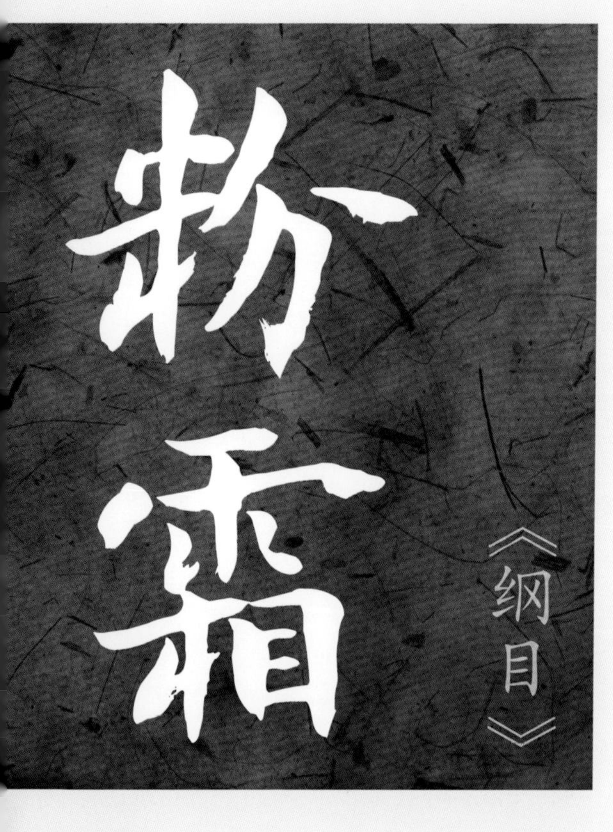

‖ **释名** ‖

水银霜　白雪纲目**白灵砂。**[时珍曰] 以汞粉转升成霜，故曰粉霜。抱朴子云：白雪，粉霜也。以海卤为匮，盖以土鼎，勿泄精华，七日乃成。要足阳气，不为阴侵。惟姜、藕、地丁、河车可以炼之点化。在仙为玄壶，在人为精原，在丹为木精，在造化为白雪，在天为甘露。

‖ **修治** ‖

[时珍曰] 升炼法：用真汞粉一两，入瓦罐内令匀。以灯盏仰盖罐口，以盐泥涂缝。先以小炭火铺罐底四周，以水湿纸不住手在灯盏内擦，勿令间断。逐渐加火，至罐颈住火。冷定取出，即成霜如白蜡。按外台秘要载古方崔氏造水银霜法云：用水银十两，石硫黄十两，各以一铛熬之。良久银热黄消，急倾为一铛，少缓即不相入，仍急搅之。良久硫成灰，银不见，乃下伏龙肝末十两，盐末一两，搅之。别以盐末铺铛底一分，入药在上，又以盐末盖面一分，以瓦盆覆之，盐土和泥涂缝，炭火煅一伏

时，先文后武，开盆刷下，凡一转。后分旧土为四分，以一分和霜，入盐末二两，如前法飞之讫。又以土一分，盐末二两，和飞如前，凡四转。土尽更用新土，如此七转，乃成霜用之。此法后人罕知。故附于此云。

‖ **气味** ‖

辛，温，有毒。[时珍曰] 畏荞麦秆灰、硫黄。

‖ **主治** ‖

下痰涎，消积滞，利水，与轻粉同功。时珍。

‖ **发明** ‖

[元素曰] 粉霜、轻粉，亦能洁净府，去膀胱中垢腻，既毒而损齿，宜少用之。[时珍曰] 其功过与轻粉同。

‖ **附方** ‖

新六。**小儿急惊**搐搦涎盛。粉霜二钱，白牵牛炒、轻粉各一钱，为末。每服一字，薄荷汤下，吐涎为效。全婴方。**小儿躁渴**粉霜一字，大儿半钱，莲花汤调下。冬月用莲肉。保幼大全。**风热惊狂**神白丹：治伤寒积热，及风生惊搐，或如狂病，诸药不效。粉霜一两，以白面六钱，和作饼子，炙熟同研，轻粉半两，铅白霜二钱半，为末，滴水丸梧子大。每服十丸至十五丸，米饮下。宣明方。**痘疹生翳**粉霜八分，朱砂一钱，为末。水调少许，倾入耳内。鸿飞集。**腋下胡臭**粉霜、水银等分，以面脂和涂之。圣济录。**杨梅恶疮**粉霜一味搽之。集简方。

‖基原‖

据《中华本草》《大辞典》《纲目图鉴》等综合分析考证，本品为以水银、硫磺为原料，经加热升华制成的硫化汞Vermilion。主要为硫化汞（HgS）。其所用原料石亭脂（参见第十一卷“石硫赤”项下）是一种赤色硫黄，也有加氢氧化钾者，制成品所含杂质较多，质量不如灵砂纯净。

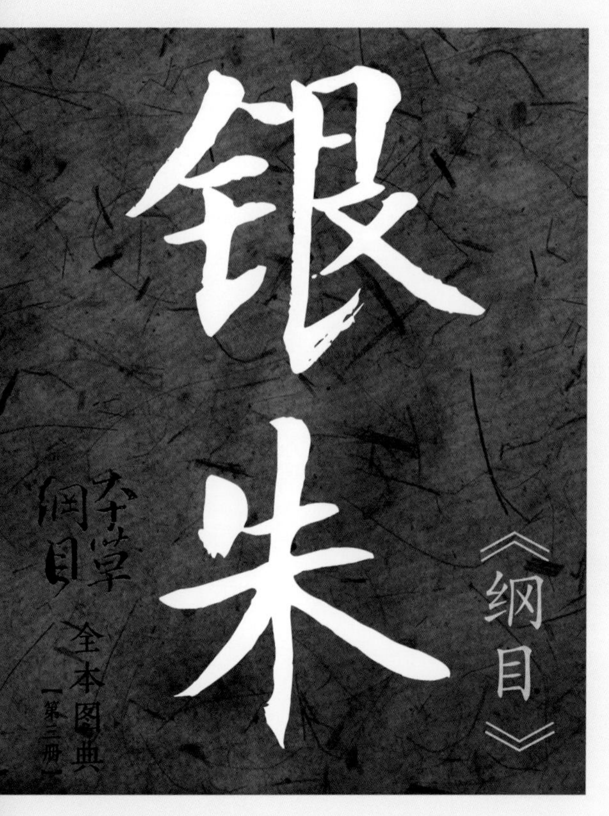

‖释名‖

猩红　紫粉霜。[时珍曰] 昔人谓水银出于丹砂，熔化还复为朱者，即此也。名亦由此。

‖集解‖

[时珍曰] 胡演丹药秘诀云：升炼银朱，用石亭脂二斤，新锅内熔化，次下水银一斤，炒作青砂头，炒不见星。研末罐盛，石版盖住，铁线缚定，盐泥固济，大火煅之。待冷取出，贴罐者为银朱，贴口者为丹砂。今人多以黄丹及矾红杂之，其色黄黯，宜辨之。真者谓之水华朱。每水银一斤，烧朱一十四两八分，次朱三两五钱。

‖气味‖

辛，温，有毒。

‖主治‖

破积滞，劫痰涎，散结胸，疗疥癣恶疮，杀虫及虱，功同粉霜。时珍。

‖发明‖

[时珍曰] 银朱乃硫黄同汞升炼而成，其性燥烈，亦能烂龈挛筋，其功过与轻粉同也。今厨人往往以之染色供馔，宜去之。

‖ **附方** ‖

新二十。**小儿内钓**多啼。银朱半钱，乳香、煨蒜各一钱，为末，研丸黍米大。半岁五丸，薄荷汤下。心鉴。**男女阴毒**银朱、轻粉各一钱，用五日独蒜一枚，捣和作饼。贴手心，男左女右，两手合定，放阴下，顷间气回、汗出即愈。但口中微有气，即活。唐瑶经验方。**痰气结胸**鹤顶丹：不问阴阳虚实，炒过陷胸、泻心等药。用银朱半两，明矾一两，同碾。以熨斗盛火，瓦盏盛药，熔化，急刮搓丸。每服一钱，真茶入姜汁少许服之。心上隐隐有声，结胸自散。不动脏腑，不伤真气，明矾化痰，银朱破积故也。曾世荣活幼全书。**正水肿病**大便利者。银朱半两，硫黄煅四两，为末，面糊丸梧子大。每饮下三十丸。普济方。**咽喉疼痛**银朱、海螵蛸末等分，吹之取涎。救急方。**火焰丹毒**银朱调鸡子清涂之。李楼怪症方。**汤火灼伤**银朱研细，菜油调傅，二次愈。多能鄙事。**疽疮发背**银朱、白矾等分，煎汤温洗，却用桑柴火远远炙之，日三次，甚效。救急方。**鱼脐丁疮**四面赤，中央黑。银朱，水和丸。每服一丸，温酒下，名走马丹。普济方。**杨梅毒疮**银朱、官香等分，为末，以纸卷作捻，点灯置桶中。以鼻吸烟，一日一作，七日愈。又方：银朱二钱，孩儿茶一钱，龙挂香一钱，皂角子一钱，为末。如上法用。又方：银朱、轻粉各一钱，黄蜡、清油各一两，化开和收。以油纸摊贴，疮痂自脱也。**筋骨疼痛**猩红三钱，枯矾四钱，为末，作三纸捻。每旦以一捻蘸油点火熏脐，被覆卧之，取汗。纂要奇方。**日久顽疮**不收者。银朱一钱，千年地下石灰五分，松香五钱，香油一两，为末。化摊纸上贴之。应急良方。**臁疮不敛**方同上。**血风臁疮**生脚股上，乃湿毒成风也。黄蜡一两溶化，入银朱一两，搅摊纸上，刺孔贴之。简便方。**黄水湿疮**银朱、盐梅和捣傅之。集玄方。**癣疮有虫**银朱、牛骨髓，桐油调搽。医方摘要。**头上生虱**银朱浸醋，日日梳头。包银朱纸以碗覆烧之，茶清洗下烟子，揉之，包头一夜，至旦虱尽死。积德堂方。

‖ **基原** ‖

据《中华本草》《纲目图鉴》等综合分析考证，本品为以水银和硫黄为原料，经人工加热升华而制成的汞制剂灵砂Cinnabar Artificial。主含硫化汞（HgS）。主产于黑龙江、广东、贵州、四川等地。本品与银朱主要成分相同，但所含杂质较少，质量纯净。

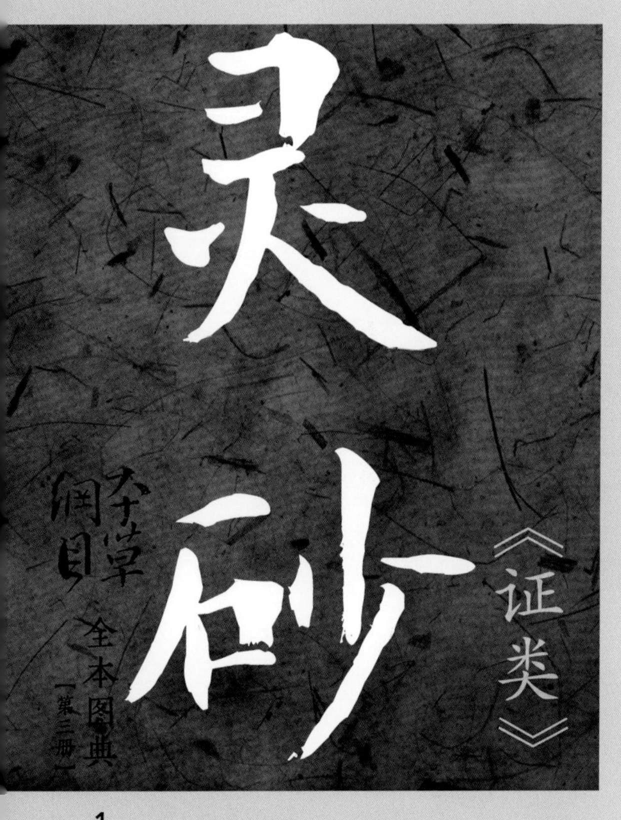

‖ **释名** ‖

二气砂。[慎微曰] 茅亭客话载，以灵砂饵胡孙、鹦鹉、鼠、犬等，变其心，辄会人言，丹之通为灵者。[时珍曰] 此以至阳钩至阴，脱阴反阳，故曰灵砂。

‖ **修治** ‖

[慎微曰] 灵砂，用水银一两，硫黄六铢，细研炒作青砂头，后入水火既济炉，抽之如束针纹者，成就也。[时珍曰] 按胡演丹药秘诀云：升灵砂法：用新锅安逍遥炉上，蜜揩锅底，文火下烧，入硫黄二两熔化，投水银半斤，以铁匙急搅，作青砂头。如有焰起，喷醋解之。待汞不见星，取出细研，盛入水火鼎内，盐泥固济，下以自然火升之，干水十二盏为度，取出如束针纹者，成矣。庚辛玉册云：灵砂者，至神之物也。硫汞制而成形，谓之丹基。夺天地造化之功，窃阴阳不测之妙。可以变化五行，炼成九还。其未升鼎者，谓之青金丹头；已升鼎者，乃曰灵砂。灵砂有三：以一伏时周天火而成者，谓之金鼎灵砂；以九度抽添用周天火而成者，谓之九转灵砂；以地数三十日炒炼而成者，谓之医家老火灵砂。并宜桑灰淋醋煮伏过用，乃良。

‖ **气味** ‖

甘，温，无毒。

‖ **主治** ‖

五脏百病，养神安魂魄，益气明目，

通血脉，止烦满，益精神，杀精魅恶鬼气。久服通神明不老，轻身神仙，令人心灵。慎微。**主上盛下虚，痰涎壅盛，头旋吐逆，霍乱反胃，心腹冷痛，升降阴阳，既济水火，调和五脏，辅助元气。研末，糯糊为丸，枣汤服，最能镇坠，神丹也。**时珍。

‖ **发明** ‖

[时珍曰] 硫黄，阳精也；水银，阴精也。以之相配，夫妇之道，纯阴纯阳，二体合璧。故能夺造化之妙，而升降阴阳，既济水火，为扶危拯急之神丹，但不可久服尔。苏东坡言：此药治久患反胃，及一切吐逆，小儿惊吐，其效如神，有配合阴阳之妙故也。时珍常以阴阳水送之，尤妙。

‖ **附方** ‖

新七。**伏热吐泻**阴阳丸：用硫黄半两，水银一钱，研黑，姜汁糊丸小豆大。三岁三丸，冷水下；大人三四十丸。郑氏小儿方。**诸般吐逆**方同上。**霍乱吐逆**不问虚实冷热。二气散，一名青金丹：用水银、硫黄等分，研不见星。每服一字至半钱，生姜汤调下。钱氏小儿方。**脾疼反胃**灵砂一两，蚌粉一两，同炒赤，丁香、胡椒各四十九粒，为末，自然姜汁煮，半夏粉糊丸梧子大。每姜汤下二十丸。普济方。**冷气心痛**灵砂三分，五灵脂一分，为末，稀糊丸麻子大。每服二十丸，食前石菖蒲、生姜汤下。直指方。**九窍出血**因暴惊而得，其脉虚者。灵砂三十粒，人参汤下，三服愈。此证不可错认作血得热则流，妄用凉药误事。杨仁斋直指方。**养正丹**又名交泰丹，乃宝林真人谷伯阳方也。却邪辅正，助阳接真。治元气亏虚，阴邪交荡，上盛下虚，气不升降，呼吸不足，头旋气短，心怯惊悸，虚烦狂言，盗汗，腹痛腰痛，反胃吐食，霍乱转筋，咳逆。又治中风涎潮，不省人事，阳气欲脱，四肢厥冷。伤寒阴盛自汗，唇青脉沉。妇人产后月候不匀，带下腹痛。用黑盏一只，入黑铅溶汁，次下水银，次下朱砂末，炒不见星，少顷乃下硫黄末，急搅。有焰，洒醋解之。取出研末，糯粉煮糊丸绿豆大。每服二十丸，盐汤下。四味皆等分。此药升降阴阳，既济心肾，神效，不可具述。和剂局方。

‖基原‖

据《纲目彩图》《中华本草》《大辞典》等综合分析考证，本品为硫化物类雄黄族矿物雄黄Realgar（单斜晶系）。主要为二硫化二砷（As_2S_2）。主产于甘肃、湖北、湖南、贵州、四川等地。《药典》收载雄黄药材为硫化物类矿物雄黄族雄黄；采挖后，除去杂质。

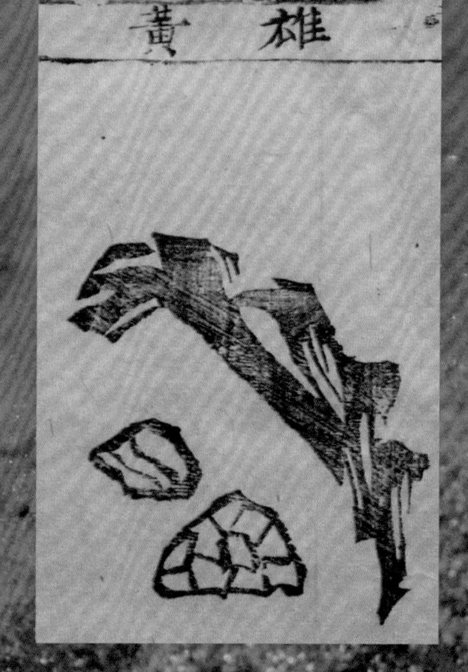

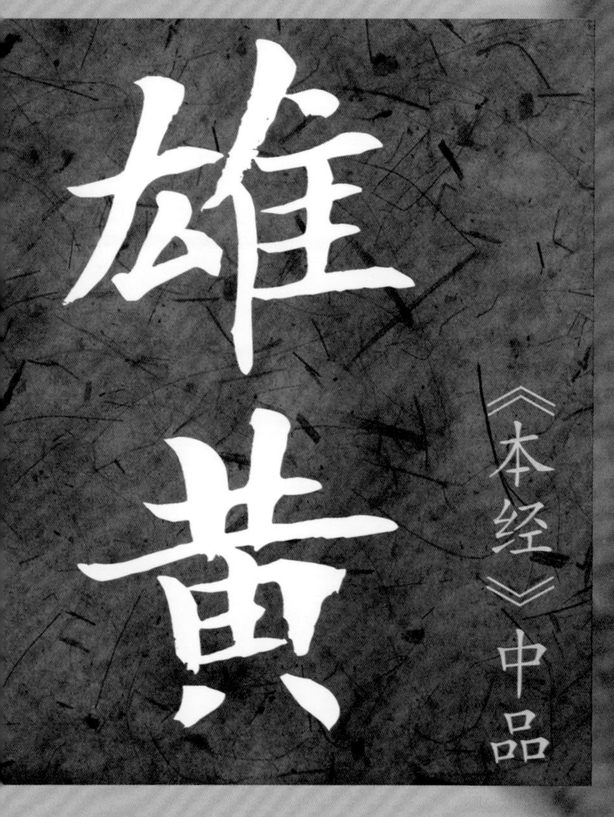

‖释名‖

黄金石本经**石黄**唐本**熏黄**。[普曰] 雄黄生山之阳，是丹之雄，所以名雄黄也。[恭曰] 出石门者名石黄，亦是雄黄，而通名黄金石，石门者为劣尔。恶者名熏黄，止用熏疮疥，故名之。[藏器曰] 今人敲取石黄中精明者为雄黄，外黑者为熏黄。雄黄烧之不臭，熏黄烧之则臭，以此分别。[权曰] 雄黄，金之苗也。故南方近金冶处时有之，但不及西来者真好尔。[宗奭曰] 非金苗也。有金窟处无雄黄。[时珍曰] 雄黄入点化黄金用，故名黄金石，非金苗也。

‖ **集解** ‖

[别录曰] 雄黄生武都山谷、敦煌山之阳，采无时。[弘景曰] 武都，氏、羌也，是为仇池。宕、昌亦有之，小劣。敦煌在凉州西数千里，近来纷扰，皆用石门、始兴石黄之好者耳。凉州黄好者作鸡冠色，不臭而坚实。其黯黑及虚软者，不好也。[恭曰] 宕昌、武都者为佳，块方数寸，明澈如鸡冠，或以为枕，服之辟恶。其青黑坚者，不入药用。贞观年中，以宕州新出有得方数尺者，但重脆不可全致之耳。[禹锡曰] 水经注云：黄水出零陵县，西北连巫山，溪出雄黄，颇有神异。常以冬月祭祀，凿石深数丈，方采得之，故溪水取名焉。

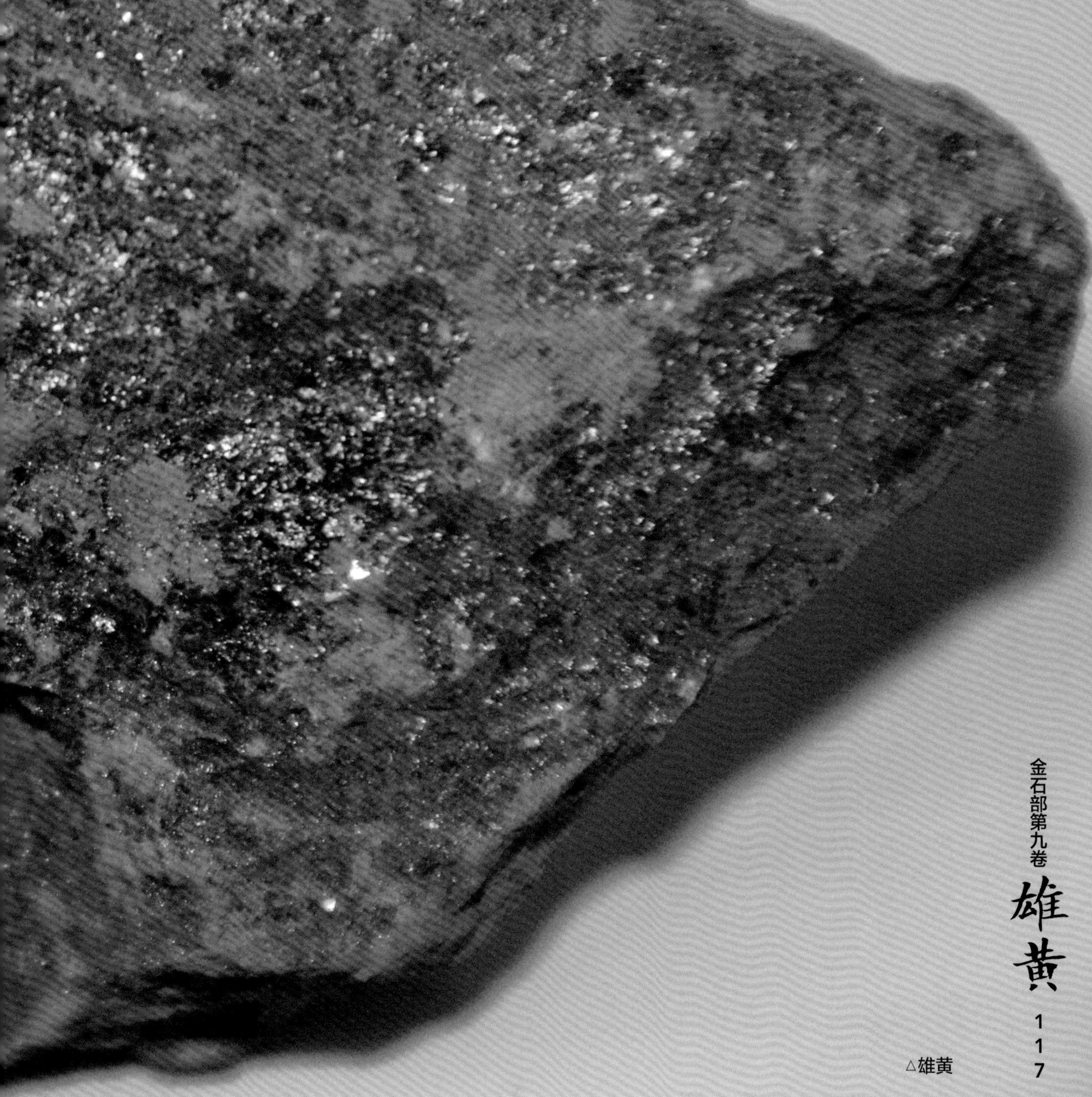

△雄黄

又抱朴子云：雄黄当得武都山中出者，纯而无杂，其赤如鸡冠，光明晔晔者，乃可用。其但纯黄似雌黄色无光者，不任作仙药，可合理病药耳。[颂曰] 今阶州即古武都，山中有之，形块如丹砂，明澈不夹石，其色如鸡冠者真。有青黑色而坚者名熏黄，有形色似真而气臭者名臭黄，并不入服食，只可疗疮疥。其臭以醋洗之便去，足以乱真，尤宜辨。又阶州接西戎界，出一种水窟雄黄，生于山岩中有水流处。其石名青烟石、白鲜石。雄黄出其中，其块大者如胡桃，小者如粟豆，上有孔窍，其色深红而微紫，体极轻虚而功用更胜，丹灶家尤贵重之。[时珍曰] 武都水窟雄黄，北人以充丹砂，但研细色带黄耳。丹房镜源云：雄黄千年化为黄金。武都者上，西番次之。铁色者上，鸡冠次之。以沉水银脚铁末上拭了，旋有黄衣生者为真。一云：验之可以熁虫死者为真，细嚼口中含汤不臭辣者次之。[敩曰] 凡使勿用臭黄，气臭；黑鸡黄，色如乌鸡头；夹腻黄，一重黄，一重石，并不堪用。真雄黄，似鹧鸪鸟肝色者为上。

‖ **修治** ‖

[敩曰] 每雄黄三两，以甘草、紫背天葵、地胆、碧棱花各五两，细锉，东流水入坩锅中，煮三伏时，漉出，捣如粉，水飞澄去黑者，晒干再研用。其内有劫铁石，又号赴矢黄，能劫于铁，并不入药用。[思邈曰] 凡服食用武都雄黄，须油煎九日九夜，乃可入药；不尔有毒，慎勿生用。[时珍曰] 一法：用米醋入萝卜汁煮干用良。[抱朴子曰] 饵法：或以蒸煮，或以消石化为水，或以猪脂裹蒸之于赤土下，或以松脂和之，或以三物炼之，引之如布，白如冰。服之令人长生，除百病，杀三虫。伏火者，可点铜成金，变银成金。

‖ **气味** ‖

苦，平、寒，有毒。[别录曰] 甘，大温。[权曰] 辛，有大毒。[大明曰] 微毒。[土宿真君曰] 南星、地黄、莴苣、五加皮、紫河车、地榆、五叶藤、黄芩、白芷、当归、地锦、鹅肠草、鸡肠草、苦参、鹅不食草、圆桑、猬脂，皆可制雄黄。

‖ **主治** ‖

寒热，鼠瘘恶疮，疽痔死肌，杀精物恶鬼邪气百虫毒，胜五兵。炼食之，轻身神仙。本经。**疗疥虫䘌疮，目痛，鼻中息肉，及绝筋破骨，百节中大风，积聚癖气，中恶腹痛鬼疰，杀诸蛇虺毒，解藜芦毒，悦泽人面。饵服之者，皆飞入脑中，胜鬼神，延年益寿，保中不饥。得铜可作金。**别录。**主疥癣风邪，癫痫岚瘴，一切虫兽伤。**大明。**搜肝气，泻肝风，消涎积。**好古。**治疟疾寒热，伏暑泄痢，酒饮成癖惊痫，头风眩运，化腹中瘀血，杀劳虫疳虫。**时珍。

‖ **发明** ‖

[权曰] 雄黄能杀百毒，辟百邪，杀蛊毒。人佩之，鬼神不敢近；入山林，虎狼伏；涉川水，毒物不敢伤。[抱朴子曰] 带雄黄入山林，即不畏蛇。若蛇中人，以少许傅之，登时愈。

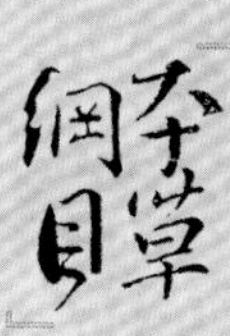

吴楚之地，暑湿郁蒸，多毒虫及射工、沙虱之类，但以雄黄、大蒜等分，合捣一丸佩之。或已中者，涂之亦良。[宗奭曰] 焚之，蛇皆远去。治蛇咬方，见五灵脂下。唐书云：甄立言究习方书，为太常丞。有尼年六十余，患心腹鼓胀，身体羸瘦，已二年。立言诊之，曰：腹内有虫，当是误食发而然。今饵雄黄一剂，须臾吐出一蛇，如拇指，无目，烧之犹有发气，乃愈。又明皇杂录云：有黄门奉使交广回。太医周顾曰：此人腹中有蛟龙。上惊问黄门有疾否？曰：臣驰马大庾岭，热困且渴，遂饮涧水，竟腹中坚痞如石。周遂以消石、雄黄煮服之。立吐一物，长数寸，大如指，视之鳞甲皆具。此皆杀蛊毒之验也。[颂曰] 雄黄治疮疡尚矣。周礼：疡医，疗疡以五毒攻之。郑康成注云：今医方有五毒之药，作之，合黄堥，置石胆、丹砂、雄黄、矾石、磁石其中，烧之三日三夜，其烟上着，鸡羽扫取以注疮，恶肉破骨则尽出也。杨亿笔记载：杨嵎少时，有疡生于颊，连齿辅车，外肿若覆瓯，内溃出脓血，痛楚难忍，百疗弥年不瘥。人令依郑法烧药注之，少顷，朽骨连牙溃出，遂愈，信古方攻病之速也。黄堥音武。即今有盖瓦合也。[时珍曰] 五毒药。范汪东阳方变为飞黄散，治缓疽恶疮，蚀恶肉。其法取瓦盆一个，安雌黄于中，丹砂居南，慈石居北，曾青居东，白石英居西，矾石居上，石膏次之，钟乳居下，雄黄覆之，云母布于下，各二两末。以一盆盖之，羊毛泥固济，作三隅灶，以陈苇烧一日，取其飞黄用之。夫雄黄乃治疮杀毒要药也，而入肝经气分，故肝风肝气、惊痫痰涎、头痛眩运、暑疟泄痢、积聚诸病，用之有殊功。又能化血为水。而方士乃炼治服饵，神异其说，被其毒者多矣。按洪迈夷坚志云：虞雍公允文感暑痢，连月不瘥。忽梦至一处，见一人如仙官，延之坐。壁间有药方，其辞云：暑毒在脾，湿气连脚；不泄则痢，不痢则疟。独炼雄黄，蒸饼和药；别作治疗，医家大错。公依方。用雄黄水飞九度，竹筒盛，蒸七次，研末，蒸饼和丸梧子大。每甘草汤下七丸，日三服。果愈。太平广记载成都刘无名服雄黄长生之说，方士言尔，不可信。

‖ **附方** ‖

旧十三，新四十九。**卒中邪魔**雄黄末吹鼻中。集验方。**鬼击成病**血漏腹中，烦满欲绝。雄黄粉酒服一刀圭，日三服，化血为水也。孙真人千金方。**辟禳魇魔**以雄黄带头上，或以枣许系左腋下，终身不魇。张文仲方。**家有邪气**用真雄黄三钱，水一碗，以东南桃枝咒洒满屋，则绝迹。勿令妇女见知。集简方。**女人病邪**女人与邪物交通，独言独笑，悲思恍惚者。雄黄一两，松脂二两，溶化，以虎爪搅之，丸如弹子。夜烧于笼中，令女坐其上，以被蒙之，露头在外，不过三剂自断。仍以雄黄、人参、防风、五味子等分为末，每旦井水服方寸匕，取愈。肘后方。**小丹服法**雄黄、柏子仁各二斤，松脂炼过十斤，合捣为丸。每旦北向服五丸。百日后，拘魂制魄，与神人交见。太上玄变经。**转女为男**妇人觉有妊，以雄黄一两，绛囊盛之，养胎转女成男，取阳精之全于地产也。千金方。**小儿诸痫**雄黄、朱砂等分为末。每服一钱，猪心血入齑水调下。直指方。**骨蒸发热**雄黄末一两，入小便一升，研如粉。乃取黄理石一枚，方圆一尺者，炭火烧之三食顷，浓淋汁于石上。置薄毡于上，患人脱衣坐之，衣被围住，勿令泄气，三五度瘥。外台秘要。**伤寒咳逆**服药无效。雄黄二钱，酒一盏，煎七分，乘热嗅其气，即止。活人书。**伤寒狐惑**虫蚀下部，痛痒不止。雄黄半两，烧于瓶中，熏其下部。圣惠方。**偏头风病**至灵散：用雄黄、细辛等分为末。每以一字吹鼻，左痛吹右，右痛吹左。博济方。**五尸注病**发则痛变无常，昏恍沉重，缠结脏腑，上冲心胁，即身中尸鬼接引为害也。雄黄、大蒜各一两，杵丸弹子大。每热酒服一丸。肘后方。**腹胁痞块**雄黄一两，白矾一两，为末，面糊调膏摊贴，即见功效。未效再贴，待大便数百斤之状乃愈，秘方也。集玄方。**胁下痃癖**及伤饮食。煮黄丸：用雄黄一两，巴豆五钱，同研，入白面二两，滴水为丸梧子大。每服二十四丸，浆水煮三十沸，入冷浆水沉冷吞下，以利为度，如神。保命集。**饮酒成癖**酒癥丸：治饮酒过度，头旋恶心呕吐，及酒积停于胃间，遇饮即吐，久而成癖。雄黄皂角子大六个，巴豆连皮油十五个，蝎梢十五个，同研，入白面五两半，滴水丸豌豆大，将干，入麸内炒香。将一粒放水试之，浮则取起收之。每服二丸，温酒下。和剂局方。**发癥饮油**有饮油五升以来方快者，不尔则病。此是发入于胃，气血裹之，化为虫也。雄黄半两为末，水调服之，虫自出。夏子益奇疾方。**癥瘕积聚**去三尸，益气延年却老。雄黄二两为末，水飞九度，入新竹筒内，以蒸饼一块塞口，蒸七度，用好粉脂一两，和丸绿豆大。每服七丸，酒下，日三服。千金方。**小腹痛满**不得小便。雄黄末蜜丸，塞阴孔中。伤寒类要。**阴肿如斗**痛不可忍。雄黄、矾石各二两，甘草一尺，水五升，煮二升，浸之。肘后方。**中饮食毒**雄黄、青黛等分，为末。每服二钱。新汲水下。邓笔峰方。**虫毒蛊毒**雄黄、生矾等分，端午日研化，蜡丸梧子大。每服七丸，念药王菩萨七遍，熟水下。苏东坡良方。**结阴便血**雄黄不拘多少，入枣内，线系定，煎汤。用铅一两化汁，倾入汤内同煮，自早至晚，不住添沸汤，取出为末，共枣杵和丸梧子大。每服三十丸，煎黑铅汤空心下，只三服止。普济方。**暑毒泄痢**方见发明下。**中风舌强**正舌散：用雄黄、荆芥穗等分，为末。豆淋酒服二钱。卫生宝鉴。**破伤中风**雄黄、白芷等分，为末。酒煎灌之，即苏。邵真人经验方。**疯狗咬伤**雄黄五钱，麝香二钱，为末，酒下，作二服。救急良方。**百虫入耳**雄黄烧捻熏之，自出。十便良方。**马汗入疮**雄黄、白矾各一钱，乌梅三个，巴豆一个，合研。以油调半钱傅之良。经验方。**蜘蛛伤人**雄黄末傅之。朝野佥载。**金疮内漏**雄黄末豆大，纳之，仍以小便服五钱，血皆化为水。肘后方。**杖疮肿痛**雄黄二分，密陀僧一分，研末。水调傅之，极妙。救急方。**中药箭毒**雄黄末傅之，沸汁出愈。外台秘要。**解藜芦毒**水服雄黄末一钱。外台。**小儿痘疔**雄黄一钱，紫草三钱，为末，胭脂汁调。先以银簪挑破，搽之极妙。痘疹证治。**白秃头疮**雄黄、猪胆汁和傅之。圣济录。**眉毛脱落**雄黄末一两，醋和涂之。圣济录。**筋肉化虫**有虫如蟹走于皮下，作声如小儿啼，为筋肉之化。雄黄、雷丸各一两为末，掺猪肉上炙熟，吃尽自安。夏氏奇疾方。**风痒如虫**成炼雄黄、松脂等分，研末，蜜丸梧子大。每饮下十丸，日三服，百日愈。忌酒肉盐豉。千金方。**丁疮恶毒**千金方：刺四边及中心，以雄黄末傅之，神验。积德堂方：用雄黄、蟾酥各五分，为末，葱、蜜捣丸小米大，以针刺破疮顶，插入，甚妙。**广东恶疮**雄黄一钱半，杏仁三十粒去皮，轻粉一钱，为末，洗净，以雄猪胆汁调上，二三日即愈。百发百中，天下第一方，出武定侯府内。积德堂方。**蛇缠恶疮**雄黄末，醋调傅之。普济方。**缠喉风痹**雄黄磨新汲水一盏服，取吐、下愈。续十全方。**风热痛**用雄黄、干姜各

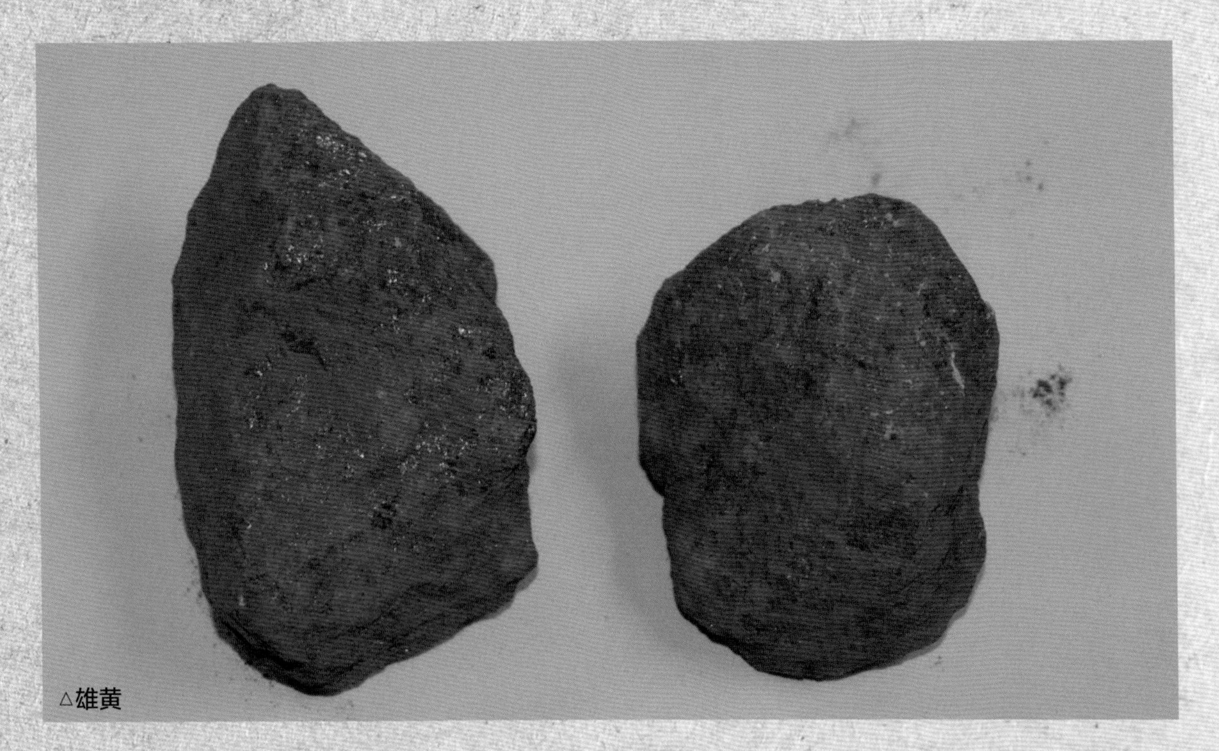
△雄黄

等分，为末。嗃鼻，左痛嗃右，右痛嗃左。**牙齿虫痛**雄黄末，和枣肉丸，塞孔中。类要。**走马牙疳**臭烂出血。雄黄豆大七粒，每粒以淮枣去核包之，铁线串，于灯上烧化为末。每以少许掺之。去涎，以愈为度。全幼心鉴。**小儿牙疳**雄黄一钱，铜绿二钱，为末贴之。陈氏小儿方。**疳虫蚀齿**雄黄、葶苈等分，研末，腊猪胆和，以槐枝点之。金匮方。**耳出臭脓**雄黄、雌黄、硫黄等分为末，吹之。圣济方。**臁疮日久**雄黄二钱，陈艾五钱，青布卷作大捻。烧烟熏之，热水流出，数次愈。笔峰杂兴。**鼻准赤色**雄黄、硫黄各五钱，水粉二钱，用头生乳汁调傅，不过三五次愈。摄生妙用方。

熏黄

‖ **主治** ‖

恶疮疥癣，杀虫虱，和诸药熏嗽。

‖ **附方** ‖

新五。**小便不通**熏黄末豆许，内孔中，良。崔氏方。**卅年呷嗽**熏黄、木香、莨菪子等分为末。羊脂涂青纸上，以末铺之，竹筒烧烟，吸之。崔氏方。**咳嗽熏法**熏黄一两，以蜡纸调卷作筒十枚，烧烟吸咽，取吐止。一日一熏，惟食白粥，七日后以羊肉羹补之。千金方。**水肿上气**咳嗽腹胀。熏黄一两，款冬花二分，熟艾一分，以蜡纸铺艾，洒二末于上，苇管卷成筒，烧烟，吸咽三十口则瘥。三日尽一剂，百日断盐、醋。外台秘要。**手足甲疽**熏黄、蛇皮等分为末。以泔洗净，割去甲，入肉处傅之，一顷痛定，神效。近效方。

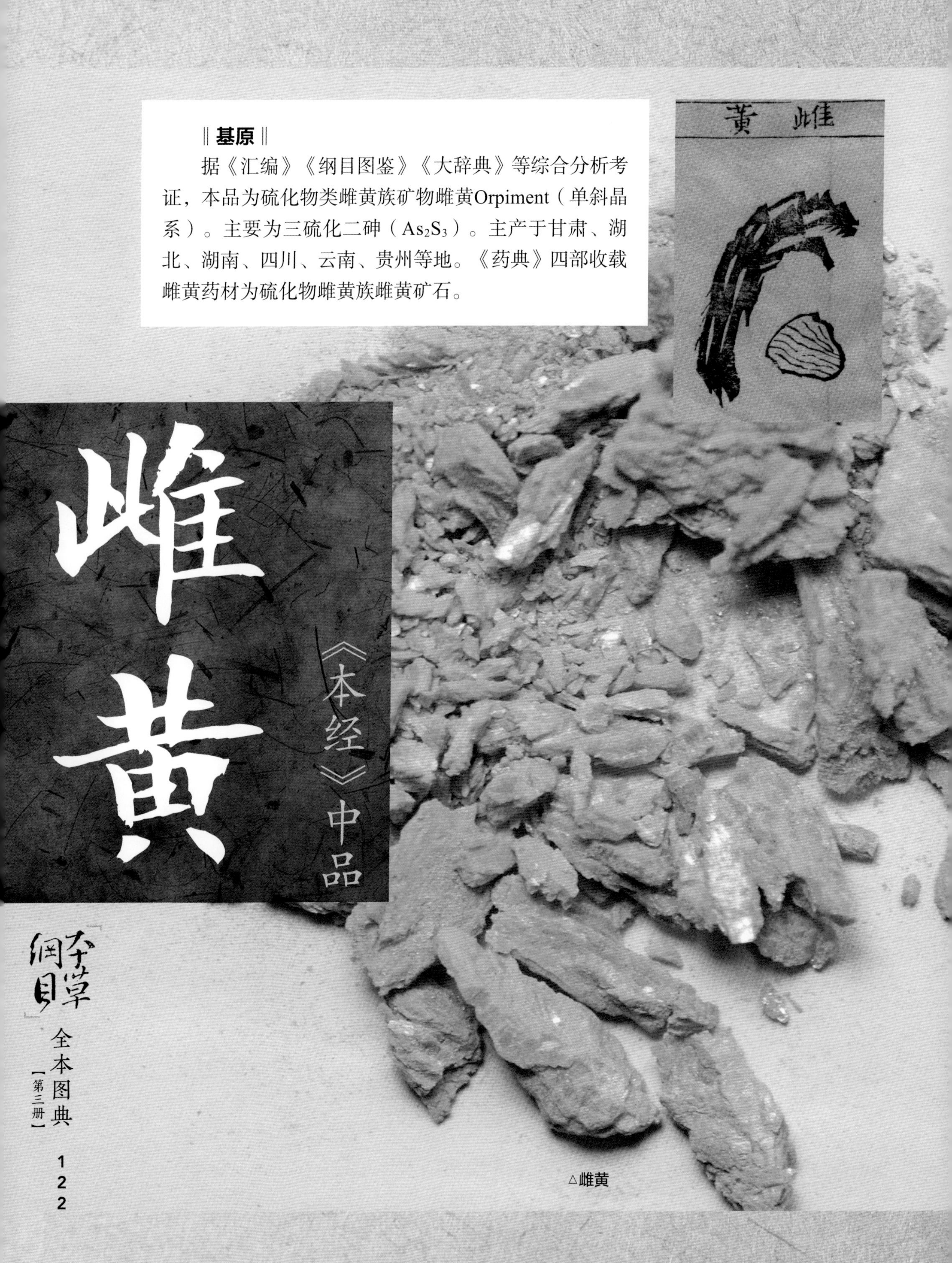

雌黄

《本经》中品

‖ **基原** ‖

据《汇编》《纲目图鉴》《大辞典》等综合分析考证，本品为硫化物类雌黄族矿物雌黄Orpiment（单斜晶系）。主要为三硫化二砷（As_2S_3）。主产于甘肃、湖北、湖南、四川、云南、贵州等地。《药典》四部收载雌黄药材为硫化物雌黄族雌黄矿石。

△雌黄

‖释名‖

碰七火切。[时珍曰] 生山之阴，故曰雌黄。土宿本草云：阳石气未足者为雌，已足者为雄，相距五百年而结为石。造化有夫妇之道，故曰雌雄。

‖集解‖

[别录曰] 雌黄生武都山谷，与雄黄同山生。其阴山有金，金精熏则生雌黄。采无时。[弘景曰] 今雌黄出武都仇池者，谓之武都仇池黄，色小赤。出扶南林邑者，谓之昆仑黄，色如金，而似云母甲错，画家所重。既有雌雄之名，又同山之阴阳，合药便当以武都为胜。仙经无单服法，惟以合丹砂、雄黄飞炼为丹尔。金精是雌黄，铜精是空青，而服空青反胜于雌黄，其义难了。[敩曰] 雌黄一块重四两，拆开得千重，软如烂金者，佳；其夹石及黑如铁色者，不可用。[时珍曰] 按独孤滔丹房镜源云：背阴者。雌黄也。淄成者，即黑色轻干。如焦锡块。臭黄作者，硬而无衣。试法：但于甲上磨之，上色者好。又烧熨斗底，以雌划之，如赤黄线一道者好。舶上来如噀血者上，湘南者次之，青者尤佳。叶子者为上，造化黄金非此不成。亦能柔五金，干汞，转硫黄，伏粉霜。又云：雄黄变铁，雌黄变锡。

‖修治‖

[敩曰] 凡修事，勿令妇人、鸡、犬、新犯淫人、有患人、不男人、非形人，及曾是刑狱臭秽之地；犯之则雌黄黑如铁色，不堪用也，反损人寿。每四两，用天碧枝、和阳草、粟遂子草各五两，入瓷锅中煮三伏时，其色如金汁，一垛在锅底下。用东流水猛投于中，如此淘三度，去水拭干，臼中捣筛，研如尘用。又曰：雌得芹花，立便成庾。芹花一名立起草，形如芍药，煮雌能住火也。

‖气味‖

辛，平，有毒。[别录曰] 大寒。不入汤用。[土宿真君曰] 芎䓖、地黄、独帚、益母、羊不食草、地榆、五加皮、瓦松、冬瓜汁，皆可制伏。又雌见铅及胡粉则黑。

‖主治‖

恶疮头秃痂疥，杀毒虫虱身痒邪气诸毒。炼之久服，轻身增年不老。本经。**蚀鼻中息肉，下部䘌疮，身面白驳，散皮肤死肌，及恍惚邪气，杀蜂蛇毒。久服令人脑满。**别录。**治冷痰劳嗽，血气虫积，心腹痛，癫痫，解毒。**时珍。

‖发明‖

[保升曰] 雌黄法土，故色黄而主脾。[时珍曰] 雌黄、雄黄同产，但以山阳山阴受气不同分别。故服食家重雄黄，取其得纯阳之精也；雌黄则兼有阴气故尔。若夫治病，则二黄之功亦仿佛，大要皆取其温中、搜肝杀虫、解毒祛邪焉尔。

‖ **附方** ‖

旧七，新五。**反胃吐食**雌黄一分，甘草生半分，为末，饭丸梧子大。以五叶草、糯米煎汤，每服四丸。圣济录。**停痰在胃**喘息不通，呼吸欲绝。雌黄一两，雄黄一钱，为末，化蜡丸弹子大。每服一丸，半夜时投热糯米粥中食之。济生方。**心痛吐水**不下饮食，发止不定。雌黄二两，醋二斤，慢火煎成膏，用干蒸饼和丸梧子大，每服七丸，姜汤下。圣惠方。**妇人久冷**血气攻心，痛不止。以叶子雌黄二两，细研，醋一升，煎浓，和丸小豆大，每服十五丸，醋汤下。圣惠方。**小腹痛满**天行病，小腹满，不得小便。雌黄末蜜丸，纳尿孔中，入半寸。肘后方。**癫痫瘛疭**眼暗嚼舌。雌黄、黄丹炒各一两，为末，入麝香少许，以牛乳汁半升熬成膏，和杵千下，丸麻子大。每温水服三五丸。直指方。**肺劳咳嗽**雌黄一两，入瓦合内，不固济，坐地上，以灰焙之，厚二寸。以炭一斤簇定顶，火煅三分去一，退火出毒，为末，蟾酥和丸粟米大。每日空心杏仁汤下三丸。斗门方。**久嗽暴嗽**金粟丸：用叶子雌黄一两研。以纸筋泥固济小合子一个，令干，盛药。水调赤石脂封口，更以泥封，待干，架在地上，炭火十斤簇煅。候火消三分之一，去火候冷取出，当如镜面，光明红色。钵内细研，蒸饼丸粟米大。每服三五丸，甘草水服。服后睡良久。胜金方。**肾消尿数**干姜半两，以盐四钱炒黄成颗，雌黄一两半，为末，蒸饼和丸绿豆大。每服十丸至三十丸，空心盐汤下。圣济录。**小便不禁**颗块雌黄一两半研，干姜半两、盐四钱同炒姜色黄，为末，水和蒸饼丸绿豆大。每服十丸至二十丸，空心盐汤下之。经验方。**乌癞虫疮**雌黄粉，醋和鸡子黄调，涂之。圣惠方。**牛皮顽癣**雌黄末，入轻粉，和猪膏傅之。直指方。

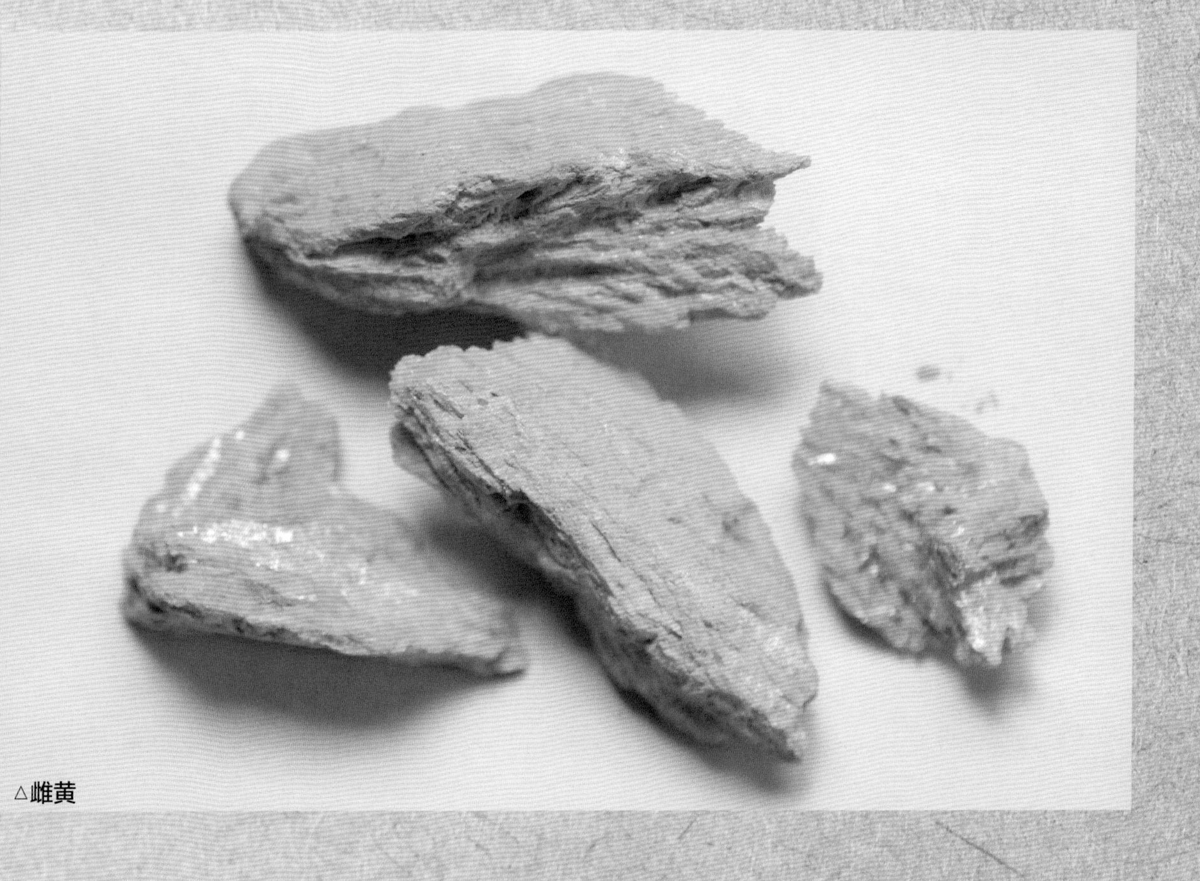
△雌黄

‖ **基原** ‖

据《中华本草》《纲目图鉴》《中药志》等综合分析考证，本品为硫酸盐类石膏族矿物石膏Gypsum（单斜晶系）。主要为含水硫酸钙（$CaSO_4 \cdot 2H_2O$）。主产于湖北、河南、西藏、安徽等地，以湖北应城石膏最为有名。《药典》收载石膏药材为硫酸盐类矿物硬石膏族石膏；采挖后，除去杂石及泥沙。

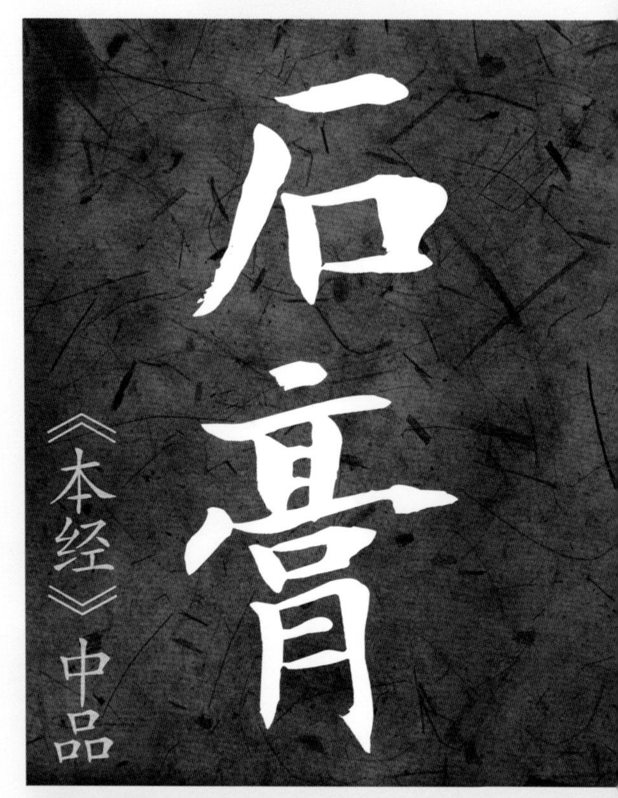

‖ **释名** ‖

细理石别录**寒水石**纲目。[震亨曰] 火煅细研醋调，封丹灶，其固密甚于脂膏。此盖兼质与能而得名，正与石脂同意。[时珍曰] 其文理细密，故名细理石。其性大寒如水，故名寒水石，与凝水石同名异物。

‖ **集解** ‖

[别录曰] 石膏生齐山山谷及齐卢山、鲁蒙山，采无时。细理白泽者良，黄者令人淋。[弘景曰] 二郡之山，即青州、徐州也。今出钱塘县，皆在地中，雨后时时自出，取之如棋子，白澈最佳。彭城者亦好。近道多有而大块，用之不及彼也。仙经不须此。[恭曰] 石膏、方解石大体相似，而以未破为异。今市人皆以方解代石膏，未见有真石膏也。石膏生于石旁。其方解不因石而生，端然独处，大者如升，小者如拳，或在土中，或生溪水，其上皮随土及水苔色，破之方解，大者方尺。今人以此为石膏，疗风去热虽同，而解肌发汗不如真者。[大明曰] 石膏通亮，理如云母者上。又名方解石。[敩曰] 凡使勿用方解石。方解虽白不透明，其性燥；若石膏则出剡州茗山县义情山，其色莹净如水精，性良善也。[颂曰] 石膏今汾、孟、虢、耀州，兴元府亦有之。生于山石上，色至莹白，与方解石肌理形段刚柔绝相类。今难得真者。用时，惟以破之皆作方棱者，为方解石。今石膏中时时有莹澈可爱有纵理而不方解者，或以为石膏；然据本草又似长石。或又谓青石间往往有白脉贯彻类肉之膏肪者，为石膏；此又本草所谓理石也。不知石膏定是何物？今且依市人用方解石尔。[阎孝忠曰]

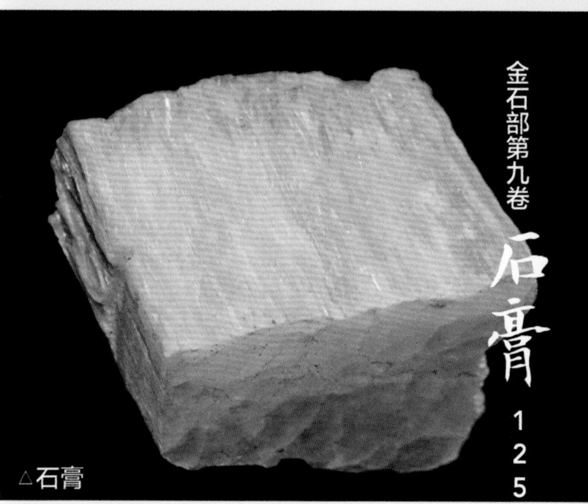
△石膏

南方以寒水石为石膏，以石膏为寒水石，正与汴京相反，乃大误也。石膏洁白坚硬，有墙壁。寒水石则软烂，以手可碎，外微青黑，中有细文。又一种坚白全类石膏，而敲之成方者，名方解石也。[承曰] 陶言钱塘山中雨后时自出。今钱塘人凿山取之甚多，捣作齿药货用，浙人呼为寒水石，入药最胜他处者。[宗奭曰] 石膏纷辩不决，未悉厥理。本草只言生齐山、卢山、蒙山，细理白泽者良，即知他处者非石膏也。[震亨曰] 本草药之命名，多有意义，或以色，或以形，或以气，或以质，或以味，或以能，或以时是也。石膏固济丹炉，苟非有膏，岂能为用？此盖兼质与能而得名。昔人以方解为石膏，误矣。石膏味甘而辛，本阳明经药，阳明主肌肉。其甘也，能缓脾益气，止渴去火。其辛也，能解肌出汗，上行至头，又入太阴、少阳。彼方解石，止有体重质坚性寒而已，求其有膏而可为三经之主治者焉在哉？[时珍曰] 石膏有软、硬二种。软石膏，大块生于石中，作层如压扁米糕形，每层厚数寸。有红白二色，红者不可服，白者洁净，细文短密如束针，正如凝成白蜡状，松软易碎，烧之即白烂如粉。其中明洁，色带微青，而文长细如白丝者，名理石也。与软石膏乃一物二种，碎之则形色如一，不可辨矣。硬石膏，作块而生，直理起棱，如马齿坚白，击之则段段横解，光亮如云母、白石英，有墙壁，烧之亦易散，仍硬不作粉。其似硬石膏成块，击之块块方解，墙壁光明者，名方解石也，烧之则姹散亦不烂。与硬石膏乃一类二种，碎之则形色如一，不可辨矣。自陶弘景、苏恭、大明、雷敩、苏颂、阎孝忠皆以硬者为石膏，软者为寒水石；至朱震亨始断然以软者为石膏，而后人遵用有验，千古之惑始明矣。盖昔人所谓寒水石者，即软石膏也；所谓硬石膏者，乃长石也。石膏、理石、长石、方解石四种，性气皆寒，俱能去大热结气；但石膏又能解肌发汗为异尔。理石即石膏之类，长石即方解之类，俱可代用，各从其类也。今人以石膏收豆腐，乃昔人所不知。

‖修治‖

[敩曰] 凡使，石臼中捣成粉，罗过，生甘草水飞过，澄晒筛研用。[时珍曰] 古法惟打碎如豆大，绢包入汤煮之。近人因其性寒，火煅过用，或糖拌炒过，则不妨脾胃。

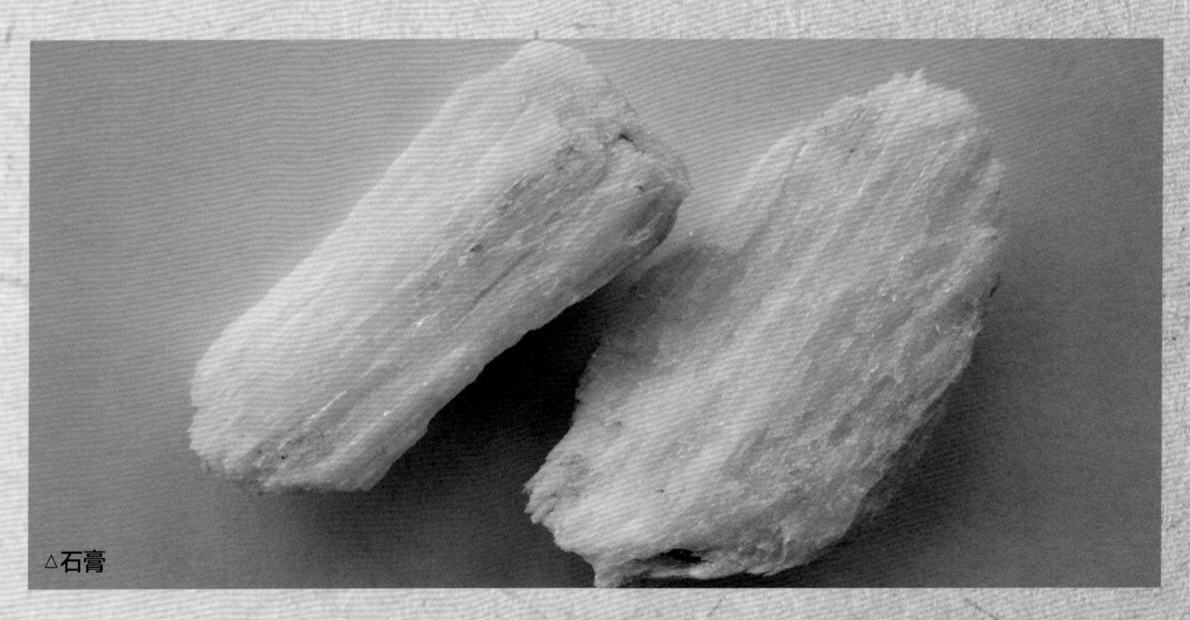
△石膏

‖ **气味** ‖

辛，微寒，无毒。[别录曰] 甘，大寒。[好古曰] 入足阳明、手太阴、少阳经气分。[之才曰] 鸡子为之使。恶莽草、巴豆、马目毒公。畏铁。

‖ **主治** ‖

中风寒热，心下逆气惊喘，口干舌焦，不能息，腹中坚痛，除邪鬼，产乳金疮。本经。**除时气头痛身热，三焦大热，皮肤热，肠胃中结气，解肌发汗，止消渴烦逆，腹胀暴气，喘息咽热，亦可作浴汤。**别录。**治伤寒头痛如裂，壮热皮如火燥。和葱煎茶，去头痛。**甄权。**治天行热狂，头风旋，下乳，揩齿益齿。**大明。**除胃热肺热，散阴邪，缓脾益气。**李杲。**止阳明经头痛，发热恶寒，日晡潮热，大渴引饮，中暑潮热，牙痛。**元素。

‖ **发明** ‖

[成无己曰] 风，阳邪也；寒，阴邪也；风喜伤阳，寒喜伤阴。营卫阴阳，为风寒所伤，则非轻剂所能独散；必须轻重之剂同散之，乃得阴阳之邪俱去，营卫之气俱和。是以大青龙汤，以石膏为使。石膏乃重剂，而又专达肌表也。又云：热淫所胜，佐以苦甘。知母、石膏之苦甘以散热。[元素曰] 石膏性寒，味辛而淡，气味俱薄，体重而沉，降也阴也，乃阳明经大寒之药。善治本经头痛牙痛，止消渴、中暑、潮热。然能寒胃，令人不食，非腹有极热者，不宜轻用。又阳明经中热，发热恶寒，燥热，日晡潮热，肌肉壮热，小便浊赤，大渴引饮，自汗，苦头痛之药，仲景用白虎汤是也。若无以上诸证，勿服之。多有血虚发热象白虎证，及脾胃虚劳，形体病证，初得之时，与此证同。医者不识而误用之，不可胜救也。[杲曰] 石膏，足阳明药也。故仲景治伤寒阳明证，身热、目痛、鼻干、不得卧。身以前，胃之经也。胸前，肺之室也。邪在阳明，肺受火制，故用辛寒以清肺气，所以有白虎之名。又治三焦皮肤大热，入手少阳也。凡病脉数不退者，宜用之；胃弱者，不可用。[宗奭曰] 孙兆言，四月以后天气热时，宜用白虎。但四方气候不齐，岁中运气不一，亦宜两审。其说甚雅。[时珍曰] 东垣李氏云，立夏前多服白虎汤者，令人小便不禁，此乃降令太过也。阳明津液不能上输于肺，肺之清气亦复下降故尔。初虞世古今录验方，治诸蒸病有五蒸汤，亦是白虎加人参、茯苓、地黄、葛根，因病加减。王焘外台秘要治骨蒸劳热久嗽，用石膏文如束针者一斤，粉甘草一两，细研如面，日以水调三四服。言其无毒有大益，乃养命上药，不可忽其贱而疑其寒。名医录言，睦州杨士丞女，病骨蒸内热外寒，众医不瘥，处州吴医用此方而体遂凉。愚谓此皆少壮肺胃火盛，能食而病者言也。若衰暮及气虚血虚胃弱者，恐非所宜。广济林训导年五十，病痰嗽发热。或令单服石膏药至一斤许，遂不能食，而咳益频，病益甚，遂至不起。此盖用药者之瞀瞀也，石膏何与焉？杨士瀛云：石膏煅过，最能收疮晕，不至烂肌。按刘跂钱乙传云：宗室子病呕泄，医用温药加喘。乙曰：病本中热，奈何以刚剂燥之，将不得前后溲，宜与石膏汤。宗室与医皆不信。后二日果来召。乙曰：仍石膏汤证也。竟如言而愈。又按：古方所用寒水石，是凝水石；唐宋以来诸方所用寒水石，即今之石膏也，故寒水石诸方多附于后。近人又以长石、方解石为寒

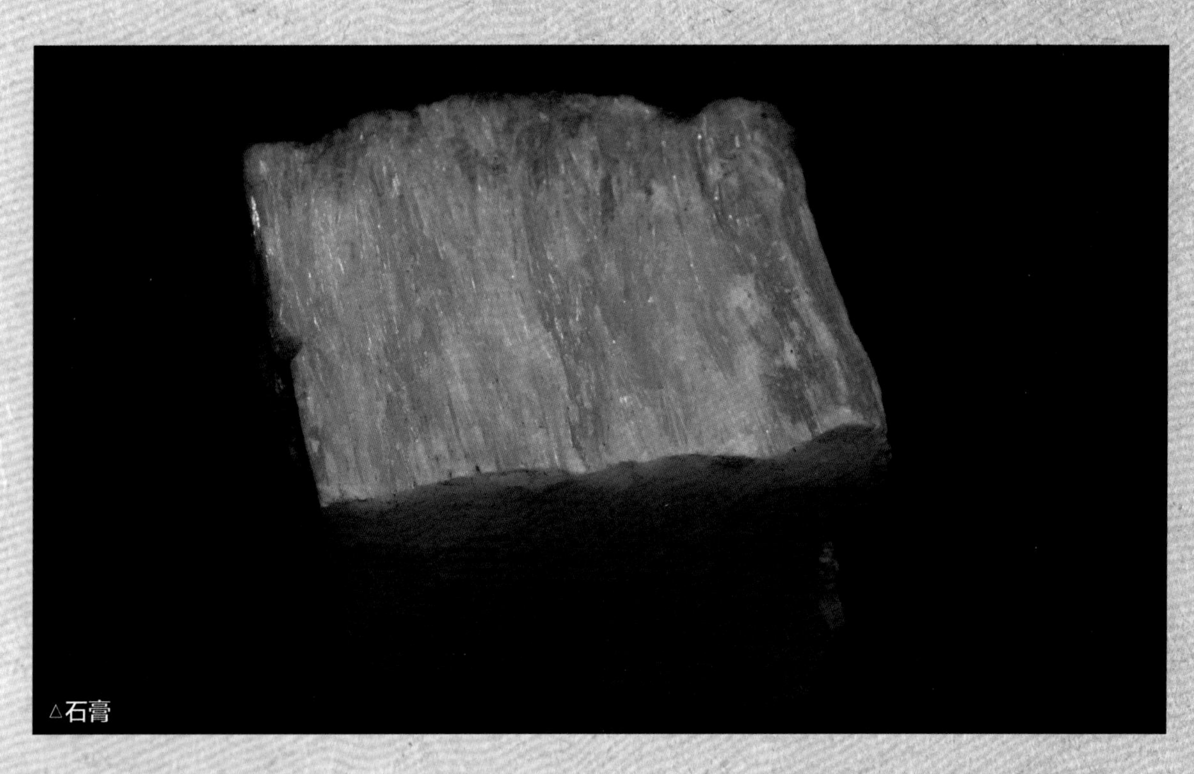
△石膏

水石，不可不辨之。

‖ **附方** ‖

旧四，新二十五。**伤寒发狂**逾垣上屋。寒水石二钱，黄连一钱，为末。煎甘草冷服，名鹊石散。本事方。**风热心躁**口干狂言，浑身壮热。寒水石半斤，烧半日，净地坑内盆合，四面湿土拥起，经宿取出。入甘草末、天竺黄各二两，龙脑二分，糯米糕丸弹子大，蜜水磨下。集验方。**解中诸毒**方同上。**乳石发渴**寒水石一块含之，以瘥为度。圣济录。**男女阴毒**寒水石不拘多少为末，用两馏饭捣丸栗子大，日干。每用一丸，炭火煅红烧研，以滚酒调服，饮葱醋汤投之，得汗愈。蔡氏经验必用方。**小儿丹毒**寒水石末一两，和水涂之。集玄方。**小儿身热**石膏一两，青黛一钱，为末，糕糊丸龙眼大。每服一丸，灯心汤化下。普济方。**骨蒸劳病**外寒内热，附骨而蒸也。其根在五脏六腑之中，必因患后得之。骨肉日消，饮食无味，或皮燥而无光。蒸盛之时，四肢渐细，足趺肿起。石膏十两，研如乳粉法，水和服方寸匕，日再，以身凉为度。外台秘要。**热盛喘嗽**石膏二两，甘草炙半两，为末。每服三钱，生姜、蜜调下。普济方。**痰热喘嗽**痰涌如泉。石膏、寒水石各五钱，为末。每人参汤服三钱。保命集。**食积痰火**泻肺火胃火。白石膏火煅，出火毒，半斤，为末，醋糊丸梧子大。每服四五十丸，白汤下。丹溪方。**胃火牙疼**好软石膏一两，火煅，淡酒淬过，为末，入防风、荆芥、细辛、白芷五分，为末。日用揩牙，甚效。保寿堂方。**老人风热**内热，目赤头痛，视不见物。石膏三两，竹叶五十片，沙糖一两，粳米三合，水三大盏，煎石膏、竹叶，去滓，取二盏，煮粥入糖食。养老方。**风邪眼寒**乃风入头，系败血凝滞，不能上下流通，故风寒客之而眼寒也。石膏煅二两，川芎二两，甘草炙半两，为末。每服一钱，葱白、茶汤调下，日二服。宣明方。**头风涕泪**疼痛不已。方同上。**鼻衄头**

痛心烦。石膏、牡蛎一两，为末。每新汲水服二钱。并滴鼻内。普济方。**筋骨疼痛**因风热者。石膏三钱，飞罗面七钱，为末，水和煅红，冷定。滚酒化服，被盖取汗。连服三日，即除根。笔峰杂兴。**雀目夜昏**百治不效。石膏末每服一钱，猪肝一片薄批，掺药在上缠定，沙瓶煮熟，切食之，一日一服。明目方。**湿温多汗**妄言烦渴。石膏、炙甘草等分为末。每服二钱匕，浆水调下。庞安时伤寒论。**小便卒数**非淋，令人瘦。石膏半斤捣碎，水一斗，煮五升。每服五合。肘后方。**小儿吐泻**黄色者，伤热也。玉露散：用石膏、寒水石各五钱，生甘草二钱半，为末，滚汤调服一钱。钱乙小儿方。**水泻腹鸣**如雷，有火者。石膏火煅，仓米饭和丸梧子大，黄丹为衣。米饮下二十丸。不二服，效。李楼奇方。**乳汁不下**石膏三两，水二升，煮三沸。三日饮尽妙。子母秘录。**妇人乳痛**一醉膏：用石膏煅红，出火毒，研。每服三钱，温酒下，添酒尽醉。睡觉，再进一服。陈日华经验方。**油伤火灼**痛不可忍。石膏末傅之，良。梅师方。**金疮出血**寒水石、沥青等分，为末。干掺，勿经水。积德堂方。**刀疮伤湿**溃烂不生肌。寒水石煅一两，黄丹二钱，为末，洗敷。甚者，加龙骨一钱，孩儿茶一钱。积德堂方。**疮口不敛**生肌肉，止疼痛，去恶水。寒水石烧赤，研，二两，黄丹半两，为末，掺之。名红玉散。和剂局方。**口疮咽痛**上膈有热。寒水石煅三两，朱砂三钱半，脑子半字，为末，掺之。三因方。

‖附录‖

玉火石 [颂曰] 密州九仙山东南隅地中，出一种石，青白而脆，击之内有火，谓之玉火石。彼医用之。其味甘、微辛，温。疗伤寒发汗，止头目昏眩痛，功与石膏等，土人以当石膏用之。

龙石膏 [别录曰] 有名未用，无毒，主消渴益寿。生杜陵，如铁脂中黄。

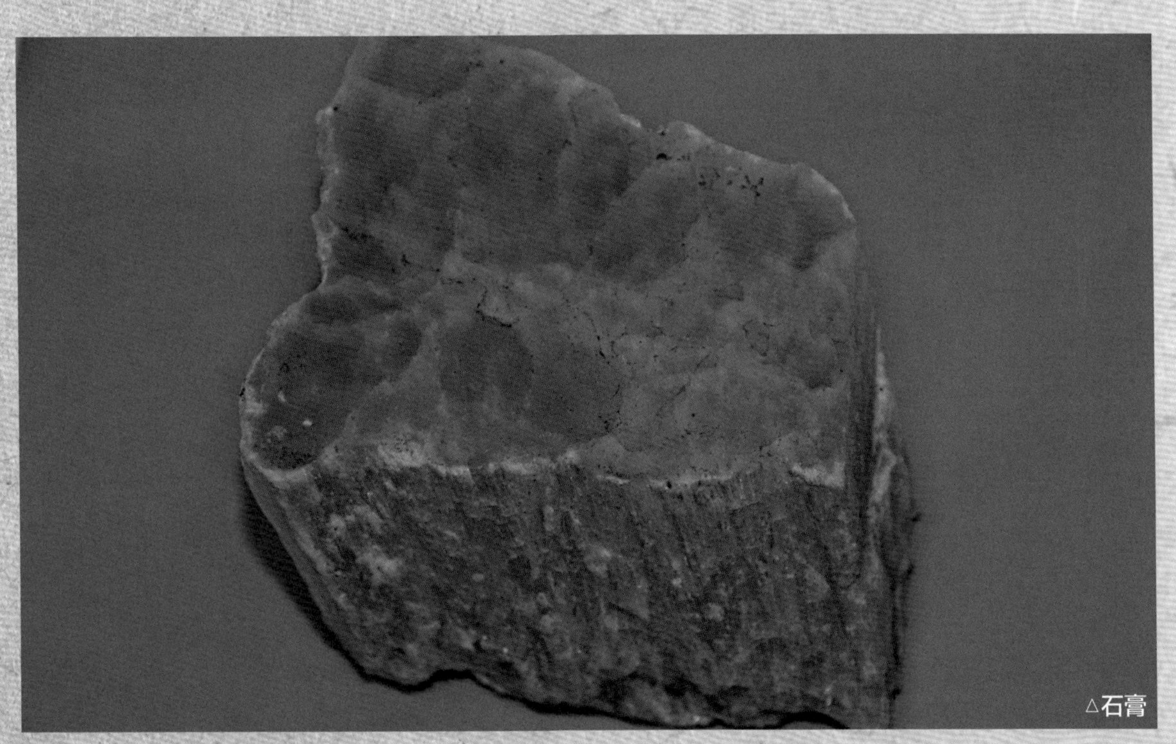
△石膏

‖ 基原 ‖

据《中华本草》《纲目图鉴》《大辞典》等综合分析考证，本品为硫酸盐类石膏族矿物石膏（$CaSO_4 \cdot 2H_2O$）与硬石膏（$CaSO_4$）的集合体。主产于陕西、山西、湖北等地。

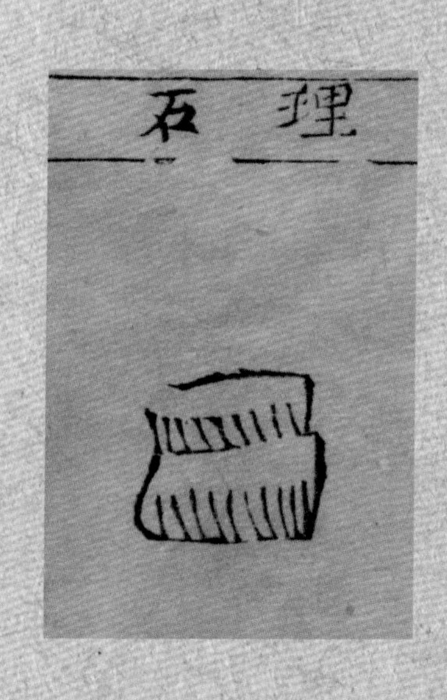

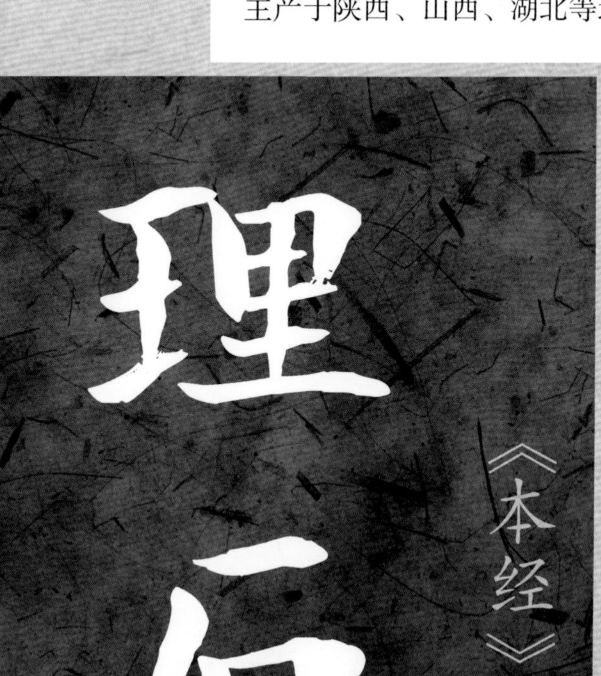

‖ 释名 ‖

肌石别录**立制石**本经。[时珍曰] 理石即石膏之顺理而微硬有肌者，故曰理石、肌石。[弘景曰] 仙经时呼为长理石。石胆一名立制，今此又名立制，疑必相乱。

‖ 集解 ‖

[别录曰] 理石如石膏，顺理而细，生汉中山谷及卢山，采无时。[弘景曰] 汉中属梁州，卢山属青州。今出宁州。俗用亦稀。[恭曰] 此石夹两石间如石脉，打用之，或在土中重叠而生。皮黄赤，肉白，作斜理文，全不似石膏。市人或刮削去皮，以代寒水石，并以当礜石，并是假伪。今卢山亦无此物，见出襄州西泛水侧。[宗奭曰] 理石如长石。但理石如石膏，顺理而细；其非顺理而细者，为长石。疗体亦不相远。[时珍曰] 理石即石膏中之长文细直如丝而明洁色带微青者。唐人谓石膏为寒水石，长石为石膏，故苏恭言其不似石膏也。此石与软石膏一类二色，亦可通用，详石膏下。

‖ 气味 ‖

甘，寒，无毒。[别录曰] 大寒。[之才曰] 滑石为之使，恶麻黄。

‖ 主治 ‖

身热，利胃解烦，益精明目，破积聚，去三虫。本经。**除营卫中去来大热结热，解烦毒，止消渴，及中风痿痹。**别录。**渍酒服，疗癖，令人肥悦。**苏恭。

‖ 附录 ‖

白肌石 [别录有名未用曰] 味辛，无毒。主强筋骨，止渴不饥，阴热不足。一名肌石，一名洞石，生广焦国卷山青石间。[时珍曰] 按此即理石也。其形名气味主疗皆同。

‖ **基原** ‖

《大辞典》《中华本草》认为本品为硫酸盐类硬石膏族矿物矿物硬石膏Anhydrite（斜方晶系）。《纲目图鉴》认为还包括透石膏Selenite。硬石膏主要为硫酸钙（$CaSO_4$），产于山西、湖北、甘肃、青海、山东、江苏、安徽等地；透石膏为含水硫酸钙（$CaSO_4 \cdot 2H_2O$）。

‖ **释名** ‖

方石本经**直石**别录**土石**别录**硬石膏**纲目。

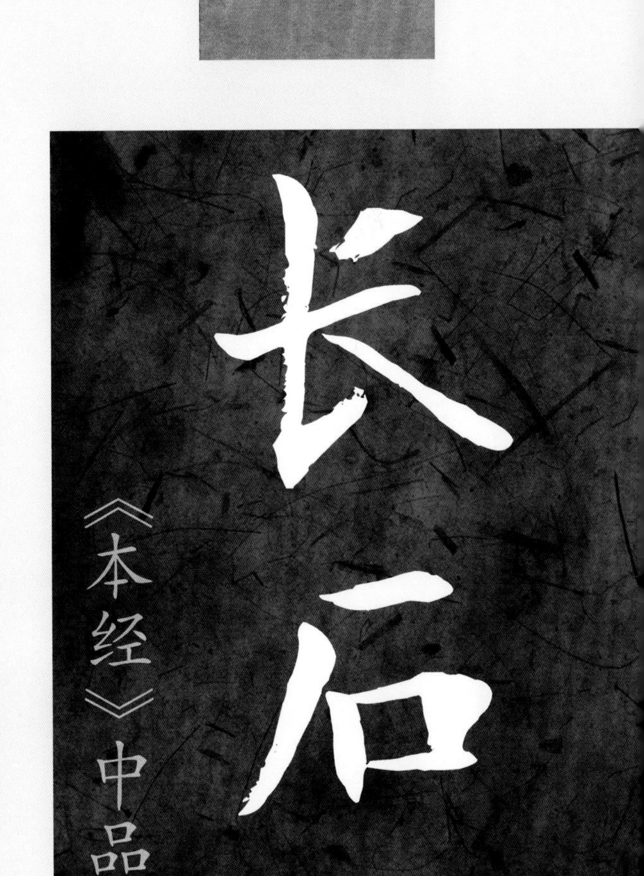

‖ **集解** ‖

[别录曰] 长石，理如马齿，方而润泽，玉色。生长子山谷及太山、临淄，采无时。[弘景曰] 长子县属上党，临淄县属青州。俗方、仙经并无用此者。[恭曰] 此石状同石膏而厚大，纵理而长，文似马齿。今均州辽坂山有之，土人以为理石。[颂曰] 今惟潞州有之，如苏恭所说。按本经理石、长石二物，味效亦别。又云：理石似石膏，顺理而细。陶隐居言，亦呼为长理石。今灵宝丹用长理石为一物。医家相承用者，乃似石膏，与今潞州所出长石无异，而诸郡无复出理石者，医方亦不见单用，往往呼长石为长理石。[时珍曰] 长石即俗呼硬石膏者，状似软石膏而块不扁，性坚硬洁白，有粗理，起齿棱，击之则片片横碎，光莹如云母、白石英，亦有墙壁似方解石，但不作方块尔。烧之亦不粉烂而易散，方解烧之亦然，但姹声为异尔。昔人以此为石膏，又以为方解，今人以此为寒水石，皆误矣。但与方解乃一类二种，故亦名方石，气味功力相同，通用无妨。唐宋诸方所用石膏，多是此石，昔医亦以取效，则亦可与石膏通用，但不可解肌发汗耳。

‖ **气味** ‖

辛、苦，寒，无毒。

‖ **主治** ‖

身热，胃中结气，四肢寒厥，利小便，通血脉，明目去翳眇，下三虫，杀蛊毒。久服不饥。本经。**止消渴，下气，除胁肋肺间邪气。**别录。

方解石

《别录》下品

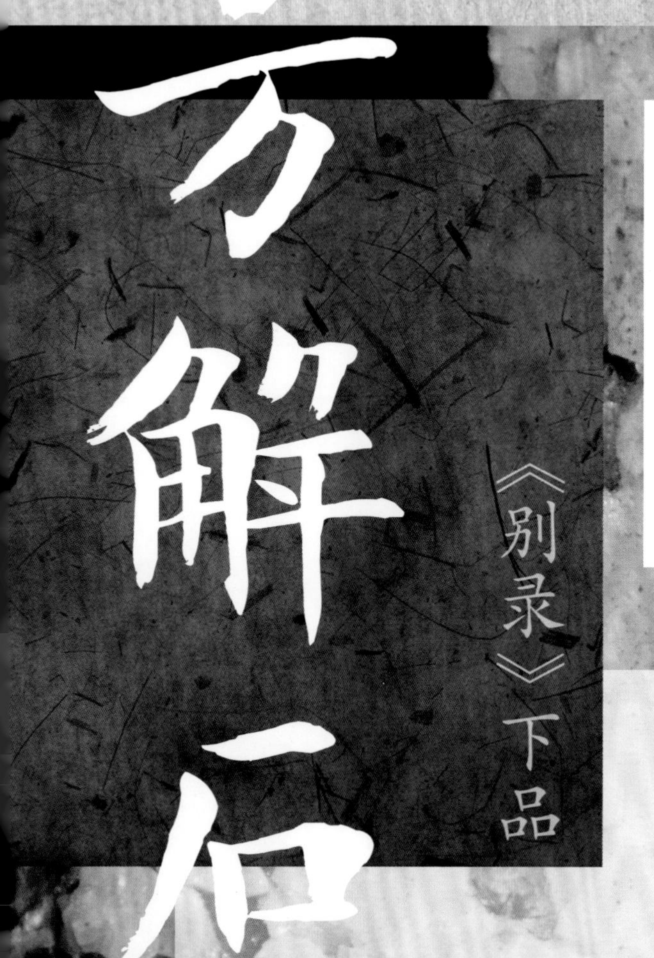

‖基原‖

据《中华本草》《纲目图鉴》《大辞典》等综合分析考证，本品为碳酸盐类方解石族矿物方解石Calcite（三方晶系）。主要为碳酸钙（$CaCO_3$）。产于河北、河南、江苏、浙江、安徽、江西等地。

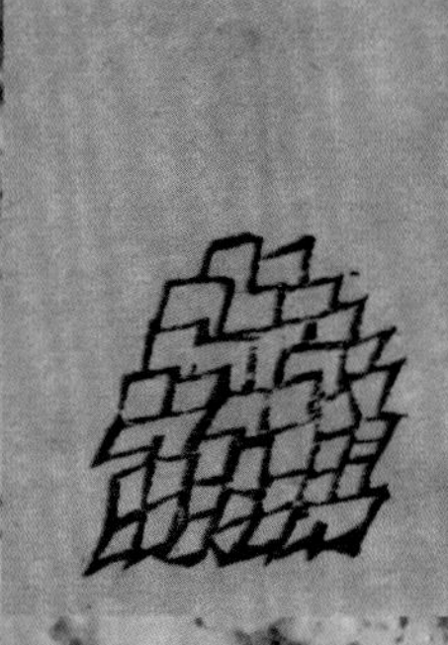

‖释名‖

黄石。[志曰]敲破，块块方解，故以为名。

‖集解‖

[别录曰]方解石生方山，采无时。[弘景曰]本经长石，一名方石，疗体相似，疑即此也。[恭曰]此物大体与石膏相似，不附石而生，端然独处。大者如升，小者如拳，甚大者方尺。或在土中，或生溪水，其上皮随土及水苔色，破之方解。今人以为石膏，用疗风去热虽同，而解肌发汗不及也。[志曰]今沙州大鸟山出者佳。[颂曰]方解石本草言生方山。陶隐居疑与长石为一物，苏恭云疗热不减石膏。若然，似可通用，但主头风不及石膏也。其肌理形段刚柔皆同，但以附石不附石为言，岂得功力顿异？如雌黄、雄黄亦有端然独处者，亦有附石生者，不闻别有名号，功力相异也。[时珍曰]方解石与硬石膏相似，皆光洁如白石英，但以敲之段段片碎者为硬石膏，块块方棱者为方解石，盖一类二种，亦可通用。唐宋诸方皆以此为石膏，今人又以为寒水石，虽俱不是，而其性寒治热之功，大抵不相远，惟解肌发汗不能如硬石膏为异尔。

‖气味‖

苦、辛，大寒，无毒。[之才曰]恶巴豆。

‖主治‖

胸中留热结气，黄疸，通血脉，去蛊毒。别录。

△方解石与雄黄共生

‖ **基原** ‖

据《中药志》《纲目图鉴》《中华本草》等综合分析考证，本品为硅酸盐类矿物滑石Talc（单斜晶系）或黏土质滑石（单斜晶系）。前者主要为水合硅酸镁（$Mg_3(Si_4O_{10})(OH)_2$），习称“硬滑石”，产于辽宁、河北、山东、陕西、江苏等地；后者主含水合硅酸铝，习称“软滑石”，主产于江西、四川等地。《药典》收载滑石药材为硅酸盐类矿物滑石族滑石；采挖后，除去泥沙和杂石。

‖ **释名** ‖

画名衍义**液石**别录**脊石**音辽**脱石**音夺**冷石**弘景**番石**别录**共石**。[宗奭曰] 滑石今谓之画石，因其软滑可写画也。[时珍曰] 滑石性滑利窍，其质又滑腻，故以名之。表画家用刷纸代粉，最白腻。脊乃脂膏也。因以名县。脱乃肉无骨也。此物最滑腻，无硬者为良，故有诸名。

‖ **集解** ‖

[别录曰] 滑石生赭阳山谷，及太山之阴，或掖北白山，或卷山，采无时。[弘景曰] 滑石色正白，仙经用之为泥。今出湘州、始安郡诸处。初取软如泥，久渐坚强，人多以作冢中明器物。赭阳属南阳，掖县属青州东莱，卷县属司州荥阳。又有冷石，小青黄，并冷利，能熨油污衣物。[恭曰] 此石所在皆有。岭南始安出者，白如凝脂，极软滑。出掖县者，理粗质青有黑点，惟可为器，不堪入药。齐州南山神通寺南谷亦大有，色青白不佳，而滑腻则胜。[藏器曰] 始安、掖县所出二石，形质既异，所用又殊。始安者软滑而白，宜入药。东莱者硬涩而青，乃作器石也。[敩曰] 凡使有多般：其白滑石如方解石，色似冰白，画石上有白腻文者，真也。乌滑石似黳，画石上有青白腻文，入用亦妙。绿滑

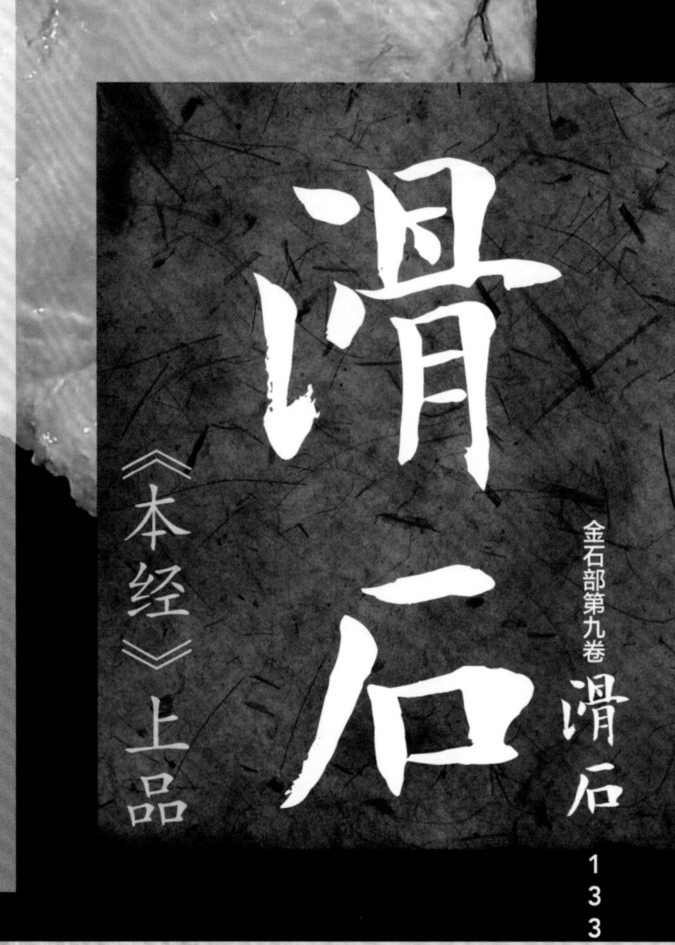

石性寒有毒，不入药用。黄滑石似金颗颗圆。画石上有青黑色者，勿用，杀人。冷滑石青苍色，画石上作白腻文，亦勿用之。[颂曰] 今道、永、莱、濠州皆有之。凡二种。道、永州出者白滑如凝脂。南越志云：膋城县出膋石。即滑石也。土人以为烧器，烹鱼食，是也。莱、濠州出者理粗质青，有黑点，亦谓之斑石。二种皆可作器，甚精好。初出软柔，彼人就穴中制作，用力殊少也。本草所载土地皆是北方，而今医家所用白色者，自南方来。或云沂州所出甚白佳，与本草所云太山之阴相合，而彼土不取为药。今濠州所供青滑石，云性寒无毒，主心气涩滞，与本经大同小异。又张勃吴录地理志及大康地记云：郁林州布山县马湖马岭山皆有䖟，甚毒杀人，有冷石可以解之。石色赤黑，味苦，屑之著疮中，并以切齿立苏，一名切齿石。今人多用冷石作粉，治痱疮，或云即滑石也，但味之甘苦不同尔。[时珍曰] 滑石，广之桂林各邑及瑶峒中皆出之，即古之始安也。白黑二种，功皆相似。山东蓬莱县桂府村所出者亦佳，故医方有桂府滑石，与桂林者同称也。今人亦以刻图书，不甚坚牢。滑石之根为不灰木，滑石中有光明黄子为石脑芝。

‖ **修治** ‖

[敩曰] 凡用白滑石，先以刀刮净研粉，以牡丹皮同煮一伏时。去牡丹皮，取滑石，以东流水淘过，晒干用。

‖ **气味** ‖

甘，寒，无毒。[别录曰] 大寒。[之才曰] 石韦为之使，恶曾青，制雄黄。

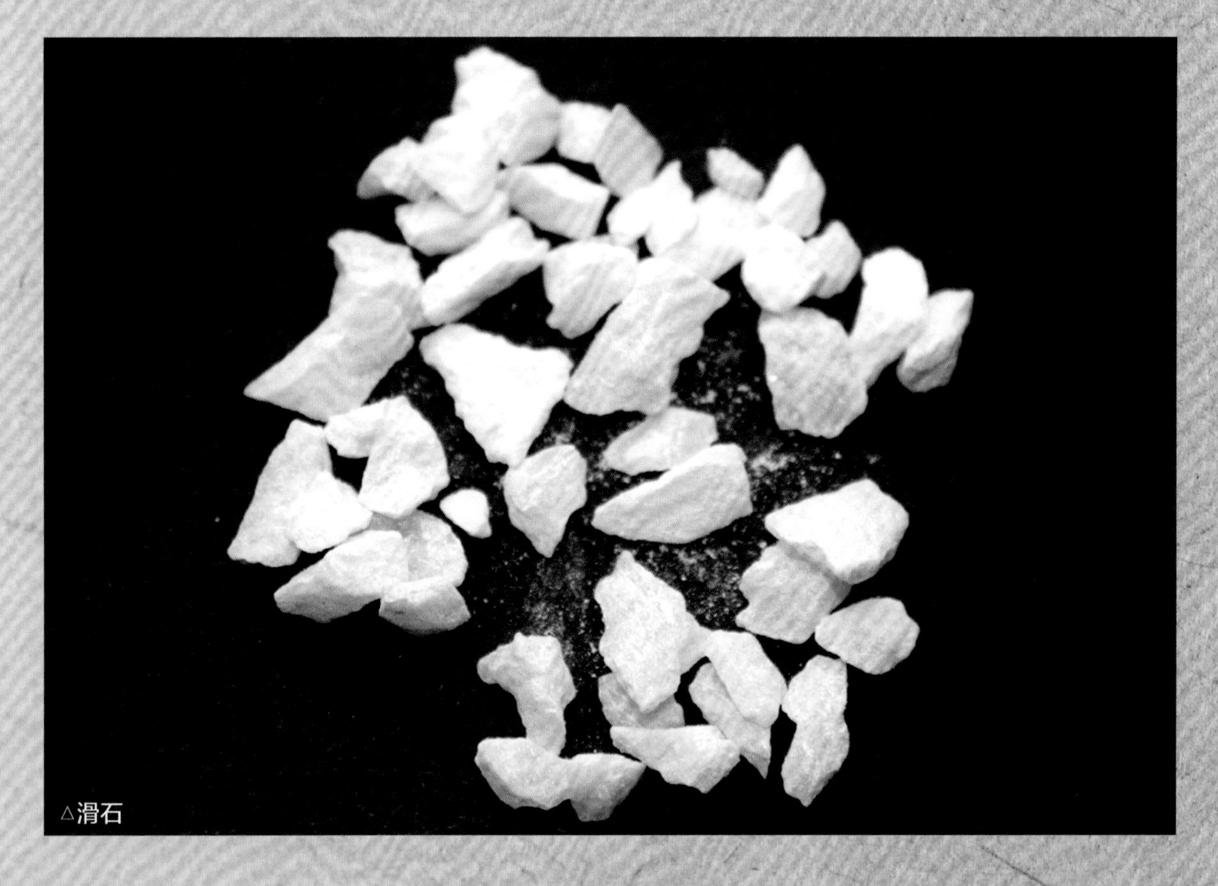

△滑石

‖ **主治** ‖

身热泄澼，女子乳难癃闭，利小便，荡胃中积聚寒热，益精气。久服轻身耐饥长年。本经。**通九窍六腑津液，去留结，止渴，令人利中。**别录。**燥湿，分水道，实大肠，化食毒，行积滞，逐凝血，解燥渴，补脾胃，降心火，偏主石淋为要药。**震亨。**疗黄疸水肿脚气，吐血衄血，金疮血出，诸疮肿毒。**时珍。

‖ **发明** ‖

[颂曰] 古方治淋沥，多单使滑石。又与石韦同捣末，饮服刀圭，更快。又主石淋，取十二分研粉，分作两服，水调下。烦热定，即停后服。[权曰] 滑石疗五淋，主产难，服其末。又末与丹参、蜜、猪脂为膏，入其月即空心酒下弹丸大，临产倍服，令胎滑易生，除烦热心躁。[元素曰] 滑石气寒味甘，治前阴窍涩不利，性沉重，能泄上气令下行，故曰滑则利窍，不与诸淡渗药同。[好古曰] 入足太阳经。滑能利窍，以通水道。为至燥之剂。猪苓汤用滑石、阿胶，同为滑剂以利水道；葱、豉、生姜同煎，去滓澄清以解利。淡味渗泄为阳，故解表利小便也。若小便自利者，不宜用。[时珍曰] 滑石利窍，不独小便也。上能利毛腠之窍，下能利精溺之窍。盖甘淡之味，先入于胃，渗走经络，游溢津气，上输于肺，下通膀胱。肺主皮毛，为水之上源。膀胱司津液，气化则能出。故滑石上能发表，下利水道，为荡热燥湿之剂。发表是荡上中之热，利水道是荡中下之热；发表是燥上中之湿，利水道是燥中下之湿。热散则三焦宁而表里和，湿去则阑门通而阴阳利。刘河间之用益元散，通治表里上下诸病，盖是此意，但未发出尔。

‖ **附方** ‖

旧六，新一十二。**益元散**又名天水散、太白散、六一散。解中暑伤寒疫疠，饥饱劳损，忧愁思虑，惊恐悲怒，传染并汗后遗热劳复诸疾。兼解两感伤寒，百药酒食邪热毒。治五劳七伤，一切虚损，内伤阴痿，惊悸健忘，痫瘛烦满，短气痰嗽，肌肉疼痛，腹胀闷痛，淋闭涩痛，服石石淋。疗身热呕吐泄泻，肠澼下痢赤白。除烦热，胸中积聚，寒热。止渴，消畜水。妇人产后损液，血虚阴虚热甚，催生下乳。治吹乳乳痈，牙疮齿疳。此药大养脾肾之气，通九窍六腑，去留结，益精气，壮筋骨，和气，通经脉，消水谷，保真元，明耳目，安魂定魄，强志轻身，驻颜益寿，耐劳役饥渴，乃神验之仙药也。白滑石水飞过六两，粉甘草一两，为末。每服三钱，蜜少许，温水调下。实热用新汲水下，解利用葱豉汤下，通乳用猪肉面汤调下，催生用香油浆下。凡难产或死胎不下，皆由风热燥涩，结滞紧敛，不能舒缓故也。此药力至，则结滞顿开，而瘥矣。刘河间伤寒直格。**膈上烦热**多渴，利九窍。滑石二两捣，水三大盏，煎二盏，去滓，入粳米煮粥食。圣惠方。**女劳黄疸**日晡发热恶寒，小腹急，大便溏黑，额黑。滑石、石膏等分，研末，大麦汁服方寸匕，日三，小便大利愈。腹满者难治。千金方。**伤寒衄血**滑石末，饭丸梧子大。每服十丸，微嚼破，新水咽下，立止。汤晦叔云：鼻衄，乃当汗不汗所致。其血紫黑时，不以多少，不可止之。且服温和药，调其营卫；待血鲜时，急服此药止之也。本事方。**乳石发动**烦热烦渴。滑石粉半两，水一盏，绞白汁，顿服。圣惠方。**暴得吐逆**不下食。生滑石末二钱匕，温水服，仍以细面半盏押定。寇氏衍义。**气壅关格**不通，小便淋结，脐下妨闷兼痛。滑石粉一两，水调服。广利方。小便不通滑石末一升，以车前汁和，涂脐之四畔，方四寸，干即易之。冬月水和。杨氏产乳。**妇人转脬**因过忍小便而致。滑石末。葱汤服二钱。圣惠方。**妊娠子淋**不得小便。滑石末水和，泥脐下二寸。外台秘要。**伏暑水泄**白龙丸：滑石火煅过一两，硫黄四钱，为末，面糊丸绿豆大。每用淡姜汤随大小服。普济方。**伏暑吐泄**或吐，或泄，或疟，小便赤，烦渴。玉液散：用桂府滑石烧四两，藿香一钱，丁香一钱，为末。米汤服二钱。普济方。**霍乱及疟**方同上。**痘疮狂乱**循衣摸床，大热引饮。用益元散，加朱砂二钱，冰片三分，麝香一分。每灯草汤下，二三服。王氏痘疹方。**风毒热疮**遍身出黄水。桂府滑石末傅之，次日愈。先以虎杖、豌豆、甘草等分，煎汤洗后乃搽。普济方。**阴下湿汗**滑石一两，石膏煅半两，枯白矾少许，研掺之。集简方。**脚指缝烂**方同上。**杖疮肿痛**滑石、赤石脂、大黄等分为末。茶汤洗净，贴。赵氏经验方。**热毒怪病**目赤鼻胀，大喘，浑身出斑，毛发如铁，乃因中热，毒气结于下焦。用滑石、白矾各一两，为末，作一服。水三碗，煎减半，不住饮之。夏子益奇疾方。

▽滑石

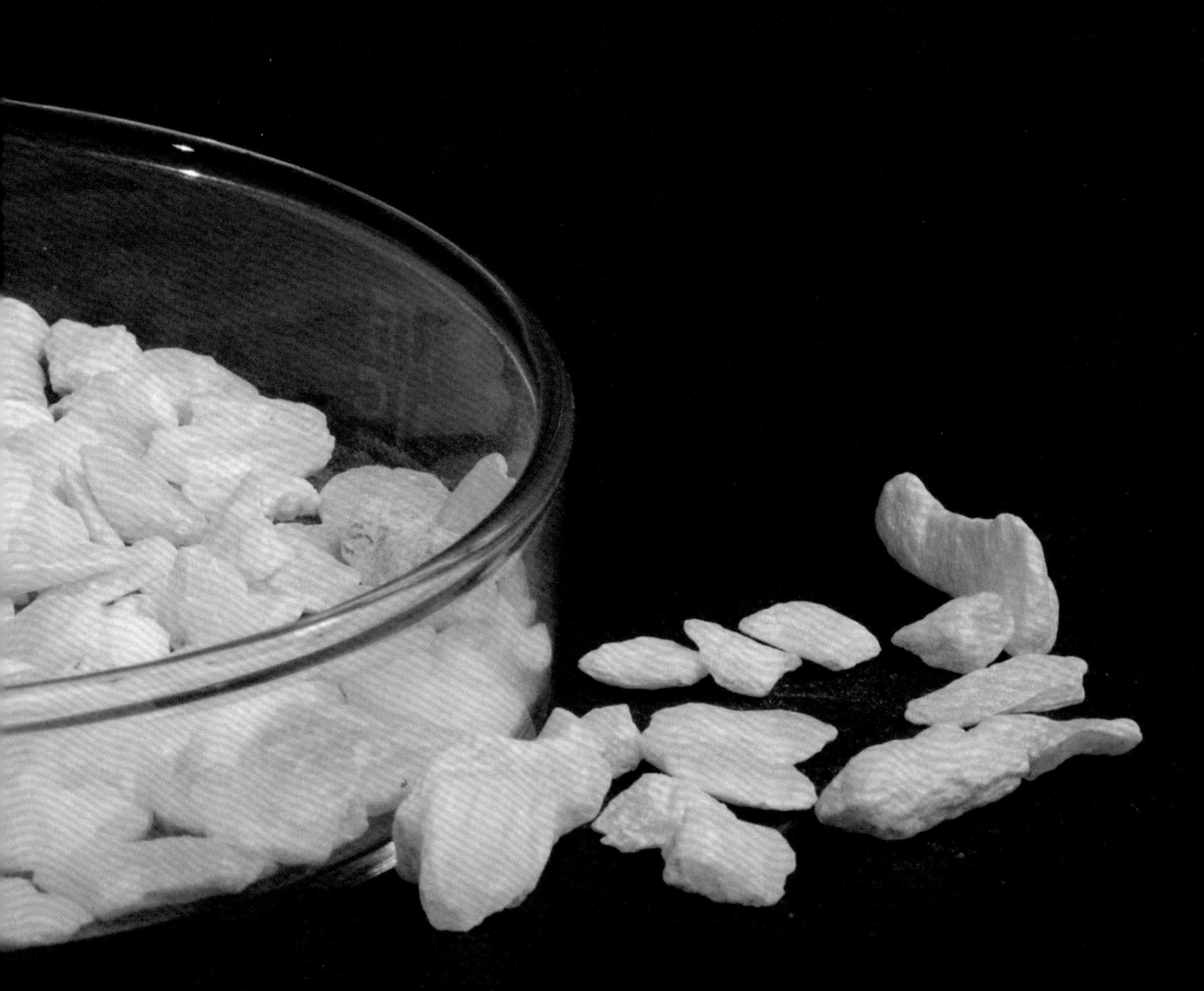

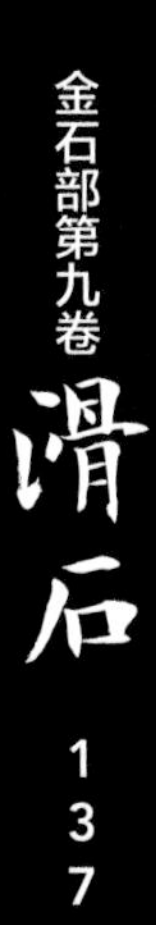

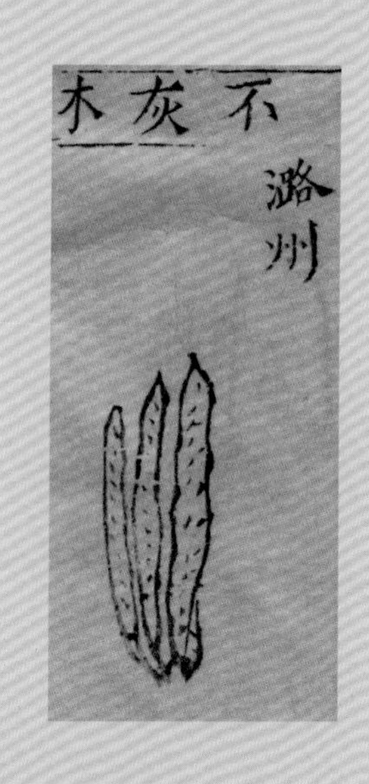

‖ **基原** ‖

《纲目图鉴》认为本品为角闪石类的石棉Asbestos（单斜晶系）。主含水化硅酸镁（$3MgO \cdot 2SiO_2 \cdot 2H_2O$）。分布于河北、山西、四川、陕西等地。《中华本草》认为本品为硅酸盐类蛇纹石族矿物蛇纹石石棉Serpentine Asbestos（单斜晶系），主要为$Mg_6(Si_4O_{10})(OH)_8$，产于四川、江苏、江西、河南、云南等地。

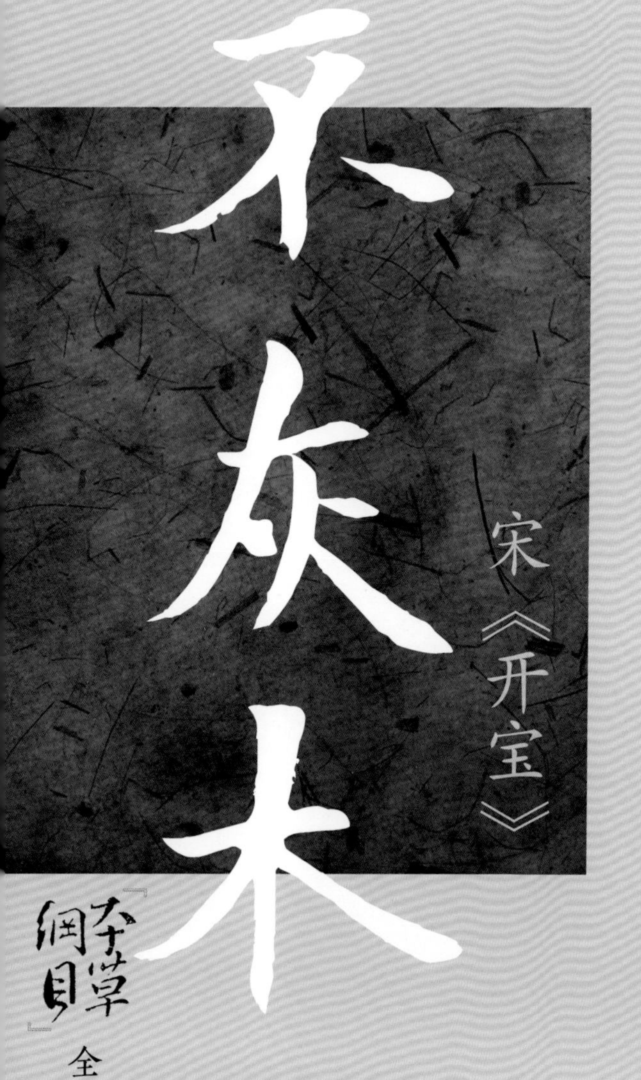

‖ **释名** ‖

无灰木见下。

‖ **集解** ‖

[颂曰] 不灰木出上党，今泽、潞山中皆有之，盖石类也。其色白，如烂木，烧之不然，以此得名。或云滑石之根也，出滑石处皆有之。采无时。[藏器曰] 要烧成灰，但斫破，以牛乳煮了，黄牛粪烧之，即成灰。[时珍曰] 不灰木有木、石二种：石类者其体坚重，或以纸裹蘸石脑油然灯，彻夜不成灰，人多用作小刀靶。开山图云：徐无山出不灰之木，生火之石。山在今顺天府玉田县东北。庚辛玉册云：不灰木，阴石也。生西南蛮夷中，黎州、茂州者好，形如针，文全若木，烧之无烟。此皆言石者也。伏深齐地记云：东武城有胜火木，其木经野火烧之不灭，谓之不灰木。杨慎丹铅录云：太平寰宇记云：不灰木俗多为铤子，烧之成炭而不灰，出胶州。其叶

如蒲草，今人束以为燎，谓之万年火把。此皆言木者也。时珍常得此火把，乃草叶束成，而中夹松脂之类，一夜仅烧一二寸尔。

‖ 气味 ‖

甘，大寒，无毒。[独孤滔曰]煮汞，结草砂，煅三黄，匮五金。

‖ 主治 ‖

热痱疮，和枣叶、石灰为粉，傅之。开宝**除烦热阳厥。**时珍。

‖ 发明 ‖

[时珍曰]不灰木性寒，而同诸热药治阴毒。刘河间宣明方，治阳绝心腹痞痛，金针丸中亦用服之。盖寒热并用，所以调停阴阳也。

‖ 附方 ‖

新四。**肺热咳嗽**卧时盛者。不灰木一两半，太阴玄精石二两，甘草炙半两，贝母一两半，天南星白矾水煮过半两，为末。每服半钱。姜汤下。圣济录。**咽喉肿痛**五心烦热。不灰木以牛粪烧赤四两，太阴玄精石煅赤四两，真珠一钱，为末，糯米粥丸芡子大。每服一丸，以生地黄汁、粟米泔研化服。日二次。圣济录。**霍乱烦满**气逆腹胀，手足厥冷。不灰木、阳起石煅、阿魏半两，巴豆去心，杏仁去皮，各二十五个，为末，粟饭丸樱桃大，穿一孔。每服一丸，灯上烧烟尽，研，米姜汤下，以利为度。圣济录。**阴毒腹痛**回阳丹：用不灰木煅、牡蛎煅、高良姜炒、川乌头炮、白芍药各一钱，为末，入麝香少许。每用一钱，男用女唾调涂外肾。女用男唾调涂乳上。得汗即愈。玉机微义。

‖ 附录 ‖

松石　[颂曰]今处州出一种松石，如松干，而实石也。或云松久化为石。人多取傍山亭及琢为枕。虽不入药，与不灰相类，故附之。

‖ **基原** ‖

据《纲目图鉴》《大辞典》《中药志》等综合分析考证，本品分为白石脂、赤石脂等；白石脂为硅酸盐类矿物高岭石Kaolinite，赤石脂为硅酸盐类矿石多水高岭石Halloysite与氧化物类赤铁矿或含氢氧化物类褐铁矿共同组成的细分散多矿物集合体。主要成分均为含水硅酸铝（$Al_4(Si_4O_{10})(OH)_8 \cdot 4H_2O$）。白石脂主产于山西、河南、江苏、河北、山东；赤石脂主产于福建、河南、江苏、陕西、湖北等地。《中华本草》还收载黄石脂，主要为含水硅酸铝钾（$KAl(Si_4O_{10})(OH)_8 \cdot 4H_2O$），产于黑龙江、四川、贵州等地。《药典》收载赤石脂为硅酸盐类矿物多水高岭石族多水高岭石，采挖后，除去杂石；《药典》四部收载煅白石脂。

五色石脂

《本经》上品

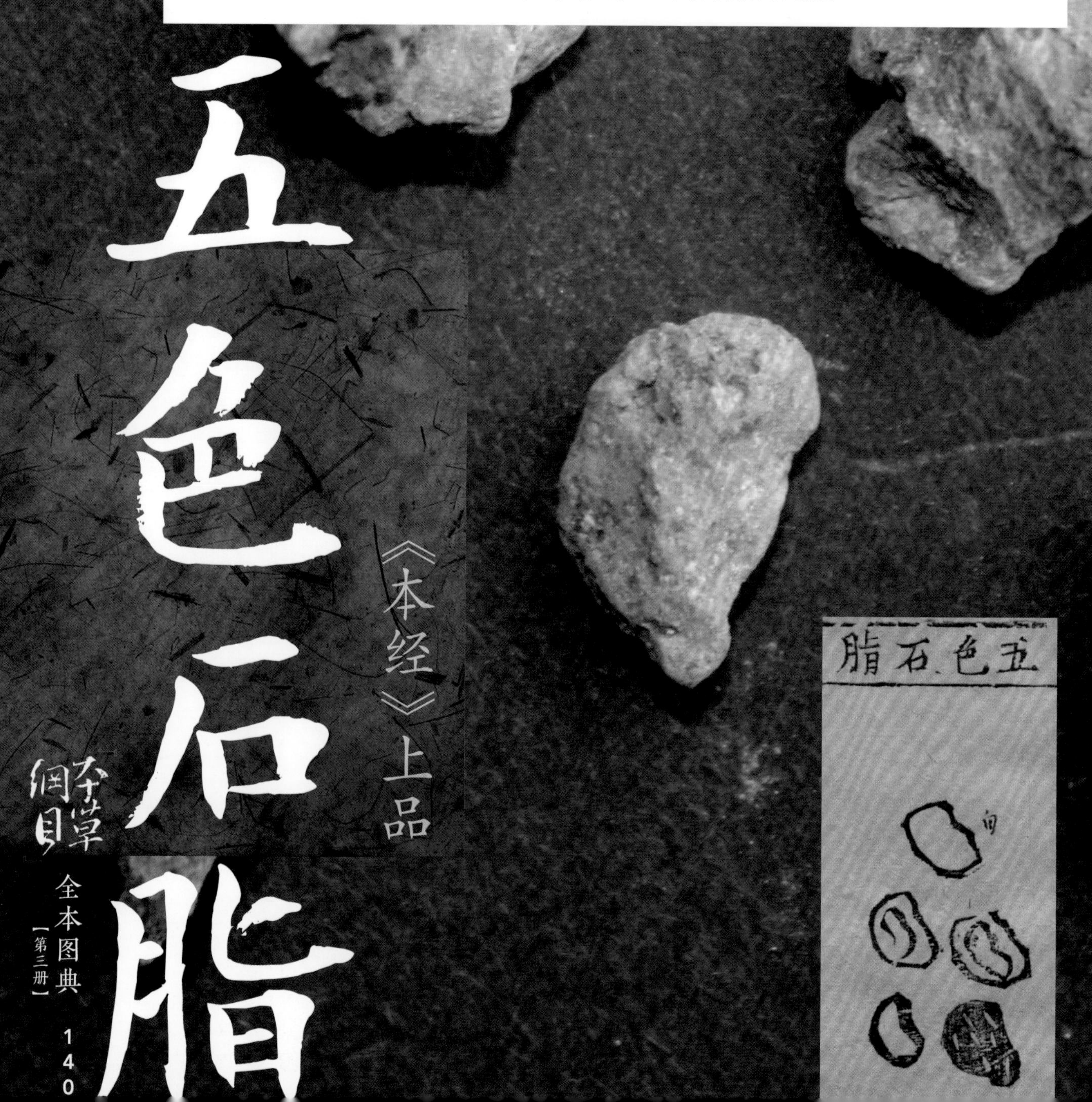

校正：并入五种石脂。

‖释名‖

[时珍曰] 膏之凝者曰脂。此物性粘，固济炉鼎甚良，盖兼体用而言也。

‖集解‖

[别录曰] 五色石脂生南山之阳山谷中。又曰：青石脂生齐区山及海涯。黄石脂生嵩高山，色如莺雏。黑石脂生颍川阳城。白石脂生太山之阴。赤石脂生济南、射阳，又太山之阴。并采无时。[普曰] 五色石脂一名五色符。青符生南山或海涯。黄符生嵩山，色如豘脑、雁雏。黑符生洛西山空地。白符生少室天娄山或太山。赤符生少室或太山，色绛滑如脂。[弘景曰] 今俗惟用赤石、白石二脂。好者出吴郡，亦出武陵、建平、义阳。义阳者出鄳县界东八十里，状如豘脑，赤者鲜红可爱，随采复生。余三色石脂无正用。但黑石脂入画用尔。[恭曰] 义阳即申州，所出乃桃花石，非石脂也。白石脂今出慈阳诸山，胜于余处者。赤石脂今出虢州卢氏县，泽州陵川县，又慈州吕乡县，宜州诸山亦有，并色理鲜腻为佳。二脂太山不闻有之，旧出苏州、余杭山，今不收采。[承曰] 今苏州见贡赤白二石脂，但入药不甚佳。惟延州山中所出最良，揭两石中取之。[颂曰] 白石脂、赤石脂，今惟潞州出之，潞与慈州相近也。[宗奭曰] 赤、白石脂四方皆有，以理腻粘舌缀唇者为上。

‖修治‖

[敩曰] 凡使赤脂，研如粉，新汲水飞过三度，晒干用。[时珍曰] 亦有火煅水飞者。

‖气味‖

五种石脂，并甘、平。[大明曰] 并温，无毒。畏黄芩、大黄、官桂。

‖主治‖

黄疸，泄痢肠澼脓血，阴蚀下血赤白，邪气痈肿，疽痔恶疮，头疡疥瘙。久服补髓益气，肥健不饥，轻身延年。五石脂各随五色，补五脏。本经。**治泄痢，血崩带下，吐血衄血，涩精淋沥，除烦，疗惊悸，壮筋骨，补虚损。久服悦色。治疮疖痔漏，排脓。**大明。

青石脂

‖**气味**‖

酸，平，无毒。[普曰] 青符：神农：甘。雷公：酸，无毒。桐君：辛，无毒。李当之：大寒。

‖**主治**‖

养肝胆气，明目，疗黄疸泄痢肠澼，女子带下百病，及疽痔恶疮。久服补髓益气，不饥延年。别录。

黄石脂

‖**气味**‖

苦，平，无毒。[普曰] 黄符：雷公：苦。李当之：小寒。[之才曰] 曾青为之使，恶细辛，畏蜚蠊、黄连、甘草。[敩曰] 服之忌卵味。

‖**主治**‖

养脾气，安五脏，调中，大人小儿泄痢肠澼下脓血，去白虫，除黄疸痈疽虫。久服轻身延年。别录。

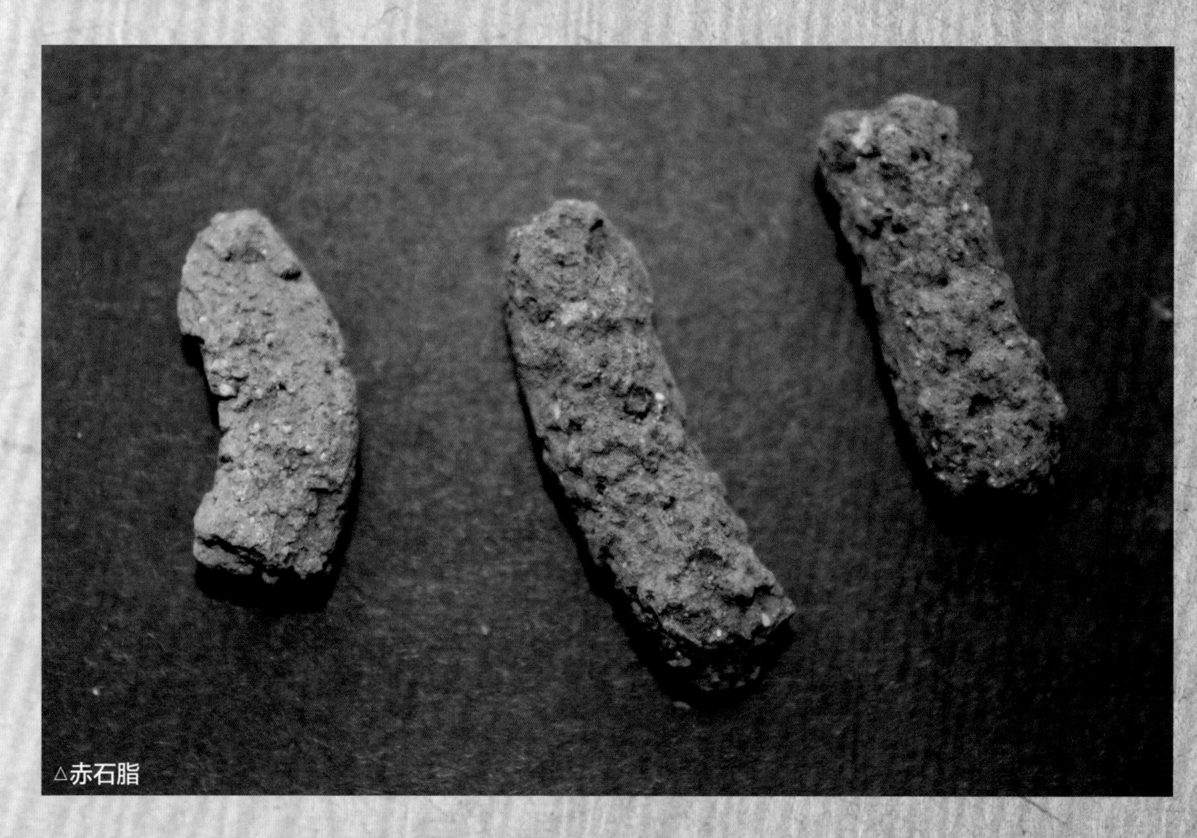

△赤石脂

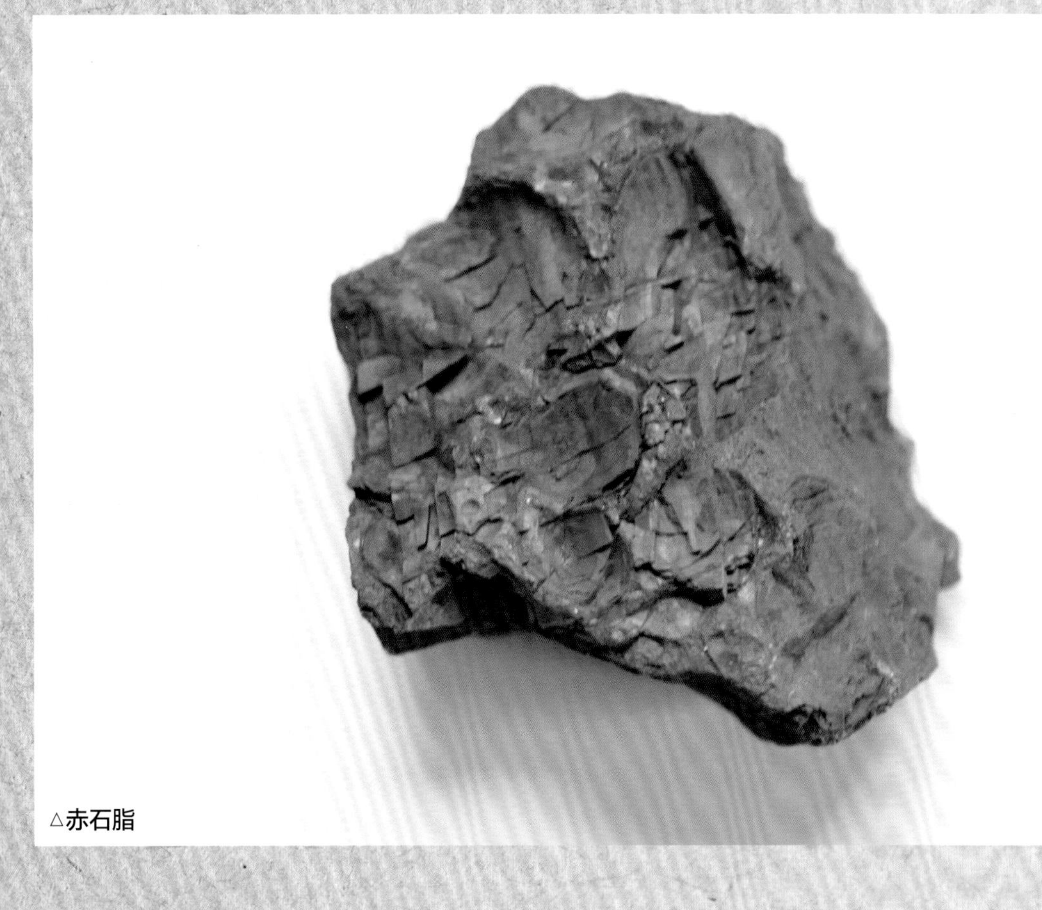
△赤石脂

黑石脂

[别录曰] 一名石墨，一名石涅。[时珍曰] 此乃石脂之黑者，亦可为墨，其性粘舌，与石炭不同，南人谓之画眉石。许氏说文云：黛，画眉石也。

‖ **气味** ‖

咸，平，无毒。[普曰] 黑符：桐君：甘，无毒。

‖ **主治** ‖

养肾气，强阴，主阴蚀疮，止肠澼泄痢，疗口疮咽痛。久服益气不饥延年。别录。

白石脂

‖ **气味** ‖

甘、酸，平，无毒。[普曰] 白符，一名随。岐伯、雷公：酸，无毒。桐君：甘，无毒。扁鹊：辛。李当之：小寒。[权曰] 甘、辛。[杲曰] 温。[之才曰] 得厚朴、米汁饮，止便脓。燕屎为之使。恶松脂。畏黄芩。[颂曰] 畏黄连、甘草、飞廉、马目毒公。

‖**主治**‖

养肺气，厚肠，补骨髓，疗五脏惊悸不足，心下烦，止腹痛下水，小肠澼，热溏便脓血，女子崩中漏下赤白沃，排痈疽疮痔。久服安心不饥，轻身延年。别录。**涩大肠。**甄权。

‖**附方**‖

旧四，新二。**小儿水痢**形羸。不胜汤药。白石脂半两研粉，和白粥空肚食之。子母秘录。**小儿滑泄**白龙丸：白石脂、白龙骨等分为末，水丸黍米大。每量大小，木瓜、紫苏汤下。全幼心鉴。**久泄久痢**白石脂、干姜等分研，百沸汤和面为稀糊搜之，并手丸梧子大。每米饮下三十丸。斗门方。**儿脐汁出**赤肿，白石脂末熬温，扑之，日三度。勿揭动。韦宙独行方。**儿脐血出**多啼，方同上。寇氏衍义。**粉滓面皯**白石脂六两，白敛十二两，为末，鸡子白和。夜涂旦洗。圣济录。

赤石脂

‖**气味**‖

甘、酸、辛，大温，无毒。[普曰] 赤符：神农、雷公：甘。黄帝、扁鹊：无毒。李当之：小寒。[之才曰] 畏芫花，恶大黄、松脂。[颂曰] 古人亦单服食，云发则心痛，饮热酒不解。用绵裹葱、豉，煮水饮之。

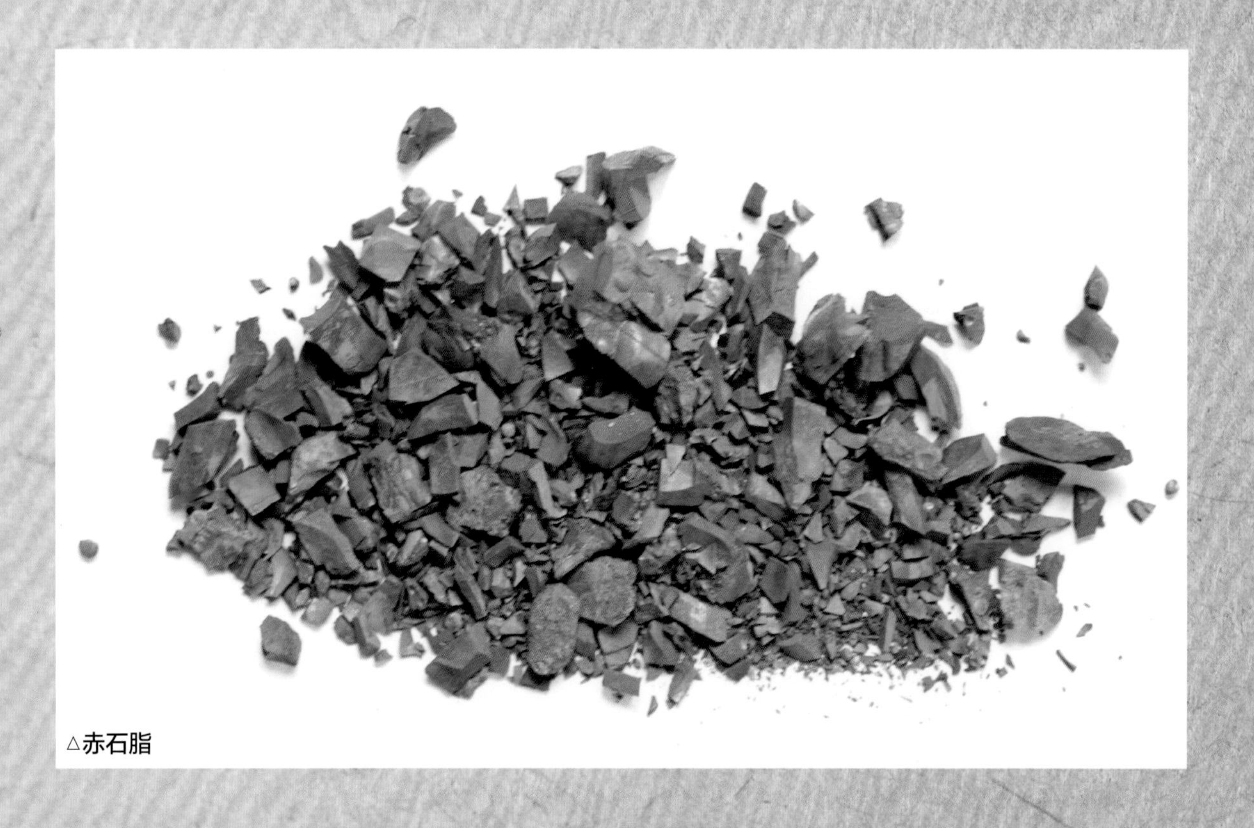

△赤石脂

‖**主治**‖

养心气，明目益精，疗腹痛肠澼，下痢赤白，小便利，及痈疽疮痔，女子崩中漏下，产难胞衣不出。久服补髓好颜色，益智不饥，轻身延年。别录。**补五脏虚乏。**甄权。**补心血，生肌肉，厚肠胃，除水湿，收脱肛。**时珍。

‖**发明**‖

[弘景曰] 五色石脂，本经疗体亦相似，别录分条具载，今俗惟用赤、白二脂断下痢耳。[元素曰] 赤、白石脂俱甘、酸，阳中之阴，固脱。[杲曰] 降也，阳中阴也。其用有二：固肠胃有收敛之能，下胎衣无推荡之峻。[好古曰] 涩可去脱，石脂为收敛之剂，赤入丙，白入庚。[时珍曰] 五石脂皆手足阳明药也。其味甘，其气温，其体重，其性涩，涩而重，故能收湿止血而固下；甘而温，故能益气生肌而调中。中者，肠胃肌肉惊悸黄疸是也；下者，肠澼泄痢崩带失精是也。五种主疗，大抵相同。故本经不分条目，但云各随五色补五脏。别录虽分五种，而性味主治亦不甚相远，但以五味配五色为异，亦是强分尔。赤白二种，一入气分，一入血分。故时用尚之。张仲景用桃花汤治下痢便脓血。取赤石脂之重涩，入下焦血分而固脱；干姜之辛温，暖下焦气分而补虚；粳米之甘温，佐石脂、干姜而润肠胃也。

‖**附方**‖

旧五，新七。**小儿疳泻**赤石脂末，米饮调服半钱，立瘥。加京芎等分，更妙。斗门方。**大肠寒滑**小便精出。赤石脂、干姜各一两，胡椒半两。为末，醋糊丸梧子大。每空心米饮下五、七十丸。有人病此，热药服至一斗二升，不效；或教服此，终四剂而息。寇氏衍义。**赤白下痢**赤石脂末，饮服一钱。普济方。**冷痢腹痛**下白冻如鱼脑。桃花丸：赤石脂煅，干姜炮，等分为末，蒸饼和丸。量大小服，日三服。和剂局方。**老人气痢**虚冷。赤石脂五两水飞，白面六两，水煮熟，入葱、酱作臛。空心食三四次即愈。养老方。**伤寒下痢**便脓血不止。桃花汤主之。赤石脂一斤，一半全用，一半末用，干姜一两，粳米半升，水七升，煮米熟去滓。每服七合。纳末方寸匕，日三服，愈乃止。张仲景方。**痢后脱肛**赤石脂、伏龙肝为末，傅之。一加白矾。钱氏小儿方。**反胃吐食**绝好赤石脂为末。蜜丸梧子大。每空腹姜汤下一二十丸。先以巴豆仁一枚，勿令破，以津吞之，后乃服药。圣惠方。**痰饮吐水**无时节者，其原因冷饮过度，遂令脾胃气弱，不能消化饮食。饮食入胃，皆变成冷水，反吐不停，赤石脂散主之。赤石脂一斤，捣筛，服方寸匕，酒饮自任，稍加至三匕。服尽一斤，则终身不吐痰水，又不下痢，补五脏，令人肥健。有人痰饮，服诸药不效。用此遂愈。千金翼方。**心痛彻背**赤石脂、干姜、蜀椒各四分，附子炮二分，乌头炮一分，为末，蜜丸梧子大。先食服一丸。不知，稍增之。张仲景金匮方。**经水过多**赤石脂、破故纸一两，为末。每服二钱，米饮下。普济方。**小便不禁**赤石脂煅、牡蛎煅，各三两，盐一两，为末，糊丸梧子大。每盐汤下十五丸。普济方。

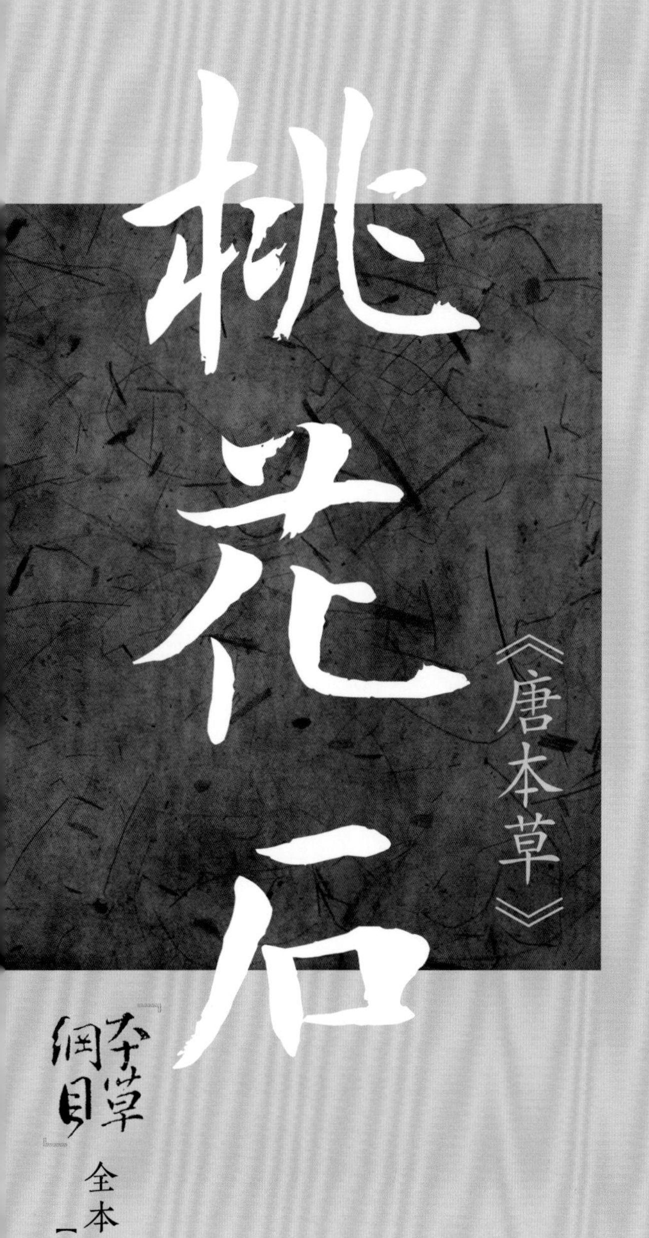

‖ **集解** ‖

[恭曰] 桃花石出申州钟山县，似赤石脂，但舐之不着舌者是也。[珣曰] 其状亦似紫石英，色若桃花，光润而重，目之可爱。[颂曰] 今信阳州有之，形块似赤石脂、紫石英辈，采无时，陶弘景言赤石脂出义阳者，状如豘脑，鲜红可爱。苏恭非之，云是桃花石，久服肥人。今土人以疗痢。功用亦不相远。[宗奭曰] 桃花石有赤、白二种，有赤地淡白点如桃花片者，有淡白地赤点如桃花片者。人往往镌磨为器用，人亦罕服之。[时珍曰] 此即赤白石脂之不粘舌、坚而有花点者，非别一物也，故其气味功用皆同石脂。昔张仲景治痢用赤石脂名桃花汤，和剂局方治冷痢有桃花丸，皆即此物耳。

‖ **气味** ‖

甘，温，无毒。

‖ **主治** ‖

大肠中冷脓血痢。久服令有肥悦能食。唐本。

‖ **释名** ‖

炉先生。[土宿真君曰] 此物点化为神药绝妙，九天三清俱尊之曰炉先生，非小药也。[时珍曰] 炉火所重，其味甘，故名。

‖ **集解** ‖

[时珍曰] 炉甘石所在坑冶处皆有，川蜀、湘东最多，而太原、泽州、阳城、高平、灵丘、融县及云南者为胜，金银之苗也。其块大小不一，状似羊脑，松如石脂，亦粘舌。产于金坑者，其色微黄，为上。产于银坑者，其色白，或带青，或带绿，或粉红。赤铜得之，即变为黄，今之黄铜，皆此物点化也。造化指南云：炉甘石受黄金、白银之气熏陶，三十年方能结成。以大秽浸及砒煮过，皆可点化，不减三黄。崔昉外丹本草云：用铜一斤，炉甘石一斤，炼之即成鍮石一斤半。非石中物取出乎？真鍮石生波斯，如黄金，烧之赤而不黑。

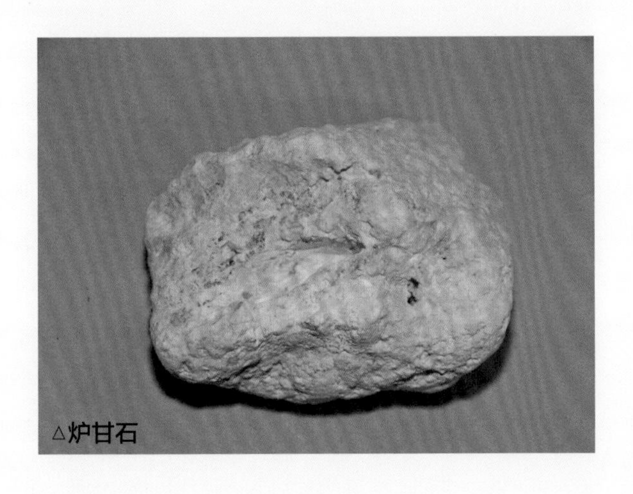

△炉甘石

‖ **基原** ‖

据《纲目图鉴》《纲目彩图》等综合分析考证，本品为碳酸盐类矿物方解石-文石族矿物菱锌矿Smithsonite（三方晶系）。主要为碳酸锌（$ZnCO_3$）。《中华本草》《中药志》认为还包括碳酸盐类矿物水锌矿Hydrozincite（单斜晶系），主要为碱式碳酸锌（$Zn_5(CO_3)_2(OH)_6$）。均产于广西、湖南、四川、云南等地。《药典》收载炉甘石药材为碳酸盐类矿物方解石族菱锌矿；采挖后，洗净，晒干，除去杂石。

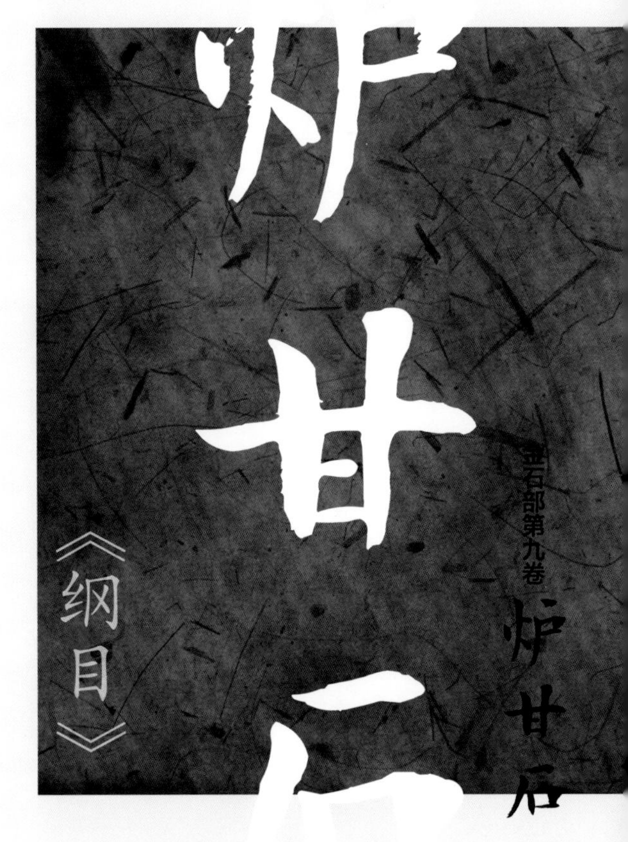

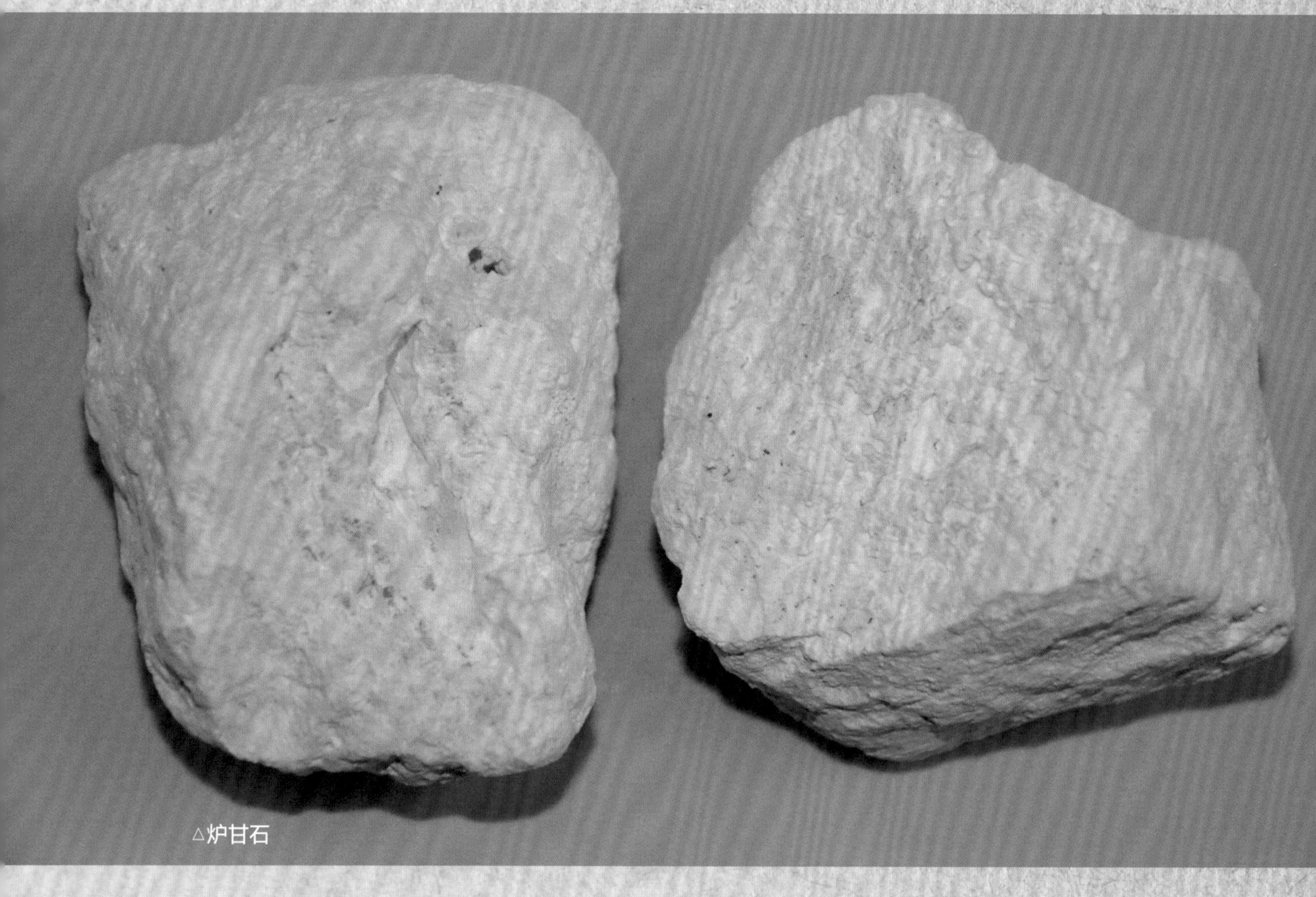

△炉甘石

‖ **修治** ‖

[时珍曰] 凡用炉甘石，以炭火煅红，童子小便淬七次，水洗净，研粉，水飞过，晒用。

‖ **气味** ‖

甘，温，无毒。

‖ **主治** ‖

止血，消肿毒，生肌，明目去翳退赤，收湿除烂。同龙脑点，治目中一切诸病。时珍。

‖ **发明** ‖

[时珍曰] 炉甘石，阳明经药也。受金银之气，故治目病为要药。时珍常用炉甘石煅淬、海螵蛸、硼砂各一两，为细末，以点诸目病，甚妙。入朱砂五钱，则性不粘也。

‖ **附方** ‖

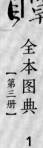

新十五。**目暴赤肿**炉甘石火煅尿淬，风化消等分，为末。新水化一粟点之。御药院方。**诸般翳膜**炉甘石、青矾、朴消等分，为末。每用一字，沸汤化开，温洗。日三次。宣明方。**一切目疾**真炉甘石半斤，用黄连四两，剉豆大，银石器内，水二碗，煮二伏时，去黄连为末，入片脑二钱半，研匀罐收。每点少许，频用取效。又方：炉甘石煅一钱，盆消一钱，为末。热汤泡洗。**目中诸病**石连光明散：治眼中五轮八廓诸证，神效。炉甘石半斤，取如羊脑、鸭头色者，以桑柴灰一斗，火煅赤研末，用雅州黄连各四两，切片，煎水浸石，澄取粉，晒干。用铅粉二定，以二连水浸过，炒之。雄黄研末。每用甘石、铅粉各三分，雄黄一分，片脑半分，研匀，点眼甚妙。张氏方。**目暗昏花**炉甘石火煅童尿淬七次，代赭石火煅醋淬七次，黄丹水飞，各四两为末。白沙蜜半斤，以铜铛炼去白沫，更添清水五六碗，熬沸下药，文武火熬至一碗，滴水不散，以夹纸滤入瓷器收之。频点日用。卫生易简方。**烂弦风眼**刘长春方：治风眼流泪，烂弦。白炉甘石四两，火煅童尿淬七次，地上出毒三日，细研。每用椒汤洗目后，临卧点三四次，次早以茶汤洗去，甚妙。又方：炉甘石一斤火煅，黄连四两煎水淬七次，为末，入片脑。每用点目。宣明眼科方：用炉甘石、石膏各一钱，海螵蛸三分，为末。入片脑、麝香各少许，收点。卫生易简方：用炉甘石二两。以黄连一两煎水，入童尿半盏再熬，下朴消一两又熬成。以火煅石淬七次，洗净为末，入密陀僧末一两研匀，收点之。**聤耳出汁**炉甘石、矾石各二钱，胭脂半钱，麝香少许，为末，缴净吹之。普济方。**齿疏陷物**炉甘石煅、寒水石等分，为末。每用少许擦牙，忌用刷牙，久久自密。集玄方。**漏疮不合**童尿制炉甘石、牡蛎粉，外塞之。内服滋补药。杂病治例。**下疳阴疮**炉甘石火煅醋淬五次一两，孩儿茶三钱，为末，麻油调傅。立愈。通妙邵真人方。**阴汗湿痒**炉甘石一分，真蚌粉半分，研粉扑之。直指方。

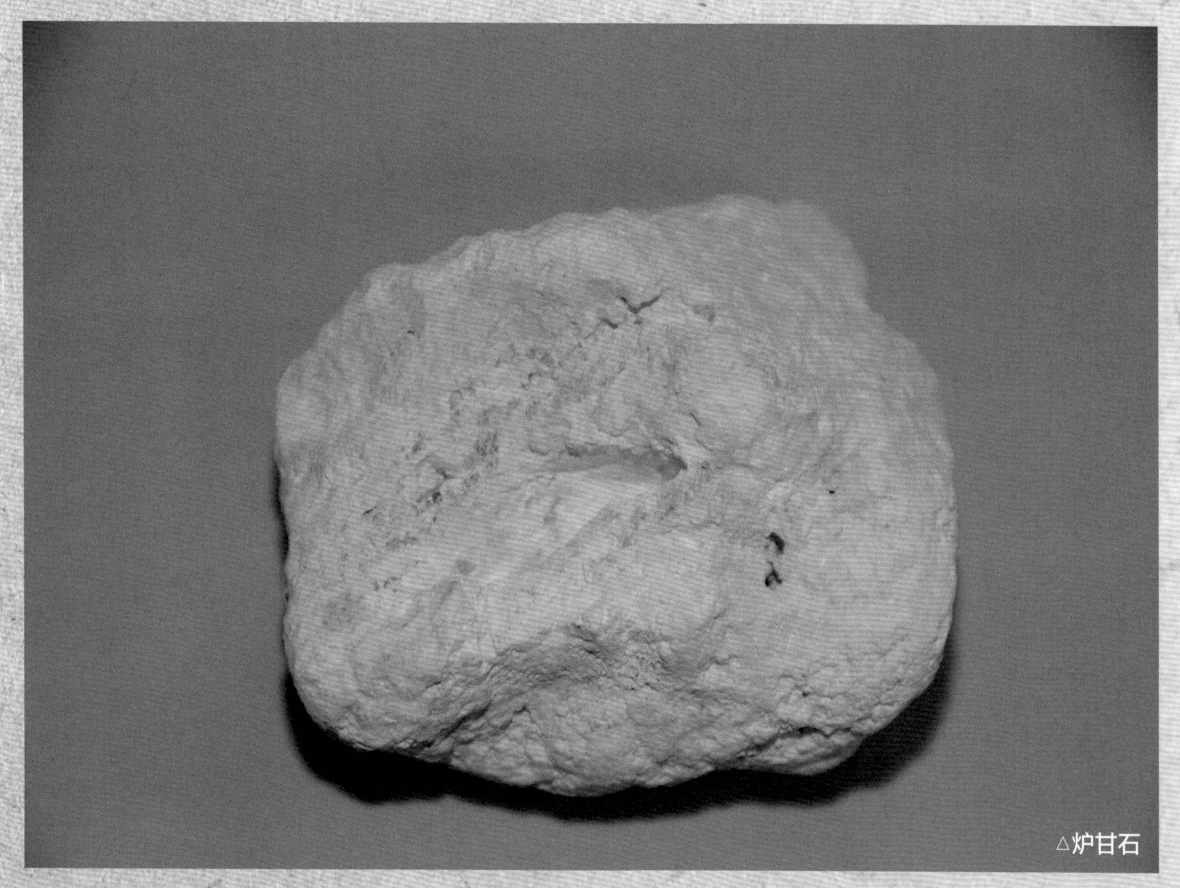
△炉甘石

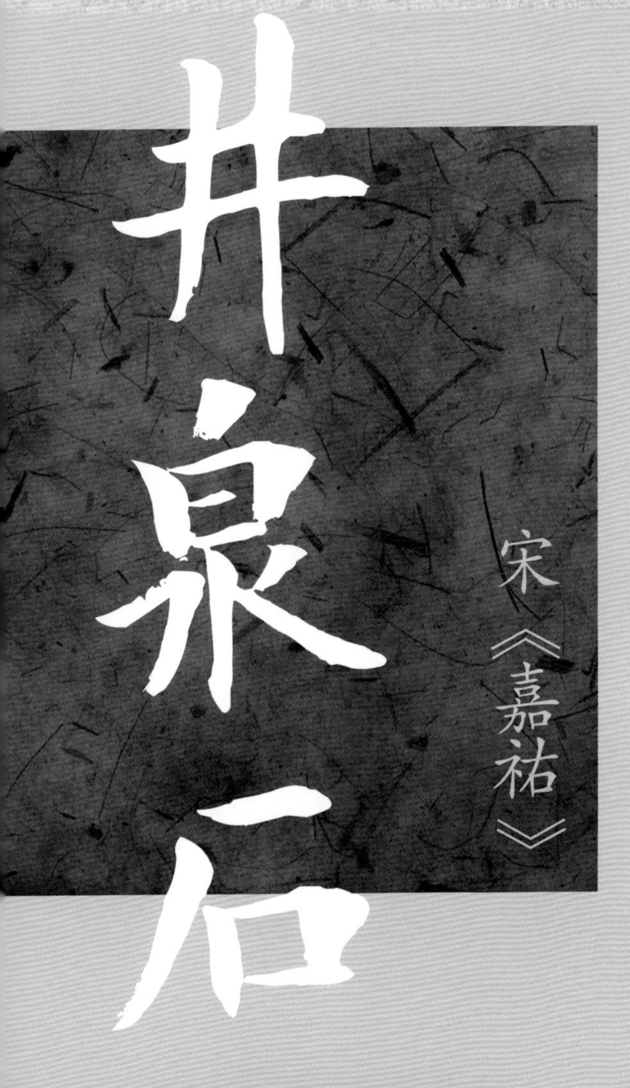

井泉石

宋《嘉祐》

‖ **释名** ‖

[时珍曰] 性寒如井泉，故名。

‖ **集解** ‖

[禹锡曰] 井泉石，近道处处有之，以出饶阳郡者为胜。生田野中间，穿地深丈余得之。形如土色，圆方长短大小不等，内实而外圆，重重相叠，采无时。又一种如姜石者，时人多指为井泉石，非是。[颂曰] 深州城西二十里，剧家村出之。

‖ **修治** ‖

[禹锡曰] 凡用，细研水飞过。不尔。令人淋。

‖ **气味** ‖

甘，大寒，无毒。

‖ **主治** ‖

诸热，解心脏热结，热嗽，小儿热疳，雀目青盲，眼赤肿痛，消肿毒。得决明、菊花，疗小儿眼疳生翳膜。得大黄、栀子，治眼睑肿赤。嘉祐。

‖ **附方** ‖

新四。**膀胱热闭**小便不快，井泉石、海金沙、车前子、滑石各一两，为末。每服二钱，蜜汤下。圣济录。**风毒赤目**井泉石半两，井中苔焙、谷精草一两，豉焙一合，为末。每服二钱，空心井华水服。圣济录。**产后搐搦**俗名鸡爪风。舒筋散：用井泉石四两另研，天麻酒浸、木香各一两，人参、川芎、官桂、丁香各半两，为末。每服三钱，大豆淋酒调下，出汗即愈。宣明方。**痤疿瘙痒**井泉石生三两，寒水石煅四两，脑子半钱。为末扑之。圣济录。

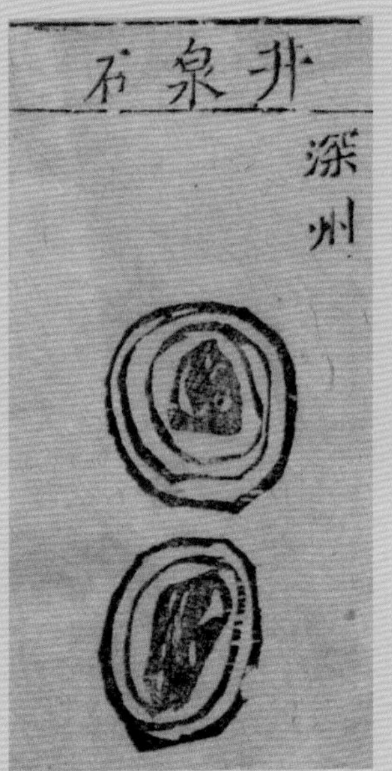

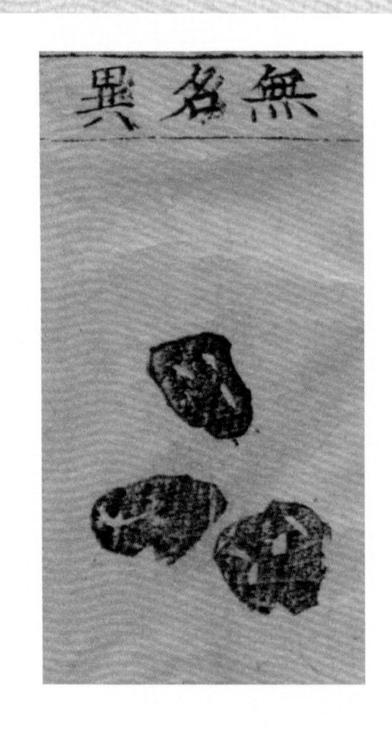

‖ **基原** ‖

据《中华本草》《大辞典》《汇编》等综合分析考证，本品为氧化物类金红石族矿物软锰矿Pyrolusite（四方晶系）。主要为二氧化锰（MnO_2）。主产于广东、广西、四川、陕西等地。

‖ **释名** ‖

[时珍曰] 无名异，廋词也。

‖ **集解** ‖

[志曰] 无名异出大食国，生于石上，状如黑石灰。番人以油炼如黳石，嚼之如饧。[颂曰] 今广州山石中及宜州南八里龙济山中亦有之。黑褐色，大者如弹丸，小者如黑石子，采无时。[敩曰] 无名异形似石炭，味别。[时珍曰] 生川、广深山中，而桂林极多，一包数百枚，小黑石子也，似蛇黄而色黑，近处山中亦时有之。用以煮蟹，杀腥气；煎炼桐油，收水气；涂剪剪灯，则灯自断也。

‖ **气味** ‖

甘，平，无毒。[颂曰] 咸，寒。伏硫黄。

‖ **主治** ‖

金疮折伤内损，止痛，生肌肉。开宝。**消肿毒痈疽，醋磨傅之。**苏颂。**收湿气。**时珍。

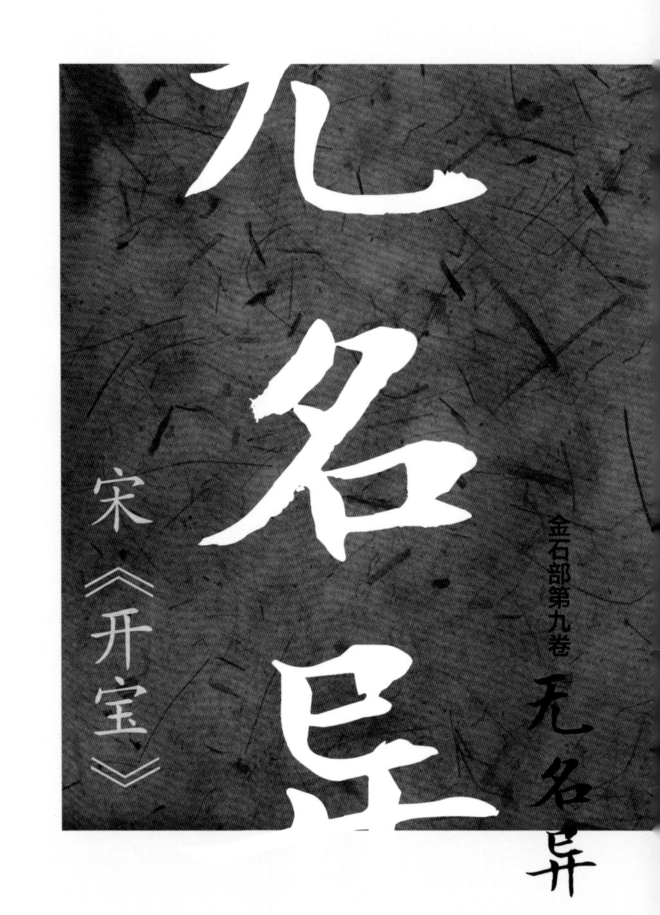

‖ **发明** ‖

[时珍曰] 按雷敩炮炙论·序云：无名止楚，截指而似去甲毛。崔昉外丹本草云：无名异，阳石也。昔人见山鸡被网损其足，脱去，衔一石摩其损处，遂愈而去；乃取其石理伤折大效，人因傅之。

‖ **附方** ‖

新十。**打伤肿痛**无名异为末，酒服，赶下四肢之末，血皆散矣。集验方。**损伤接骨**无名异、甜瓜子各一两，乳香、没药各一钱，为末。每服五钱，热酒调服，小儿三钱。服毕，以黄米粥涂纸上，掺左顾牡蛎末裹之，竹篦夹住。多能鄙事。**临杖预服**无名异末，临时温服三五钱，则杖不甚痛，亦不甚伤。谈野翁试效方。**赤瘤丹毒**无名异末，葱汁调涂立消。简便方。**痔漏肿痛**无名异炭火煅红，米醋淬七次，为细末。以温水洗疮，绵裹箸头填末入疮口，数次愈。简便方。**天泡湿疮**无名异末，井华水调服之。普济方。**臁疮溃烂**无名异、虢丹细研，清油调搽。湿则干搽之。济急方。**股阴瘰疬**无名异二钱，麝香一字，研。酒半碗，午后空腹服，立效。多能鄙事。**拳毛倒睫**无名异末，纸卷作捻，点灯吹杀熏之，睫自起。保命集。**消渴引饮**无名异一两，黄连二两，为末，蒸饼丸绿豆大。每服百丸，以茄根、蚕茧煎汤送下。圣济录。**脚气痛楚**无名异末，化牛皮胶调涂之，频换。卫生易简方。

‖ **基原** ‖

有学者 * 认为本品可能为一种结核状的褐铁矿或黄铁矿。

* 沈保安 .《本草纲目》金石部新增药物品种考释 [J]. 时珍国药研究，1992(02)：52.

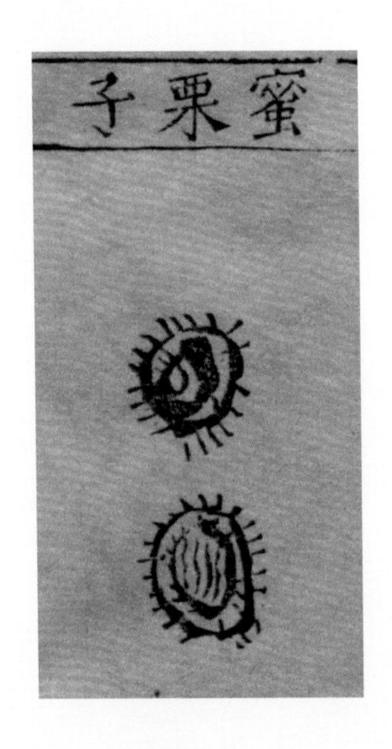

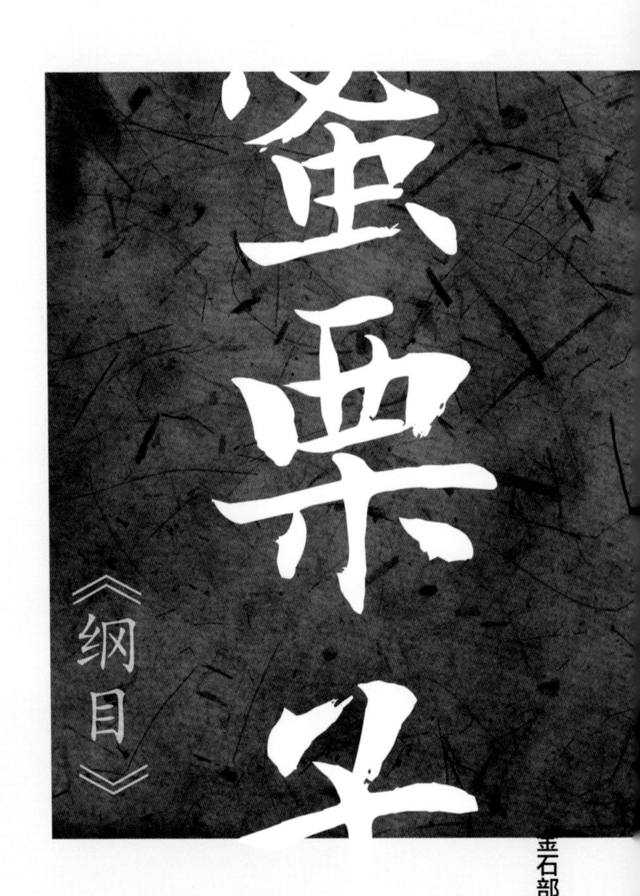

‖ **集解** ‖

[时珍曰] 蜜栗子生川、广、江、浙金坑中，状如蛇黄而有刺，上有金线缠之，色紫褐，亦无名异之类也。丹炉家采作五金匮药，制三黄。

‖ **主治** ‖

金疮折伤，有效。时珍。

石钟乳

《本经》上品

‖ 基原 ‖

据《纲目图鉴》《中华本草》《中药志》等综合分析考证，本品为碳酸盐类矿物方解石的钟乳状集合体下端较细的圆柱状管状部分，即钟乳石Stalactite。主要为碳酸钙（$CaCO_3$）。主产于广西、四川、湖北、贵州等地。《药典》收载钟乳石药材为碳酸盐类矿物方解石族方解石；采挖后，除去杂石。

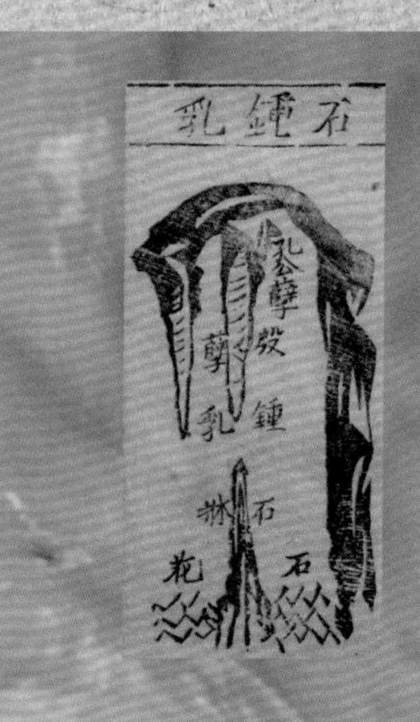

‖ 释名 ‖

留公乳别录**虚中**吴普**芦石**别录**鹅管石**纲目**夏石**别录**黄石砂**药性。[时珍曰] 石之津气，钟聚成乳，滴溜成石，故名石钟乳。芦与鹅管，象其空中之状也。

‖ 集解 ‖

[别录曰] 石钟乳生少室山谷及太山，采无时。[普曰] 生太山山谷阴处岸下，溜汁所成，如乳汁，黄白色，空中相通，二月、三月采，阴干。[弘景曰] 第一出始兴，而江陵及东境名山石洞亦皆有。惟通中轻薄如鹅翎管，碎之如爪甲，中无雁齿，光明者为善。长挺乃有一二尺者。色黄，以苦酒洗刷则白。仙经少用，而俗方所重。[恭曰] 第一始兴，

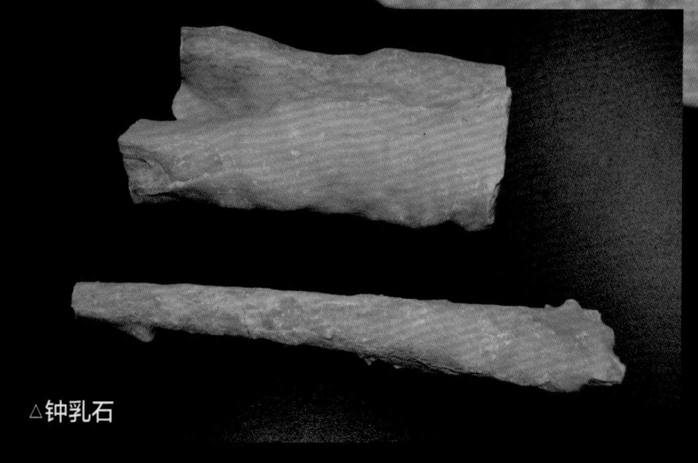
△钟乳石

△钟乳石

其次广、连、澧、朗、郴等州者，虽厚而光润可爱，饵之并佳。今峡州、青溪、房州三洞出者，亚于始兴。自余非其土地，不可轻服。多发淋渴，止可捣筛，白练裹之，合诸药草浸酒服之。陶云有一二尺者，谬说也。乳石必须土地清白光润，罗纹、鸟翮、蝉翼一切皆成，白者可用。其非土地者，慎勿服之，杀人甚于鸩毒。[志曰]别本注云：凡乳生于深洞幽穴，皆龙蛇潜伏，或龙蛇毒气，或洞口阴阳不均，或通风气，雁齿涩，或黄或赤，乳无润泽，或煎炼火色不调，一煎已后不易水，则生火毒，服即令人发淋。又乳有三种：石乳者，其山洞纯石，以石津相滋，阴阳交备，蝉翼纹成，其性温；竹乳者，其山洞遍生小竹，以竹津相滋，乳如竹状，其性平；茅山之乳者，其山有土石相杂，遍生茅草，以茅津相滋为乳，乳色稍黑而滑润，其性微寒。一种之中，有上中下色，皆以光泽为好。余处亦有，不可轻信。如蝉翅者上，爪甲者次，鹅管者下。明白而薄者可服。[颂曰]今道州江华县及连、英、韶、阶、峡州山中皆有之。生岩穴阴处，溜山液而成，空中相通，长者六七寸，如鹅翎管状，色白微红。唐·李补阙炼乳法云：取韶州钟乳，无问厚薄，但令颜色明净光泽者，即堪入炼，惟黄、赤二色不任用。柳宗元书亦云：取其色之美而已，不必惟土之信。是此药所重，惟在明白者，不必如上所说数种也。今医家但以鹅管中空者为最。又本经中品载殷孽云：钟乳根也。孔公孽，殷孽根也。石花、石床并与殷孽同。又有石脑，亦钟乳之类。凡此五种，医家亦复稀用，但用钟乳尔。[时珍曰]按范成大桂海志所说甚详明。云桂林接宜、融山洞穴中，钟乳甚多。仰视石脉涌起处，即有乳床，白如玉雪，石液融结成者。乳床下垂，如倒数峰小山，峰端渐锐且长如冰柱，柱端轻薄中空如鹅翎。乳水滴沥不已，且滴且凝，此乳之最精者，以竹管仰承取之。炼治家又以鹅管之端，尤轻明如云母爪甲者为胜。

‖**修治**‖

凡使勿用头粗厚并尾大者，为孔公石，不用。色黑及经大火惊过，并久在地上收者，曾经药物制者，并不得用。须要鲜明、薄而有光润者，似鹅翎筒子为上，有长五六寸者。凡修事法：钟乳八两，用沉香、零陵香、藿香、甘松、白茅各一两，水煮过，再煮汁，方用煮乳，一伏时漉出。以甘草、紫背天葵各二两同煮，漉出拭干，缓火焙之，入臼杵粉，筛过入钵中。令有力少壮者二三人不住研，三日三夜勿歇。然后以水飞澄，过绢笼，于日中晒干，入钵再研二万遍，乃以瓷盒收之。太清经炼钟乳法：取好细末置金银器中，瓦一片密盖，勿令泄气，蒸之，自然化作水也。李补阙炼乳法见后。

‖**气味**‖

甘，温，无毒。神农：辛。桐君、黄帝、医和：甘。扁鹊：甘，无毒。有大毒。蛇床为之使。恶牡丹、玄石、牡蒙。畏紫石英、蘘草。忌羊血。相感志云：服乳石，忌参、术，犯者多死。钟乳产于阳洞之内，阳气所结，伏之可柔五金。麦门冬、独蒜、韭实、胡葱、胡荽、猫儿眼草，皆可伏之。

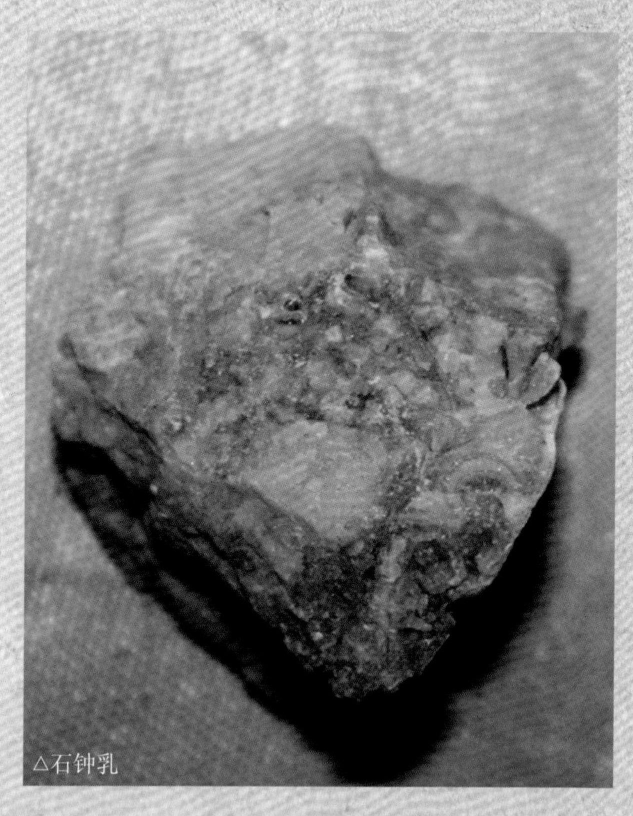
△石钟乳

‖**主治**‖

咳逆上气，明目益精，安五脏，通百节，利九窍，下乳汁。本经。**益气，补虚损，疗脚弱疼冷，下焦伤竭，强阴。久服延年益寿，好颜色，不老，令人有子。不炼服之，令人淋。**别录。**主泄精寒嗽，壮元气，益阳事，通声。**甄权。**补五劳七伤。**大明。**补髓，治消渴引饮。**青霞子。

‖**发明**‖

[慎微曰] 柳宗元与崔连州书云：草木之生也依于土，有居山之阴阳，或近木，或附石，其性移焉。况石钟乳直产于石，石之精粗疏密，寻尺特异，而穴之上下，土之厚薄，石之高下不可知；则其依而产者，固不一性。然由其精密而出者，则油然而清，炯然而辉，其窍滑以夷，其肌廉以微；食之使人荣华温柔，其气宣流，生胃通肠，寿考康宁。其粗疏而下者，则奔突结涩，乍大乍小，色如枯骨，或类死灰，奄顿不发，丛齿积颣，重浊顽璞；食之使人偃蹇壅郁，泄火生风，戟喉痒肺，幽关不聪，心烦喜怒，肝举气刚，不能平和。故君子慎取其色之美，而不必惟土之信，以求其至精，凡为此也。[震亨曰] 石钟乳为慓悍之剂。内经云：石药之气悍，仁哉言也。凡药气之偏者，可用于暂而不可久，夫石药又偏之甚者也。自唐时太平日久，膏粱之惑于方士服食致长生之说，以石药体厚气厚，习以成俗，迨宋至今，犹未已也。斯民何辜，受此气悍之祸而莫之能救，哀哉！本草赞其久服延年之功，柳子厚又从而述美之，予不得不深言也。[时珍曰] 石钟乳乃阳明经气分药也，其气慓疾，令阳气暴充，饮食倍进，而形体壮盛。昧者得此自庆，益肆淫泆，精气暗损，石气独存，孤阳愈炽。久之营卫不从，发为淋渴，变为痈疽，是果乳石之过耶？抑人之自取耶？凡人阳明气衰，用此合诸药以救其衰，疾平则止，夫何不可？五谷五肉久嗜不已，犹有偏绝之弊，况石药乎？种树书云：凡果树，作穴纳钟乳末少许固密，则子多而味美。纳少许于老树根皮间，则树复茂。信然，则钟乳益气、令人有子之说，亦可类推。但恐嗜欲者未获其福，而先受其祸也。然有禀赋异常之人，又不可执一而论。张杲医说载：武帅雷世贤多侍妾，常饵砂、母、钟乳，日夜煎炼，以济其欲。其妾父苦寒泄不嗜食，求丹十粒服之，即觉脐腹如火，少焉热狂，投井中，救出遍身发紫泡，数日而死；而世贤服饵千计，了无病恼，异哉！沈括笔谈载：夏英公性豪侈，而禀赋异于人。才睡即身冷而僵如死者，常服仙茅、钟乳、硫黄，莫知纪极。每晨以钟乳粉入粥食之。有小吏窃食，遂发疽死。此与终身服附子无恙者，同一例也。沈括又云：医之为术，苟非得之于心，未见能臻其妙也。如服钟乳，当终身忌术，术能动钟乳也。然有药势不能

蒸，须要其动而激发者。正如火少，必借风气鼓之而后发；火盛则鼓之反为害。此自然之理也。凡服诸药，皆宜仿此。又十便良方云：凡服乳人，服乳三日，即三日补之；服乳十日，即十日补之。欲饱食，以牛羊獐鹿等骨煎汁，任意作羹食之。勿食仓米、臭肉，及犯房事。一月后精气满盛，百脉流通，身体觉热，绕脐肉起，此为得力，可稍近房事；不可频数，令药气顿竭，弥更害人，戒之慎之！名之为乳，以其状人之乳也。与神丹相配，与凡石迥殊，故乳称石。语云：上士服石服其精，下士服石服其滓。滓之与精，其力远也。此说虽明快，然须真病命门火衰者宜之，否则当审。

‖**附方**‖

新十一。**李补阙服乳法**主五劳七伤，咳逆上气，治寒嗽，通音声，明目益精，安五脏，通百节，利九窍，下乳汁，益气补虚损，疗脚弱疼冷，下焦伤竭，强阴，久服延年益寿不老，令人有子。取韶州钟乳，无问厚薄，但颜色明净光泽者即堪入炼，惟黄赤二色不任用。置于金银器中，大铛着水，沉器煮之，令如鱼眼沸，水减即添。乳少三日三夜，乳多七日七夜，候干，色变黄白即熟。如疑生，更煮满十日最佳。取出去水，更以清水煮半日，其水色清不变即止，乳无毒矣。入瓷钵中，玉槌着水研之。觉干涩，即添水，常令如稀米泔状。研至四五日，揩之光腻，如书中白鱼，便以水洗之，不随水落者即熟，落者更研，乃澄取暴干。每用一钱半，温酒空腹调下，兼和丸散用。其煮乳黄浊水，切勿服。服之损人咽喉，伤肺，令人头痛，或下利不止。其有犯者，但食猪肉解之。孙真人千金方。**钟乳煎**治风虚劳损，腰脚无力，补益强壮。用钟乳粉炼成者三两，以夹练袋盛之，牛乳一大升，煎减三之一，去袋饮乳，分二服，日一作。不吐不利，虚冷人微溏无苦。一袋可煮三十度，即力尽，别作袋。每煎讫，须濯净，令通气。其滓和面喂鸡，生子食之。此崔尚书方也。孙真人千金翼。**钟乳酒**安五脏，通百节，利九窍，主风虚，补下焦，益精明目。钟乳炼成粉五两，以夹练袋盛之，清酒六升，瓶封，汤内煮减三之二，取出添满，封七日，日饮三合。忌房事、葱、豉、生食、硬食。外台秘要。**钟乳丸**治丈夫衰老，阳绝肢冷，少气减食，腰疼脚痹，下气消食，和中长肌。钟乳粉二两，菟丝子酒浸焙、石斛各一两，吴茱萸汤泡七次炒半两，为末，炼蜜和丸梧子大。每服七丸，空心温酒或米汤下，日二服。服讫行数百步，觉胸口热，稍定即食干饭豆酱。忌食粗臭恶食，及闻尸秽等气。初服七日，勿为阳事，过七日乃可行，不宜伤多。服过半剂，觉有功，乃续服。此曹公卓方也。和剂局方。**元气虚寒**方见阳起石下。**一切劳嗽**胸膈痞满。焚香透膈散：用鹅管石、雄黄、佛耳草、款冬花等分，为末。每用一钱，安香炉上焚之，以筒吸烟入喉中，日二次。宣明方。**肺虚喘急**连绵不息。生钟乳粉光明者五钱，蜡三两化和，饭甑内蒸熟，研丸梧子大。每温水下一丸。圣济录。**吐血损肺**炼成钟乳粉，每服二钱，糯米汤下，立止。十便良方。**大肠冷滑**不止。钟乳粉一两，肉豆蔻煨半两，为末，煮枣肉丸梧子大。每服七十丸，空心米饮下。济生方。**乳汁不通**气少血衰，脉涩不行，故乳少也。炼成钟乳粉二钱，浓煎漏卢汤调下。或与通草等分为末，米饮服方寸匕，日三次。外台秘要。**精滑不禁**大腑溏泄，手足厥冷，方见阳起石下。

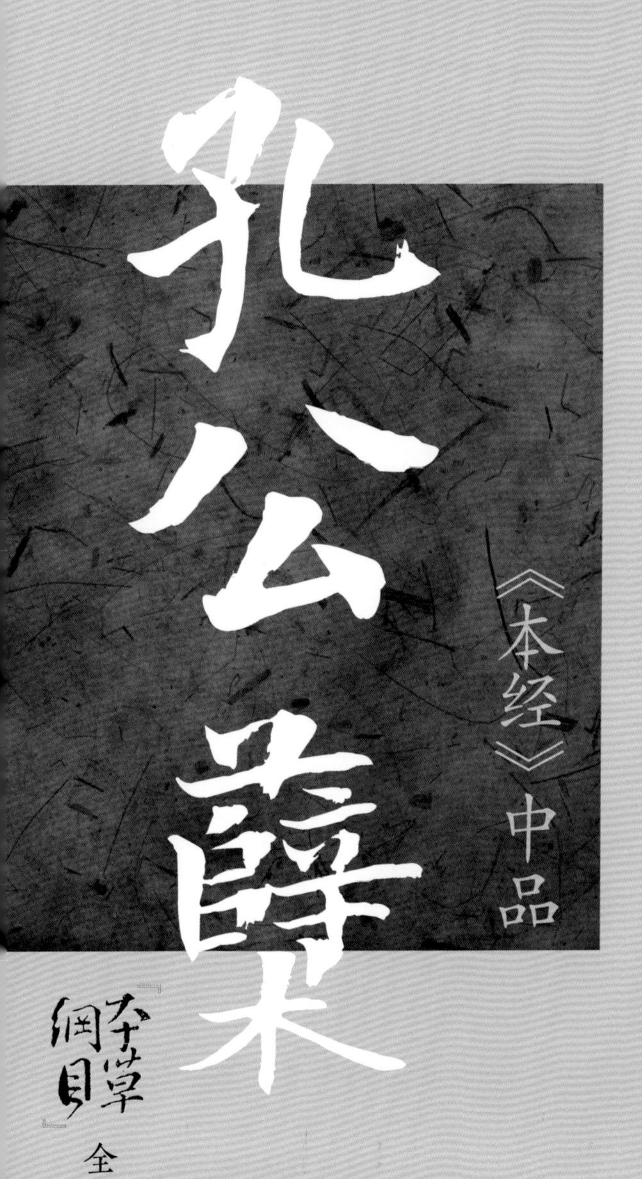

‖ **释名** ‖

孔公石纲目**通石**。[时珍曰] 孔窍空通，附垂于石，如木之芽蘖，故曰孔空蘖，而俗讹为孔公尔。[恭曰] 此蘖次于钟乳，状如牛羊角，中有孔通，故名通石。别录误以此为殷蘖之根，而俗犹呼为孔公蘖是也。

‖ **集解** ‖

[别录曰] 孔公蘖，殷蘖根也。青黄色，生梁山山谷。[弘景曰] 梁山属冯翊郡，此即今钟乳床也，亦出始兴，皆大块，打破之。凡钟乳之类有三种，同一体。从石室上汁溜积久盘结者，为钟乳床，即孔公蘖也。其以次小笼炊者，为殷蘖，大如牛羊角，长一二尺，今人呼此为孔公蘖也。殷蘖复溜，轻好者为钟乳。虽同一类，而疗体各异，贵贱悬殊。三种同根，而所生各处，当是随其土地为胜尔。[保升曰] 钟乳之类凡五种：钟乳、殷蘖、孔公蘖、石床、石花也。虽同一体，而主疗各异。[颂曰] 孔公蘖、殷蘖既是钟乳同生，则有蘖处皆当有乳，今不闻有之。岂用之既寡，则采者

亦稀乎？抑时人不知蘖中有乳，不尽采乎？不能尽究也。[恭曰] 孔公蘖次于钟乳，别录误以为殷蘖之根。殷蘖即孔公蘖之根，俗人乃以孔公蘖为殷蘖，陶氏依之，以孔公蘖为钟乳床，非矣。[时珍曰] 以姜石、通石二名推之，则似附石生而粗者，为殷蘖；接殷蘖而生，以渐空通者，为孔公蘖；接孔公蘖而生者，为钟乳。当从苏恭之说为优。盖殷蘖如人之乳根，孔公蘖如乳房，钟乳如乳头也。

‖ **气味** ‖

辛，温，无毒。[普曰] 神农：辛。岐伯：咸。扁鹊：酸，无毒。[大明曰] 甘，暖。[权曰] 甘，有小毒。[之才曰] 木兰为之使，恶细辛、术，忌羊血。

‖ **主治** ‖

伤食不化，邪结气恶，疮疽瘘痔，利九窍，下乳汁。本经。**男子阴疮，女子阴蚀，及伤食病，常欲眠睡。**别录。**主腰冷膝痹毒气，能使喉声圆亮。**甄权。**轻身充肌。**青霞子。

‖ **发明** ‖

[弘景曰] 二蘖不堪丸散，止可水煮汤，并酒渍饮之，甚疗脚弱脚气。

‖ **附方** ‖

新一。**风气脚弱**孔公蘖二斤，石斛五两，酒二斗，浸服。肘后方。

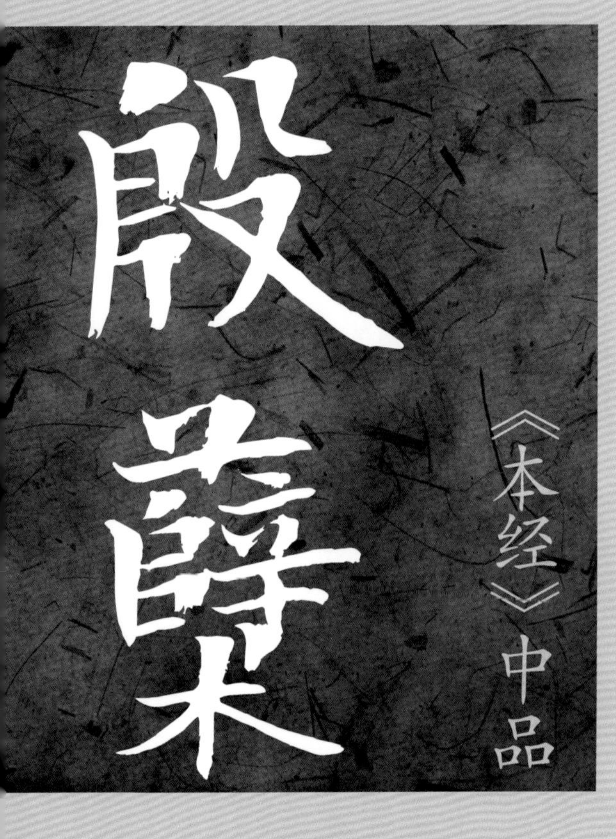

‖ **释名** ‖

姜石　[时珍曰] 殷，隐也。生于石上，隐然如木之蘖也。[恭曰] 此即孔公蘖根也，盘结如姜，故名姜石。俗人乃以孔公蘖为之，误矣。详孔公蘖下。

‖ **集解** ‖

[别录曰] 殷蘖，钟乳根也。生赵国山谷，又梁山及南海，采无时。[弘景曰] 赵国属冀州，亦出始兴。

‖ **气味** ‖

辛，温，无毒。[之才曰] 恶防己，畏术。

‖ **主治** ‖

烂伤瘀血，泄痢寒热，鼠瘘癥瘕结气。脚冷疼弱。本经。**熏筋骨弱并痔瘘，及下乳汁。**别录。

‖ **发明** ‖

见孔公蘖下。

‖ **附录** ‖

石床唐本草　[恭曰] 味甘，温，无毒。酒渍服，与殷蘖同功。一名乳床，一名逆石，一名石笋。生钟乳堂中，采无时。钟乳水滴下凝积，生如笋状，久渐与上乳相接为柱也。陶谓孔公蘖为乳床，非也。殷蘖、孔公蘖在上，石床、石花在下，性体虽同，上下有别。

石花唐本草　[恭曰] 味甘，温，无毒。主腰脚风冷，渍酒服，与殷蘖同功。一名乳花。生乳穴堂中，乳水滴石上，散如霜雪者。三月、九月采之。[大明曰] 壮筋骨，助阳道。[宗奭曰] 石花白色，圆如覆大马杓，上有百十枝，每枝各槎牙分歧如鹿角。上有细文起，以指撩之，铮铮然有声。其体甚脆，不禁触击。多生海中石上，世方难得，家中曾得一本。本条所注皆非是。[时珍曰] 石花是钟乳滴于石上迸散，日久积成如花者。苏恭所说甚明。寇宗奭所说，乃是海中石梅、石柏之类，亦名石花，不入药用，非本草石花，正自误矣。

石骨　[恭曰] 石骨，服之力胜钟乳，似骨，如玉坚润，生五石脂中。

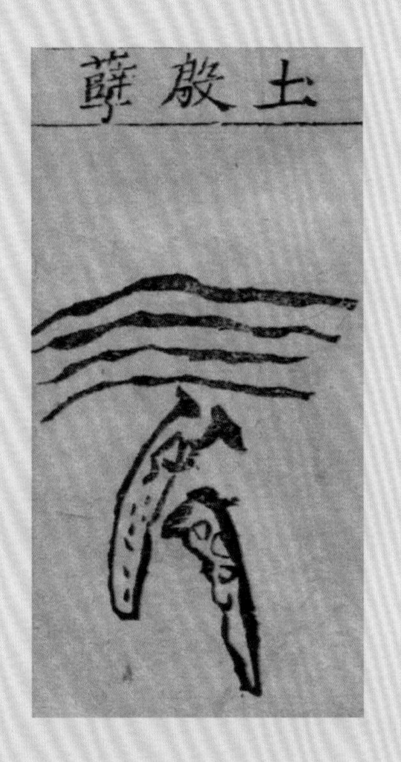

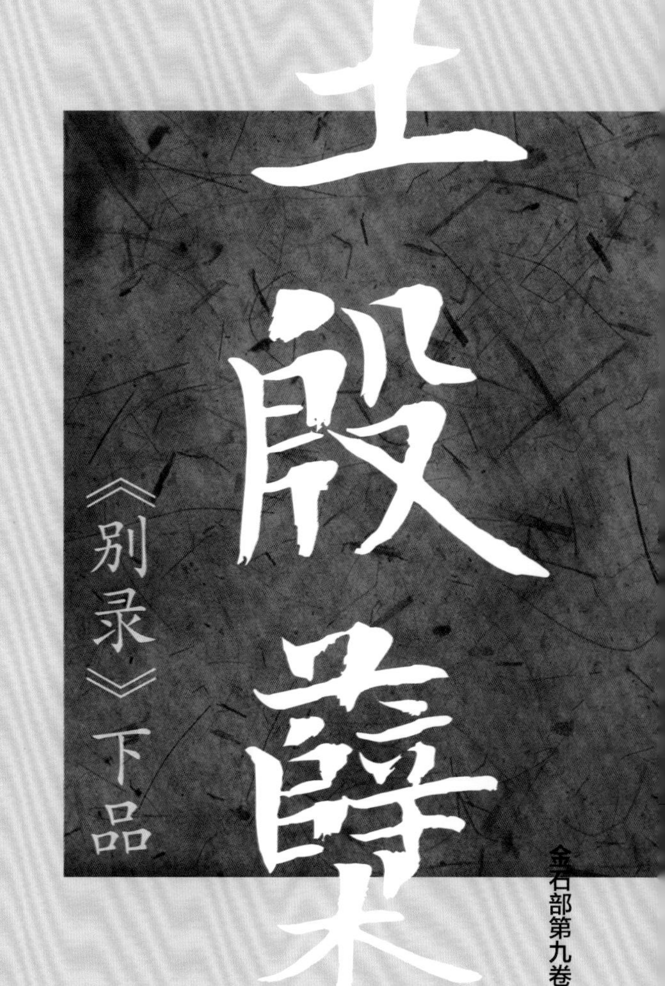

‖ **释名** ‖

土乳唐本。[志曰] 此则土脂液也，生于土穴，状如殷蘖，故名。

‖ **集解** ‖

[别录曰] 生高山崖上之阴，色白如脂，采无时。[弘景曰] 此犹似钟乳、孔公蘖之类，故亦有蘖名，但在崖上尔，今不知用。[恭曰] 此即土乳也。出渭州鄣县三交驿西北坡平地土窟中，见有六十余坎，昔人采处。土人云：服之亦同钟乳，而不发热。陶及本草云，生崖上，非也。[时珍曰] 此即钟乳之生于山崖土中者，南方名山多有之。人亦掘为石山，货之充玩，不知其为土钟乳也。

‖ **气味** ‖

咸，平，无毒。

‖ **主治** ‖

妇人阴蚀，大热，干痂。别录。

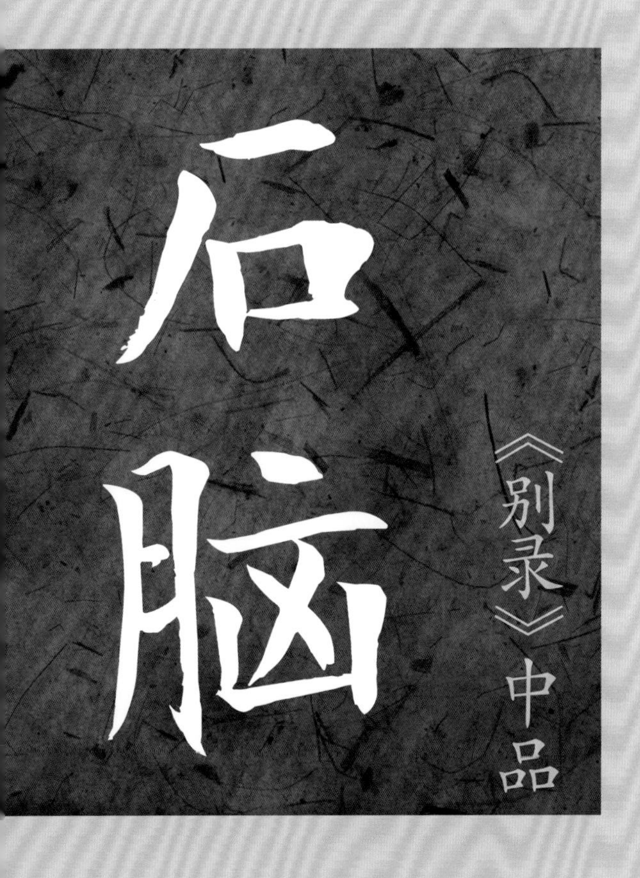

‖**释名**‖

石饴饼别录**石芝**纲目**化公石**。[时珍曰] 其状如结脑，故名。昔有化公服此，又名化公石。

‖**集解**‖

[别录曰] 石脑生名山土石中，采无时。[弘景曰] 此石亦钟乳之类，形如曾青而白色黑斑而软易破。今茅山东及西平山并有之，凿土龛取出。[恭曰] 出徐州宋里山，初在烂石中，入土一丈以下得之，大如鸡卵，或如枣许，触着即散如面，黄白色。土人号为握雪礜石，云服之长生。[保升曰] 苏恭引握雪礜石为注，非矣。[时珍曰] 按抱朴子·内篇云：石脑芝生滑石中，亦如石中黄子状，但不皆有耳。打破大滑石千计，乃可得一枚。初破之，在石中五色光明而自得，服一升得长生，乃石芝也。别录所谓石脑及诸仙服食，当是此物也。苏恭所说，本是石脑，而又以注握雪礜石，误矣。握雪乃石上之液，与此不同。见后本条。

‖**气味**‖

甘，温，无毒。

‖**主治**‖

风寒虚损，腰脚疼痹，安五脏，益气。别录。

‖**发明**‖

[弘景曰] 俗方不见用，仙经有刘君导仙散用之。又真诰云：李整采服，疗风痹虚损，而得长生。[恭曰] 隋时化公所服，亦名石脑。[时珍曰] 真诰载姜伯真在大横山服石脑，时时使人身热而不渴，即此。

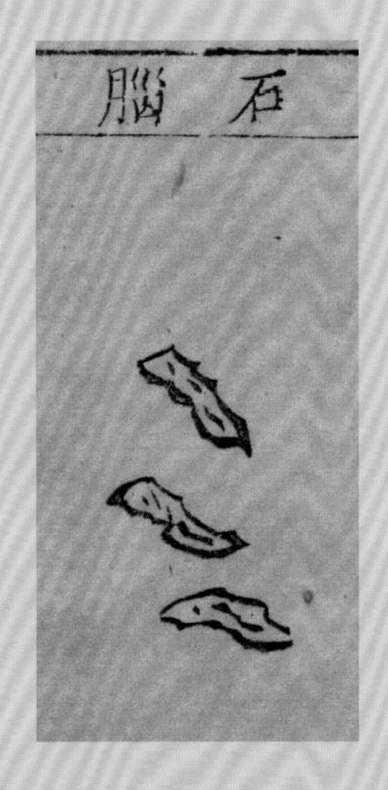

|| **集解** ||

[藏器曰] 石髓生临海华盖山石窟。土人采取澄淘如泥，作丸如弹子，有白有黄弥佳。[时珍曰] 按列仙传言，印疏煮石髓服，即钟乳也。仙经云：神山五百年一开，石髓出，服之长生。王列入山见石裂，得髓食之，因撮少许与嵇康，化为青石。北史云：龟兹国北大山中，有如膏者，流出成川，行数里入地，状如醍醐，服之齿发更生，病人服之皆愈。方镇编年录云：高展为并州判官，一日见砌间沫出，以手撮涂老吏面，皱皮顿改，如少年色。展以为神药，问承天道士。道士曰：此名地脂，食之不死。乃发砌，无所见。此数说皆近石髓也。

|| **气味** ||

甘，温，无毒。

|| **主治** ||

寒热，羸瘦无颜色，积聚，心腹胀满，食饮不消，皮肤枯槁，小便数疾，癖块，腹内肠鸣，下痢，腰脚疼冷，性壅，宜寒瘦人。藏器。

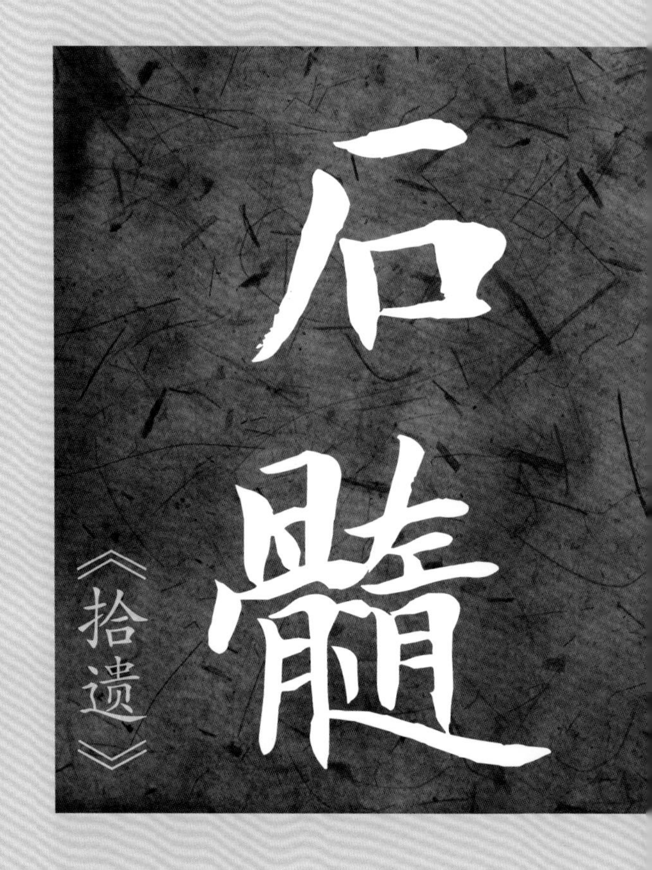

‖ **基原** ‖

本品即今之石油。主要成分是各种烷烃、环烷烃、芳香烃的混合物；化学元素中碳和氢占 95% ~ 99%，另外还含有硫、氮、氧等。石油的成油机理有生物沉积变油和石化油两种学说：前者较广为接受，认为石油是古代海洋或湖泊中的生物经过漫长的演化形成，属于生物沉积变油，不可再生；后者认为石油是由地壳内本身的碳生成，与生物无关，可再生。石油被称为“工业的血液”，主要被用来作为燃油和汽油，也是许多化学工业产品如溶液、化肥、杀虫剂和塑料等的原料 *。

* 石油 [J]. 能源与节能，2017(03)：185.

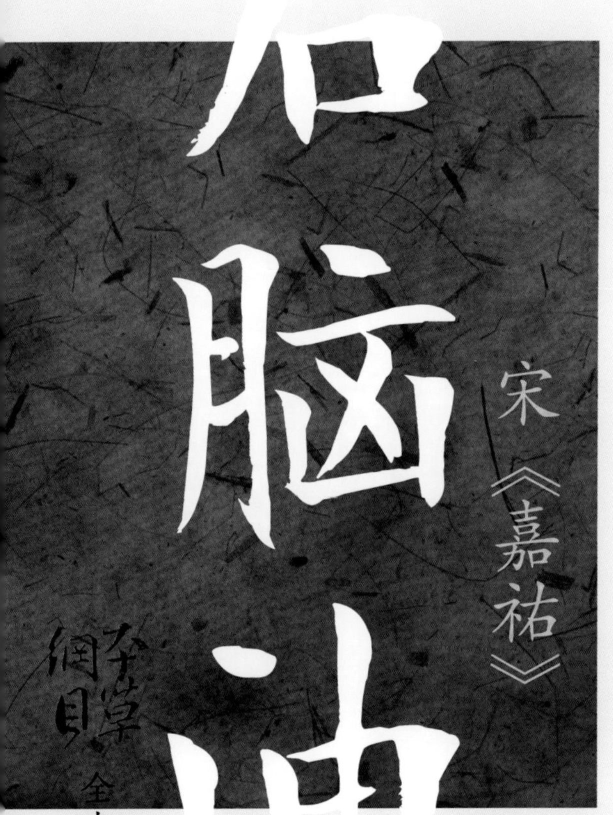

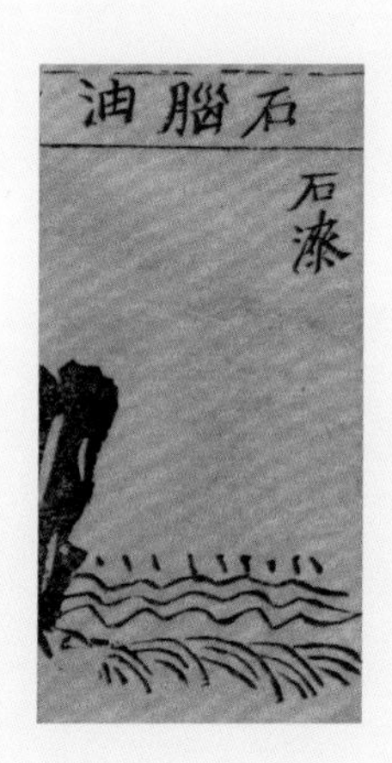

校正：并入拾遗石漆。

‖ **释名** ‖

石油纲目**石漆**拾遗**猛火油**　**雄黄油**　**硫黄油**纲目。

‖ **集解** ‖

[禹锡曰] 石脑油宜以瓷器贮之。不可近金银器，虽至完密，直尔透过。道家多用，俗方不甚须。[宗奭曰] 真者难收，多渗蚀器物。入药最少。烧炼家研生砒入油，再研如膏，入坩锅内，瓦盖置火上，俟油泣尽出之，又研又入油，又上火炼之，砒即伏矣。[时珍曰] 石油所出不一，出陕之肃州、鄜州、延州、延长，广之南雄，以及缅甸者，自石岩流出，与泉水相杂，汪汪而出，肥如

肉汁。土人以草挹入缶中，黑色颇似淳漆，作雄硫气。土人多以然灯甚明，得水愈炽，不可入食。其烟甚浓，沈存中宦西时，扫其煤作墨，光黑如漆，胜于松烟。张华博物志载：延寿县南山石泉注为沟，其水有脂，挹取着器中，始黄后黑如凝膏，然之极明，谓之石漆。段成式酉阳杂俎载：高奴县有石脂水，腻浮水上如漆，采以膏车及然灯。康誉之昨梦录载：猛火油出高丽东，日烘石热所出液也，惟真琉璃器可贮之。入水涓滴，烈焰遽发；余力入水，鱼鳖皆死。边人用以御敌。此数说，皆石脑油也。国朝正德末年，嘉州开盐井，偶得油水，可以照夜，其光加倍。沃之以水则焰弥甚，扑之以灰则灭。作雄硫气，土人呼为雄黄油，亦曰硫黄油。近复开出数井，官司主之。此亦石油，但出于井尔。盖皆地产雄、硫、石脂诸石，源脉相通，故有此物。王冰谓龙火得湿而焰，遇水而燔，光焰诣天，物穷方止，正是此类，皆阴火也。

‖ 气味 ‖

辛，苦，有毒。[独孤滔曰] 化铜，制砒。

‖ 主治 ‖

小儿惊风，化涎，可和诸药作丸散。嘉祐。**涂疮癣虫癞，治针、箭入肉药中用之。**时珍。

‖ 发明 ‖

[时珍曰] 石油气味与雄、硫同，故杀虫治疮。其性走窜，诸器皆渗，惟瓷器、琉璃不漏。故钱乙治小儿惊热膈实，呕吐痰涎，银液丸中，用和水银、轻粉、龙脑、蝎尾、白附子诸药为丸，不但取其化痰，亦取其能透经络、走关窍也。

‖ 附录 ‖

地溲 [时珍曰] 沟涧流水，及引水灌田之次，多有之。形状如油，又如泥，色如黄金，甚腥烈。冬月收取，以柔铁烧赤投之，二三次，刚可切玉。

‖ 基原 ‖

据《中华本草》等综合分析考证，本品为可燃性有机岩、煤岩中的烟煤或无机煤。主产于山西、陕西、新疆等地。

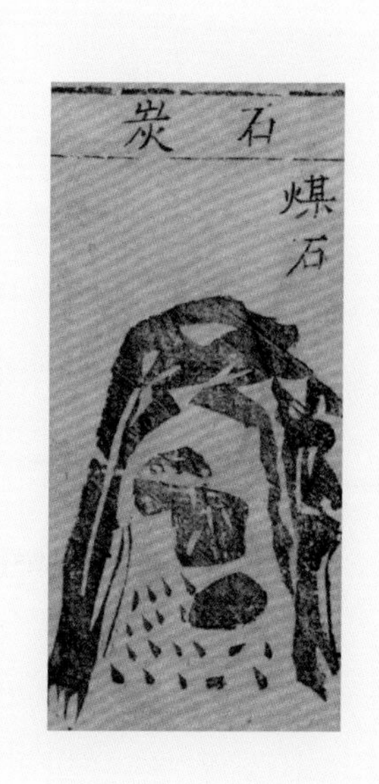

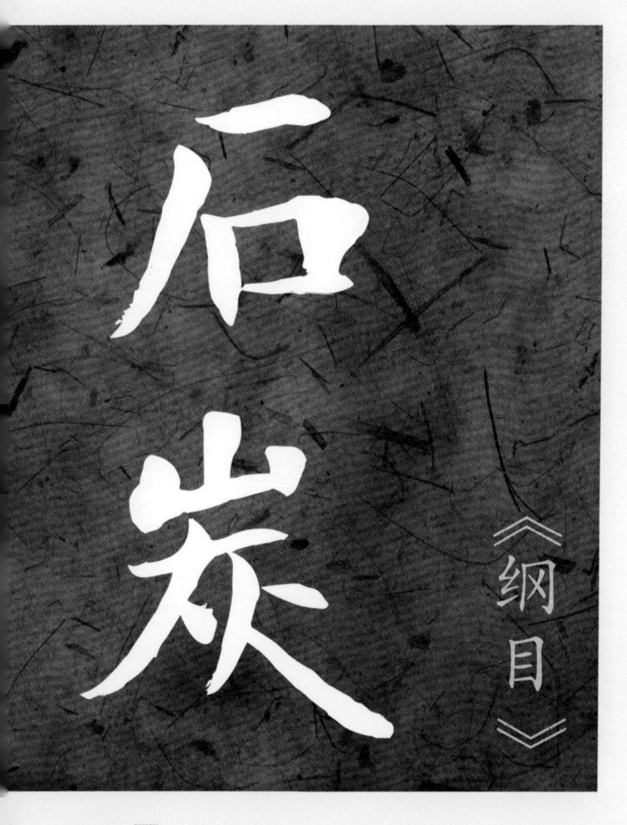

‖ 释名 ‖

煤炭　石墨　铁炭　乌金石 纲目 **焦石**。[时珍曰] 石炭即乌金石，上古以书字，谓之石墨，今俗呼为煤炭，煤墨音相近也。拾遗记言焦石如炭，岭表录言康州有焦石穴，即此也。

‖ 集解 ‖

[时珍曰] 石炭南北诸山产处亦多，昔人不用，故识之者少。今则人以代薪炊爨，煅炼铁石，大为民利。土人皆凿山为穴，横入十余丈取之。有大块如石而光者，有疏散如炭末者，俱作硫黄气，以酒喷之则解。入药用坚块如石者。昔人言夷陵黑土为劫灰者，即此疏散者也。孝经援神契云：王者德至山陵，则出墨丹。水经

言：石炭可书，然之难尽，烟气中人。酉阳杂俎云：无劳县出石墨，爨之弥年不消。夷坚志云：彰德南郭村井中产石墨。宜阳县有石墨山。汧阳县有石墨洞。燕之西山，楚之荆州、兴国州，江西之庐山、袁州、丰城、赣州，皆产石炭，可以炊爨。并此石也。又有一种石墨，舐之粘舌，可书字画眉，名画眉石者，即黑石脂也。见石脂下。

‖ **气味** ‖

甘、辛，温，有毒。[时珍曰] 人有中煤气毒者，昏瞀至死，惟饮冷水即解。[独孤滔曰] 去锡晕，制三黄、硇砂、消石。

‖ **主治** ‖

妇人血气痛，及诸疮毒，金疮出血，小儿痰痫。时珍。

‖ **附方** ‖

新五。**金疮出血**急以石炭末厚傅之。疮深不宜速合者，加滑石。医学集成。**误吞金银**及钱，在腹中不下者。光明石炭一杏核大，硫黄一皂子大，为末，酒下。普济方。**腹中积滞**乌金石即铁炭也三两，自然铜为末，醋熬一两，当归一两，大黄童尿浸晒一两，为末。每服二钱，红花酒十盏，童尿半盏，同调，食前服，日二服。张子和儒门事亲。**月经不通**巴豆去油，如绿豆大三丸，以乌金石末一钱，调汤送下，即通。卫生易简方。**产后儿枕**刺痛。黑白散：用乌金石烧酒淬七次，寒水石煅为末，等分，每用粥饮服一钱半，即止，未止再服。洁古保命集。

‖ **附录** ‖

然石 [时珍曰] 曹叔雅异物志云：豫章有石，黄色，如理疏，以水灌之便热，可以烹鼎，冷则再灌。张华谓之然石。高安亦有之。

‖ **基原** ‖

据《纲目图鉴》等综合分析考证，本品为石灰岩Limestone经加热煅烧而成的生石灰Lime（等轴晶系）。《中华本草》《大辞典》认为还包括其水化产物熟石灰（即羟钙石Portlandite，三方晶系），或两者的混合物。生石灰为氧化钙（CaO），熟石灰为氢氧化钙（$Ca(OH)_2$）。全国各地均产。《药典》四部收载石灰华药材为一种主含碳酸钙的粉状块。

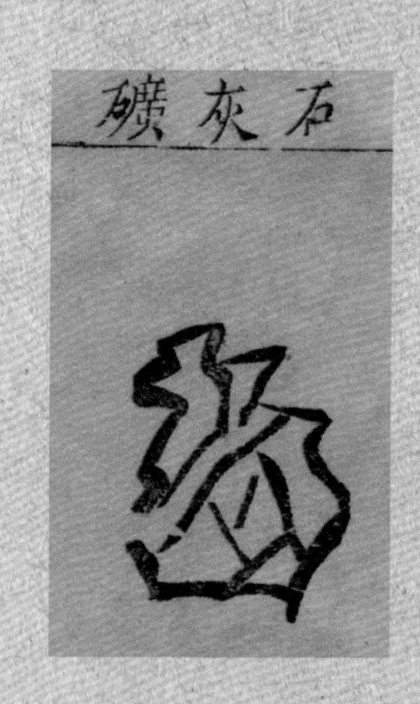

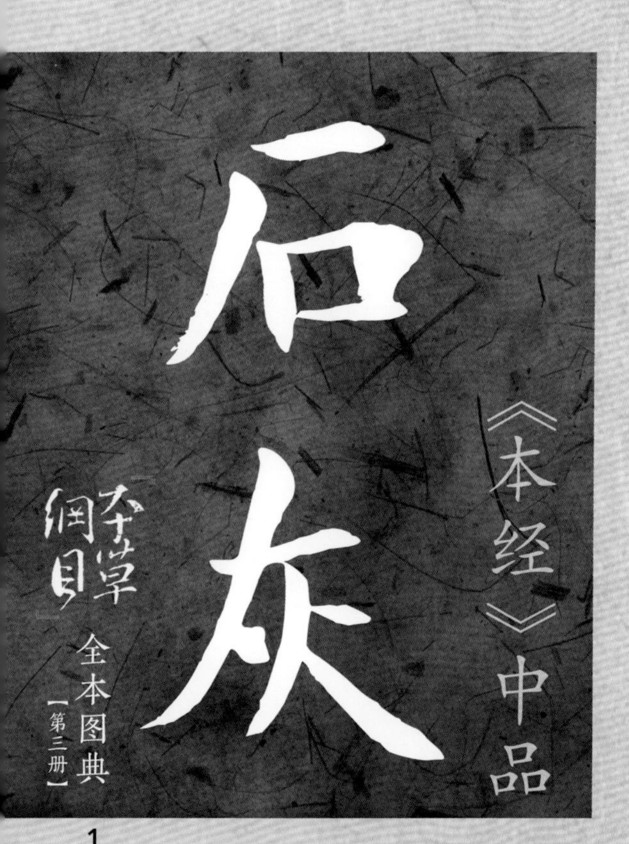

‖ **释名** ‖

石垩弘景**垩灰**本经**希灰**别录**锻石**日华**白虎**纲目**矿灰**纲目。

‖ **集解** ‖

[别录曰] 石灰生中山川谷。[弘景曰] 近山生石，青白色，作灶烧竟，以水沃之，即热蒸而解。俗名石垩。[颂曰] 所在近山处皆有之，烧青石为灰也。又名石锻。有风化、水化二种：风化者，取锻了石置风中自解，此为有力；水化者，以水沃之，热蒸而解，其力差劣。[时珍曰] 今人作窑烧之，一层柴或煤炭一层在下，上累青石，自下发火，层层自焚而散。入药惟用风化、不夹石者良。

‖ **气味** ‖

辛，温，有毒。[大明曰] 甘，无毒。[独孤滔曰] 伏雄黄、硫黄、硇砂，去锡晕。

‖ **主治** ‖

疽汤疥瘙，热气，恶疮癞疾，死肌堕眉，杀痔虫，去黑子息肉。本经。**疗髓骨疽。**别录。**治瘑疥，蚀恶肉。止金疮血，甚良。**甄权。**生肌长肉，吐血，白癜疬疡，瘢疵痔瘘，瘿赘疣子。妇人粉刺，**

产后阴不能合。解酒酸，治酒毒，暖水脏，治气。大明。**堕胎。**保升。**散血定痛，止水泻血痢，白带白淫，收脱肛阴挺，消积聚结核，贴口㖞，黑须发。**时珍。

‖**发明**‖

[弘景曰] 石灰性至烈，人以度酒饮之，则腹痛下利。古今多以构冢，用捍水而辟虫。故古冢中水洗诸疮，皆即瘥。[恭曰] 别录及今人用疗金疮，止血大效。若五月五日采蘩缕、葛叶、鹿活草、槲叶、芍药、地黄叶、苍耳叶、青蒿叶，合石灰捣，为团如鸡卵，暴干末，以疗疮生肌大妙神验。[权曰] 止金疮血，和鸡子白、败船茹甚良。不入汤饮。[颂曰] 古方多用合百草团末，治金疮殊胜。今医家或以腊月黄牛胆汁搜和，纳入胆中风干研用，更胜草药者。古方以诸草杂石灰熬煎，点疣痣黑子，丹灶家亦用之。[时珍曰] 石灰，止血神品也。但不可着水，着水即烂肉。

‖**附方**‖

旧十四，新三十二。**人落水死**裹石灰纳下部中，水出尽即活。千金方。**痰厥气绝**心头尚温者。千年石灰一合，水一盏，煎滚去清水，再用一盏煎极滚，澄清灌之。少顷痰下自愈。集玄方。**中风口㖞**新石灰醋炒，调如泥，涂之。左涂右，右涂左，立便牵正。寇氏衍义。**风牙肿痛**二年石灰、细辛等分，研。搽即止。普济方。**虫牙作痛**矿灰，沙糖和，塞孔中。普济方。**风虫牙痛**百年陈石灰为末四两，蜂蜜三两，拌匀，盐泥固济，火煅一日，研末。擦牙神效。名神仙失笑散。张三丰方。**干霍乱病**千年石灰，沙糖水调服二钱，或淡醋汤可。名落盏汤。摘玄方。**偏坠气痛**陈石灰炒、五倍子、山栀子等分，为末，面和醋调，敷之，一夜即消。医方摘要。**妇人血气**方见兽部猪血下。**产后血渴**不烦者。新石灰一两，黄丹半钱，渴时浆水调服一钱。名桃花散。张洁古活法机要。**白带白淫**风化石灰一两，白茯苓三两，为末，糊丸梧子大。每服二三十丸，空心米饮下，绝妙。集玄方。**水泻不止**方同上。**酒积下痢**石灰五两，水和作团，黄泥包，煅一日夜，去泥为末，醋糊丸梧子大。每服三十丸，姜汤空心下。摘玄方。**血痢十年**石灰三升熬黄，水一斗投之，澄清。一服一升，日三服。崔知悌方。**虚冷脱肛**石灰烧热，故帛裹坐，冷即易之。圣惠方。**产门不闭**产后阴道不闭，或阴脱出。石灰一斗熬黄，以水二斗投之，澄清熏。肘后方。**产门生合**不开。用铜钱磨利割开，以陈石灰傅之，即愈。通变方。**腹胁积块**风化石灰半斤，瓦器炒极热，入大黄末一两，炒红取起，入桂末半两，略烧，入米醋和成膏，摊绢上贴之。内服消块药，甚效。丹溪心法。**疟疾寒热**一日一发或二三发，或三日一发。古城石灰二钱，头垢、五灵脂各一钱，研末，饭丸皂子大。每服一丸，五更无根水下，即止。集玄方。**老小暴嗽**石灰一两，蛤粉四钱，为末，蒸饼丸豌豆大，焙干。每服三十丸。温齑汁下。普济方。**卒暴吐血**石灰于刀头上烧研，井水下二钱。普济方。**发落不止**乃肺有劳热，瘙痒。用石灰三升，水拌炒焦，酒三斗浸之。每服三合，常令酒气相接，则新发更生，神验。千金方。**染发乌须**矿灰一两，水化开，七日，用铅粉一两研匀，好醋调搽，油纸包一夜。先以皂角水洗净乃用。集玄方。**身面疣目**苦酒渍石灰，六七日，取汁频滴之，自落。千金方。

面黡疣痣水调矿灰一盏，好糯米全者，半插灰中，半在灰外，经宿米色变如水精。先以针微拨动，点少许于上，经半日汁出，剔去药，不得着水，二日而愈也。集玄方。**疣痣留赘**石灰一两，用桑灰淋汁熬成膏。刺破点之。普济方。**痈疽瘀肉**石灰半斤，荞麦秸灰半斤，淋汁煎成霜，密封。每以针画破涂之，自腐。普济方。**疔疮恶肿**石灰、半夏等分，为末，傅之。普济方。**脑上痈疖**石灰入饭内捣烂，合之。李楼奇方。**痰核红肿**寒热，状如瘰疬。石灰火煅为末，以白果肉同捣，贴之。蜜调亦可。活人心统。**痄腮肿痛**醋调石灰傅之。简便方。**多年恶疮**多年石灰研末，鸡子清和成块，煅过再研，姜汁调傅。救急方。**瘘疮不合**古冢中石灰，厚傅之。千金方。**痔疮有虫**古石灰、川乌头炮等分，为末，烧饭丸梧子大。每服二三十丸，白汤下。活法机要。**疥疮有虫**石灰淋汁，洗之数次。孙真人方。**血风湿疮**千年陈石灰研搽，痛即止，疮即愈，神效。蔺氏方。**火焰丹毒**醋和石灰涂之。或同青靛涂。摘玄方。**卒发风疹**醋浆和石灰涂之，随手灭。元希声侍郎秘方也。外台秘要。**夏月痱疮**石灰煅一两，蛤粉二两，甘草一两，研，扑之。集玄方。**汤火伤灼**年久石灰傅之。或加油调。肘后方。**杖疮肿痛**新石灰，麻油调搽，甚妙。集简方。**刀刃金疮**石灰裹之，定痛止血，又速愈。疮深不宜速合者，入少滑石傅之。肘后方。**误吞金银**或钱，在腹内不下。石灰、硫黄一皂子大，同研为末。酒调服之。孙用和秘宝方。**马汗入疮**石灰傅之。摘玄方。**蝼蛄咬人**醋和石灰涂之。圣惠方。**蚯蚓咬人**其毒如大风，眉须皆落。以石灰水浸之，良。经验方。

古墓中石灰

名地龙骨。

‖**主治**‖

顽疮瘘疮，脓水淋漓，敛诸疮口。棺下者尤佳。时珍。

艌船油石灰

名水龙骨。

‖**主治**‖

金疮跌扑伤损，破皮出血，及诸疮瘘，止血杀虫。时珍。

‖**附方**‖

新三。**软疖不愈**烂船底油石灰，研末，油调傅之。胡氏方。**下体癣疮**艌船灰、牛粪，烧烟熏之，一日一次，即安。医方摘玄。**血风臁疮**船上旧油灰，将泥作釜，火煅过研末，入轻粉少许，苦茶洗净傅之。忌食发物。邵真人经验方。

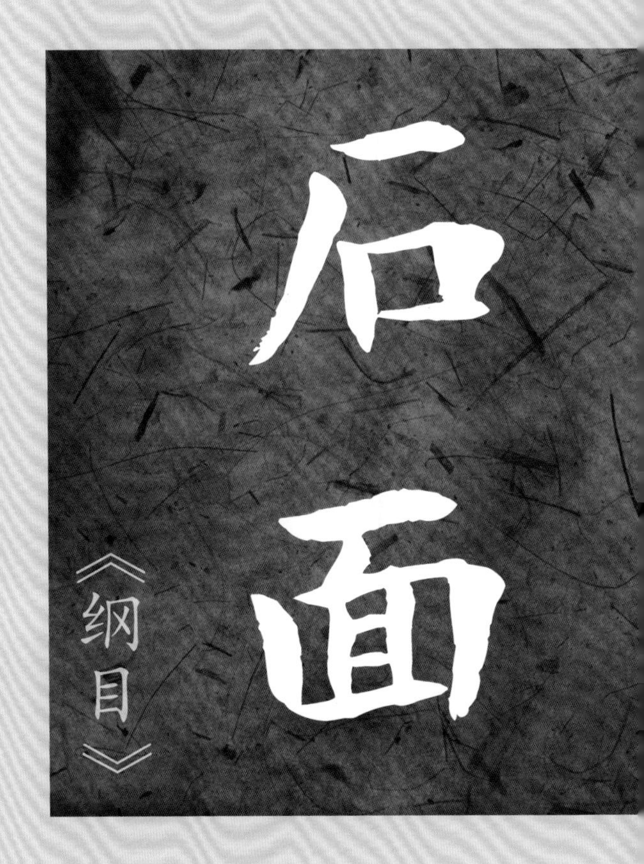

‖**集解**‖

[时珍曰] 石面不常生，亦瑞物也。或曰饥荒则生之。唐玄宗天宝三载，武威番禾县醴泉涌出。石化为面，贫民取食之。宪宗元和四年，山西云、蔚、代三州山谷间，石化为面，人取食之。宋真宗祥符五年四月，慈州民饥，乡宁县山生石脂如面，可作饼饵。仁宗嘉祐七年三月，彭城地生面；五月，钟离县地生面。哲宗元丰三年五月，青州临朐、益都石皆化面，人取食之。搜集于此，以备食者考求云。

‖**气味**‖

甘，平，无毒。

‖**主治**‖

益气调中，食之止饥。时珍。

‖ **基原** ‖

据《中华本草》《纲目图鉴》等综合分析考证，本品为火山喷出的岩浆凝固形成的多孔状石块——浮石 Pumice Stone（非晶质）。主要为二氧化硅（SiO_2），并含有钙、钠、铁、铝、镁、锌、钛、磷等多种元素。主产于广东、广西、海南、辽宁、山东等地。

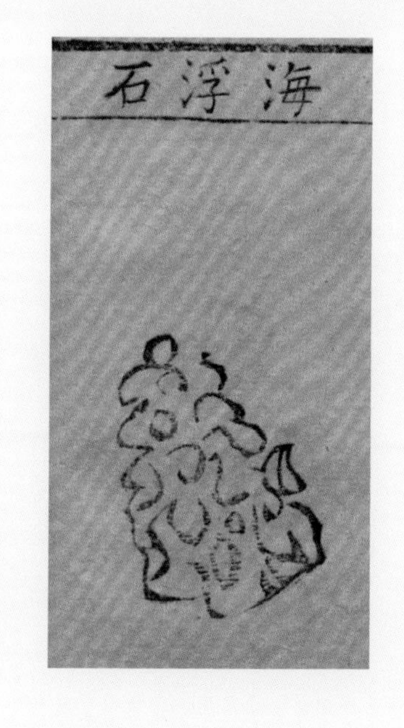

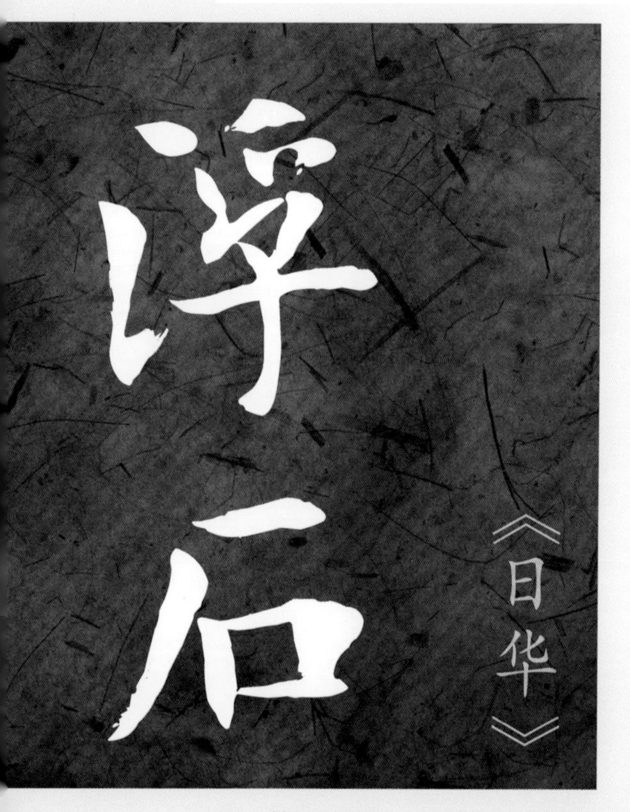

校正：并入拾遗水花。

‖ **释名** ‖

海石纲目 **水花。**

‖ **集解** ‖

[时珍曰] 浮石，乃江海间细沙、水沫凝聚，日久结成者。状如水沫及钟乳石，有细孔如蛀窠，白色，体虚而轻。今皮作家用磨皮垢甚妙。海中者味咸，入药更良。[抱朴子云] 烧泥为瓦，燔木为炭，水沫为浮石，此皆去其柔脆，变为坚刚也。交州记云：海中有浮石，轻虚可以磨脚，煮水饮之止渴。即此也。

‖ **气味** ‖

咸，平，无毒。[时珍曰] 小寒。

‖ **主治** ‖

煮汁饮，止渴，治淋，杀野兽毒。大明。**止咳。**弘景。**去目翳。**宗奭。**清金降火，消积块，化老痰。**震亨。**消瘤瘿结核疝气，下气，消疮肿。**时珍。

‖ **发明** ‖

[藏器曰] 水花主远行无水止渴，和苦栝楼为丸，每旦服二十丸，永无渴也。[震亨曰] 海石治老痰积块，咸能软坚也。[时珍曰] 浮石乃水沫结成，色白而体轻，其质玲珑，肺之象也。气味咸寒，润下之用也。故入肺除上焦痰热，止咳嗽而软坚。清其上源，故又治诸淋。按余琰席上腐谈云：肝属木，当浮而反沉，肺属金，当沉而反浮，何也？肝实而肺虚也。故石入水则沉，而南海有浮水之石；木入水则浮，而南海有沉水之香。虚实之反如此。

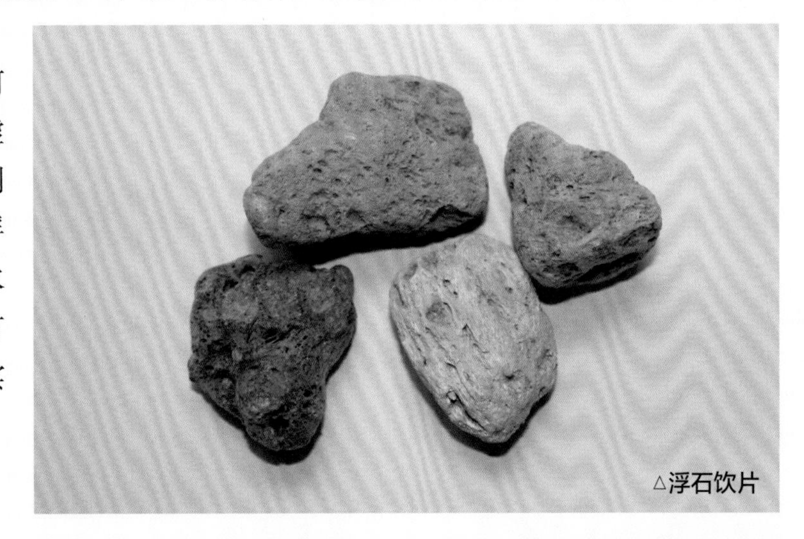
△浮石饮片

‖ **附方** ‖

新十二。**咳嗽不止**浮石末汤服，或蜜丸服。肘后方。**消渴引饮**本事方：浮石、舶上青黛等分，麝香少许，为末。温汤服一钱。又方：白浮石、蛤粉、蝉壳等分，为末。鲫鱼胆汁七个，调服三钱，神效。**血淋砂淋**小便涩痛。用黄烂浮石为末。每服二钱，生甘草煎汤调服。直指方。**石淋破血**浮石满一手，为末，以水三升，酢一升，和煮二升，澄清。每服一升。传信适用方。**小肠疝气**茎缩囊肿者。直指方：用浮石为末，每服二钱，木通、赤茯苓、麦门冬煎汤调下。丹溪方：用海石、香附等分，为末。每服二钱，姜汁调下。**头核脑痹**头枕后生痰核，正者为脑，侧者为痹。用轻虚白浮石烧存性，为末，入轻粉少许，麻油调，扫涂之。勿用手按，即涨。或加焙干黄牛粪尤好。亦治头痱。直指方。**底耳有脓**海浮石一两，没药一钱，麝香一字，为末。缴净吹之。普济方。**疳疮不愈**海浮石烧红醋淬数次二两，金银花一两，为末。每服二钱半，水煎服。病在上食后，在下食前。一年者，半年愈。儒门事亲。**疔疮发背**白浮石半两，没药二钱半，为末，醋糊丸梧子大。每服六七丸，临卧，冷酒下。普济方。**诸般恶疮**方同上。

‖ **附录** ‖

晕石拾遗　[藏器曰] 生海底，状如姜石，紫褐色，极紧似石，是咸水结成，自然生晕。味咸，寒，无毒。主石淋，磨汁饮之，亦烧赤投酒中饮。

‖ **基原** ‖

有学者 * 认为本品为树木的化石。

* 沈保安 .《本草纲目》金石部新增药物品种考释 [J]. 时珍国药研究，1992(02)：52.

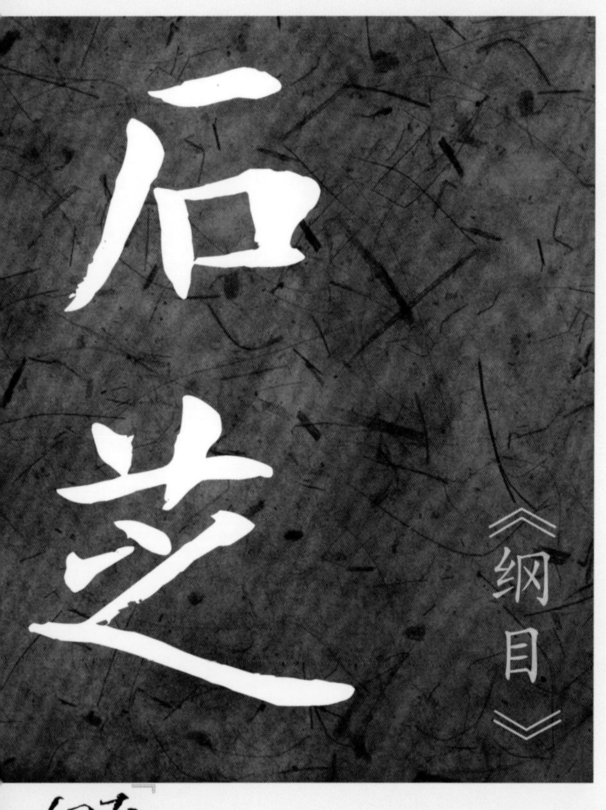

‖ **集解** ‖

[葛洪曰] 芝有石、木、草、菌、肉五类，各近百种。道家有石芝图。石芝者，石象芝也。生于海隅名山岛屿之涯，有积石处。其状如肉，有头尾四足如生物，附于大石。赤者如珊瑚，白者如截肪，黑者如泽漆，青者如翠羽，黄者如紫金，皆光明洞彻。大者十余斤，小者三四斤，须斋祭取之，捣末服。其类有七明九光，芝生临水高山石崖之间。状如盘碗，不过径尺，有茎连缀之，起三四寸。有七孔者名七明，九孔者名九光，光皆如星，百步内夜见其光。常以秋分伺之，捣服方寸匕，入口则翕然身热，五味甘美。得尽一斤，长生不老，可以夜视也。玉脂芝，生于有玉之山。玉膏流出，百千年凝而成芝。有鸟兽之形，色无常彩，多似玄玉、苍玉及水精。得而末之，以无心草汁和之，须臾成水。服至一升，长生也。石蜜芝生少室石户中。有深谷不可过，但望见石蜜从石户上入石偃盖中，良久辄有一滴。得服一升，长生不老也。石桂芝生石穴中，有枝条似桂树，而实石也。高尺许，光明而味辛。[时珍曰] 神仙之说，渺茫不知有无；然其所述之物，则非无也。贵州普定分司署内有假山，山间有树，根干枝条皆石，而中有叶如榴，袅袅茂翠，开花似桂微黄。嘉靖丁巳，佥事焦希程赋诗纪之，以比康于断松化石之事，而不知其名。时珍按图及抱朴子之说，此乃石桂芝也。海边有石梅，枝干横斜，石柏，叶如侧柏，亦是石桂之类云。

‖ **主治** ‖

诸芝捣末，或化水服，令人轻身，长生不老。葛洪。

本草纲目
金石部第十卷

金石之四 石类下四十种

‖ **基原** ‖

《纲目图鉴》认为本品为硅酸盐类角闪石族矿物透闪石Tremolite（单斜晶系）。《中华本草》《大辞典》《汇编》认为还包括其纤维状异种透闪石石棉。均主含碱式硅酸镁钙（$Ca_2Mg_5(Si_4O_{11})_2 \cdot (OH)_2$），主产于湖北、河南、山西等地。《药典》四部收载阳起石药材为硅酸盐类矿物角闪石族透闪石。

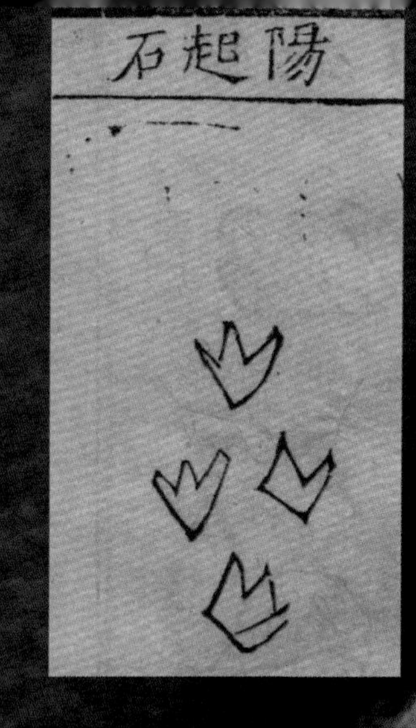

阳起石

《本经》中品

△阳起石

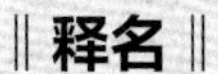

‖释名‖

羊起石别录**白石**本经**石生**别录。[时珍曰] 以能命名。

‖集解‖

[别录曰] 阳起石生齐山山谷及琅琊或云山，云母根也。采无时。[普曰] 生太山。[弘景曰] 此所出与云母同，而甚似云母，但厚异尔。今用乃出益州，与矾石同处，色小黄黑。但矾石、云母根未知何者是？俗用乃稀，仙经服之。[恭曰] 此石以白色肌理似殷蘖，仍夹带云母滋润者为良，故本经一名白石；今用纯黑如炭者，误矣。云母之黑者名云胆，服之损人，则黑阳起石亦必恶矣。今齐山在齐州西北，无阳起石。石乃在齐山西北六七里卢山出之。本经云山或卢字讹也。太山、沂州惟有黑者，白者独出齐州。[珣曰] 太山所出黄者绝佳，邢州鹊山出白者亦好。[颂曰] 今惟出齐州，他处不复有。齐州惟一土山，石出其中，彼人谓之阳起山。其山常有温暖气，虽盛冬大雪遍境，独此山无积白，盖石气熏蒸使然也。山惟一穴，官中常禁闭。至初冬则州发丁夫，遣人监取。岁月积久，其穴益深，镵凿他石，得之甚难。以白色明莹若狼牙者为上，亦有挟他石作块者不堪。每岁采择上供之余，州中货之，不尔无由得也。货者虽多，而精好者亦难得。旧说是云母根，其中犹带云母，今不复见此矣。古方服食不见用者，今补下药多使之。[时珍曰] 今以云头雨脚轻松如狼牙者为佳，其铺茸茁角者不佳。王建平典术乃云，黄白而赤重厚者佳，云母之根也。庚辛玉册云：阳起，阳石也。齐州拣金山出者胜，其尖似箭镞者力强，如狗牙者力微，置大雪中倏然没者为真。

‖修治‖

[大明曰] 凡入药烧后水煅用之，凝白者佳。[时珍曰] 凡用火煅赤，酒淬七次，研细水飞过，日干。亦有用烧酒浸过，同樟脑入罐升炼，取粉用者。

‖ **气味** ‖

咸，微温，无毒。[普曰] 神农、扁鹊：酸，无毒。桐君、雷公、岐伯：咸，无毒。李当之：小寒。[权曰] 甘，平。[之才曰] 桑螵蛸为之使，恶泽泻、菌桂、雷丸、石葵、蛇蜕皮，畏菟丝子，忌羊血，不入汤。

‖ **主治** ‖

崩中漏下，破子脏中血，癥瘕结气，寒热腹痛，无子，阴痿不起，补不足。本经。**疗男子茎头寒，阴下湿痒，去臭汗，消水肿。久服不饥，令人有子。**别录。**补肾气精乏，腰疼膝冷湿痹，子宫久冷，冷癥寒瘕，止月水不定。**甄权。**治带下血疫冷气，补五劳七伤。**大明。**补命门不足。**好古。**散诸热肿。**时珍。

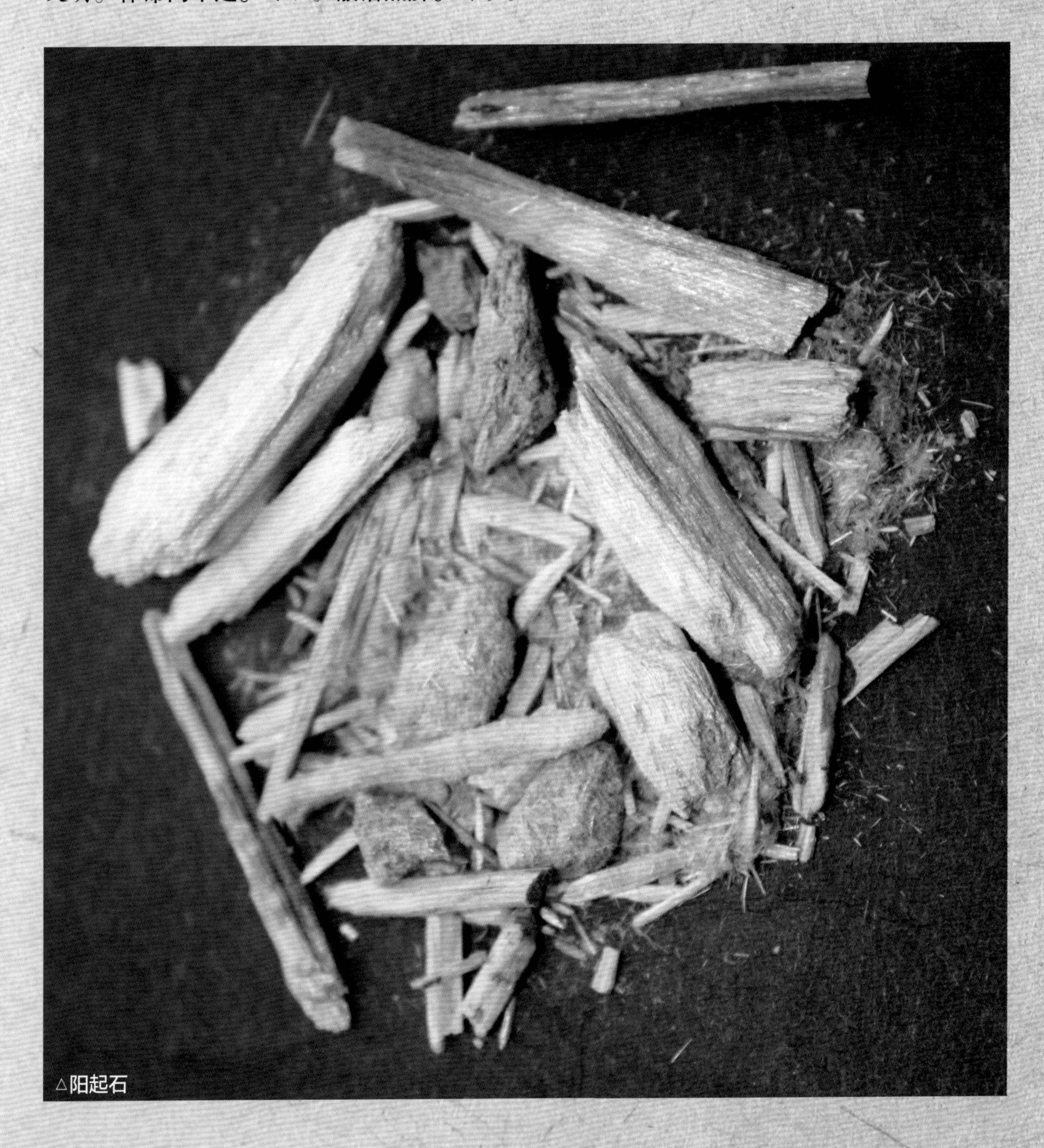

△阳起石

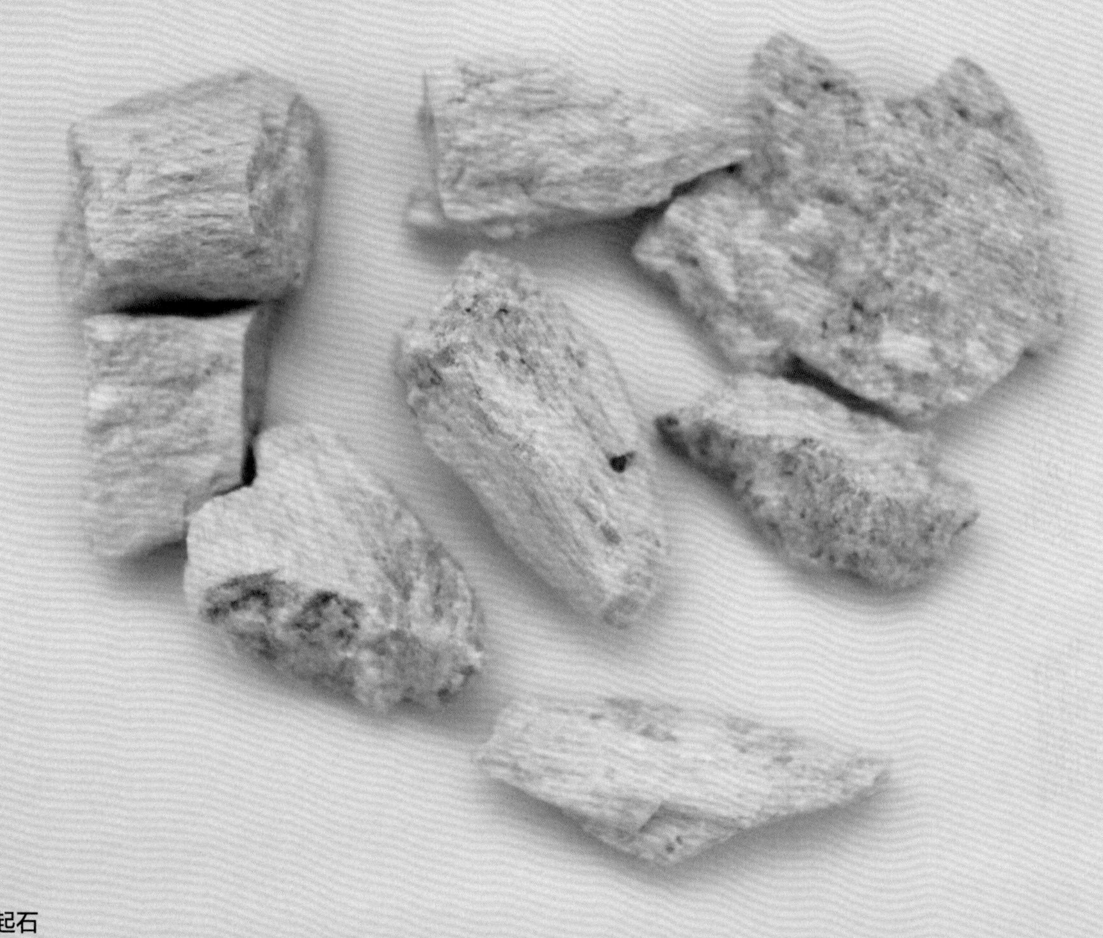

△阳起石

‖ **发明** ‖

[宗奭曰] 男子妇人下部虚冷，肾气乏绝，子脏久寒者，须水飞用之。凡石药冷热皆有毒，亦宜斟酌。[时珍曰] 阳起石，右肾命门气分药也，下焦虚寒者宜用之，然亦非久服之物。张子和儒门事亲云：喉痹，相火急速之病也。相火，龙火也，宜以火逐之。一男子病缠喉风肿，表里皆作，药不能下。以凉药灌入鼻中，下十余行。外以阳起石烧赤、伏龙肝等分细末，日以新汲水调扫百遍。三日热始退，肿始消。此亦从治之道也。

‖ **附方** ‖

新三。**丹毒肿痒**阳起石煅研，新水调涂。儒门事亲。**元气虚寒**精滑不禁，大腑溏泄，手足厥冷。阳起石煅研、钟乳粉各等分，酒煮附子末同面糊丸梧子大，每空心米饮服五十丸，以愈为度。济生方。**阴痿阴汗**阳起石煅为末，每服二钱，盐酒下。普济方。

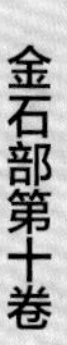

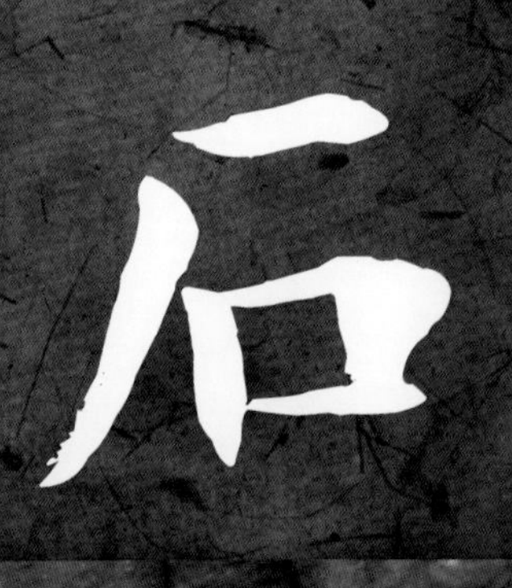

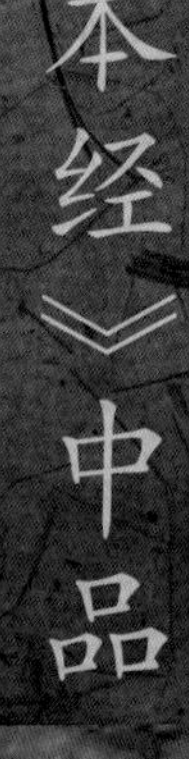

‖**基原**‖

据《纲目图鉴》《中药志》《中华本草》等综合分析考证，本品为氧化物类尖晶石族矿物磁铁矿Magnetite（等轴晶系）。主要为四氧化三铁（Fe_3O_4）。主产于辽宁、河北、山东、江苏、福建、河南等地。《药典》收载磁石药材为氧化物类矿物尖晶石族磁铁矿；采挖后，除去杂石。

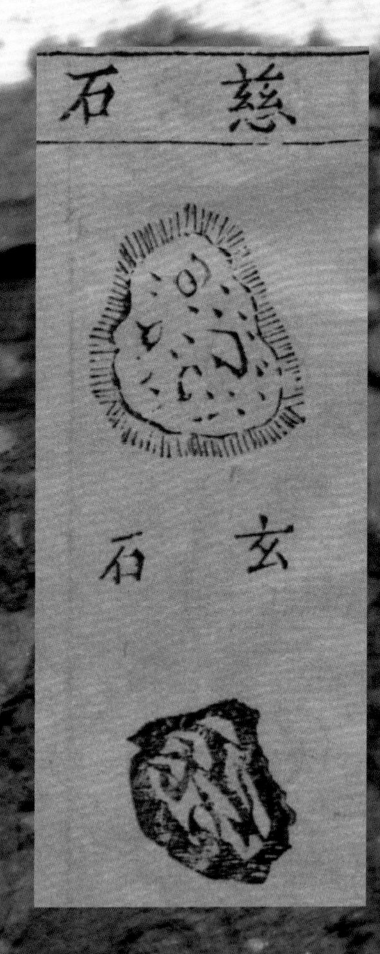

△磁石

‖ **释名** ‖

玄石本经**处石**别录**熁铁石**衍义**吸针石**。[藏器曰] 慈石取铁，如慈母之招子，故名。[时珍曰] 石之不慈者，不能引铁，谓之玄石，而别录复出玄石于后。

‖ **集解** ‖

[别录曰] 磁石生太山川谷及慈山山阴，有铁处则生其阳。采无时。[弘景曰] 今南方亦有好者。能悬吸铁，虚连三为佳。仙经丹房黄白术中多用之。[藏器曰] 出相州北山。[颂曰] 今慈州、徐州及南海傍山中皆有之，慈州者岁贡最佳，能吸铁虚连数十铁，或一二斤刀器，回转不落者尤良。采无时。其石中有孔，孔中有黄赤色，其上有细毛，功用更胜。按南州异物志云：涨海崎头水浅而多磁石，徼外大舟以铁叶固之者，至此皆不得过。以此言之，海南所出尤多也。[敩曰] 凡使勿误用玄中石并中麻石。此二石俱似磁石，只是吸铁不得。而中麻石心有赤，皮粗，是铁山石也。误服令人生恶疮，不可疗。真磁石一片，四面吸铁一斤者，此名延年沙；四面只吸铁八两者，名续采石；四面吸五两者，名磁石。[宗奭曰] 磁石其毛轻紫，石上颇涩，可吸连铁，俗谓之熁铁石。其玄石，即磁石之黑色者，磁磨铁锋，则能指南，然常偏东，不全南也。其法取新纩中独缕，以半芥子许蜡，缀于铁腰，无风处垂之，则针常指南。以针横贯灯心，浮水上，亦指南。然常偏丙位，盖丙为大火，庚辛受其制，物理相感尔。[土宿真君曰] 铁受太阳之气，始生之初，石产焉。一百五十年而成磁石，又二百年孕而成铁。

‖ **修治** ‖

[敩曰] 凡修事一斤，用五花皮一镒，地榆一镒，故绵十五两，三件并剉。于石上捶碎作二三十块。将石入瓷瓶中，下草药，以东流水煮三日夜，漉出拭干，布裹再捶细，乃碾如尘，水飞过再碾用。[宗奭曰] 入药须火烧醋淬，研末水飞。或醋煮三日夜。

‖ **气味** ‖

辛，寒，无毒。[权曰] 咸，有小毒。[大明曰] 甘、涩，平。[藏器曰] 性温，云寒误也。[之才曰] 柴胡为之使，杀铁毒，消金，恶牡丹、莽草，畏黄石脂。[独孤滔曰] 伏丹砂，养汞，去铜晕。

‖ **主治** ‖

周痹风湿，肢节中痛，不可持物，洗洗酸消，除大热烦满及耳聋。本经。**养肾脏，强骨气，益精除烦，通关节，消痈肿鼠瘘，颈核喉痛，小儿惊痫，炼水饮之。**

亦令人有子。别录。**补男子肾虚风虚。身强，腰中不利，加而用之。**甄权。**治筋骨羸弱，补五劳七伤，眼昏，除烦躁。小儿误吞针铁等，即研细末，以筋肉莫令断，与末同吞，下之。**大明。**明目聪耳，止金疮血。**时珍。

‖**发明**‖

[宗奭曰] 养肾气，填精髓，肾虚耳聋目昏者皆用之。[藏器曰] 重可去怯，磁石、铁粉之类是也。[时珍曰] 磁石法水，色黑而入肾，故治肾家诸病而通耳明目。一士子频病目，渐觉昏暗生翳。时珍用东垣羌活胜风汤加减法与服，而以磁朱丸佐之。两月遂如故。盖磁石入肾，镇养真精，使神水不外移；朱砂入心，镇养心血，使邪火不上侵；而佐以神曲，消化滞气，生熟并用，温养脾胃发生之气，乃道家黄婆媒合婴姹之理，制方者宜窥造化之奥乎？方见孙真人千金方神曲丸，但云明目，百岁可读细书，而未发出药微义也，孰谓古方

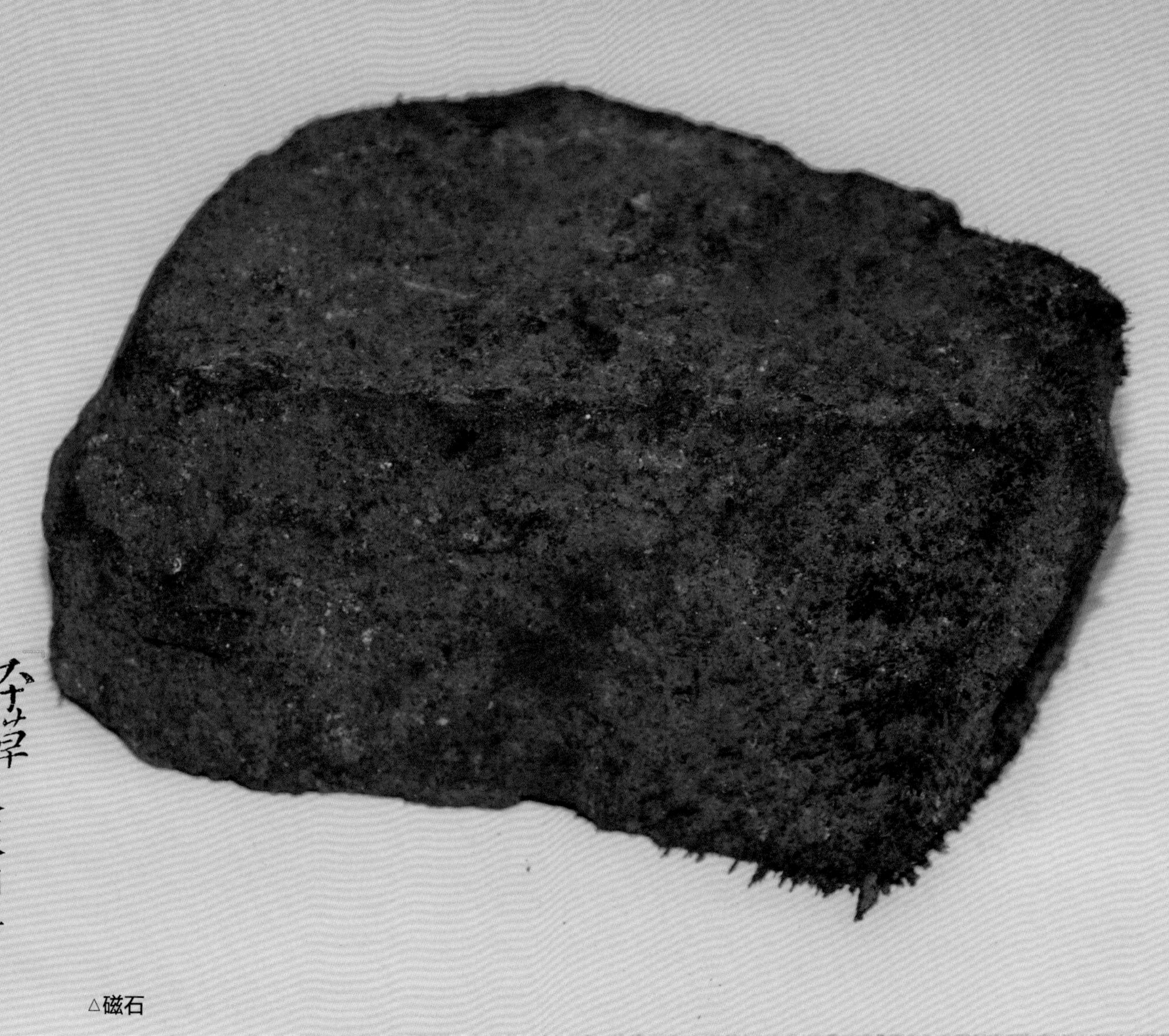

△磁石

不可治今病耶？独孤滔云：磁石乃坚顽之物，无融化之气，止可假其气服食，不可久服渣滓，必有大患。夫药以治病，中病则止。砒、硇犹可饵服，何独磁石不可服耶？磁石既炼末，亦匪坚顽之物，惟在用者能得病情而中的尔。淮南万毕术云：磁石悬井，亡人自归。注云：以亡人衣裹磁石悬于井中，逃人自反也。

‖**附方**‖

旧三，新一十二。**耳卒聋闭**熁铁石半钱，入病耳内，铁砂末入不病耳内，自然通透。直指方。**肾虚耳聋**真磁石一豆大，穿山甲烧存性研一字，新绵塞耳内，口含生铁一块，觉耳中如风雨声即通。济生方。**老人耳聋**磁石一斤捣末，水淘去赤汁，绵裹之。猪肾一具，细切。以水五斤煮石，取二斤，入肾，下盐豉作羹食之。米煮粥食亦可。养老方。**老人虚损**风湿，腰肢痹痛。磁石三十两，白石英二十两，捶碎瓮盛，水二斗浸于露地。每日取水作粥食，经年气力强盛，颜如童子。养老方。**阳事不起**磁石五斤研，清酒渍二七日。每服三合，日三夜一。千金。**眼昏内障**磁朱丸：治神水宽大渐散，昏如雾露中行，渐睹空花，物成二体，久则光不收，及内障神水淡绿、淡白色者。真磁石火煅醋淬七次二两，朱砂一两，神曲生用三两，为末。更以神曲末一两煮糊，加蜜丸梧子大。每服二十丸，空心饭汤下。服后俯视不见，仰视微见星月，此其效也。亦治心火乘金、水衰反制之病。久病累发者服之，永不更作。倪维德原机启微集。**小儿惊痫**磁石炼水饮之。圣济录。**子宫不收**名瘣疾，痛不可忍。磁石丸：用磁石酒浸煅研末，米糊丸梧子大。每卧时滑石汤下四十丸。次早用磁石散，米汤服二钱。散用磁石酒浸半两，铁粉二钱半，当归五钱，为末。**大肠脱肛**直指方：磁石半两，火煅醋淬七次，为末。每空心米饮服一钱。简便方：用磁石末，面糊调涂囟上。入后洗去。**金疮肠出**纳入，以磁石、滑石各三两为末。米饮服方寸匕，日再。刘涓子鬼遗方。**金疮血出**磁石末傅之，止痛断血。千金方。**误吞针铁**真磁石枣核大，钻孔线穿吞，拽之立出。钱相公箧中方。**丁肿热毒**磁石末，酢和封之，拔根立出。外台秘要。**诸般肿毒**吸铁石三钱，金银藤四两，黄丹八两，香油一斤，如常熬膏，贴之。乾坤秘韫。

磁石毛

‖**气味**‖

咸，温，无毒。

‖**主治**‖

补绝伤，益阳道，止小便白数，治腰脚，去疮瘘，长肌肤，令人有子，宜入酒。
[藏器曰] 本经言石不言毛，毛、石功状殊也。

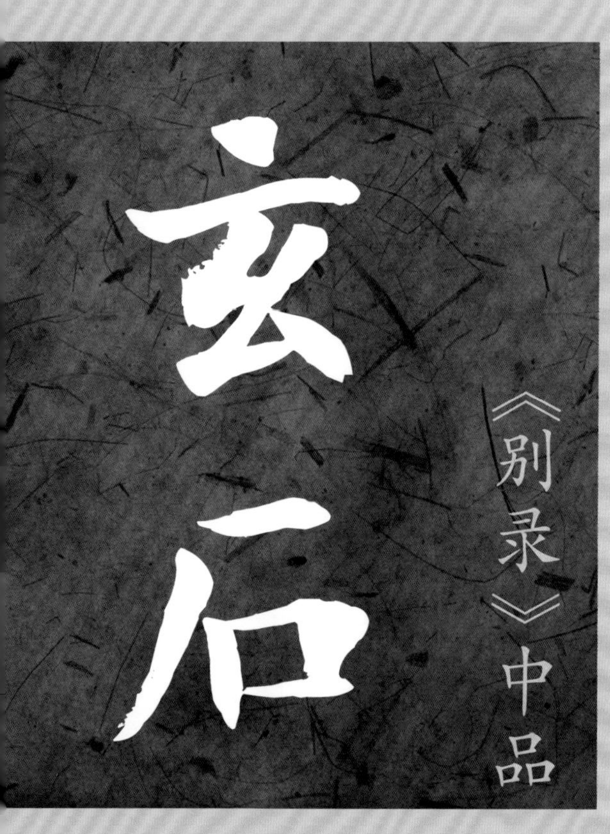

‖ **释名** ‖

玄水石别录**处石**。[时珍曰] 玄以色名。

‖ **集解** ‖

[别录曰] 玄石生太山之阳，山阴有铜。铜者雌，铁者雄。[弘景曰] 本经磁石一名玄石。别录又出玄石，一名处石。名既同，疗体又相似，而寒温、铜铁、畏恶有异。俗方不用，亦无识者，不知与磁石相类否？[恭曰] 此物，铁液也。磁石中有细孔，孔中黄赤色，初破好者能拾针吸铁。其无孔而光泽纯黑者，玄石也。不能拾，疗体亦劣于磁石。[颂曰] 今北番以磁石作礼物，其块多光泽，吸铁无力，疑即此玄石也。医方罕用。[时珍曰] 磁石生山之阴有铁处，玄石生山之阳有铜处，虽形相似，性则不同，故玄石不能吸铁。

‖ **气味** ‖

咸，温，无毒。[之才曰] 畏松脂、柏实、菌桂。

‖ **主治** ‖

大人小儿惊痫，女子绝孕，小腹冷痛，少精身重。服之令人有子。别录。

‖ **基原** ‖

据《纲目图鉴》《中华本草》《大辞典》等综合分析考证，本品为氧化物类刚玉族矿物赤铁矿Heamatite（三方晶系）。主要为三氧化二铁（Fe_2O_3）。主产于山西、河北、河南等地。

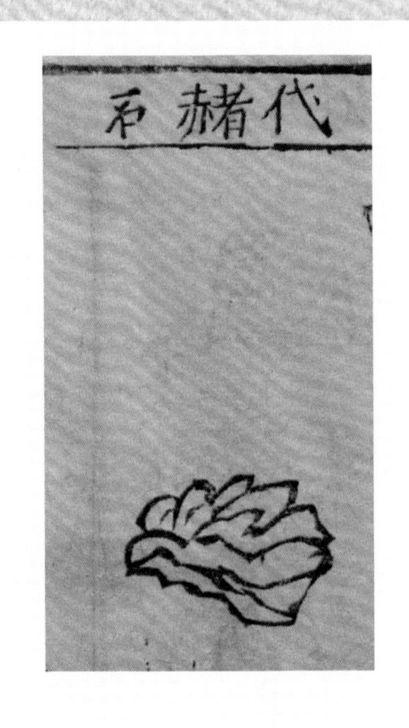

‖ **释名** ‖

须丸本经 **血师**别录 **土朱**纲目 **铁朱**。[别录曰] 出代郡者名代赭，出姑幕者名须丸。[时珍曰] 赭，赤色也。代，即雁门也。今俗呼为土朱、铁朱。管子云：山上有赭，其下有铁。铁朱之名或缘此，不独因其形色也。

‖ **集解** ‖

[别录曰] 代赭生齐国山谷，赤红青色，如鸡冠有泽，染爪甲不渝者良。采无时。[弘景曰] 是代郡城门下赤土也。江东久绝，俗用乃疏，而为仙方之要，与戎盐、卤硷皆是急须。[恭曰] 此石多从代州来，云山中采得，非城门下土也。今齐州亭山出赤石，其色有赤红青者。其赤者亦如鸡冠且润泽，土人惟采以丹楹柱，而紫色且暗，与代州出者相似，古来用之。今灵州鸣沙县界河北，平地掘深四五尺得者，皮上赤滑，中紫如鸡肝，大胜齐、代所出者。[颂曰] 今河东京东山中亦有之。古方紫丸治小儿用代赭，云无真，以左顾牡蛎代使，乃知真者难得。今医家所用，多择取大块，其上文头有如浮沤丁者为胜，谓之丁头代赭。北山经云：少阳之山，中多美赭。西山经云：石脆之山，灌水出焉。中有流赭，以涂牛马无病。郭璞注云：赭，赤土也。今人以涂牛角，云辟恶。[时珍曰] 赭石处处山中有之，以西北出者为良。宋时处州岁贡万斤。崔昉外丹本草云：代赭，阳石也。与太乙余粮并生山峡中。研之作

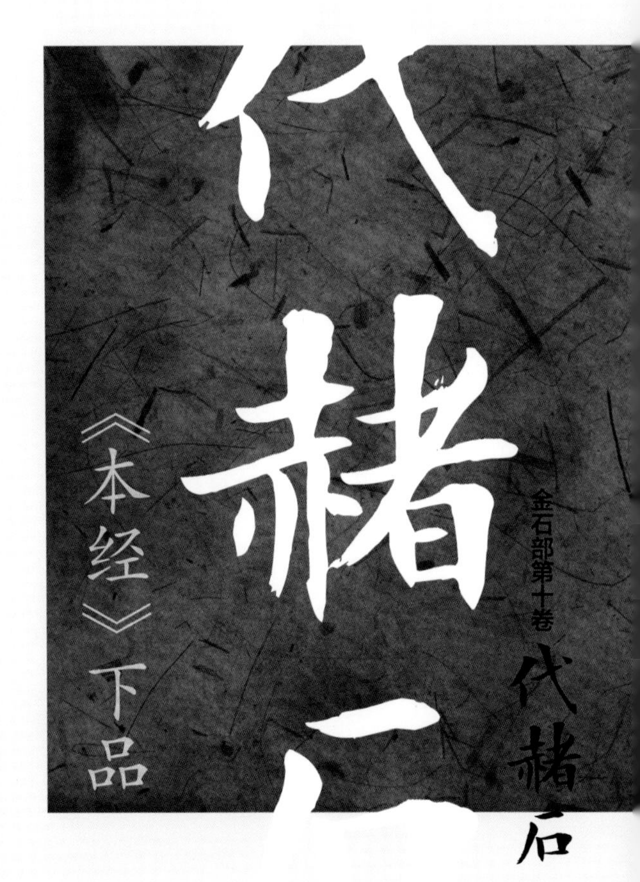

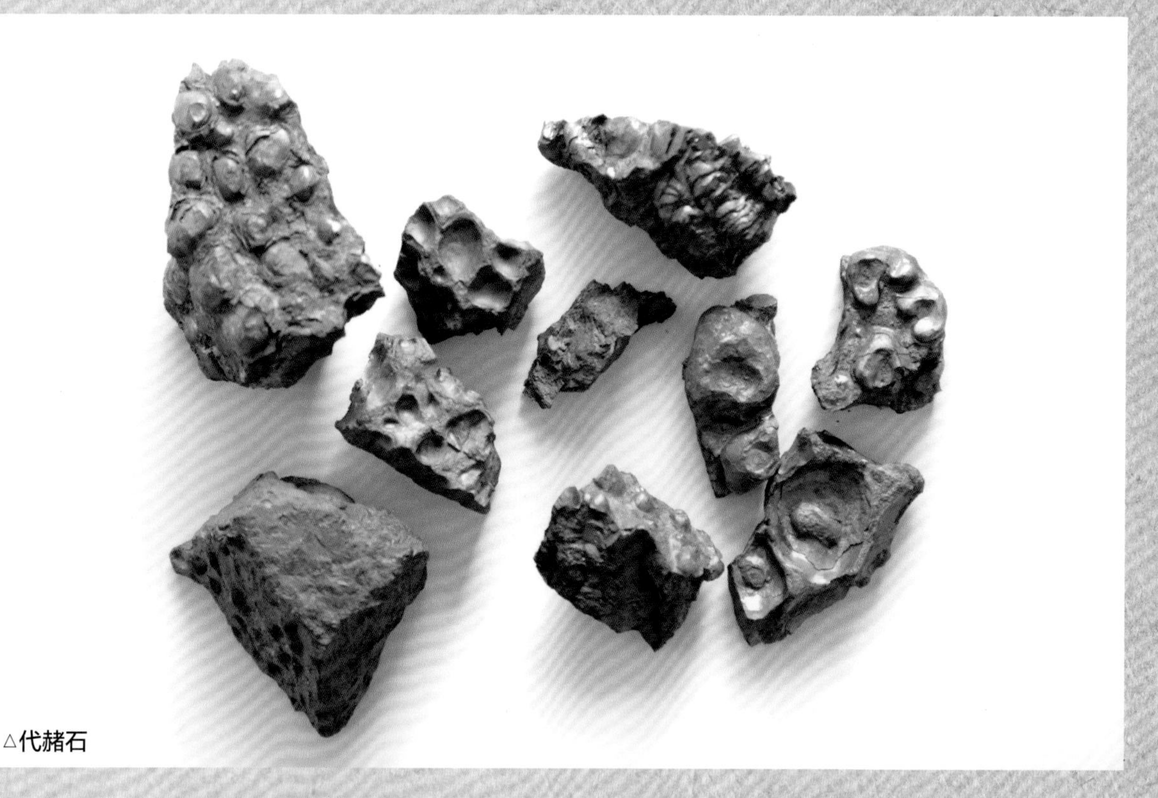
△代赭石

朱色，可点书，又可罨金益色赤。张华以赤土拭宝剑，倍益精明，即此也。

‖ **修治** ‖

[敩曰] 凡使研细，以腊水重重飞过，水面上有赤色如薄云者去之。乃用细茶脚汤煮一伏时，取出又研一万匝。以净铁铛烧赤，下白蜜蜡一两，待化投新汲水冲之，再煮一二十沸，取出晒干用。[时珍曰] 今人惟煅赤以醋淬三次或七次，研，水飞过用，取其相制，并为肝经血分引用也。相感志云：代赭以酒醋煮之，插铁钉于内，扇之成汁。

‖ **气味** ‖

苦，寒，无毒。[别录曰] 甘。[权曰] 甘，平。[之才曰] 畏天雄、附子。干姜为之使。

‖ **主治** ‖

鬼疰贼风蛊毒，杀精物恶鬼，腹中毒邪气，女子赤沃漏下。本经。**带下百病，产难胞不出，堕胎，养血气，除五脏血脉中热，血痹血痢，大人小儿惊气入腹，及阴痿不起。**别录。**安胎健脾，止反胃吐血鼻衄，月经不止，肠风痔瘘，泻痢脱精，遗溺夜多，小儿惊痫疳疾，金疮长肉，辟鬼魅。**大明。

‖ **发明** ‖

[好古曰] 代赭入手少阴、足厥阴经。怯则气浮，重所以镇之。代赭之重，以镇虚逆。故张仲景治伤寒汗吐下后心下痞硬，噫气不除者，旋覆代赭汤主之。用旋覆花三两，代赭石

一两，人参二两，生姜五两，甘草三两，半夏半斤，大枣十二枚。水一斗，煮六升，去滓，再煎三升，温服一升，日三服。[时珍曰] 代赭乃肝与包络二经血分药也，故所主治皆二经血分之病。昔有小儿泻后眼上，三日不乳，目黄如金，气将绝。有名医曰：此慢惊风也，宜治肝。用水飞代赭石末，每服半钱，冬瓜仁煎汤调下，果愈。

‖ **附方** ‖

旧二，新一十四。**哮呷有声**卧睡不得。土朱末，米醋调，时时进一二服。普济方。**伤寒无汗**代赭石、干姜等分为末，热醋调涂两手心，合掌握定，夹于大腿内侧，温覆汗出乃愈。伤寒蕴要。**婴儿疟疾**无计可施。代赭石五枚煅红醋淬，朱砂五分，砒霜一豆大，同以纸包七重，打湿煨干，入麝香少许为末。香油调一字，涂鼻尖上及眉心、四肢，神应。保幼大全。**急慢惊风**吊眼撮口，搐搦不定。代赭石火烧醋淬十次，细研水飞，日干。每服一钱，或半钱，煎真金汤调下，连进三服。儿脚胫上有赤斑，即是惊气已出，病当安也。无斑点者，不可治。直指方。**慢肝惊风**方见发明。**小肠疝气**代赭石火煅醋淬，为末。每白汤服二钱。寿域方。**肠风下血**血师一两，火煅，米醋淬，尽醋一升，捣罗如面。每服一钱，白汤下。斗门。**吐血衄血**方同。**堕胎下血**不止。代赭石末一钱，生地黄汁半盏调。日三五次，以瘥为度。圣济录。**妇人血崩**赭石火煅醋淬七次，为末。白汤服二钱。普济方。**赤眼肿闭**土朱二分，石膏一分，为末。新汲水调傅眼头尾及太阳穴。直指方。**喉痹肿痛**紫朱煮汁饮。普济方。**牙宣有䘌**土朱、荆芥同研，揩之三日。普济方。**诸丹热毒**土朱、青黛各二钱，滑石、荆芥各一钱，为末。每服一钱半，蜜水调下，仍外傅之。直指方。**一切疮疖**土朱、虢丹、牛皮胶等分为末，好酒一碗冲之，澄清服。以渣傅之，干再上。朱氏集验方。**百合病发**已汗下复发者。百合七个擘破，泉水浸一宿，赭一两，滑石三两，泉水二钟，煎一钟，入百合汁，再煎一钟，温服。伤寒蕴要。

‖ **附录** ‖

玄黄石 [藏器曰] 出淄川、北海山谷土石中，如赤土代赭之类，土人以当朱，呼为赤石，一名零陵，恐是代赭之类。味甘，平、温，无毒。主惊恐，身热邪气，镇心。久服令人眼明悦泽。[时珍曰] 此亦他方代赭耳，故其功效不甚相远也。

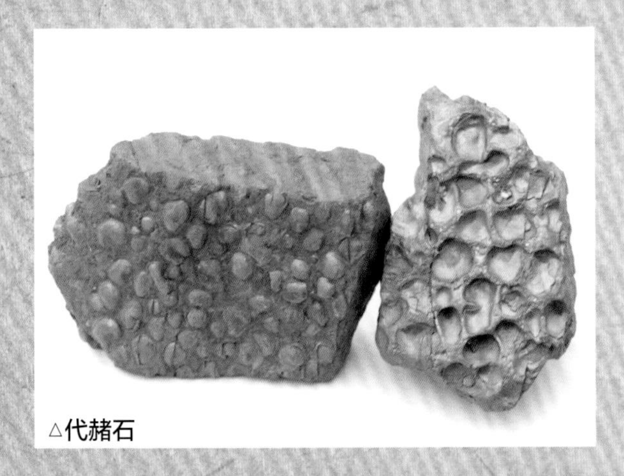
△代赭石

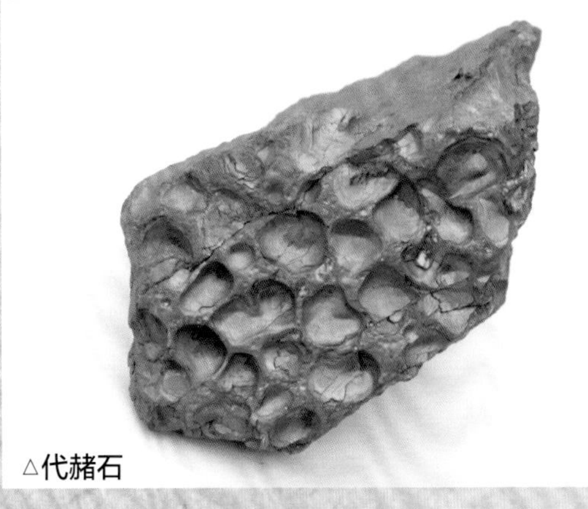
△代赭石

‖ **基原** ‖

据《中华本草》《中药志》《大辞典》等综合分析考证，本品为氢氧化物类矿物褐铁矿Limonite（以针铁矿族矿物针铁矿-水针铁矿为主组分）。主要成分为碱式氧化铁（FeO(OH)）及碱式含水氧化铁（FeO(OH)·$n$$H_2O$）。主产于河南、江苏，浙江、广东、四川亦产。《药典》收载禹余粮药材为氢氧化物类矿物褐铁矿；采挖后，除去杂石。

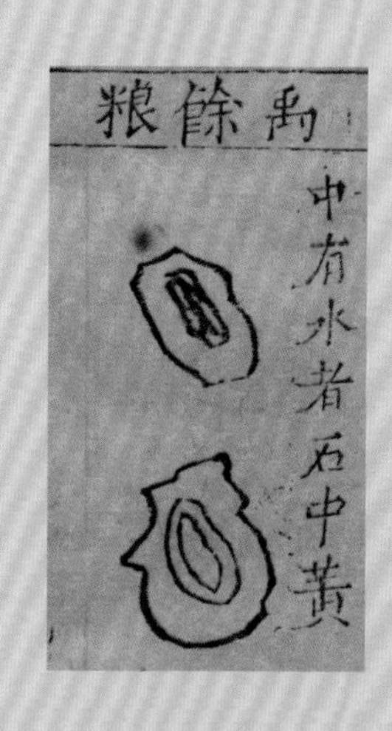

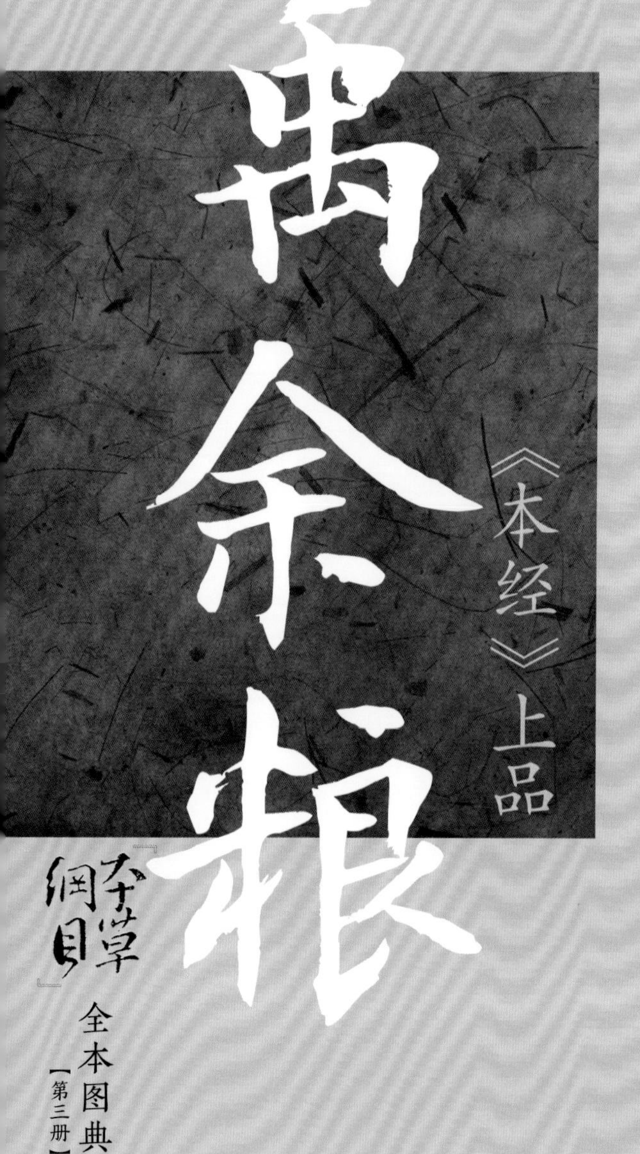

‖ **释名** ‖

白余粮。[时珍曰] 石中有细粉如面，故曰余粮，俗呼为太一禹余粮。见太一下。[承曰] 会稽山中出者甚多。彼人云昔大禹会稽于此，余粮者本为此尔。

‖ **集解** ‖

[别录曰] 禹余粮生东海池泽，及山岛中或池泽中。[弘景曰] 今多出东阳，形如鹅鸭卵，外有壳重叠，中有黄细末如蒲黄，无沙者佳。近年茅山凿地大得之，极精好，状如牛黄，重重甲错。其佳处乃紫色靡靡如面，嚼之无复碜，仙经服食用之。南人又呼平泽中一种藤，叶如菝葜，根作块有节，似菝葜而色赤，味似薯蓣，谓为禹余粮，此与生池泽者复有仿佛。或疑今石即是太一也。[颂曰] 今惟泽州、潞州有之。旧说形如鹅鸭卵，外有壳。今图上者全是山石之形，都不作卵状，与旧说小异。采无时。张华博物志言：扶海洲上有䔉草，其实食之如大麦，名自然谷，亦名禹余粮，世传禹治水弃其所余食于江中而为药。则䔉草与此异物同名，抑与生池泽者同种乎？[时珍曰] 禹余粮乃石中黄粉，生于池泽；其生山谷者，为太一余粮。本文明白。陶引藤生禹余粮，苏引草生禹余粮，虽名同而实不同，殊为迂远。详太一余粮下。

‖ **修治** ‖

[弘景曰] 凡用，细研水洮，取汁澄之，勿令有沙土

也。[敩曰] 见太一下。

‖ **气味** ‖

甘，寒，无毒。[别录曰] 平。[权曰] 咸。[之才曰] 牡丹为之使。伏五金，制三黄。

‖ **主治** ‖

咳逆寒热烦满，下赤白，血闭癥瘕，大热。炼饵服之，不饥轻身延年。本经。**疗小腹痛结烦疼。**别录。**主崩中。**甄权。**治邪气及骨节疼，四肢不仁，痔瘘等疾。久服耐寒暑。**大明。**催生，固大肠。**时珍。

‖ **发明** ‖

[成无己曰] 重可去怯，禹余粮之重，为镇固之剂。[时珍曰] 禹余粮手足阳明血分重剂也。其性涩，故主下焦前后诸病。李知先诗曰：下焦有病人难会，须用余粮、赤石脂。抱朴子云：禹余粮丸日再服，三日后令人多气力，负担远行，身轻不极。其方药多不录。

‖ **附方** ‖

旧三，新六。**大肠咳嗽**咳则遗矢者，赤石脂禹余粮汤主之。方同下。洁古家珍。**冷劳肠泄**不止。神效太一丹：禹余粮四两，火煅醋淬，乌头一两，冷水浸一夜，去皮脐焙，为末，醋糊丸梧子大。每食前温水下五丸。圣惠丸。**伤寒下痢**不止，心下痞硬，利在下焦者，赤石脂禹余粮汤主之。赤石脂、禹余粮各一斤，并碎之，水六升，煮取一升，去滓，分再服。仲景伤寒论。**赤白带下**禹余粮火煅醋淬、干姜等分，赤下干姜减半，为末。空心服二钱匕。胜金方。**崩中漏下**青黄赤白，使人无子。禹余粮煅研，赤石脂煅研，牡蛎煅研，乌贼骨，伏龙肝炒，桂心，等分为末。温酒服方寸匕，日二服，忌葱、蒜。张文仲备急方。**育肠气痛**妇人少腹痛。禹余粮为末。每米饮服二钱，日二服，极效。卫生易简方。**产后烦躁**禹余粮一枚，状如酸馅者，入地埋一半紧筑，炭灰一斤煅之。湿土罨一宿，打破，去外面石，取里面细者研，水淘五七度，日干，再研万遍。用甘草汤服二钱，一服立效。经验方。**身面瘢痕**禹余粮、半夏等分为末，鸡子黄和傅。先以布拭赤，勿见风，日三，十日。十年者亦灭。圣济录。**大风疠疾**眉发堕落，遍身顽痹。禹余粮二斤，白矾一斤，青盐一斤，为末。罐子固济，炭火一秤煅之，从辰至戌。候冷研粉，埋土中，三日取出。每一两，入九蒸九暴炒熟胡麻末三两。每服二钱，荆芥茶下，日二服。圣惠方。

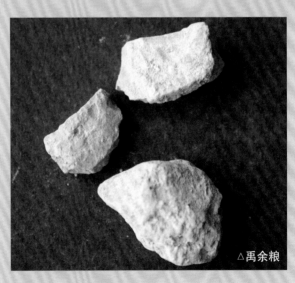
△禹余粮

太一余粮

《本经》上品

‖ 释名 ‖

石脑本经**禹哀**吴普。[藏器曰] 太一者，道之宗源。太者大也，一者道也。大道之师，即理化神君，禹之师也。师尝服之，故有太一之名。张司空云：还魂石中黄子，鬼物禽兽守之，不可妄得。会稽有地名蓼，出余粮。土人掘之，以物请买，所请有数，依数必得。此犹有神，岂非太一乎？

‖ 集解 ‖

[别录曰] 太一余粮生太山山谷，九月采。[普曰] 生太山。上有甲，甲中有白，白中有黄，如鸡子黄色。采无时。[弘景曰] 本草有太一余粮、禹余粮两种，治体相同。而今世惟有禹余粮，不复识太一。登真隐诀：长生四镇丸云：太一禹余粮，定六腑，镇五脏。合其二名，莫辨何者的是？今人亦总呼为太一禹余粮。有人于铜官采空青于石坎，大得黄赤色石，极似今之余粮，而色过赤好，疑此是太一也。彼人呼为雌黄，涂物正如雄色。[恭曰] 太一余粮及禹余粮，乃一物而以精粗为名尔。其壳若瓷，方圆不定。初在壳中未凝结，犹是黄水，名石中黄子。久凝乃有数色，或青或白，或赤或黄。年多变赤，因赤渐紫。紫及赤者，俱名太一。其诸色通谓禹余粮。今太山不见采得，而会稽、王屋、泽、潞州诸山皆有。陶云黄赤色，疑是太一。然无壳裹，殊非的称。[敩曰] 凡使，勿误用石中黄并卵石黄，二石真相似。其石中黄向里赤黑黄，味淡微跙。卵石黄味酸。个个如卵，内有子一块，不堪用。若误饵之，令人肠干。太一余粮看即如石，轻敲便碎如粉，兼重重如叶子雌黄也。[宗奭曰] 太一余粮，是用其壳也，故入药须火烧醋淬。石中黄是壳中干者及细末者。石中黄水，是未成余粮黄浊水

也。[时珍曰] 按别录言，禹余粮生东海池泽及山岛，太一余粮生太山山谷，石中黄出余粮处有之，乃壳中未成余粮黄浊水也。据此则三者一物也。生于池泽者为禹余粮，生于山谷者为太一余粮，其中水黄浊者为石中黄水，其凝结如粉者为余粮，凝干如石者为石中黄。其说本明，而注者臆度，反致义晦。晋宋以来，不分山谷、池泽所产，故通呼为太一禹余粮。而苏恭复以紫赤色者为太一，诸色为禹余粮。皆由未加详究本文也。寇宗奭及医方乃用石壳为禹余粮，殊不察未成余粮黄浊水之文也。其壳粗顽不入药。庚辛玉册云：太一禹余粮，阴石也，所在有之。片片层叠，深紫色。中有黄土，名曰石黄。其性最热，冬月有余粮处，其雪先消。云林石谱云：鼎州祈阁山出石，石中有黄土，目之为太一余粮。色紫黑，礧块大小圆扁，外多粘缀碎石，涤去黄土，即空虚可贮水为砚。滴丹方鉴云：五色余粮及石中黄，皆可干汞，出金色。

‖修治‖

[敩曰] 凡修事，用黑豆五合，黄精五合，水二斗，煮取五升，置瓷锅中，下余粮四两煮之。旋添，汁尽为度，其药气自然香如新米，捣了，又研一万杵，方用。

‖气味‖

甘，平，无毒。[普曰] 神农、岐伯、雷公：甘，平。李当之：小寒。扁鹊：甘，无毒。[之才曰] 杜仲为之使。畏贝母、菖蒲、铁落。

‖主治‖

咳逆上气，癥瘕血闭漏下，除邪气，肢节不利。久服耐寒暑不饥，轻身飞行千里，神仙。本经。**治大饱绝力身重。**别录。**益脾，安脏气。**雷敩。**定六腑，镇五脏。**弘景。

‖发明‖

[时珍曰] 禹余粮、太一余粮、石中黄水，性味功用皆同，但入药有精粗之等尔。故服食家以黄水为上，太一次之，禹余粮又次之。列仙传言，巴戎赤斧上华山，饵禹余粮，即此。

中黄子

《唐本草》

‖ 释名 ‖

[宗奭曰] 子当作水。既云黄浊水，焉得名子？

‖ 集解 ‖

[恭曰] 此禹余粮壳中，未成余粮黄浊水也。出余粮处有之。[颂曰] 今惟河中府中条山谷出之。其石形如面剂，紫黑色。石皮内黄色者，谓之中黄。葛洪抱朴子云：石中黄子所在有之，沁水山尤多。在大石中，其石常润湿不燥。打其石有数十重，见之赤黄溶溶，如鸡子之在壳中也。即当未坚时饮之。不尔，便渐坚凝如石，不中服也。破一石中，多者有一升，少者数合，可顿服之。[机曰] 石中干者及细末者，当名余粮，不当名石中黄。详本文未成余粮四字可见。[时珍曰] 余粮乃石中已凝细粉也，石中黄则坚凝如石者也。石中黄水则未凝者也。故雷敩云，用余粮勿用石中黄，是矣。

‖ 气味 ‖

甘，平，无毒。

‖ 主治 ‖

久服轻身延年不老。唐本。

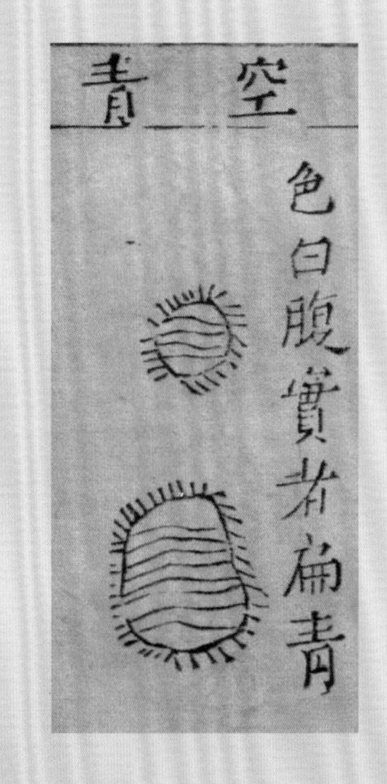

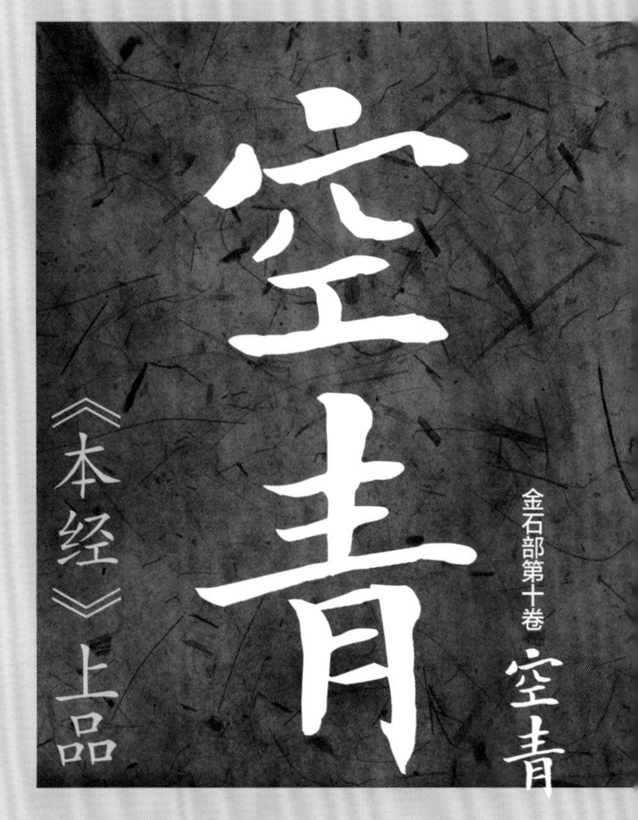

‖ **释名** ‖

杨梅青。[时珍曰] 空言质，青言色，杨梅言似也。

‖ **集解** ‖

[别录曰] 空青生益州山谷，及越巂山有铜处。铜精熏则生空青，其腹中空。三月中采，亦无时。能化铜铁铅锡作金。[弘景曰] 越巂属益州。益州诸郡无复有，恐久不采之故也。今出铜官者色最鲜深，出始兴者弗如，凉州高平郡有空青山亦甚多。今空青但圆实如铁珠，无空腹者，皆凿土石中取之。而以合丹成，则化铅为金，诸石药中，惟此最贵。医方乃稀用之，而多充画色，殊为可惜。[恭曰] 出铜处兼有诸青，但空青为难得。今出蔚州、兰州、宣州、梓州。宣州者最好，块段细，时有腹中空者。蔚州、兰州者片块大，色极深，无空腹者。陶氏所谓圆实如铁珠者，乃白青也。[大明曰] 空青大者如鸡子，小者如相思子，其青厚如荔枝壳，其内有浆，酸甜。[藏器曰] 铜之精华，大者即空绿，次即空青也。[颂曰] 今饶、信州亦时有之，状若杨梅，故名杨梅青。其腹中空、破之有浆者，绝难得。[宗奭曰] 真宗尝诏取空青中有水者，久而方得。其杨梅青，信州穴山而取，极难得，治翳极有功，中亦或有水者，用与空青同，第有优劣尔。[时珍曰] 张果玉洞要诀云：空青似杨梅，受赤金之精，甲乙阴灵之气，近

泉而生，久而含润。新从坎中出，钻破中有水，久即干如珠，金星灿灿。庚辛玉册云：空青，阴石也。产上饶，似钟乳者佳，大片含紫色有光采。次出蜀严道及北代山，生金坎中，生生不已，故青为之丹。有如拳大及卵形者，中空有水如油，治盲立效。出铜坑者亦佳，堪画。又有杨梅青、石青，皆是一体，而气有精粗。点化以曾青为上，空青次之，杨梅青又次之。造化指南云：铜得紫阳之气而生绿，绿二百年而生石绿，铜始生其中焉。曾、空二青，则石绿之得道者，均谓之矿。又二百年得青阳之气，化为鍮石。观此诸说，则空青有金坑、铜坑二种，或大如拳卵，小如豆粒，或成片块，或若杨梅，虽有精粗之异，皆以有浆为上，不空无浆者为下也。方家以药涂铜物生青，刮下伪作空青者，终是铜青，非石绿之得道者也。

‖ **气味** ‖

甘、酸，寒，无毒。[别录曰] 大寒。[权曰] 畏菟丝子。酒浸醋拌制过，乃可变化。

‖ **主治** ‖

青盲耳聋，明目，利九窍，通血脉，养精神，益肝气。久服轻身延年。本经。**疗目赤痛，去肤翳，止泪出，利水道，下乳汁，通关节，破坚积。令人不忘，志高神仙。**别录。**治头风，镇肝。瞳人破者，得再见物。**甄权。**钻孔取浆，点多年青盲内障翳膜，养精气。其壳摩翳。**大明。**中风口㖞不正，以豆许含咽，甚效。**时珍。出范汪方。

‖ **发明** ‖

[保升曰] 空青法木，故色青而主肝。[颂曰] 治眼翳障为最要之药。[时珍曰] 东方甲乙，是生肝胆，其气之清者为肝血，其精英为胆汁。开窍于目，血五脏之英，皆因而注之为神。胆汁充则目明，汁减则目昏。铜亦青阳之气所生，其气之清者为绿，犹肝血也；其精英为空青之浆，犹胆汁也。其为治目神药，盖亦以类相感应耳。石中空者，埋土中三五日，自有浆水。

‖ **附方** ‖

旧二，新三。**眼目𥇥𥇥不明。**空青少许，渍露一宿，点之。千金方。**黑翳覆瞳**空青、矾石烧各一两，贝子四枚，研细，日点。圣济录。**肤翳昏暗**空青二钱，蕤仁去皮一两，片脑三钱，细研，日点。圣济录。**一切目疾**雀目、赤目、青盲、内外障翳、风眼用此，觉目中凉冷为验。杨梅青洗净，胡黄连洗，各二钱半；槐芽，日未出时勿语采之，入青竹筒内，垂于天、月二德方，候干，勿见鸡犬，为末，一钱半。为末，入龙脑一字密收。每卧时，漱口仰头，吹一字入两鼻内便睡，隔夜便用。圣济录。**中风口㖞**见主治。

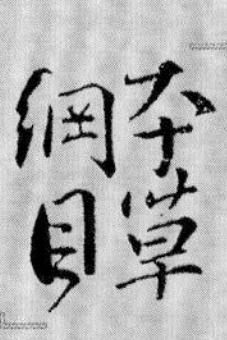

‖ 基原 ‖

据《纲目图鉴》《中华本草》《大辞典》等综合分析考证，本品为碳酸盐类矿物蓝铜矿Azurite（单斜晶系）具层壳结构的结核状集合体。主要为碱式碳酸铜（$Cu_3(CO_3)_2(OH)_2$）。产于内蒙古、吉林、辽宁、青海、西藏等地。

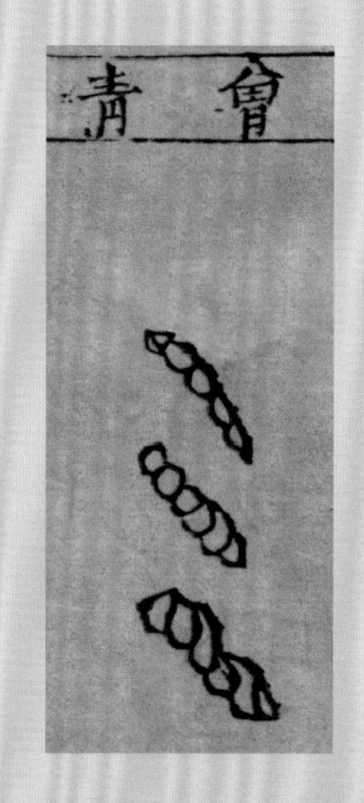

‖ 释名 ‖

[时珍曰] 曾音层。其青层层而生，故名。或云其生从实至空，从空至层，故曰曾青也。

‖ 集解 ‖

[别录曰] 曾青生蜀中山谷及越巂。采无时。能化金铜。[普曰] 生蜀郡石山。其山有铜处，曾青出其阳。青者铜之精。[弘景曰] 旧说与空青同山，疗体亦相似。今铜官更无曾青。惟出始兴。形累累如黄连相缀，色理相类空青，甚难得而贵，仙经少用之。化金之事，法同空青。[恭曰] 出蔚州者好，鄂州者次之，余州并不任用。[时珍曰] 但出铜处，年古即生。形如黄连相缀，又如蚯蚓屎，方棱，色深如波斯青黛，层层而生，打之如金声者为真。造化指南云：层青生铜矿中，乃石绿之得道者。肌肤得东方正色，可以合炼大丹，点化与三黄齐驱。衡山记云：山有层青冈，出层青，可合仙药。

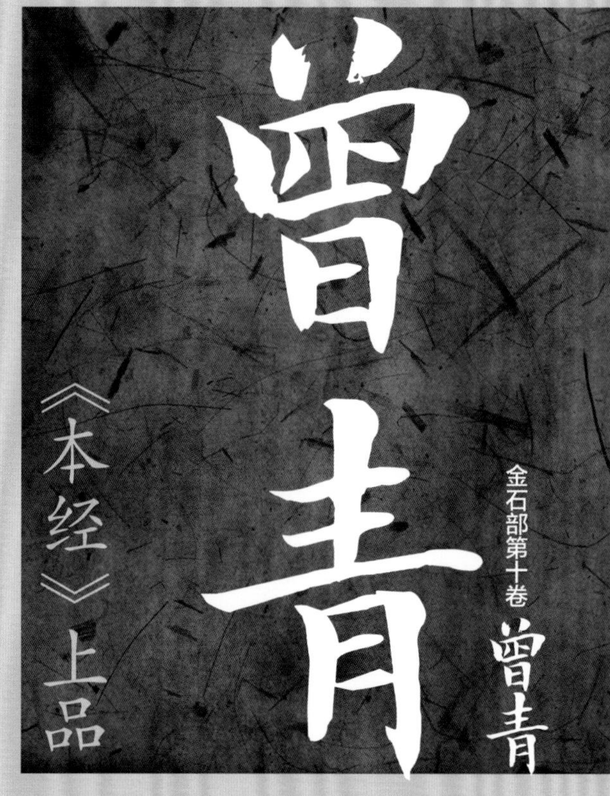

‖ **修治** ‖

[敩曰] 凡使勿用夹石及铜青。每一两要紫背天葵、甘草、青芝草三件，干湿各一镒，细锉，放瓷锅内，安青于中。东流水二镒，缓缓煮之，五昼夜，勿令水火失时。取出以东流水浴过，研乳如粉用。

‖ **气味** ‖

酸，小寒，无毒。[之才曰] 畏菟丝子。[独孤滔曰] 曾青住火成膏，可结汞，制丹砂，盖含金气所生也。须酒醋渍煮用。[葛洪曰] 曾青涂铁，色赤如铜。

‖ **主治** ‖

目痛，止泪出，风痹，利关节，通九窍，破癥坚积聚。久服轻身不老。本经。**养肝胆，除寒热，杀白虫，疗头风脑中寒，止烦渴，补不足，盛阴气。**别录。

‖ **发明** ‖

[时珍曰] 曾青治目，义同空青。古方辟邪太乙神精丹用之，扁鹊治积聚留饮有层青丸，并见古今录验方，药多不录。

‖ **附方** ‖

新三。**斑疮入目**不退者。曾青一钱，丹砂二钱，为末。蛴螬五枚，捣汁和点。圣济录。**风热目病**曾青散：治一切风热毒气上攻，目赤或烂，怕日羞明，隐涩眵泪，或痒或痛。曾青四两，蔓荆子二两，白姜炮、防风各一两，为末。每以少许嗃鼻中，立有功效。和剂局方。**耳内恶疮**曾青五钱，雄黄七钱半，黄芩二钱五分，为末。傅之。卫生宝鉴。

‖ 基原 ‖

据《中华本草》《大辞典》《纲目图鉴》等综合分析考证，本品为碳酸盐类孔雀石族矿物孔雀石Malachite（单斜晶系）。主要为碱式碳酸铜（$CuCO_3 \cdot Cu(OH)_2$）。产于海南、广东、青海等地。

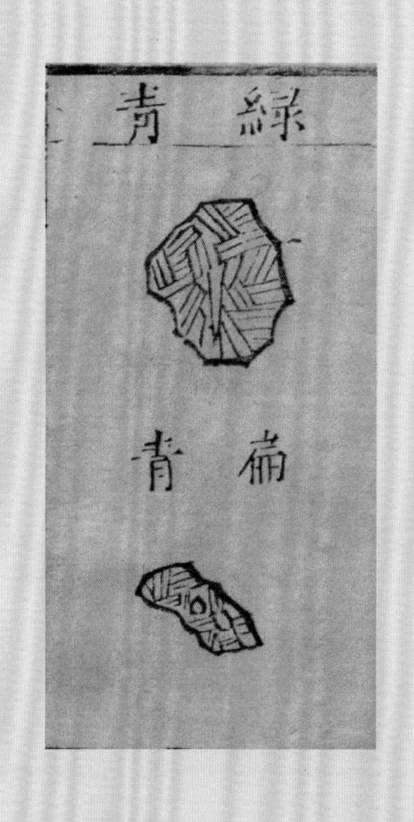

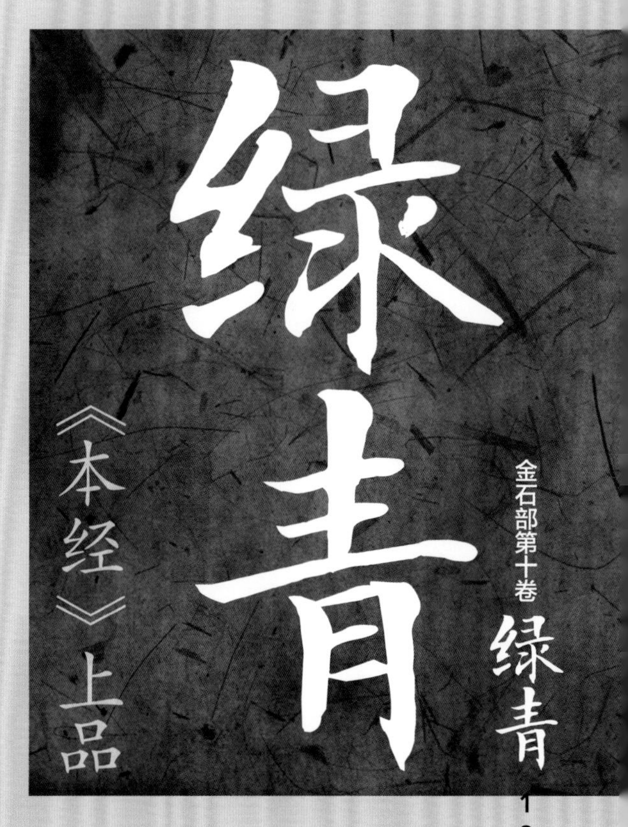

‖ 释名 ‖

石绿唐本**大绿**纲目。

‖ 集解 ‖

[别录曰] 绿青生山之阴穴中，色青白。[弘景曰] 此即用画绿色者，亦出空青中，相挟带。今画工呼为碧青，而呼空青作绿青，正相反矣。[恭曰] 绿青即扁青也，画工呼为石绿。其碧青即白青也，不入画用。[颂曰] 旧不著所出州土，但云生山之阴穴中。次空青条上云，生益州山谷及越嶲山有铜处，此物当是生其山之阴尔。今出韶州、信州。其色青白，画工用为绿色者，极有大块，其中青白花文可爱。信州人琢为腰带器物，及妇人服饰。其入药，当用颗块如乳香者佳。[宗奭曰] 其色黑绿色者佳。[时珍曰] 石绿，阴石也。生铜坑中，乃铜之祖气也。铜得紫阳之气而生绿，绿久则成石，谓之石绿，而铜生于中，与空青、曾青同一根源也。今人呼为大绿。范成大桂海志云：石绿，铜之苗也，出广西右江有铜处。生石中，质如石者，名石绿。一种脆烂如碎土者，名泥绿，品最下。大明会典云：青绿石

矿一斤，淘净绿一十一两四钱。暗色绿石矿一斤，淘净绿一十两八钱。硇砂一斤，烧造硇砂绿一十五两五钱。

‖ 气味 ‖

酸，寒，无毒。[时珍曰] 有小毒。

‖ 主治 ‖

益气，止泄痢，疗齆鼻。别录。**吐风痰甚效。**苏颂。

‖ 发明 ‖

[颂曰] 今医家多用吐风痰。其法拣上色精好者研筛，水飞再研。如风痰眩闷，取二三钱同生龙脑三四豆许研匀，以生薄荷汁合酒温调服之。偃卧须臾，涎自口角流出乃愈。不呕吐，其功速于他药，今人用之比比皆效，故著之。[宗奭曰] 同硇砂作吐上涎药，验则验矣，亦能损心。[时珍曰] 痰在上宜吐之，在下宜利之，亦须观人之虚实强弱而察其脉，乃可投之。初虞世有金虎、碧霞之戒，正此意也。金虎丹治风痰，用天雄、腻粉诸药者。

‖ 附方 ‖

新四。**急惊昏迷**不省人事。石绿四两，轻粉一钱，为末。薄荷汁入酒调一字服，取吐。全婴方。**风痰迷闷**碧霞丹：用石绿十两，乌头尖、附子尖、蝎梢各七十个，为末，糊丸芡子大。每服一丸，薄荷汁入酒半合化下，须臾吐出痰涎。和剂局方。**小儿疳疮**肾疳鼻疳、头疮耳疮、久不瘥者。石绿、白芷等分为末。先以甘草水洗疮，拭净傅之，一日愈。集玄方。**腋下胡臭**石绿三钱，轻粉一钱，浓醋调涂。五次断根。集玄方。

‖ **释名** ‖

石青纲目 **大青**。[时珍曰] 扁以形名。

‖ **集解** ‖

[别录曰] 扁青生朱崖山谷、武都、朱提，采无时。[弘景曰] 朱提音殊匙，在南海中。仙经、俗方都无用者。[普曰] 生蜀郡。[恭曰] 此即绿青也。朱崖已南及林邑、扶南舶上来者，形块大如拳，其色又青，腹中亦时有空者。武昌者，片块小而色更佳。简州、梓州者，形扁作片而色浅。[时珍曰] 苏恭言即绿青者非也，今之石青是矣。绘画家用之，其色青翠不渝，俗呼为大青，楚、蜀诸处亦有之。而今货石青者，有天青、大青、西夷回回青、佛头青，种种不同，而回青尤贵。本草所载扁青、层青、碧青、白青，皆其类耳。

‖ **气味** ‖

甘，平，无毒。[普曰] 神农、雷公：小寒，无毒。

‖ **主治** ‖

目痛明目，折跌痈肿，金疮不瘳，破积聚，解毒气，利精神。久服轻身不老。本经。**去寒热风痹，及丈夫茎中百病，益精。**别录。**治丈夫内绝，令人有子。**吴普。**吐风痰癫痫，平肝。**时珍。

‖ **附方** ‖

新一。**顽痰不化**石青一两，石绿半两，并水飞为末，面糊丸绿豆大。每服十丸，温水下。吐去痰一二碗，不损人。瑞竹堂方。

‖ **基原** ‖

据《大辞典》《纲目图鉴》《中华本草》等综合分析考证，本品为碳酸盐类孔雀石族矿物蓝铜矿Azurite（单斜晶系）。主要为碱式碳酸铜（$2CuCO_3 \cdot Cu(OH)_2$）。产于内蒙古、吉林、辽宁、广东、青海、西藏等地。

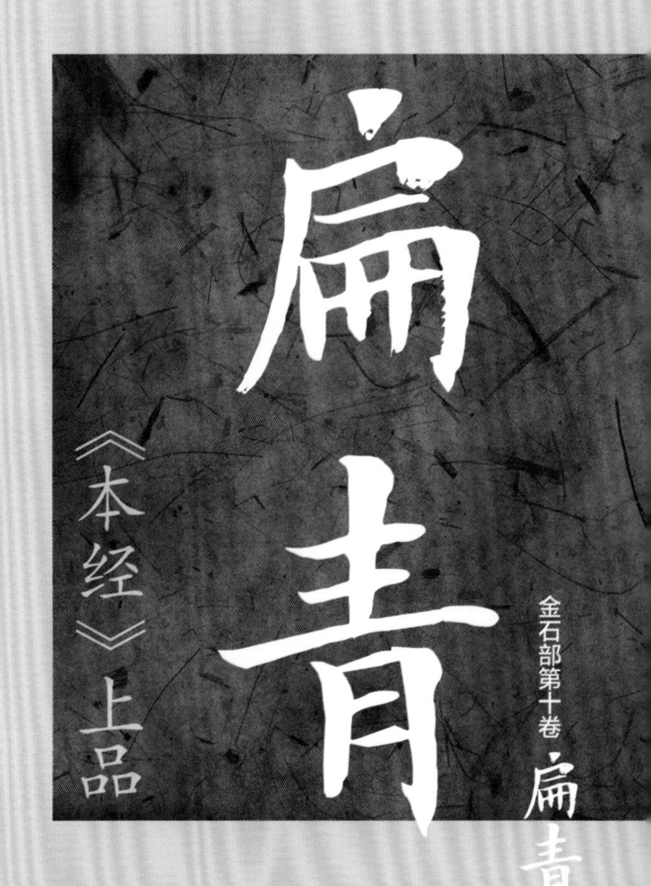

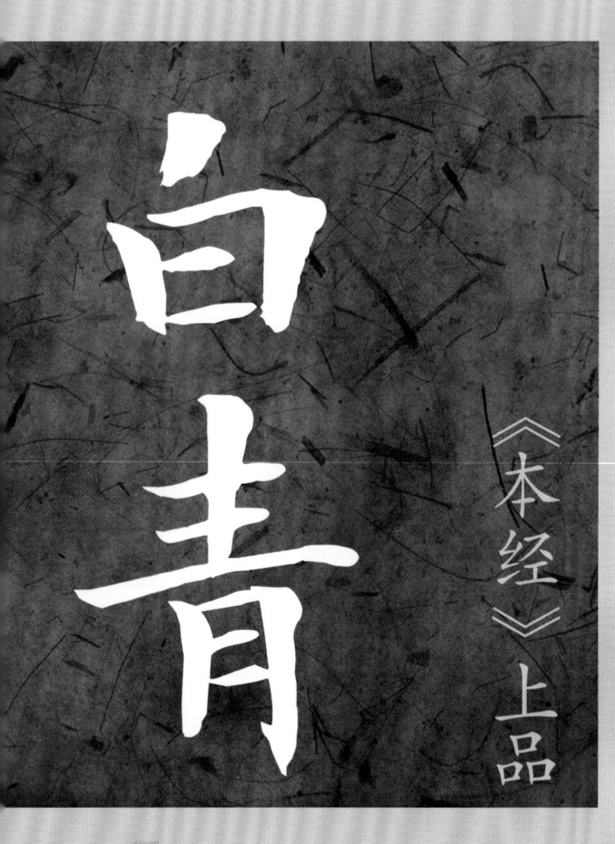

‖ **释名** ‖

碧青唐本**鱼目青。**

‖ **集解** ‖

[别录曰] 白青生豫章山谷，采无时。可消为铜剑，辟五兵。[弘景曰] 医方不用，市无卖者，仙经三十六水方中时有须处。铜剑之法，在九元子术中。[恭曰] 此即陶氏所云空青，圆如铁珠，色白而腹不空者，是也。研之色白如碧，亦谓之碧青，不入画用。无空青时亦用之。名鱼目青，以形似鱼目故也。今出简州、梓州者好。[时珍曰] 此即石青之属，色深者为石青，淡者为碧青也。今绘彩家亦用。范子计然云：白青出弘农、豫章、新淦，青色者善。淮南万毕术云：白青得铁，即化为铜也。

‖ **气味** ‖

甘、酸、咸，平，无毒。[普曰] 神农：甘，平。雷公：咸，无毒。

‖ **主治** ‖

明目，利九窍，耳聋，心下邪气，令人吐，杀诸毒三虫。久服通神明轻身。本经。

‖ **附录** ‖

绿肤青 [别录曰] 味辛、咸，平，无毒。主蛊毒及蛇菜肉诸毒，恶疮。不可久服，令人瘦。一名推青，一名推石。生益州山谷。[弘景曰] 俗方、仙经无用，人亦不识。

碧石青 [别录曰] 味甘，无毒。主明目益精，去白癣，延年。

‖基原‖

据《中华本草》《纲目图鉴》《汇编》等综合分析考证，本品为硫酸盐类胆矾族矿物胆矾Chalcanthite（三斜晶系）的晶体。主要为含水硫酸铜（$CuSO_4 \cdot 5H_2O$）。产于云南、山西，江西、广东、陕西、甘肃等地。另按《中华本草》：宋代因原矿物极少而又受苦泉发现的启发，始用人工煎炼乃至人工制造的胆矾。《药典》四部收载胆矾药材为胆矾的矿石。

‖释名‖

胆矾纲目**黑石**吴普**毕石**本经**君石**当之**铜勒**吴普**立制石**。[时珍曰] 胆以色味命名，俗因其似矾，呼为胆矾。

‖集解‖

[别录曰] 石胆生秦州羌道山谷大石间，或羌里句青山。二月庚子、辛丑日采。其为石也，青色多白文，易破，状似空青。能化铁为铜，合成金银。[弘景曰] 仙经时用，俗方甚少，此药殆绝。今人时有采者，其色青绿，状如琉璃而有白文，易破折。梁州、信都无复有，俗乃以青色矾当之，殊无仿佛。[恭曰] 此物出铜处有之，形似曾青，兼绿相间，味极酸苦，磨铁作铜色，此是真者。出蒲州虞卿县东亭谷窟及薛集窟中，有块如鸡卵者为真。陶云似琉璃者，乃绛矾也。比来人亦以充之，又以醋揉青矾为之，并伪矣。[颂曰] 今惟信州铅山县有之。生于铜坑中，采得煎炼而成。又有自然生者，尤为珍贵。并深碧色。今南方医人多使之，又著其说云：石胆最上出蒲州，大者如拳，小者如桃栗，击之纵横解皆成叠文，色青，见风久则绿，击破其中亦青。其次出上饶、曲江铜坑间者，粒细有廉棱，如钗股米粒。本草言伪者以醋揉青矾为之，全不然，但取粗恶石胆合消石销溜而成之。块大色浅，浑浑无脉理，击之则碎无廉棱者，是也。亦有挟石者，乃削取石胆床，溜造时投消石中，乃凝则相著也。[时珍曰] 石胆出蒲州山穴中，鸭觜色者为上，俗呼胆矾；出羌里者，色少黑次之；信州者又次之。此物乃生于石，其经煎炼者，即多伪也。

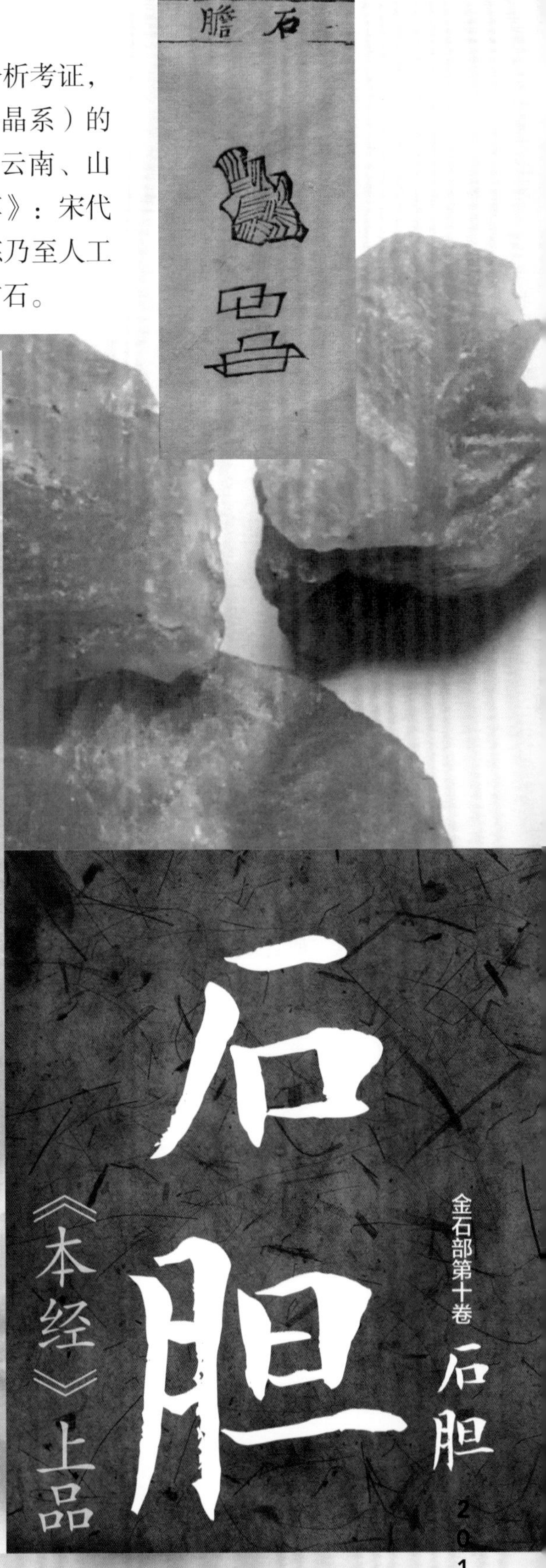

但以火烧之成汁者，必伪也。涂于铁及铜上烧之红者，真也。又以铜器盛水，投少许入中，及不青碧，数日不异者，真也。玉洞要诀云：石胆，阳石也。出嵩岳及蒲州中条山。禀灵石异气，形如瑟瑟，其性流通，精感入石，能化五金，变化无穷。沈括笔谈载：铅山有苦泉，流为涧，挹水熬之，则成胆矾。所熬之釜，久亦化为铜也。此乃煎熬作伪，非真石胆也，不可入药。

‖ **气味** ‖

酸、辛，寒，有毒。[普曰] 神农：酸，小寒。李当之：大寒。桐君：辛，有毒。扁鹊：苦，无毒。[大明曰] 酸、涩、无毒。[权曰] 有大毒。[之才曰] 水英为之使。畏牡桂、菌桂、芫花、辛夷、白微。

‖ **主治** ‖

明目，目痛，金疮诸痫痉，女子阴蚀痛，石淋寒热，崩中下血，诸邪毒气。令人有子。炼饵服之，不老。久服，增寿神仙。本经。**散癥积，咳逆上气，及鼠瘘恶疮。**别录。**治虫牙，鼻内息肉。**大明。**带下赤白，面黄，女子脏急。**苏恭。**入吐风痰药最快。**苏颂。

‖ **发明** ‖

[时珍曰] 石胆气寒，味酸而辛，入少阳胆经。其性收敛上行，能涌风热痰涎，发散风木相火，又能杀虫，故治咽喉口齿疮毒有奇功也。周密齐东野语云：密过南浦，有老医授治喉痹极速垂死方，用真鸭觜胆矾末，醋调灌之，大吐胶痰数升，即瘥。临汀一老兵妻苦此，绝水粒三日矣，如法用之即瘥。屡用无不立验，神方也。又周必大阴德录云：治蛊胀及水肿秘方，有用蒲州、信州胆矾明亮如翠琉璃似鸭觜者，米醋煮以君臣之药，服之胜于铁砂、铁蛾。盖胆矾乃铜之精液，味辛酸，入肝胆制脾鬼故也。安城魏清臣肿科黑丸子，消肿甚妙，不传，即用此者。

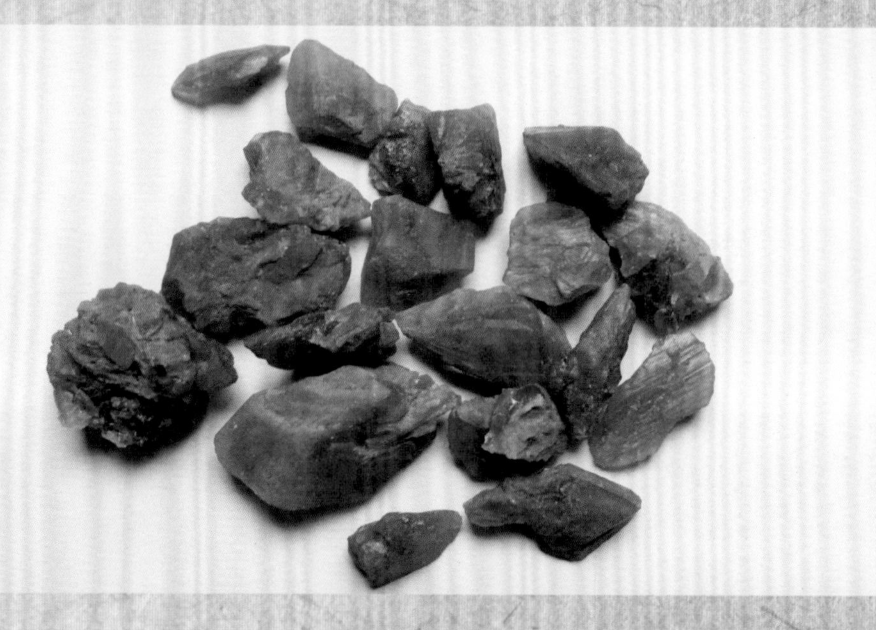

△胆矾

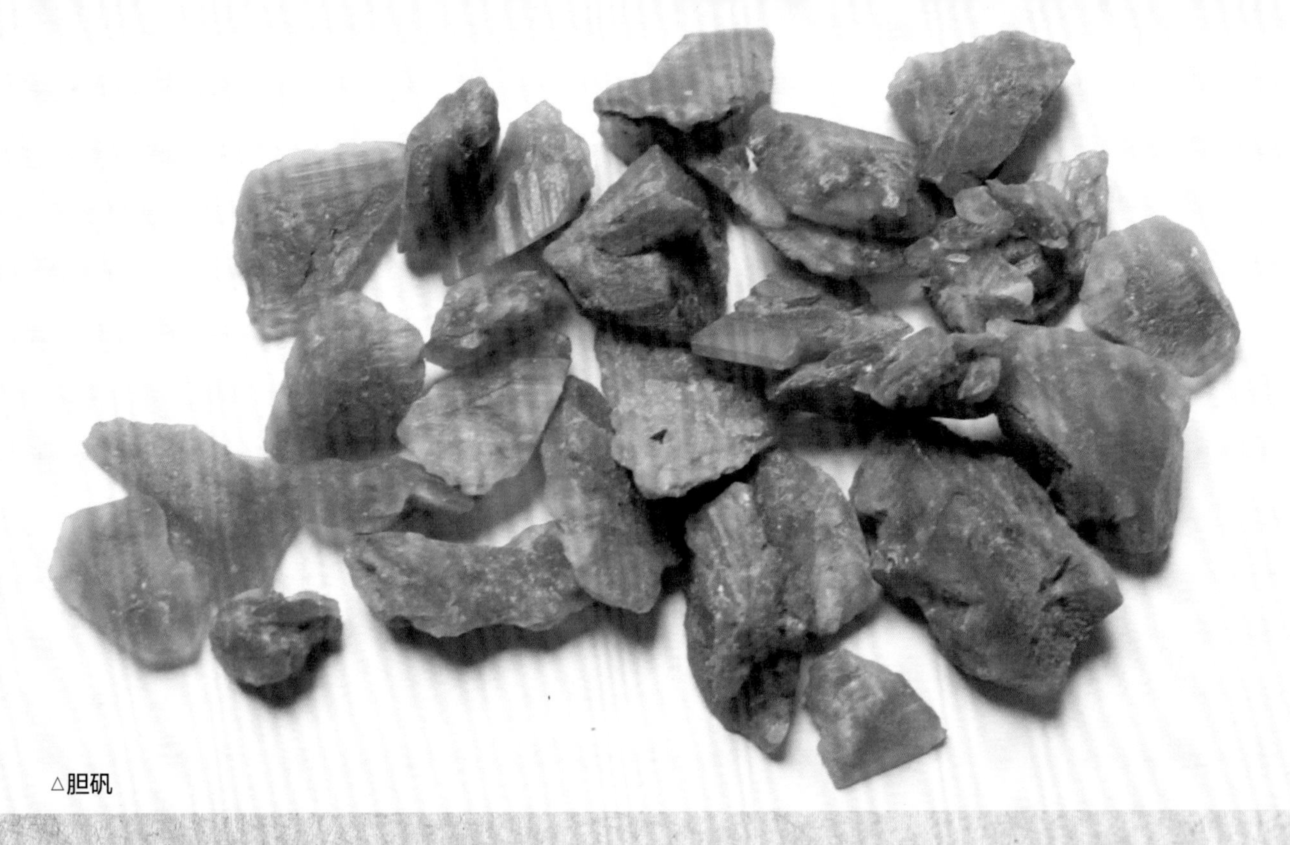

△胆矾

‖ **附方** ‖

旧五，新一十五。**老小风痰**胆矾末一钱，小儿一字，温醋汤调下，立吐出涎，便醒。谭氏小儿方。**女人头运**天地转动，名曰心眩，非血风也。胆子矾一两，细研，用胡饼剂子一个，按平一指厚，以篦子勒成骰子，大块勿界断，于瓦上焙干。每服一骰子，为末，灯心竹茹汤调下。许学士本事方。**喉痹喉风**二圣散：用鸭嘴胆矾二钱半，白僵蚕炒五钱，研。每以少许吹之，吐涎。济生方。**齿痛及落**研细石胆，以人乳和膏擦之，日三四次。止痛，复生齿，百日后复故乃止。每日以新汲水漱净。王焘外台秘要。**口舌生疮**众疗不瘥。胆矾半两，入银锅内火煅赤，出毒一夜，细研。每以少许傅之，吐去酸涎水，二三次瘥。胜金方。**走马牙疳**北枣一枚去核，入鸭嘴胆矾，纸包煅赤，出火毒，研末傅之，追涎。杨起简便方。**小儿齿疳**鸭嘴胆矾一钱，匙上煅红，麝香少许研匀。傅龈上，立效。活幼口议。**小儿鼻疳**蚀烂。胆矾烧烟尽，研末。掺之，一二日愈。集简方。**风眼赤烂**胆矾三钱，烧研，泡汤日洗。明目经验方。**百虫入耳**胆矾末和醋灌之，即出。千金方。**风犬咬毒**胆矾末傅之，立愈。济急方。**一切诸毒**胆子矾末，糯米糊丸鸡头子大，以朱砂为衣，仍以朱砂养之。冷水化一丸服，立愈。胜金方。**挑生蛊毒**胸口痛者。胆矾二钱，茶清泡服，即吐出。岭南卫生方。**腋下胡臭**胆矾半生半熟，入腻粉少许，为末。每用半钱，以自然姜汁调涂，十分热痛乃止。数日一用，以愈为度。黎居士简易方。**赤白癜风**胆矾、牡蛎粉各半两，生研，醋调，摩之。圣济录。**甲疽肿痛**石胆一两，烧烟尽，研末。傅之，不过四五度瘥。梅师方。**痔疮热肿**鸭嘴青胆矾煅研，蜜水调傅，可以消脱。直指方。**肿毒不破**胆矾、雀屎各少许，点之。直指方。**杨梅毒疮**醋调胆矾末搽之。痛甚者，加乳香、没药。出恶水，一二上即干。又方：胆矾、白矾、水银各三钱半，研不见星，入香油、津唾各少许，和匀。坐帐内，取药涂两足心，以两手心对足心摩擦，良久再涂再擦，尽即卧。汗出，或大便去垢，口出秽涎为验。每一次，强者用四钱，弱者二钱，连用三日。外服疏风散，并澡洗。刘氏经验方。

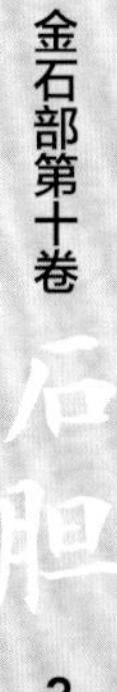

‖ **基原** ‖

据《纲目图鉴》《中华本草》《大辞典》《中国矿物药》等综合分析考证，本品为硫化物类毒砂族矿物毒砂Arsenopyrite（单斜晶系）。主要为砷硫化铁（FeAsS）。产于湖南、广东、广西、青海、陕西等地。

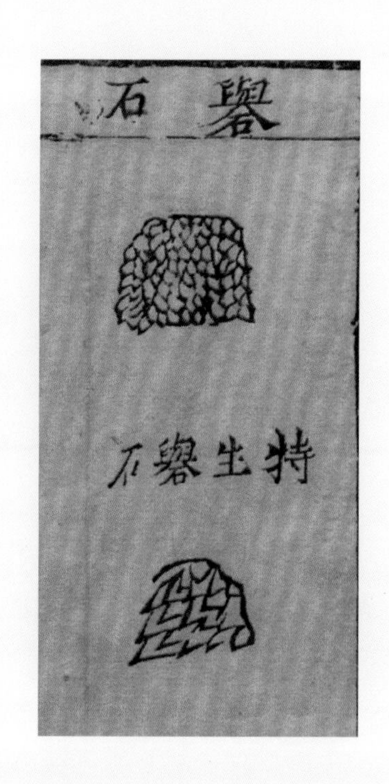

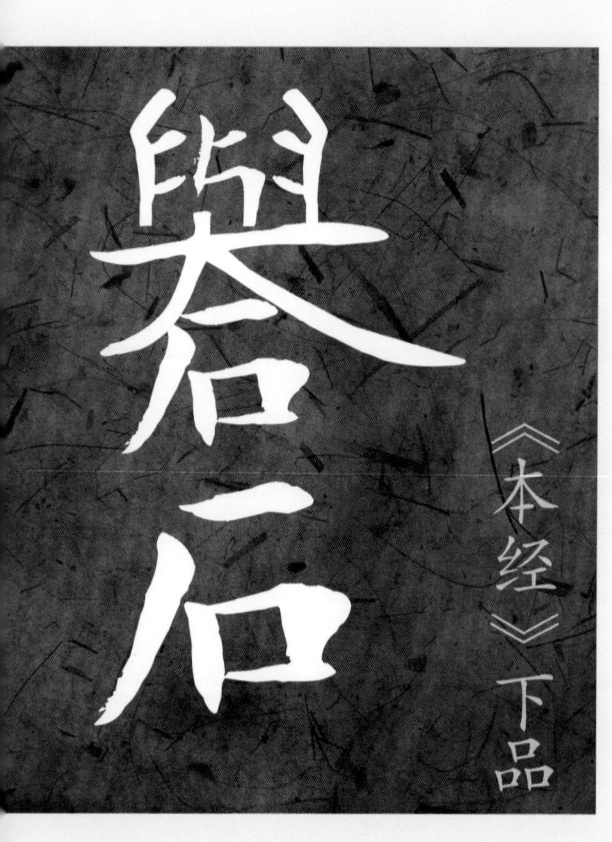

‖ **释名** ‖

白礜石别录**太白石**别录**立制石**本经**青分石**本经**固羊石**本经**石盐**别录**泽乳**吴普**鼠乡**吴普。[时珍曰] 礜义不解。许氏说文云：礜，毒石也。西山经云：皋涂之山，有白石，其名曰礜，可以毒鼠。郭璞注云：鼠食则死，蚕食而肥。则鼠乡之意以此。

‖ **集解** ‖

[别录曰] 礜石生汉中山谷及少室，采无时。[当之曰] 或生少室，或生魏兴，十二月采。[弘景曰] 今蜀汉亦有，而好者出南康南野溪及彭城界中、洛阳城南堑。又湘东新宁及零陵皆有。白礜石，能柔金。以黄泥包，炭火烧之，一日一夕则解，可用。丹房及黄白术多用之。[恭曰] 此石能拒火，久烧但解散，不可脱其坚。今市人乃取洁白理石当

之，烧即为灰也。今汉川武当西辽坂名礜石谷，即是真出处。少室有粒细理，不如汉中者。[颂曰] 今潞州、阶州亦有之。[时珍曰] 详见特生礜石下。

‖ **气味** ‖

辛，大热，有毒。[别录曰] 甘，生温、熟热。[普曰] 神农、岐伯：辛，有毒。桐君、黄帝：甘，有毒。[权曰] 甘，有小毒。铅丹为之使。恶羊血，不入汤。[之才曰] 得火良。棘针为之使。恶马目毒公、鹜屎、虎掌、细辛、畏水。

‖ **主治** ‖

寒热鼠瘘，蚀疮死肌风痹，腹中坚癖邪气。本经。**除热明目，下气，除膈中热，止消渴，益肝气，破积聚，痼冷腹痛，去鼻中息肉，久服令人筋挛。火炼百日，服一刀圭。不炼服，则杀人及百兽。**别录。**除胸膈间积气，去冷湿风痹瘙痒积年者。**甄权。

‖ **发明** ‖

[弘景曰] 常取生礜石纳水，令水不冰，如此则生者性亦大热矣。[张仲景云] 生用，破人心肝。[恭曰] 此药攻击积冷之病为良。若以余物代之，疗病无效，正为此也。[宗奭曰] 治久积及久病腹冷有功，直须慎用，其毒不可试也。[时珍曰] 礜石性气与砒石相近，盖亦其类也。古方礜石、矾石常相混书，盖二字相似，故误耳。然矾石性寒无毒，礜石性热有毒，不可不审。陆农师云：礜石之力，十倍钟乳。按洪迈容斋随笔云：王子敬静息贴，言礜石深是可疑，凡喜散者辄发痈，盖散者，寒食散也，古人多服之，中有礜石，性热有毒，故云深可疑也。刘表在荆州，与王粲登鄣山，见一冈不生百草。粲曰：此必古冢，其人在世，服生礜石，热不出外，故草木焦灭。表掘之，果有礜石满茔。又今洛水不冰，下亦有礜石，人谓之温洛是也。取此石安瓮中，水亦不冰。文鹳伏孵，取石置巢中，以助温气，其性如此，岂可服？予兄文安公镇金陵，秋暑减食。医者汤三益教服礜石丸。已而饮啖日进，遂加意服之。越十月而毒作，衄血斗余。自是数数不止，竟至精液皆竭而死。时珍窃谓洪文安之病，未必是礜石毒发。盖亦因其健啖自恃，厚味房劳，纵恣无忌，以致精竭而死。夫因减食而服石，食既进则病去矣，药当止矣。而犹有服之不已，恃药妄作，是果药之罪欤？

‖ **附方** ‖

新一。**风冷脚气**白礜石煅二斤，酒三斗，渍三日，稍稍饮之。肘后方。

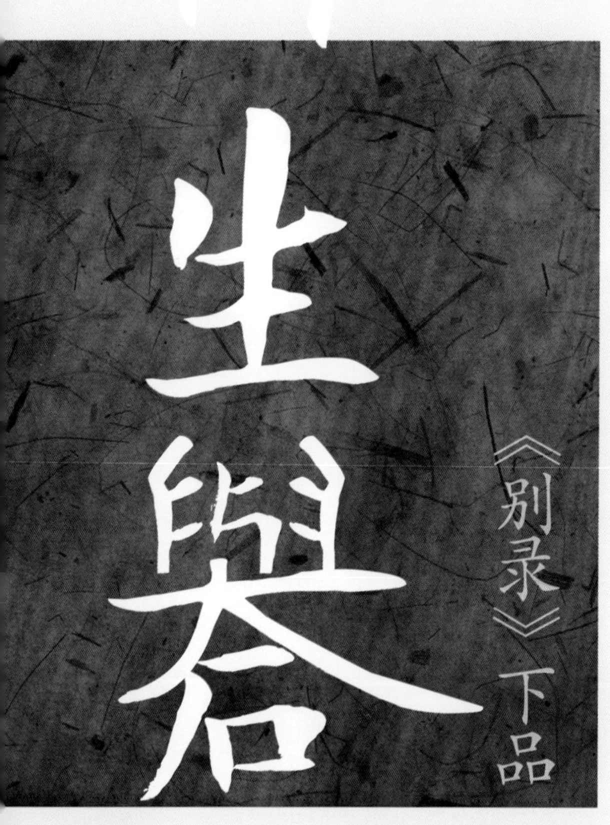

‖**释名**‖

苍礜石　苍石别录**鼠毒**。[恭曰] 特生礜石，一名苍礜石。梁州礜石亦有青者，汉中人亦以毒鼠，不入方用。[宗奭曰] 礜石、特生礜石止是一物，但以特生、不特生为异用。所谓特生者，不附著他石为特尔，今用者绝少。[时珍曰] 礜石有苍、白二种，而苍者多特生，故此云一名苍礜石，则别录苍石系重出矣。其功疗皆相同，今并为一。

‖**集解**‖

[别录曰] 特生礜石一名苍礜石，生西域，采无时。[又曰] 苍石生西域，采无时。[弘景曰] 旧说鹳巢中者佳。鹳常入水冷，故取以壅卵令热。今不可得。惟出汉中者，其外形紫赤色，内白如霜，中央有臼，状形如齿者佳。又出荆州新城郡房陵县，缥白色者为好。亦先以黄土包烧一日，亦可纳斧孔中烧之，合玉壶诸丸。仙经不言特生，止是白礜石耳。[恭曰] 陶说中如齿臼形者正是。今出梁州，北马道戍涧中亦有之。形块小于白礜石，而肌粒大数倍，乃如小豆

许。其白礜粒细如粟米耳。今房陵、汉川、均州、荆州与白礜石同处，有色青者，是也。[宗奭曰] 博物志言，鹳伏卵，取礜石入巢助暖，方家得此石乃真。陶氏以注特生礜石，则二石是一物明矣。但屡检鹳巢无此石，况礜石焉得处处有之？若鹳入水冷故取此石，则鸬鹚之类皆食于水，亦自然生化繁息。此则乃俗士之言，未尝究其实而穷其理也。[时珍曰] 礜石有数种，白礜石、苍礜石、紫礜石、红皮礜石、桃花礜石、金星礜石、银星礜石、特生礜石俱是一物，但以形色立名。其性皆热毒，并可毒鼠制汞，惟苍、白二色入药用。诸礜生于山，则草木不生，霜雪不积；生于水则水不冰冻，或有温泉，其气之热可知矣。庚辛玉册云：礜，阳石也，生山谷。水中濯出，似矾，有文理横截在中者为佳。伏火，制砂汞。其状颇与方解石相似，但投水不冰者为真。其出金穴中者，名握雪礜石。

‖ **气味** ‖

甘，温，有毒。[之才曰] 火炼之良，畏水。

‖ **主治** ‖

明目利耳，腹内绝寒，破坚结及鼠瘘，杀百虫恶兽。久服延年。别录。**苍石：主寒热下气瘘蚀，杀禽兽。**别录。

‖ **发明** ‖

[时珍曰] 别录言，礜石久服令人筋挛，特生礜石久服延年。丹书亦云，礜石化为水，能伏水银，炼入长生药。此皆方士谬说也，与服砒石、汞长生之义同，其死而无悔者乎？

握雪礜石

《唐本草》

‖ **集解** ‖

[恭曰] 握雪礜石出徐州宋里山。入土丈余，于烂土石间得之。细散如面，黄白色。土人号为握雪礜石，一名化公石，一名石脑，云服之长生。[时珍曰] 谨按独孤滔丹房镜源云：握雪礜石出曲滩泽。盛寒时有髓生于石上，可采。一分结汞十两。又按南宫从岣嵝神书云：石液，即丹、矾之脂液也。此石出襄阳曲滩泽中，或在山，或在水，色白而粗糯。至冬月有脂液出其上，旦则见日而伏。当于日未出时，以铜刀刮置器内，火煅通赤，取出，楮汁为丸，其液沾处便如铁色。以液一铢，制水银四两，器中火之立干。但此液亦不多得，乃神理所惜，采时须用白鸡、清酒祭之。此石华山、嵩山皆出，而有脂液者，惟此曲滩。又熊太古冀越集亦言：丹山矾十两，可干汞十两。此乃人格物之精，发天地之秘也。据三书所引，则握雪礜石乃石之液，非土中石脑也。苏恭所说，自是石脑。其说与别录及陶弘景所注石脑相合，不当复注于此。又按：诸书或作礜石，或作矾石，未知孰是。古书二字每每讹混。以理推之，似是矾石。礜石有毒，矾石无毒故也。

‖ **气味** ‖

甘，温，无毒。

‖ **主治** ‖

痼冷积聚，轻身延年。多食令人热。唐本。**治大风疮。**时珍。

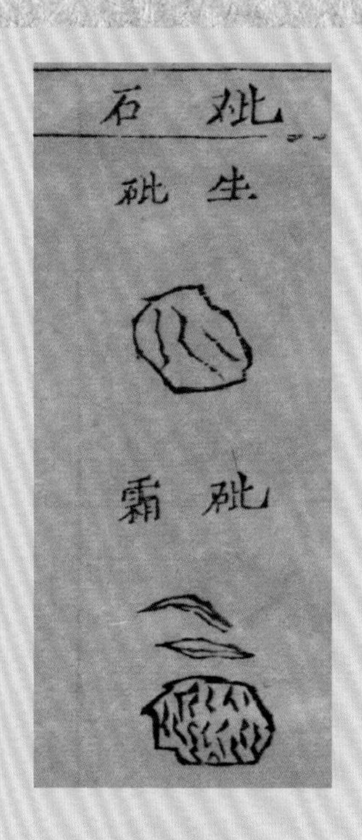

‖**基原**‖

据《纲目图鉴》《中华本草》《大辞典》等综合分析考证，本品为含氧化物类矿物砷华Arsenolite（等轴晶系），或硫化物类矿物毒砂、雄黄、雌黄经加工制成的三氧化二砷。主要为三氧化二砷（As_2O_3）。主产于江西、湖南、广东等地。

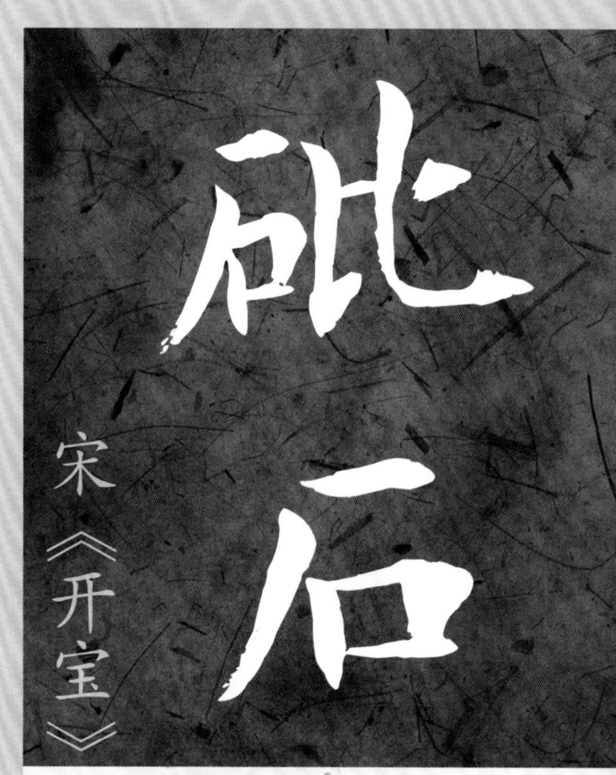

‖**释名**‖

信石　人言纲目**生者名砒黄，炼者名砒霜。**[时珍曰] 砒，性猛如貔，故名。惟出信州，故人呼为信石，而又隐信字为人言。

‖**集解**‖

[颂曰] 砒霜不著所出郡县，今近铜山处亦有之，惟信州者佳。其块有甚大者，色如鹅子黄，明澈不杂。此类本处自是难得之物，一两大块真者，人竞珍之，不啻千金。古服食方中亦载用之，必得此类，乃可入药。其市肆所畜片如细屑，亦夹土石，入药服之，为害不浅。[承曰] 信州玉山有砒井，官中封禁甚严。生不夹石者，色赤甚于雄黄，以冷水磨，解热毒，近火即杀人，所谓不啻金价者此也。今市货者，取山中夹砂石者，烧烟飞作白霜，乃碎屑而芒刺，其伤火多者，块大而微黄，所谓如鹅子色明澈者此也。古方并不入药，惟烧炼丹石家用之。近人多以治疟，但以疟本伤暑，而此物生者能解热毒也。今俗医不究其理，即以所烧霜服之，必大吐下，因此幸有安者，遂为定法，尔后所损极多，不可不慎。初烧霜时，人在上风十余丈外立，下风所近草木皆死；又以和饭毒

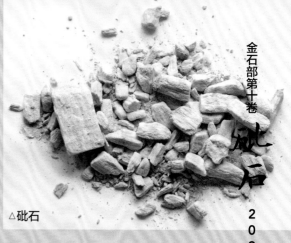
△砒石

鼠，死鼠猫犬食之亦死，毒过于射罔远矣。衡山所出一种，力差劣于信州者。[宗奭曰] 今信凿坑井下取之。其坑常封锁。坑中有浊绿水，先绞水尽，然后下凿取。生砒谓之砒黄，色如牛肉，或有淡白路，谓石非石，谓土非土。磨酒饮，治积气。有火便有毒，不可造次服也。取法：将生砒就置火上，以器覆之，令烟上飞，着器凝结。累然下垂如乳尖者入药为胜，平短者次之，大块乃是下等，片如细屑者极下也。[时珍曰] 此乃锡之苗，故新锡器盛酒日久能杀人者，为有砒毒也。生砒黄以赤色者为良，熟砒霜以白色者为良。

‖ **修治** ‖

[敩曰] 凡使用，以小瓷瓶盛，后入紫背天葵、石龙芮二味，火煅从巳至申，便用甘草水浸，从申至子，出拭干，入瓶再煅，别研三万下用。[时珍曰] 医家皆言生砒轻见火则毒甚，而雷氏治法用火煅，今所用多是飞烧者，盖皆欲求速效，不惜其毒也，曷若用生者为愈乎？

‖ **气味** ‖

苦、酸，暖，有毒。[时珍曰] 辛、酸，大热，有大毒。[大明曰] 畏绿豆、冷水、醋。入药，醋煮杀毒用。[土宿真君曰] 砒石用草制，炼出金花，成汁化铜干汞。青盐、鹤顶草、消石、蒜、水蓼、常山、益母、独帚、木律、菖蒲、三角酸、鹅不食草、菠薐、莴苣，皆能伏砒。

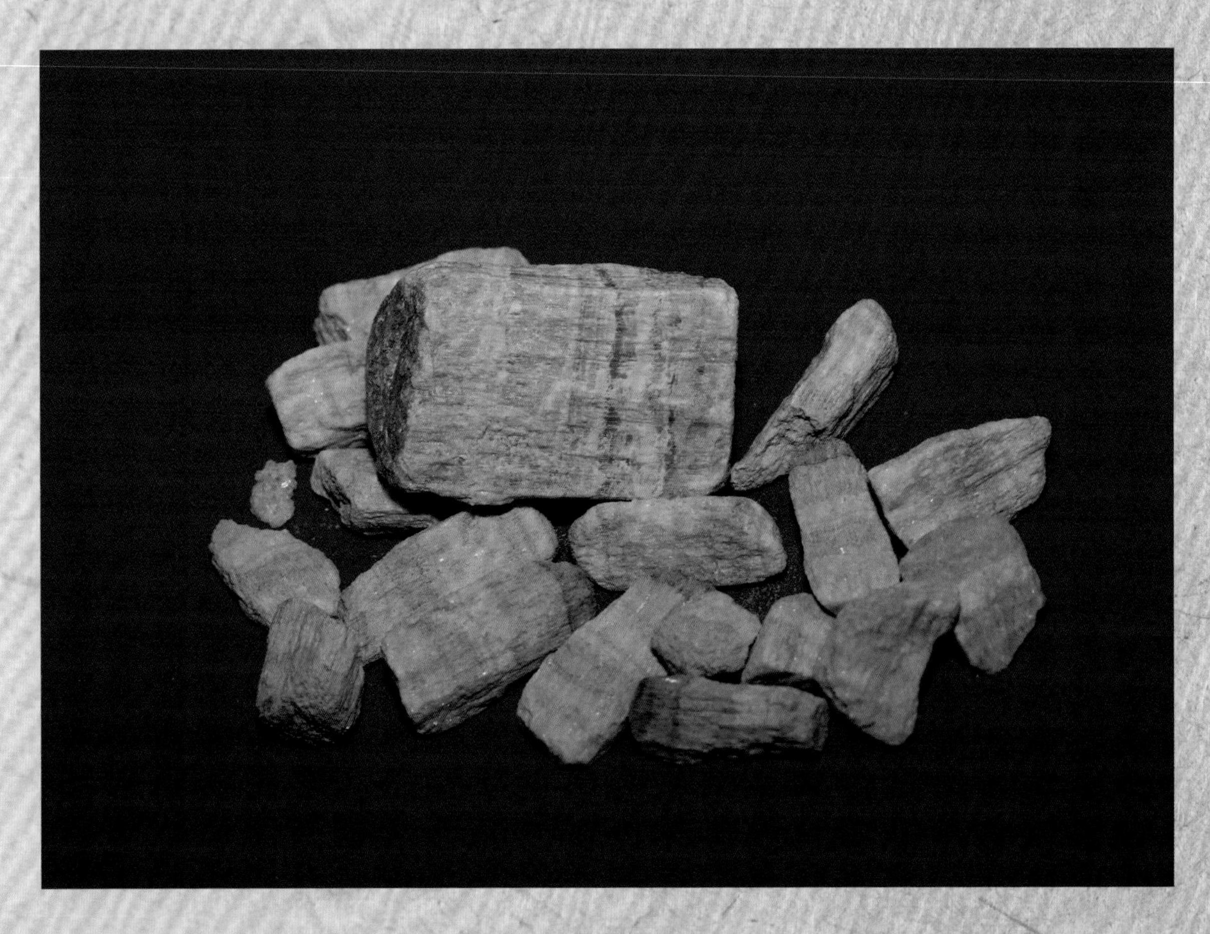

‖ **主治** ‖

砒黄：治疟疾肾气，带之辟蚤虱。大明。**冷水磨服，解热毒，治痰壅。**陈承。**磨服，治癖积气。**宗奭。**除齁喘积痢，烂肉，蚀瘀腐瘰疬。**时珍。**砒霜：疗诸疟，风痰在胸膈，可作吐药。不可久服，伤人。**开宝。**治妇人血气冲心痛，落胎。**大明。**蚀痈疽败肉，枯痔杀虫，杀人及禽兽。**时珍。

‖ **发明** ‖

[宗奭曰] 砒霜疟家用，或过剂，则吐泻兼作，须煎绿豆汁兼冷水饮之。[徐彦纯曰] 疟丹多用砒霜大毒之药。本草谓主诸疟风痰在胸膈，可作吐药。盖以性之至烈，大能燥痰也。虽有燥痰之功，大伤胸气，脾胃虚者，切宜戒之。[时珍曰] 砒乃大热大毒之药，而砒霜之毒尤烈。鼠雀食少许即死，猫犬食鼠雀亦殆，人服至一钱许亦死。虽钩吻、射罔之力，不过如此，而宋人著本草不甚言其毒，何哉？此亦古者礜石之一种也，若得酒及烧酒，则腐烂肠胃，顷刻杀人，虽绿豆冷水亦难解矣。今之收瓶酒者，往往以砒烟熏瓶，则酒不坏，其亦嗜利不仁者哉！饮酒潜受其毒者，徒归咎于酒耳。此物不入汤饮，惟入丹丸。凡痰疟及齁喘用此，真有劫病立地之效。但须冷水吞之，不可饮食杯勺之物，静卧一日或一夜，亦不作吐；少物引发，即作吐也。其燥烈纯热之性，与烧酒、焰消同气，寒疾湿痰被其劫而怫郁顿开故也。今烟火家用少许，则爆声更大，急烈之性可知矣。此药亦止宜于山野藜藿之人。若嗜酒膏粱者，非其所宜，疾亦再作，不慎口欲故尔。凡头疮及诸疮见血者，不可用，此其毒入经必杀人。李楼奇方云：一妇病心痛数年不愈。一医用人言半分，茶末一分，白汤调下，吐瘀血一块而愈。得日华子治妇人血气心痛之旨乎？

‖ **附方** ‖

旧五，新十。**中风痰壅**四肢不收，昏愦若醉。砒霜如绿豆大，研，新汲水调下少许，以热水投之，大吐即愈。未吐再服。圣惠方。**寒热痁疾**孙贞宗秘宝方：用信砒二两研粉，寒水石三两别捣末。用生铁铫一个，铺石末，后铺砒在上，又以石末盖之。厚盏覆定，醋糊纸条密封十余重，炭火一斤煅之。待纸条黑时取出，候冷，刮盏上砒末乳细，粟米饭丸绿豆大，辰砂为衣。每用三四丸，小儿一二丸，发日早以腊茶清下，一日不得食热物。男人患，女人着药入口中；女人患，男人着药入口中。本事方：用人言一钱，绿豆末一两，为末，无根井水丸绿豆大，黄丹为衣，阴干。发日五更冷水下五七丸。卫生宝鉴：一剪金：用人言醋煮、硫黄、绿豆等分，为末。每一豆许，用红绢包之，采丝扎定。每剪下一粒，新汲水空心吞下，治疟圣药也。医垒元戎：九转灵砂丹：用砒霜、黄丹、紫河车各一钱，为末，雄黑豆一百粒，水浸一夜，研泥，和丸梧子、绿豆、黍米三样大。每服一二十丸，不发日五更向东，无根水下。紫河车、绿豆、黑豆，皆解砒毒也。本草权度：不二散：用砒一钱，面二两，和匀，香油一斤煎黄色，以草纸压去油，入茶三两，为末。每服一钱，发日早冷茶下。**一切积痢**砒霜、黄丹等分，蜡和收，旋丸绿豆大。每米饮下三丸。普济方。**休息下痢**经一二年不瘥，羸瘦衰弱。砒霜成块者为末、黄蜡各半两，化蜡入砒，以柳条搅，焦则换，至七条，取起收之。每旋丸梧子大，冷水送下。小儿，黍米大。和剂局方。**脾疼腰痛**即上方，用冷水下。**妇人血气**心痛。方见发明下。**走马牙疳**恶疮。砒石、铜绿等分，为末，摊纸上贴之，其效如神。又方：砒霜半两，醋调如糊，碗内盛，待干刮下。用粟米大，绵裹安齿缝，来日取出，有虫自死。久患者，不过三日即愈。普济方。**项上瘰疬**信州砒黄研末，浓墨汁丸梧子大，铫内炒干，竹筒盛之。每用针破，将药半丸贴之，自落，蚀尽为度。灵苑方。**痰喘齁[鼻合]**方见谷部，豉下。**一切漏疮**有孔。用信石，新瓦火煅，研末，以津调少许于纸捻上，插入，蚀去恶管，漏多勿齐上。最妙。急救良方。

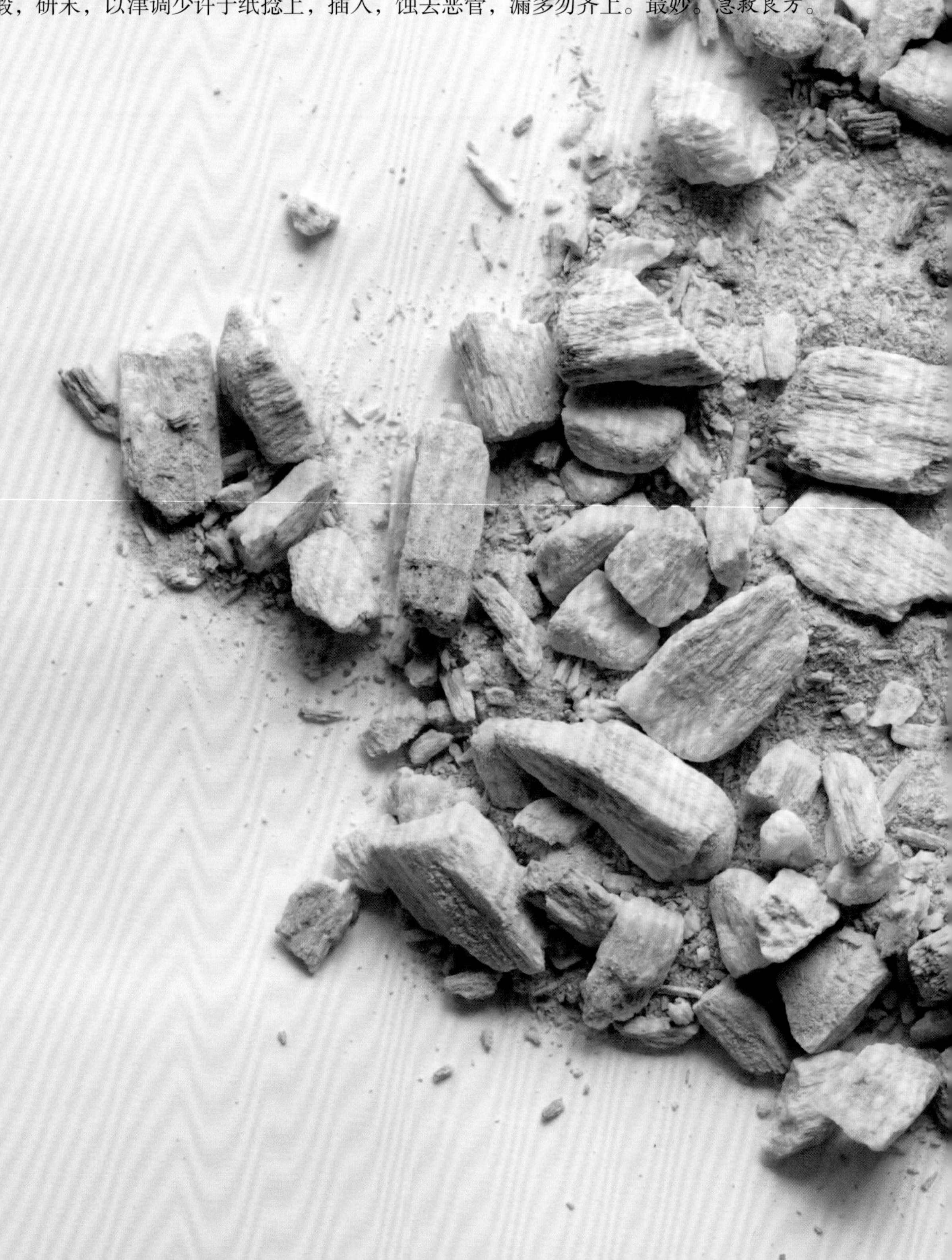

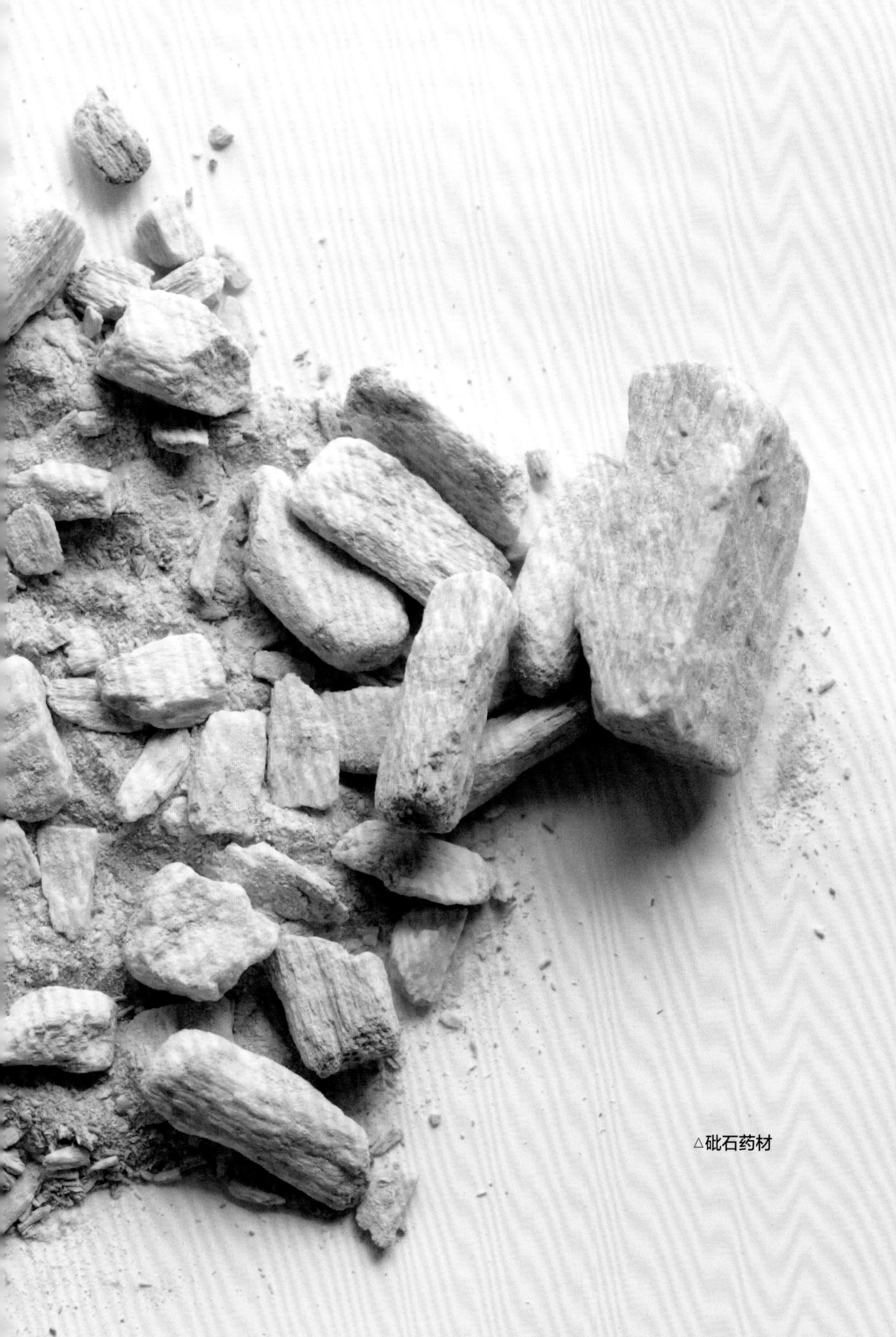

△砒石药材

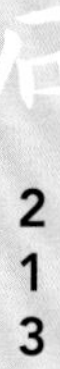

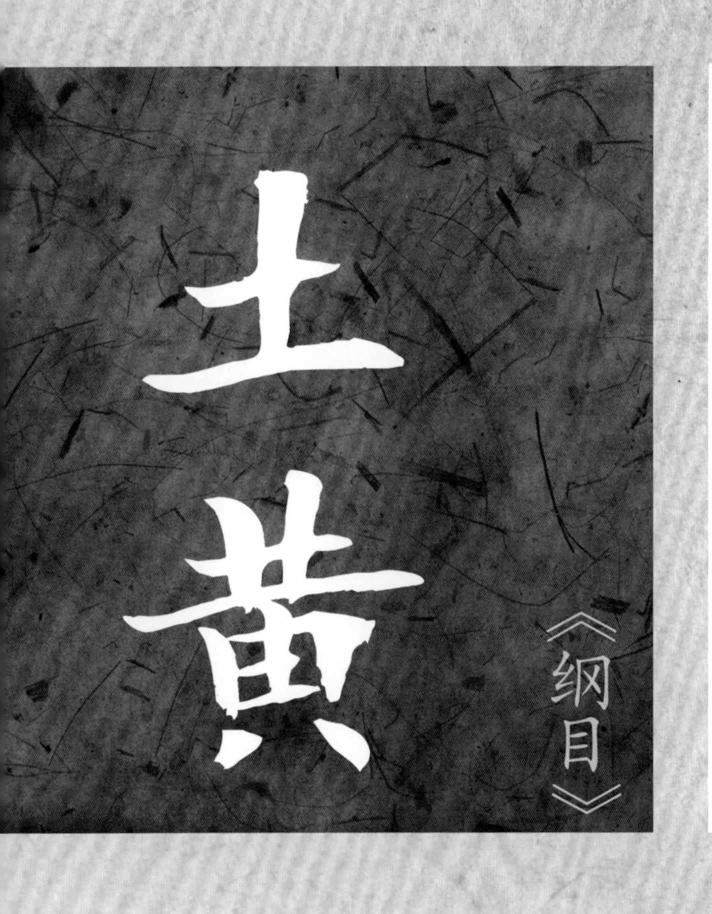

‖ **修治** ‖

[时珍曰] 用砒石二两，木鳖子仁、巴豆仁各半两，硇砂二钱，为末，用木鳖子油、石脑油和成一块，油裹，埋土坑内，四十九日取出，劈作小块，瓷器收用。

‖ **气味** ‖

辛、酸，热，有毒。[独孤滔曰] 土黄制雄黄。

‖ **主治** ‖

枯瘤赘痔，乳食瘰疬并诸疮恶肉。时珍。

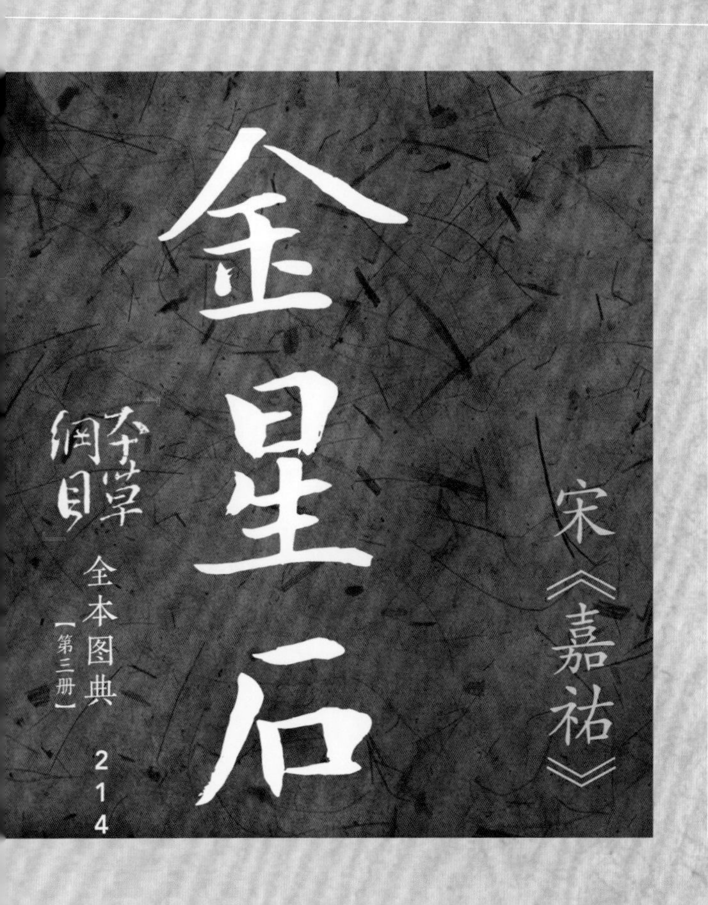

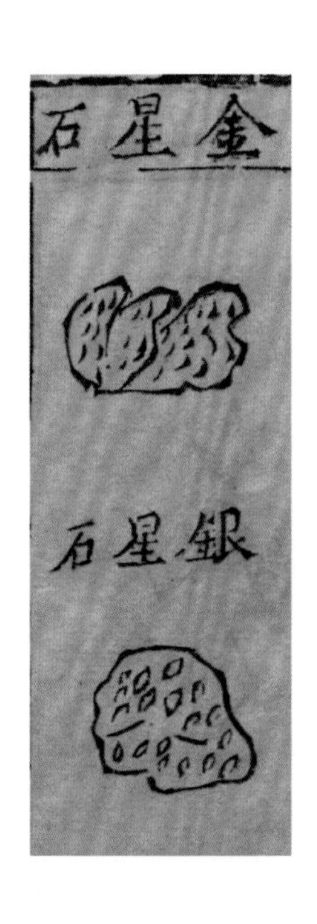

‖ **集解** ‖

[颂曰] 金星石、银星石并出濠州、并州，采无时。二石主疗大体相似。[宗奭曰] 二石治大风疾，别有法，须烧用之。金星石生于苍石内，外有金色麸片，银星石有银色麸片。又一种深青色坚润，中有金色如麸

片者，不入药用，工人碾为器，或妇人首饰用。[时珍曰] 金星有数种。苏颂所说二石，武当山亦有之。或云金星出胶东，银星出雁门，盖亦礞石之类也。寇宗奭所说二石治大风者，今考圣惠方·大风门，皆作金星礜石、银星礜石，则似是礜石之类。丹房镜源·礜石篇中，亦载二石名，似与苏说者不同。且金星、银星无毒，主热涎血病；礜石则有毒，主风癞疾。观此，则金星、银星入药，各有二种矣。又歙州砚石，亦有金星、银星者。琼州亦出金星石，皆可作砚。翡翠石能屑金，亦名金星石。此皆名同物异也。刘河间宣明方点眼药方中用金精石、银精石，不知即此金星、银星否也？

‖ **气味** ‖

甘，寒，无毒。

‖ **主治** ‖

脾肺壅毒，及肺损吐血嗽血，下热涎，解众毒。嘉祐。**水磨少许服，镇心神不宁，亦治骨哽。**时珍。

‖ **附方** ‖

新二。**吐血嗽血**肺损者。金星石、银星石、玄精石、不灰木、阳起石、云母石等分。用坩锅一个，铺冬月水牛粪一二寸，铺药一层，铺灰二寸，又药一层，重重如此，以灰盖之，盐泥固济。用炭一秤，火煅一日夜，埋土中一夜，取出药块，去灰为末。每一两入龙脑、麝香各半钱，阿胶二钱半炒。每服一钱，糯米汤下，日三服。圣惠方。

大风虫疮有五色虫取下。诸石丸：用金星礜石、银星礜石、云母石、禹余粮石、滑石、阳起石、磁石、凝水石、密陀僧、自然铜、龙涎石等分，捣碎瓶盛，盐泥固济之。炭火十斤，煅过为末，醋糊丸小豆大。每服十五丸，白花蛇酒下，一日三服，以愈为度。太平圣惠方。

‖ **附录** ‖

金石拾遗　[藏器曰] 味甘，温，无毒。主久羸瘦，不能食，无颜色，补腰脚冷，令人健壮，益阳，有暴热脱发，飞炼服之。生五台山清凉寺，石中金屑作赤褐色也。

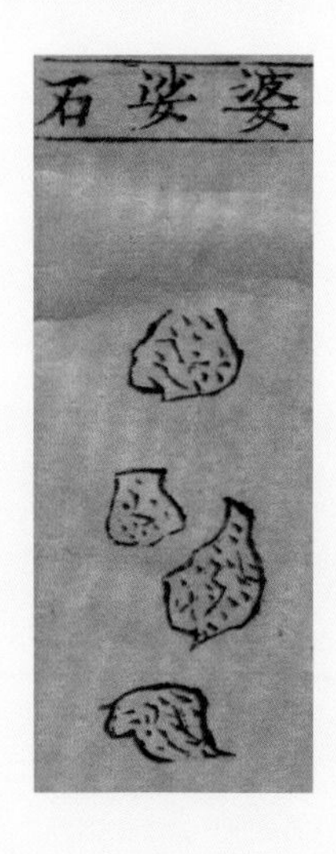

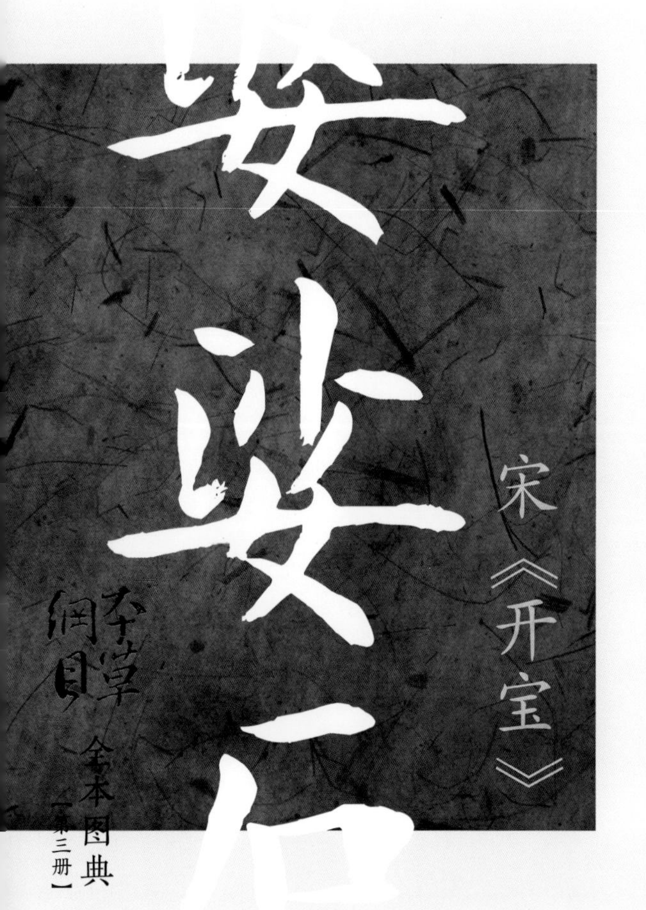

‖ **释名** ‖

摩挲石。[时珍曰] 姚宽西溪丛话云：舶船过产石山下，爱其石，以手扪之，故曰摩挲。不知然否？

‖ **集解** ‖

[志曰] 婆娑石生南海，胡人采得之。其石绿色，无斑点，有金星，磨成乳汁者为上。又有豆斑石，虽亦解毒，而功力不及。复有鄂绿，有文理，磨铁成铜色，人多以上为之，非真也。验法，以水磨点鸡冠热血，当化成水是也。[宗奭曰] 石如淡色石绿，间微有金星者佳。又有豆斑石，亦如此石，但有黑斑点，无金星。[颂曰] 胡人尤珍贵之，以金装饰作指疆带之。每欲食及食罢，辄含吮数次以防毒。今人有得指面许块，则价值百金也。[时珍曰] 庚辛玉册云：摩挲石，阳石也。出三佛齐。海南有山，五色耸峙，其石有光焰。其水下滚如箭，船过其下，人以刀斧击取。烧之作硫黄气。以形如黄龙齿而坚重者为佳。匮五金，伏三黄，制铅汞。

‖ **气味** ‖

甘、淡，寒，无毒。

‖ **主治** ‖

解一切药毒，瘴疫热闷头痛。开宝。

‖ 基原 ‖

据《纲目图鉴》等综合分析考证，本品为绿泥石化云母碳酸盐片岩Mica Carbonate Schist by Chloritization，主产于浙江淳安等地。《中华本草》《中药志》认为还包括变质岩类黑云母片岩Biotite Schist，主含钾、镁、铁、铝的硅酸盐（$K(Mg\cdot Fe)_2(AlSi_3O_{10})(OH, F)_2$），主产于河南新乡等地；并认为古代诸家本草所载的"礞石"均指青礞石。《药典》收载青礞石药材为变质岩类黑云母片岩或绿泥石化云母碳酸盐片岩；采挖后，除去杂石和泥沙。另有药材金礞石，《药典》收载其为变质岩类蛭石片岩或水黑云母片岩。

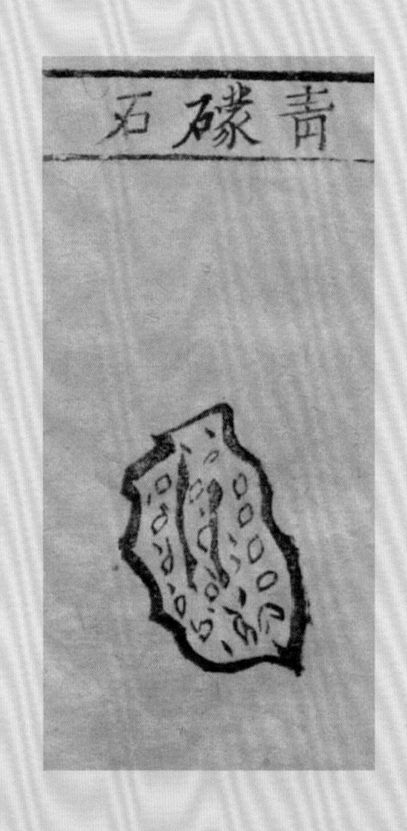

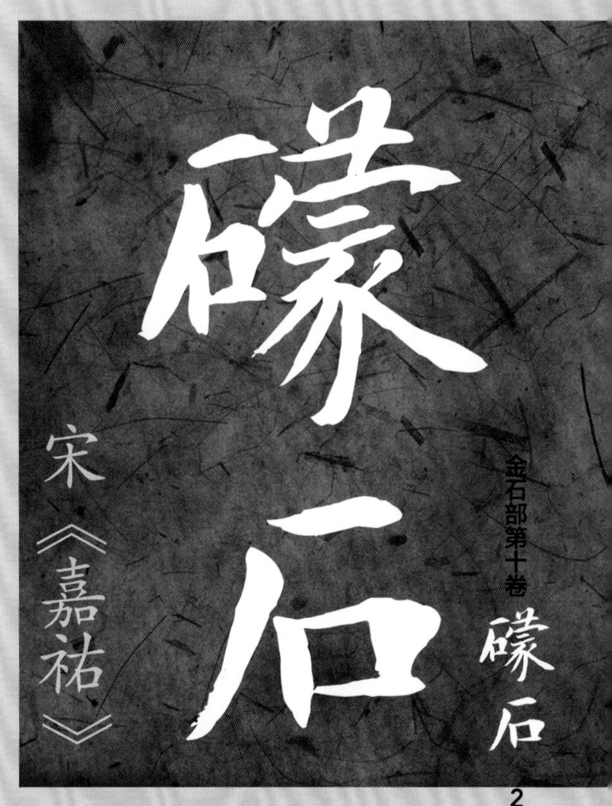

‖ 释名 ‖

青礞石 [时珍曰] 其色濛濛然，故名。

‖ 集解 ‖

[时珍曰] 礞石，江北诸山往往有之，以盱山出者为佳。有青、白二种，以青者为佳。坚细而青黑，打开中有白星点，煅后则星黄如麸金。其无星点者，不入药用。通城县一山产之，工人以为器物。

‖ 修治 ‖

[时珍曰] 用大坩锅一个，以礞石四两打碎，入消石四两拌匀。炭火十五斤簇定，煅至消尽，其石色如金为度。取出研末，水飞去消毒，晒干用。

‖ 气味 ‖

甘、咸，平，无毒。

‖ **主治** ‖

食积不消，留滞脏腑，宿食癥块久不瘥。小儿食积羸瘦，妇人积年食癥，攻刺心腹。得巴豆、硇砂、大黄、荆三棱作丸服，良。嘉祐。**治积痰惊痫，咳嗽喘急。**时珍。

‖ **发明** ‖

[时珍曰] 青礞石气平味咸，其性下行，阴也沉也，乃厥阴之药。肝经风木太过，来制脾土，气不运化，积滞生痰，壅塞上中二焦，变生风热诸病，故宜此药重坠。制以消石，其性疏快，使木平气下，而痰积通利，诸证自除。汤衡婴孩宝鉴，言礞石乃治惊利痰之圣药。吐痰在水上，以石末糁之，痰即随水而下，则其沉坠之性可知。然止可用之救急，气弱脾虚者，不宜久服。杨士瀛谓其功能利痰，而性非胃家所好。如慢惊之类，皆宜佐以木香。而王隐君则谓痰为百病，不论虚实寒热，概用滚痰丸通治百病，岂理也哉？朱丹溪言：一老人忽病目盲，乃大虚证，一医与礞石药服之，至夜而死。吁！此乃盲医虚虚之过，礞石岂杀人者乎？况目盲之病，与礞石并不相干。

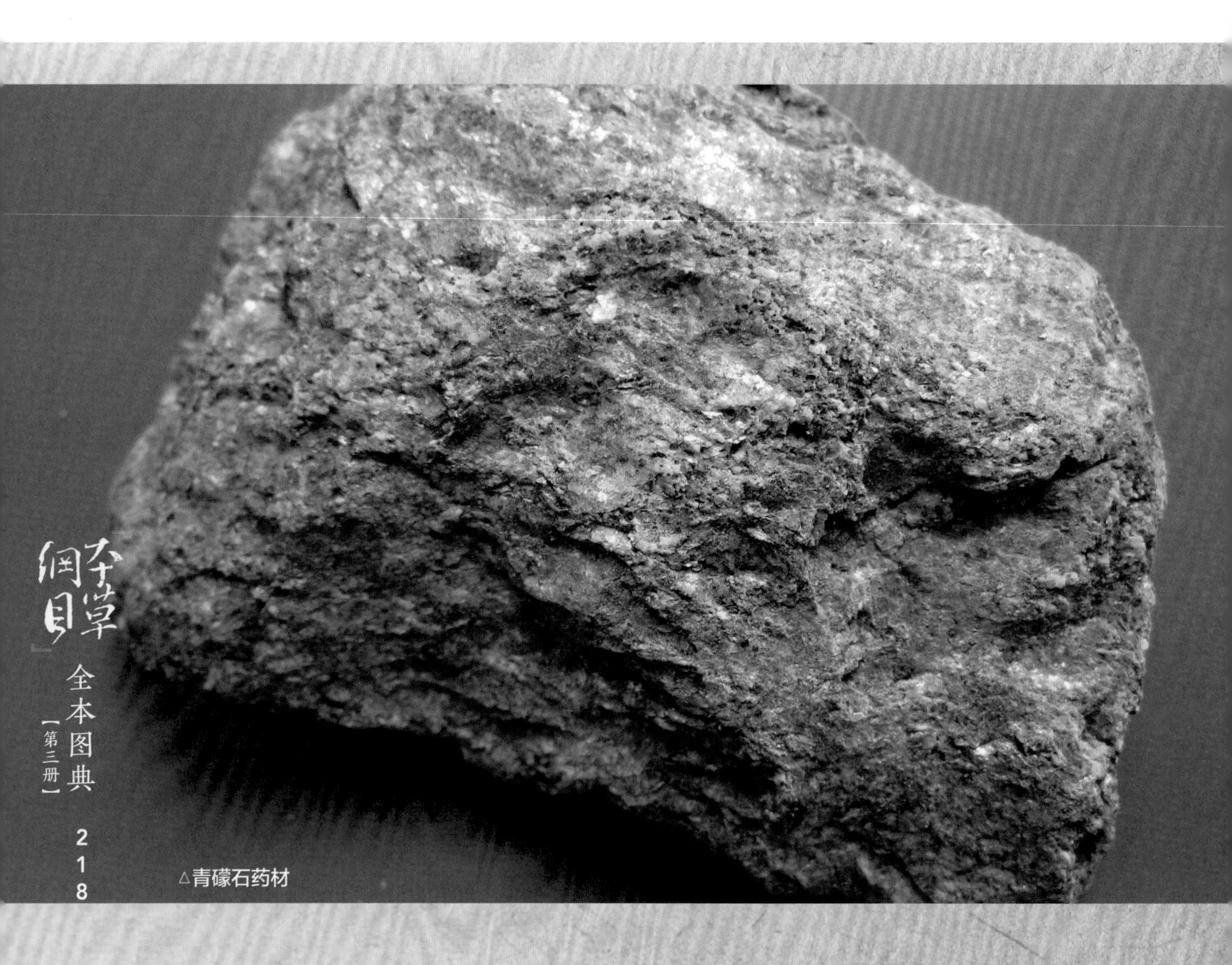

△青礞石药材

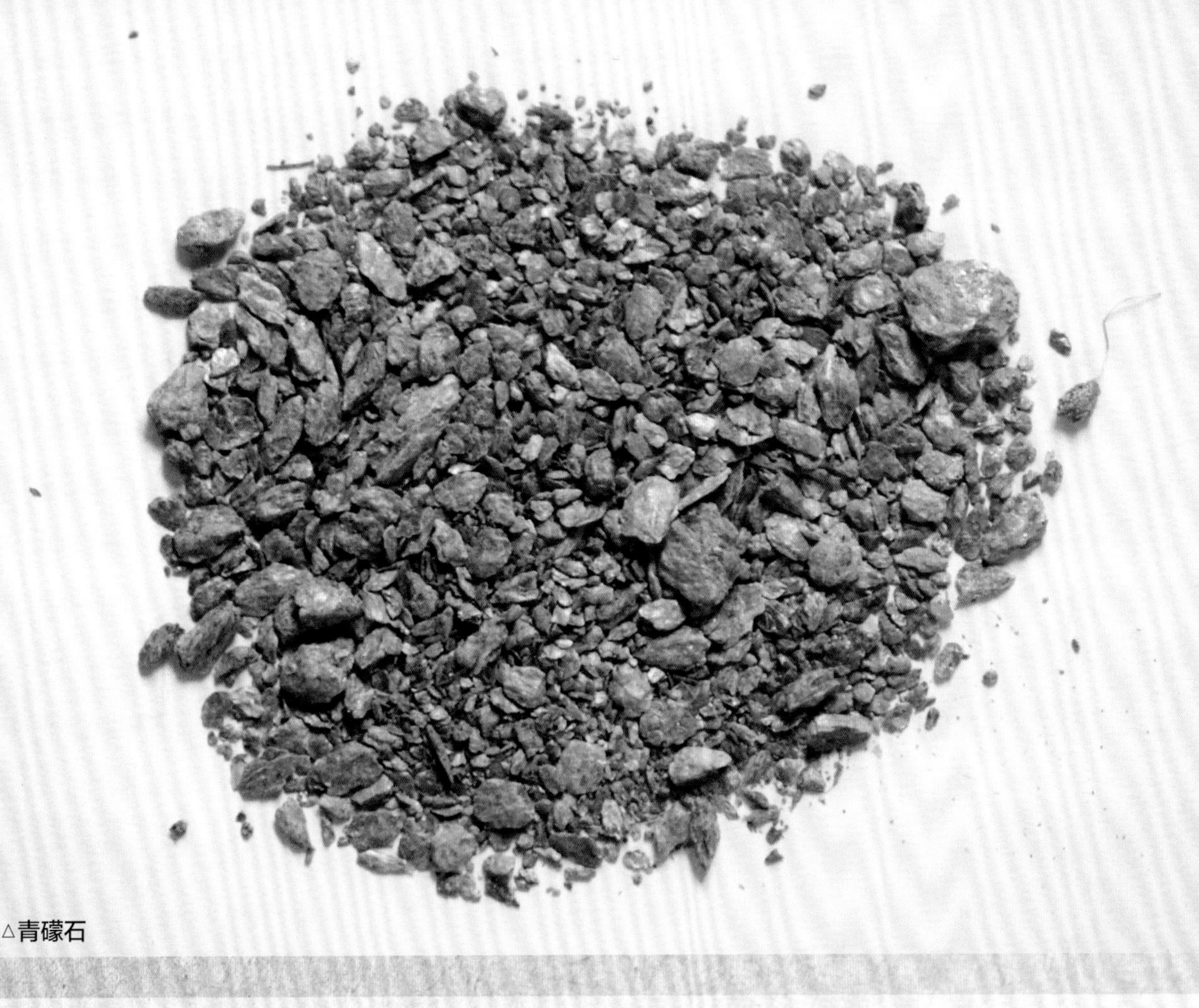

△青礞石

‖附方‖

新四。**滚痰丸**通治痰为百病，惟水泻双娠者不可服。礞石、焰消各二两，煅过研飞晒干，一两。大黄酒蒸八两，黄芩酒洗八两，沉香五钱。为末，水丸梧子大。常服一二十丸，欲利大便则服一二百丸，温水下。王隐君养生主论。**一切积病**金宝神丹：治一切虚冷久积，滑泄久痢，癖块，血刺心腹，下痢，及妇人崩中漏下。青礞石半斤为末，消石末二两，坩锅内铺头盖底，按实。炭火二十斤，煅过取出，入赤石脂末二两，滴水丸芡子大。候干，入坩锅内，小火煅红，收之。每服一丸至二三丸，空心温水下，以少食压之。久病泻痢，加至五七丸。杨氏家藏方。**急慢惊风**夺命散：治急慢惊风，痰涎壅塞咽喉，命在须臾，服此坠下风痰，乃治惊利痰之圣药也。真礞石一两，焰消一两，同煅过为末。每服半钱或一钱。急惊痰热者，薄荷自然汁入生蜜调下；慢惊脾虚者，木香汤入熟蜜调下。亦或雪糕丸绿豆大，每服二三丸。汤氏婴孩宝书。**小儿急惊**青礞石磨水服。卫生方。

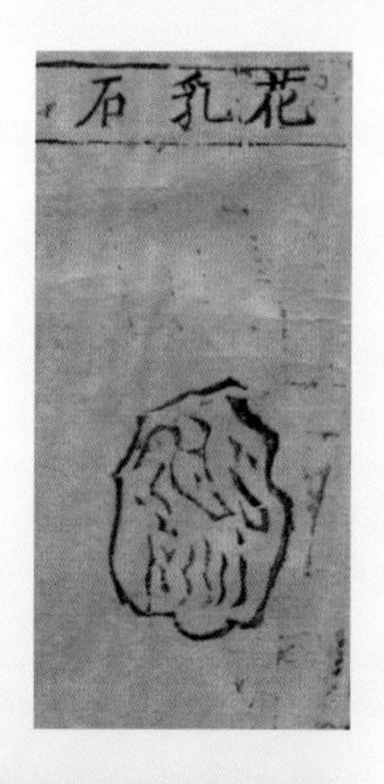

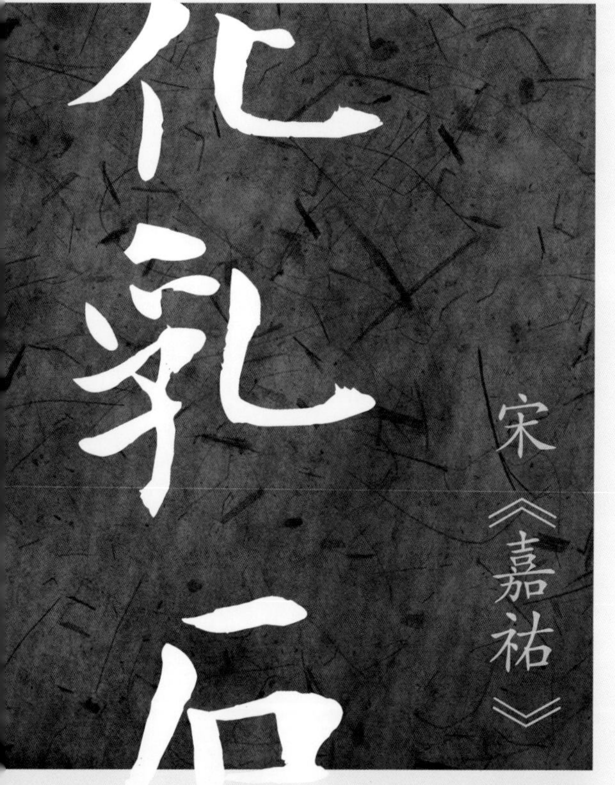

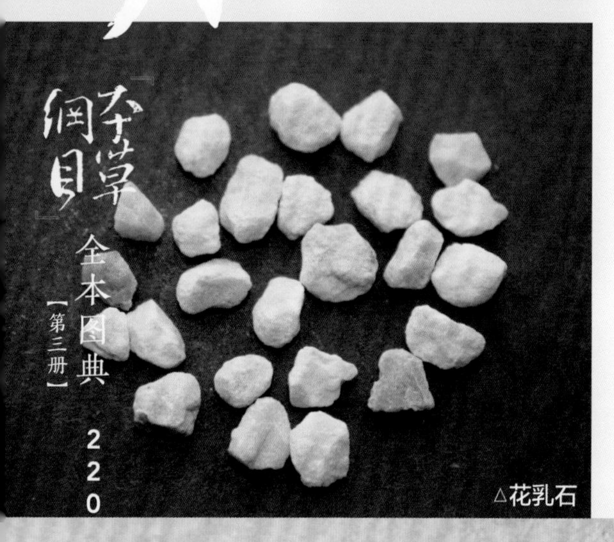

△花乳石

‖ **基原** ‖

据《中国矿物药》《中华本草》《中药志》等综合分析考证，本品为变质岩类岩石蛇纹石大理岩Ophicalcite，由矿物方解石形成的大理岩与蛇纹石组成。产于四川、河南、江苏、浙江等地。《纲目图鉴》认为为矿物白云岩（白云石）Dolomite（三方晶系），主含碳酸钙（$CaCO_3$）和碳酸镁（$MgCO_3$）。《药典》收载花蕊石药材为变质岩类岩石蛇纹大理岩；采挖后，除去杂石和泥沙。

‖ **释名** ‖

花蕊石。[宗奭曰] 黄石中间有淡白点，以此得花之名。图经作花蕊石，是取其色黄。

‖ **集解** ‖

[禹锡曰] 花乳石出陕、华诸郡。色正黄，形之大小方圆无定。[颂曰] 出陕州阌乡，体至坚重，色如硫黄，形块有极大者，陕西人镌为器用，采无时。[时珍曰] 玉册云：花乳石，阴石也。生代州山谷中，有五色，可代丹砂匮药。蜀中汶山、彭县亦有之。

‖ **修治** ‖

[时珍曰] 凡入丸散，以罐固济，顶火煅过，出火毒，研细水飞晒干用。

‖ **气味** ‖

酸、涩，平，无毒。

‖ **主治** ‖

金疮出血，刮末傅之即合，仍不作脓。又疗妇人血运恶血。嘉祐。**治一切失血伤损，内漏目翳。**时珍。

‖ **发明** ‖

[颂曰] 花蕊石古方未有用者。近世以合硫黄同煅研末，傅金疮，其效如神。人有仓卒中金刃，不及煅治者，但刮末傅之亦效。[时珍曰] 花蕊石旧无气味。今尝试之，其气平，其味涩而酸，盖厥阴经血分药也。其功专于止血，能使血化为水，酸以收之也。而又能下死胎，落胞衣，去恶血，恶血化则胎与胞无阻滞之患矣。东垣所谓胞衣不出，涩剂可以下之，故赤石脂亦能下胞胎，与此同义。葛可久治吐血出升斗，有花蕊石散；和剂局方治诸血及损伤金疮胎产，有花蕊石散，皆云能化血为水。则此石之功，盖非寻常草木之比也。

‖ **附方** ‖

新五。**花蕊石散**治五内崩损，喷血出斗升，用此治之。花蕊石煅存性，研如粉。以童子小便一钟，男入酒一半，女入醋一半，煎温，食后调服三钱，甚者五钱。能使瘀血化为黄水，后以独参汤补之。葛可久十药神书。**花蕊石散**治一切金刃箭镞伤，及打扑伤损，狗咬至死者，急以药掺伤处，其血化为黄水，再掺便活，更不疼痛。如内损血入脏腑，煎童子小便，入酒少许，热调一钱服，立效。畜生抵伤，肠出不损者，急纳入，桑白皮线缝之，掺药，血止立活。妇人产后败血不尽，血运，恶血奔心，胎死腹中，胎衣不下，至死，但心头温暖者。急以童子小便调服一钱，取下恶物如猪肝，终身不患血风血气。若膈上有血，化为黄水，即时吐出，或随小便出，甚效。硫黄四两，花蕊石一两，并为粗末拌匀，以胶泥固济，日干，瓦罐一个盛之，泥封口，焙干，安在四方砖上，砖上书八卦五行字。用炭一秤簇匝，从巳午时自下生火，煅至炭消冷定，取出为细末，瓶收用。和剂局方。**金疮出血**方见主治。**多年障翳**花蕊石水飞焙、防风、川芎䓖、甘菊花、白附子、牛蒡子各一两，甘草炙半两，为末。每服半钱，腊茶下。卫生家宝方。**脚缝出水**好黄丹，入花蕊石末，掺之。谈野翁试验方。

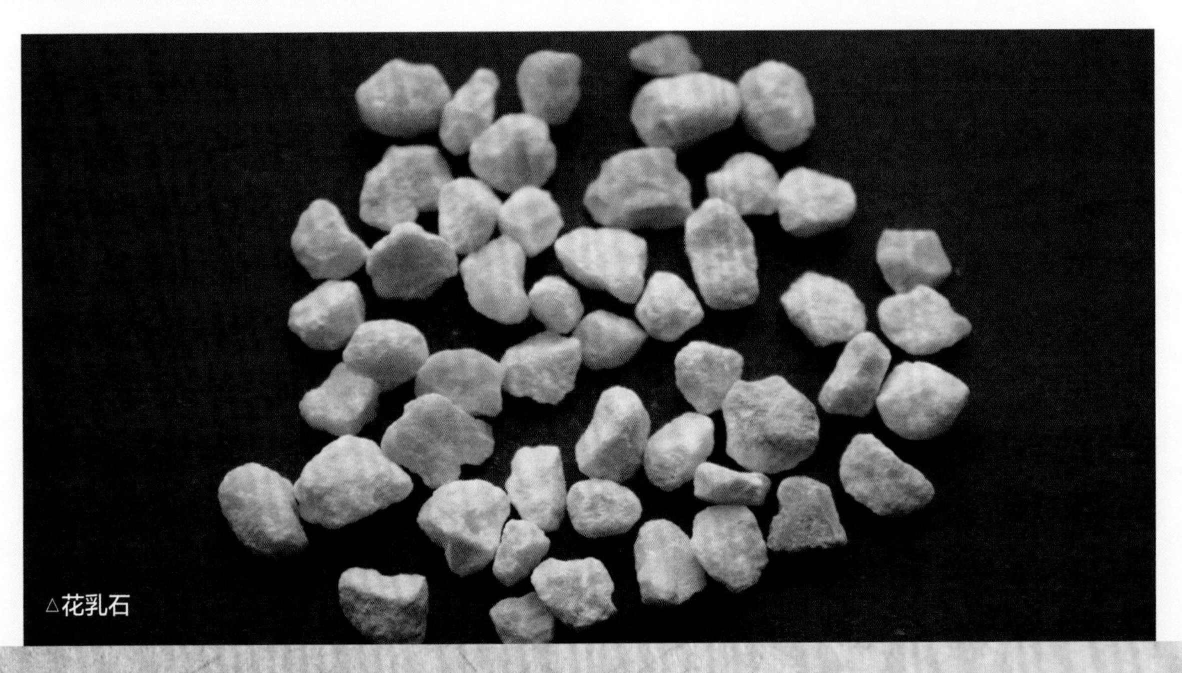
△花乳石

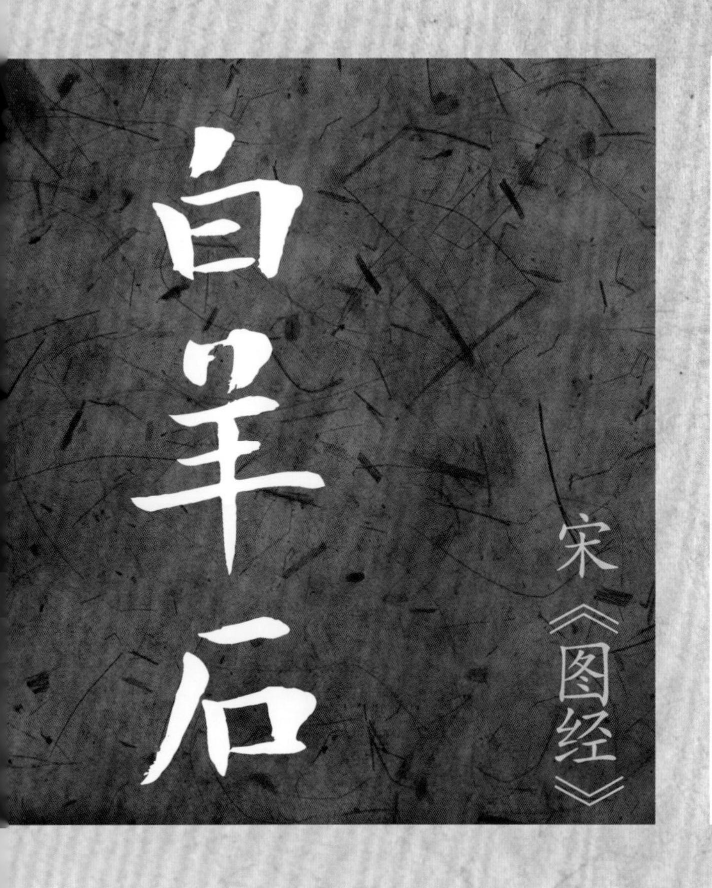

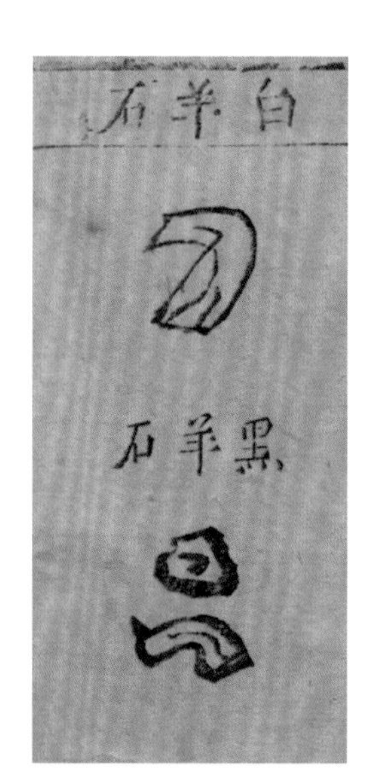

‖ **集解** ‖

[颂曰] 生兖州白羊山，春中掘地采之，以白莹者为良。又有黑羊石，生兖州宫山之西，亦春中掘地采之，以黑色、有墙壁、光莹者为上。

‖ **气味** ‖

淡，生凉、熟热，无毒。

‖ **主治** ‖

解药毒。黑羊石同。 苏颂。

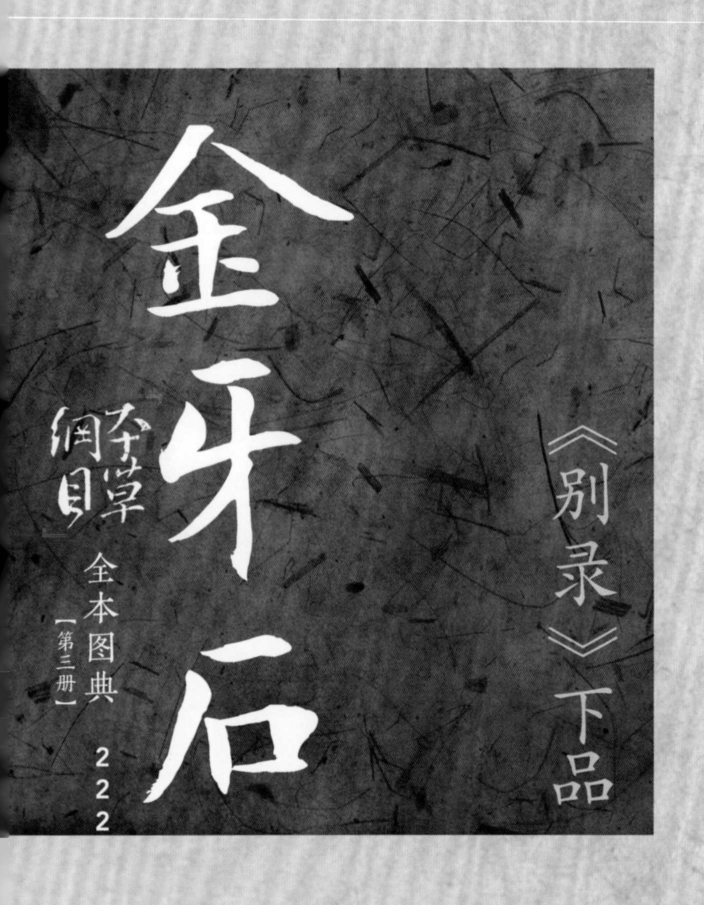

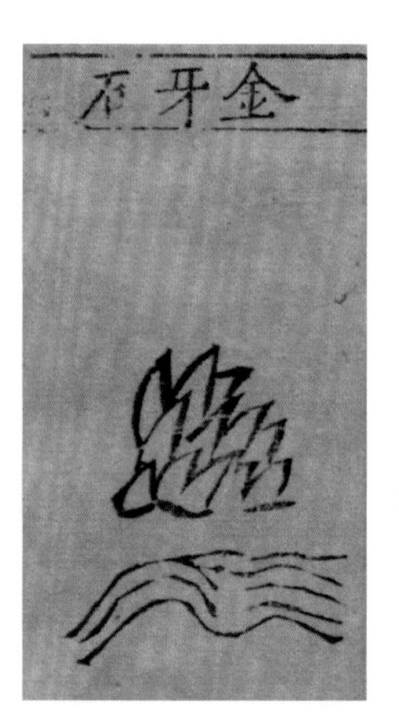

‖ **释名** ‖

黄牙石。[时珍曰] 象形。

‖ **集解** ‖

[别录曰] 金牙生蜀郡，如金色者良。[弘景曰] 今出蜀汉，似粗金，大如棋子而方。又有铜牙亦相似，但外黑，内色小

浅，不入药用。[恭曰] 金牙离本处，入土水中，久皆黑色，不可谓之铜牙也。此出汉中金牙湍，湍两岸石间打出者，内即金色，岸颓入水久者皆黑。近南山溪谷、茂州、维州亦有，胜于汉中者。[颂曰] 今雍州亦有之。[时珍曰] 崔昉本草云：金牙石，阳石也。生川、陕山中，似蜜栗子，有金点形者妙。圣济经治疠风大方中，用金牙石、银牙石。银牙恐即金牙石之白色者尔，方书并无言及者，姑阙。

‖ **修治** ‖

[大明曰] 入药烧赤，去粗乃用。

‖ **气味** ‖

咸，平，无毒。[大明曰] 甘，平。

‖ **主治** ‖

鬼疰毒蛊诸疰。别录。**治一切冷风气，筋骨挛急，腰脚不遂，烧浸酒服。**甄权。**暖腰膝，补水脏，惊悸，小儿惊痫。**大明。

‖ **发明** ‖

[弘景曰] 金牙惟酒、散及五疰丸用之，余方少用。[颂曰] 葛洪肘后方治风毒厥，有大小金牙酒，但浸其汁饮之。孙思邈千金方治风毒及鬼疰、南方瘴气、传尸等，各有大小金牙散之类是也。小金牙酒主风疰百病，虚劳湿冷，缓弱不仁，不能行步，近人用之多效，故著其法云：金牙、细辛、莽草、防风、地肤子、地黄、附子、茵蓣、续断、蜀椒、蒴藋根各四两，独活一斤，十二物。金牙捣末，别盛练囊，余皆薄切，同入一大囊，以清酒四两渍之，密器泥口，四宿酒成。温服二合，日二次取效。

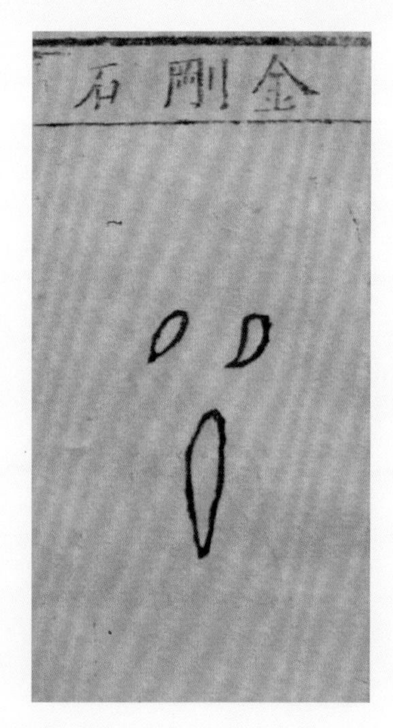

金刚石

《纲目》

‖ **释名** ‖

金刚钻。[时珍曰] 其砂可以钻玉补瓷，故谓之钻。

‖ **集解** ‖

[时珍曰] 金刚石出天竺诸国及西番。葛洪抱朴子云：扶南出金刚，生水底石上，如钟乳状，体似紫石英，可以刻玉。人没水取之，虽铁椎击之亦不能伤。惟羚羊角扣之，则灌然冰泮。丹房镜源云：紫背铅能碎金刚钻。周密齐东野语云：玉人攻玉，以恒河之砂，以金刚钻镂之，其形如鼠矢，青黑色如石如铁。相传出西域及回纥高山顶上，鹰隼粘带食入腹中，遗粪于河北砂碛间，未知然否。玄中记云：大秦国出金刚，一名削玉刀，大者长尺许，小者如稻黍，着环中，可以刻玉。观此则金刚有甚大者，番僧以充佛牙是也。欲辨真伪，但烧赤淬醋中，如故不酥碎者为真。若觉钝，则煅赤，冷定即锐也。故西方以金刚喻佛性，羚羊角喻烦恼。十洲记载西海流砂有昆吾石，治之作剑如铁，光明如水精，割玉如泥，此亦金刚之大者。又兽有貘及啮铁、狡兔，皆能食铁，其粪俱可为兵切玉，详见兽部貘下。

‖ **主治** ‖

磨水涂汤火伤。作钗环服佩，辟邪恶毒气。时珍。

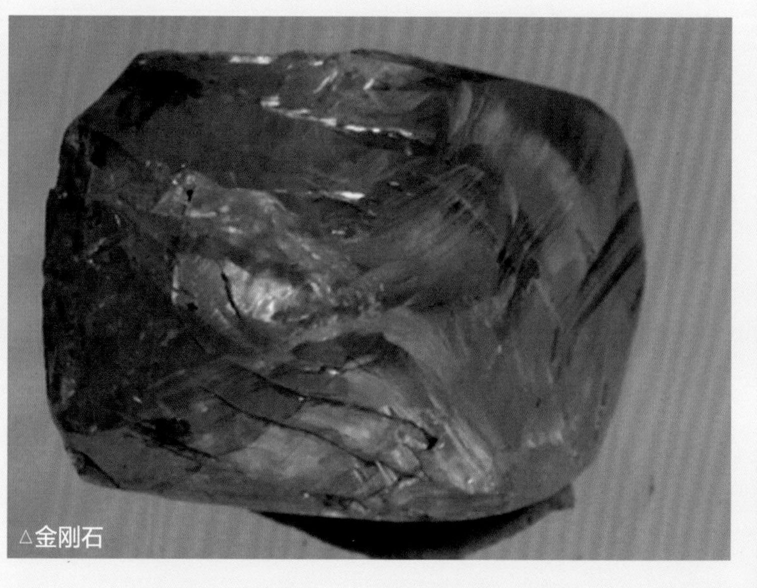
△金刚石

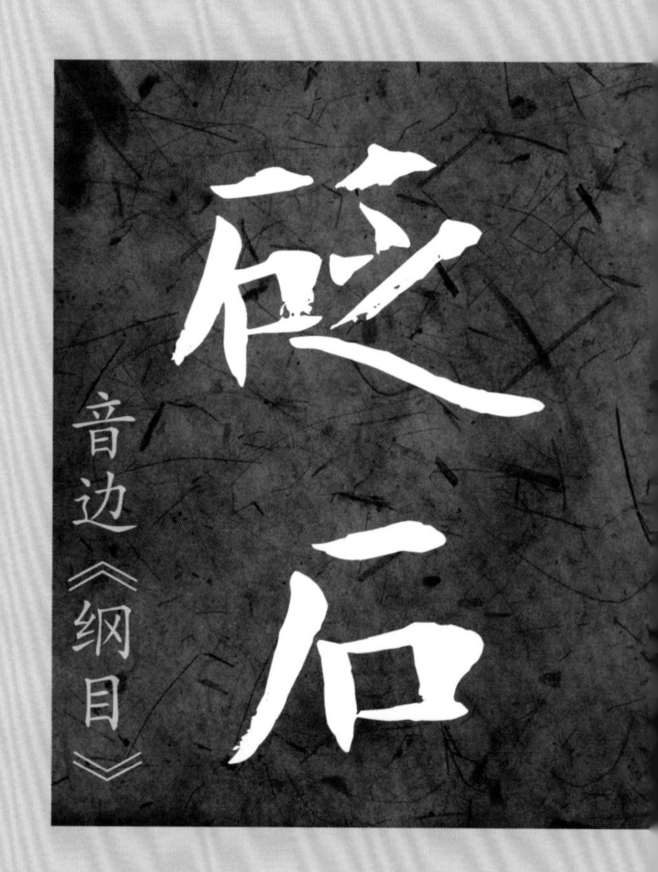

‖**释名**‖

针石。

‖**集解**‖

[时珍曰] 按东山经云，高氏之山，凫丽之山，皆多铁石。郭璞注云：可为砭针也。素问·异法方宜论云：东方之域，鱼盐之地，海滨傍水，其病为疮疡，其治宜砭石，故砭石亦从东方来。王冰注云：砭石如玉，可以为针。盖古者以石为针，季世以针代石，今人又以瓷针刺病，亦砭之遗意也。但砭石无识者，岂即石砮之属为之欤?

‖**主治**‖

刺百病痈肿。

‖**附录**‖

石砮 [时珍曰] 石砮出肃慎。国人以枯木为矢，青石为镞，施毒，中人即死。石生山中。禹贡荆州、梁州皆贡砮，即此石也。又南方藤州，以青石为刀剑，如铜铁，妇人用作环珙。琉球国人垦田，以石为刀，长尺余。皆此类也。

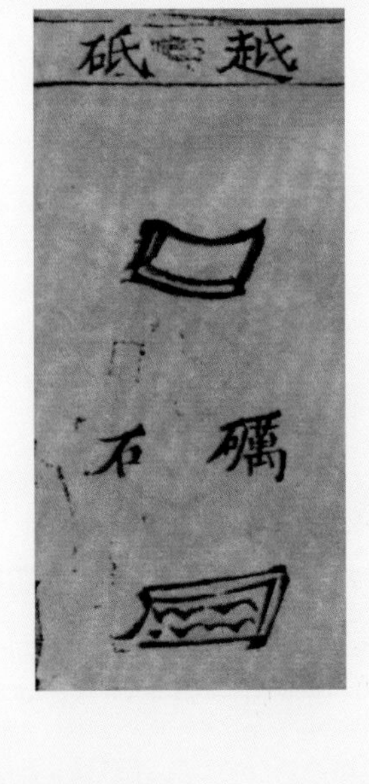

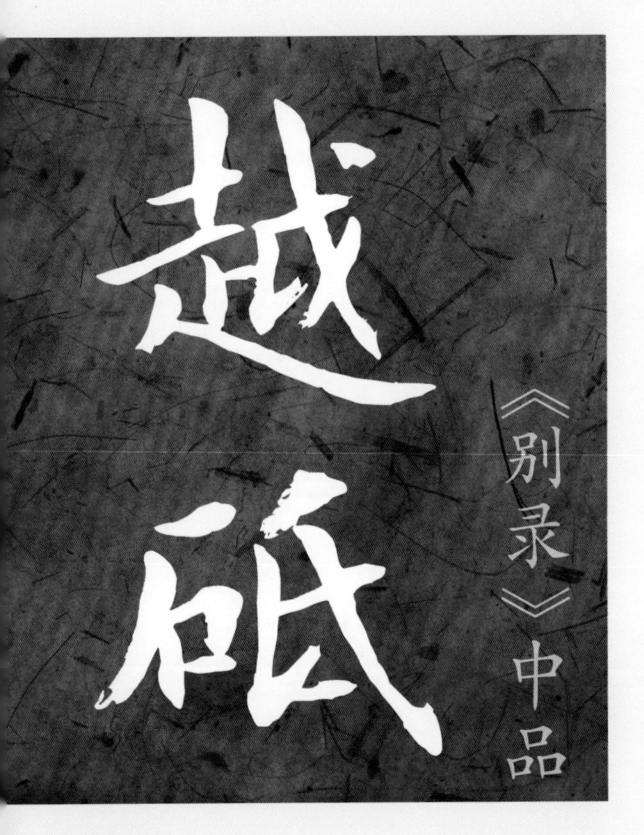

‖**释名**‖

磨刀石藏器**羊肝石**纲目**砺石**。[时珍曰] 尚书：荆州厥贡砥砺。注云：砥以细密为名，砺以粗粝为称。俗称者为羊肝石，因形色也。[弘景曰] 越砥，今细砺石也。出临平。

‖**气味**‖

甘，无毒。

‖**主治**‖

目盲，止痛，除热瘙。本经。**磨汁点目，除障翳。烧赤投酒饮，破血瘕痛切。**藏器。

砺石

‖**主治**‖

破宿血，下石淋，除结瘕，伏鬼物恶气，烧赤投酒中饮之。人言踏之患带下，未知所由。藏器。

磨刀垽一名龙白泉粉。

‖**主治**‖

傅蠼螋尿疮，有效。藏器。**涂瘰疬结核。**时珍。

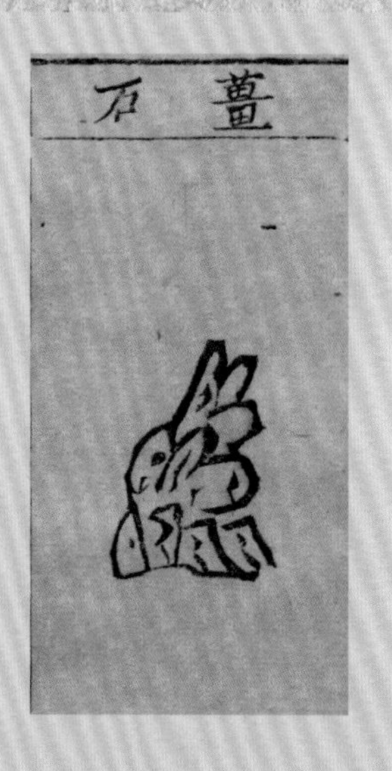

‖ **基原** ‖

据《中华本草》《大辞典》等综合分析考证，本品为黄土层或风化红土层中钙质结核。主要为碳酸钙（$CaCO_3$）。主产于河北、山西、陕西等地。《纲目图鉴》认为本品为黄土中的结核。

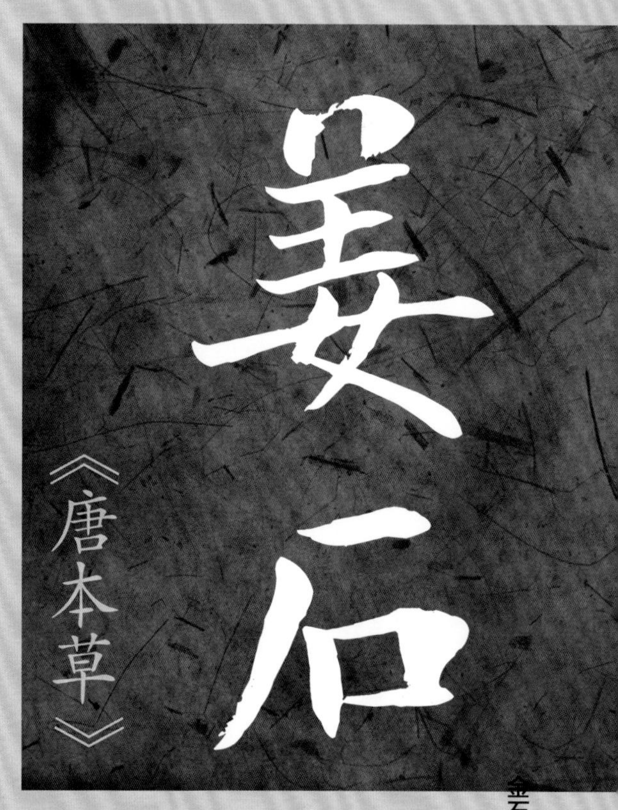

‖ **释名** ‖

硗砺石。[时珍曰] 姜石以形名。或作礓砾，邵伯温云，天有至戾，地有至幽，石类得之则为礓砾是也。俗作硗砺。

‖ **集解** ‖

[恭曰] 姜石所在有之，生土石间，状如姜，有五种，以色白而烂不磣者良，齐州历城东者好，采无时。[宗奭曰] 所在皆有，须不见日色旋取，微白者佳。

‖ **气味** ‖

咸，寒，无毒。

‖ **主治** ‖

热豌豆疮，丁毒等肿。唐本。

‖ **附方** ‖

旧二，新三。**丁疮肿痛**白姜石末，和鸡子清傅之，干即易，丁自出，神效。崔氏方。**乳痈肿大**如碗肿痛。方同上。外台秘要。**产后胀冲**气噎。硗砺石、代赭石等分，为末，醋糊丸梧子大。每服三五十丸，醋汤下。洁古保命集。**通身水肿**姜石烧赤，纳黑牛尿中，热服，日饮一升。千金方。

麦饭石

宋《图经》

‖ **基原** ‖

《纲目图鉴》认为本品为火山岩花岗石花岗闪长岩、石英斑岩之风化半风化物。分布于我国大部分地区。《中华本草》《大辞典》认为本品为中酸性火成岩类岩石石英二长斑岩；其中内蒙古哲里木盟平顶山所产"中华麦饭石"被认为是"世界稀有优质药石"，主要成分有二氧化硅（SiO_2）、氧化铝（Al_2O_3）、氧化铁（Fe_2O_3）等，以及多种微量元素等。

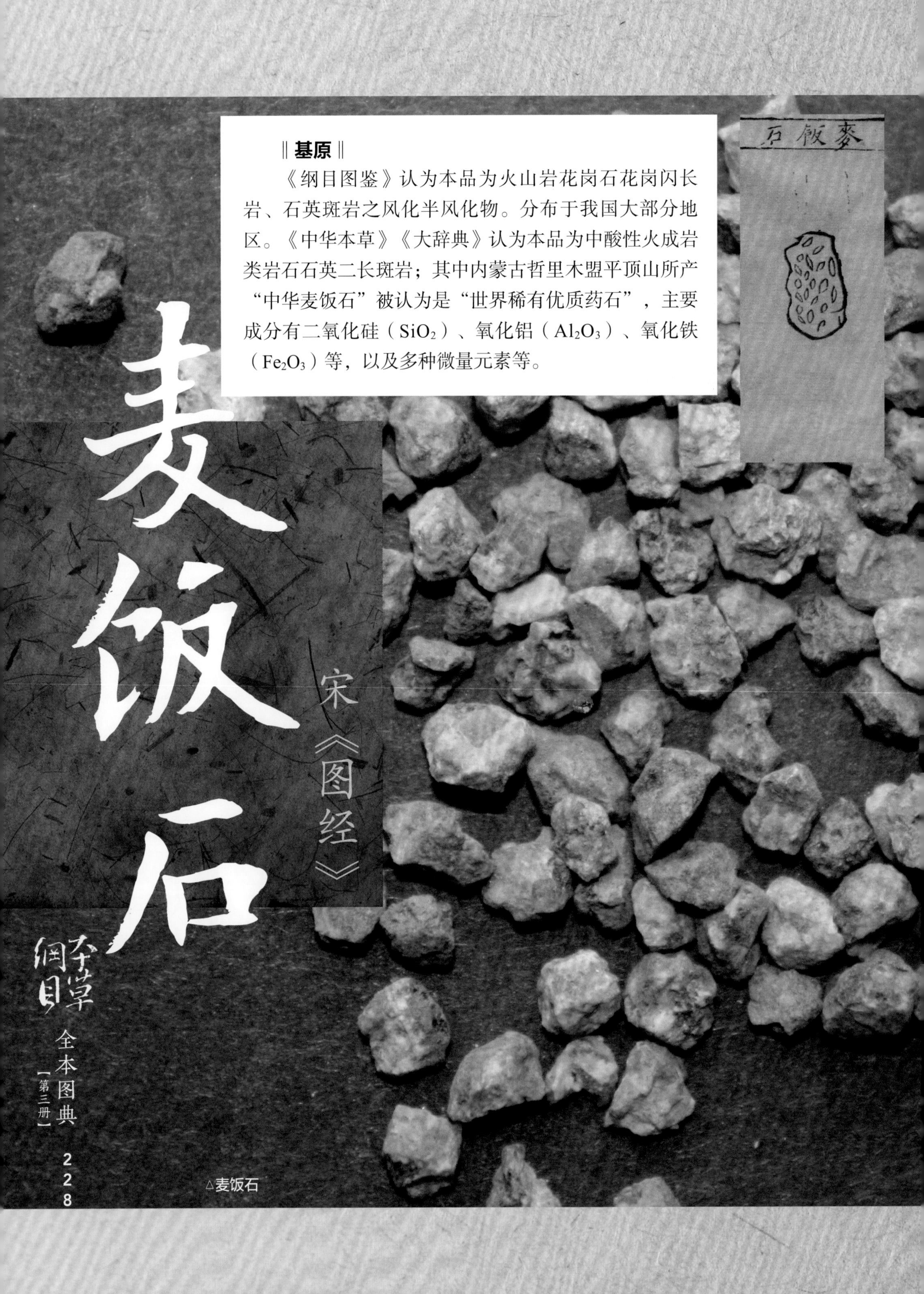

△麦饭石

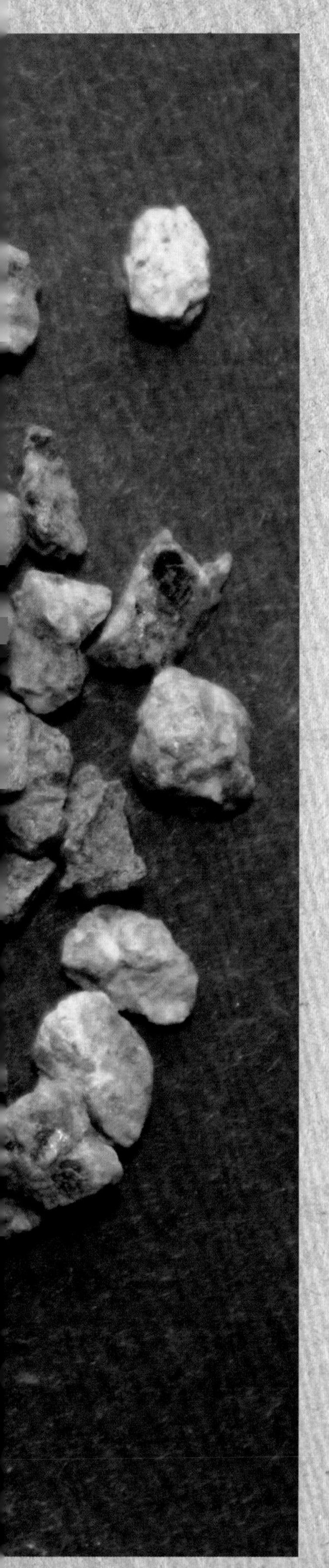

‖ **释名** ‖

[时珍曰] 象形。

‖ **集解** ‖

[时珍曰] 李迅云：麦饭石处处山溪中有之。其石大小不等，或如拳，或如鹅卵，或如盏，或如饼，大略状如握聚一团麦饭，有粒点如豆如米，其色黄白，但于溪间麻石中寻有此状者即是。古方云，曾作磨者佳，误矣。此石不可作磨。若无此石，但以旧面磨近齿处石代之，取其有麦性故耳。

‖ **气味** ‖

甘，温，无毒。

‖ **主治** ‖

一切痈疽发背。时珍。

△麦饭石

‖ **发明** ‖

[颂曰] 大凡石类多主痈疽。世传麦饭石膏，治发背疮甚效，乃中岳山人吕子华秘方。裴员外啗之以名第，河南尹胁之以重刑，吕宁绝荣望，守死不传其方。取此石碎如棋子，炭火烧赤，投米醋中浸之，如此十次，研末筛细，入乳钵内，用数人更碾五七日，要细腻如面，四两。鹿角一具，要生取连脑骨者，其自脱者不堪用，每二三寸截之，炭火烧令烟尽即止，为末研细，二两。白敛生研末，二两。用三年米醋入银石器内，煎令鱼目沸，旋旋入药在内，竹杖子不住搅，熬一二时久，稀稠得所，倾在盆内，待冷以纸盖收，勿令尘入。用时，以鹅翎拂膏，于肿上四围赤处尽涂之，中留钱大泄气。如未有脓即内消，已作头即撮小，已溃即排脓如湍水。若病久肌肉烂落，见出筋骨者，即涂细布上贴之，干即易，逐日疮口收敛。但中隔不穴者，即无不瘥。已溃者，用时先以猪蹄汤洗去脓血，故帛挹干，乃用药。其疮切忌手触动，嫩肉仍不可以口气吹风，及腋气、月经、有孕人见之，合药亦忌此等。初时一日一洗一换，十日后二日一换。此药要极细，方有效；若不细，涂之即极痛也。此方孙真人千金月令已有之，但不及此详悉耳。又北齐马嗣明治杨遵彦背疮，取粗黄石如鹅卵大者，猛火烧赤，纳浓醋中，当有屑落醋中，再烧再淬，石至尽，取屑日干捣筛极细末，和醋涂之，立愈。刘禹锡传信方，谓之炼石法，用傅疮肿无不验。

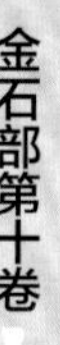

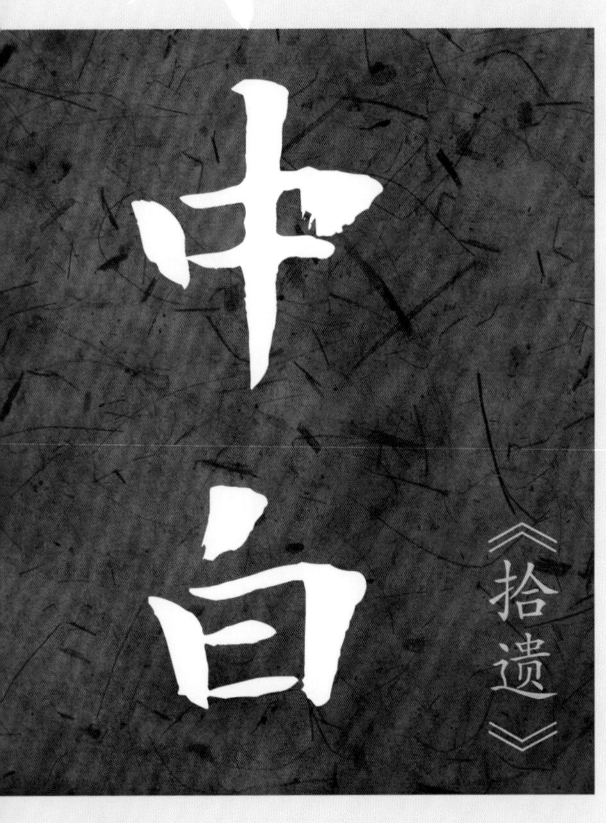

水中白石

《拾遗》

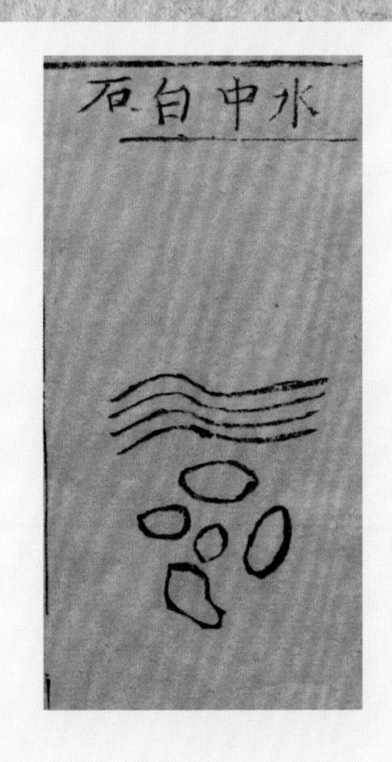

‖**集解**‖

[时珍曰] 此石处处溪涧中有之。大者如鸡子，小者如指头，有黑白二色，入药用白小者。

‖**主治**‖

食鱼鲙多，胀满成瘕，痛闷，日渐羸弱。取数十枚，烧赤，投五升水中七遍，热饮。如此三五度，当利出瘕也。又烧淬水中，纳盐三合，洗风瘙瘾疹。藏器。**治背上忽肿如盘，不识名者。取一二碗，烧热投水中，频洗之，立瘥。**苏颂。

‖**发明**‖

[时珍曰] 昔人有煮石为粮法，即用此石也。其法用胡葱汁或地榆根等煮之，即熟如芋，谓之石羹。抱朴子云：洛阳道士董威辟谷方：用防风、苋子、甘草之属十许种为散，先服三方寸匕，乃吞石子如雀卵十二枚。足百日，不食，气力颜色如故。欲食，则饮葵汤，下去石子。又有赤龙血、青龙膏，皆可煮石。又有引石散，投方寸匕，可煮白石子一斗，立熟如芋，可食。

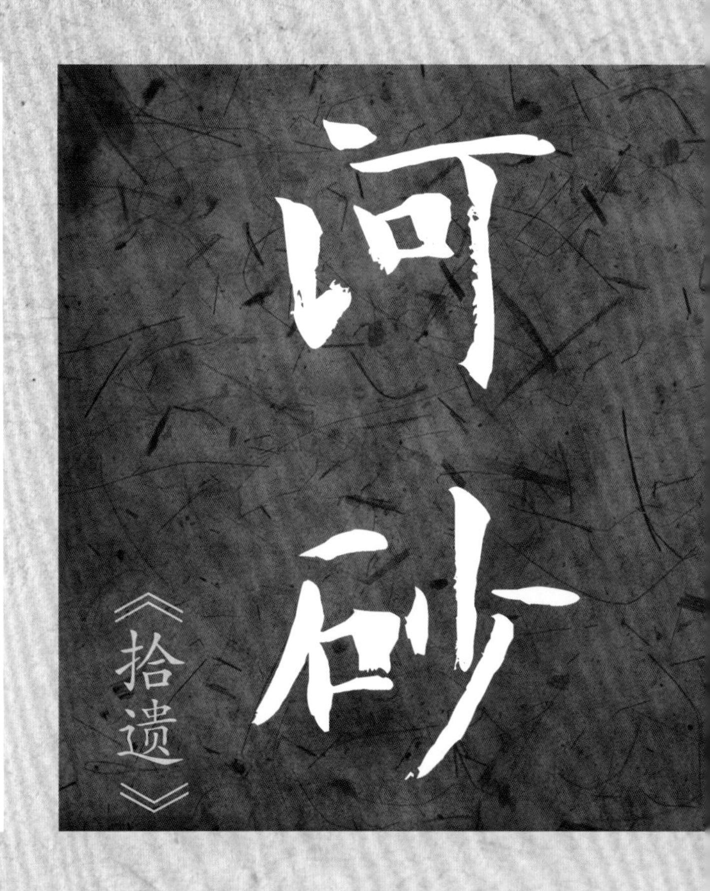

‖ **释名** ‖

砂，小石也。字从少石，会意。

‖ **主治** ‖

石淋，取细白沙三升炒热，以酒三升淋汁，服一合，日再服。又主绞肠沙痛，炒赤，冷水淬之，澄清服一二合。时珍。**风湿顽痹不仁，筋骨挛缩，冷风瘫缓，血脉断绝。六月取河砂，烈日暴令极热，伏坐其中，冷即易之。取热彻通汗，随病用药。切忌风冷劳役。**藏器。

‖ **附方** ‖

新一。**人溺水死**白沙炒，覆死人面上下，惟露七孔，冷湿即易。千金。

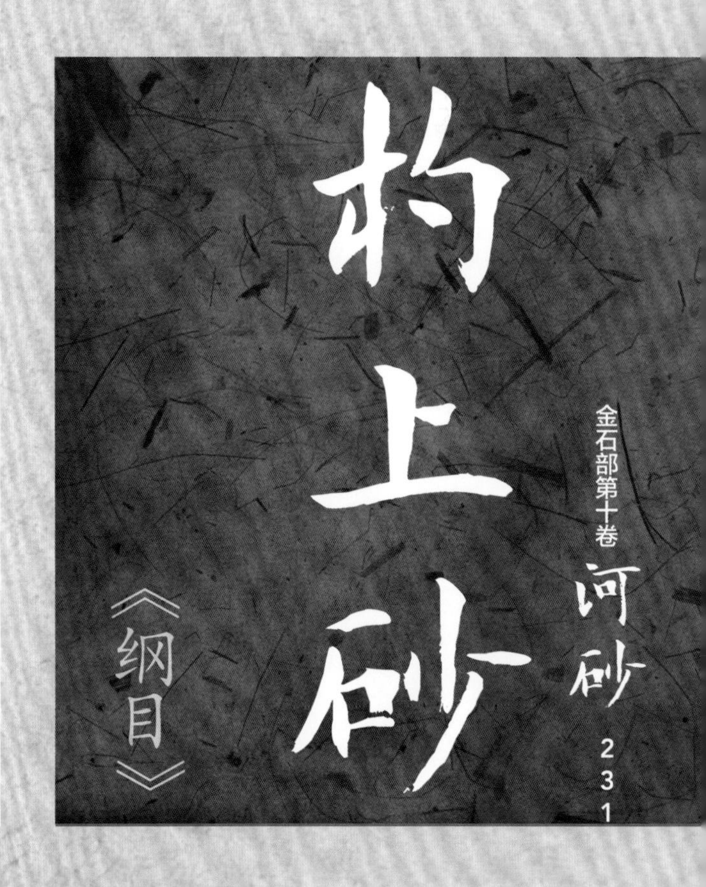

‖ **集解** ‖

[时珍曰] 此淘米杓也。有木杓、瓢杓，皆可用。

‖ **主治** ‖

面上风粟，或青或黄赤，隐暗涩痛，及人唇上生疮者，本家杓上刮去唇砂一二粒，即安。又妇人吹乳，取砂七枚，温酒送下，更以炊帚枝通乳孔。此皆莫解其理。时珍。

‖ **基原** ‖

据《纲目图鉴》《汇编》《中华本草》等综合分析考证，本品为古代腕足类动物石燕子科动物中华弓石燕 *Cyrtiospirifer sinensis* (Graban)及弓石燕*Cyrtiopirifer sp.*等多种古动物的化石。主要成分为碳酸钙（$CaCO_3$）。产于湖南、广西、四川、山西、江西等地。《药典》四部收载石燕药材为石燕科动物中华弓石燕或弓石燕的化石。

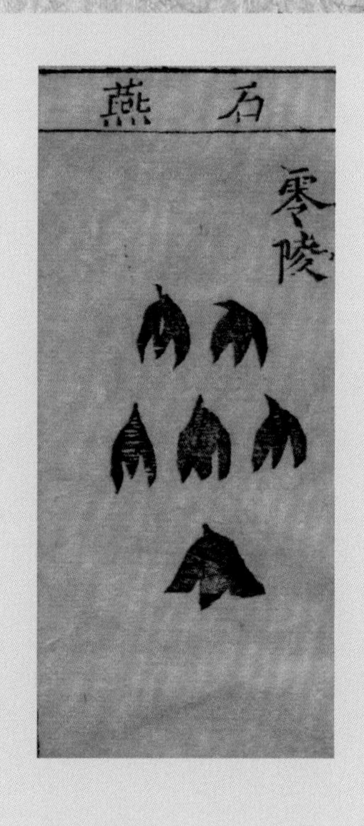

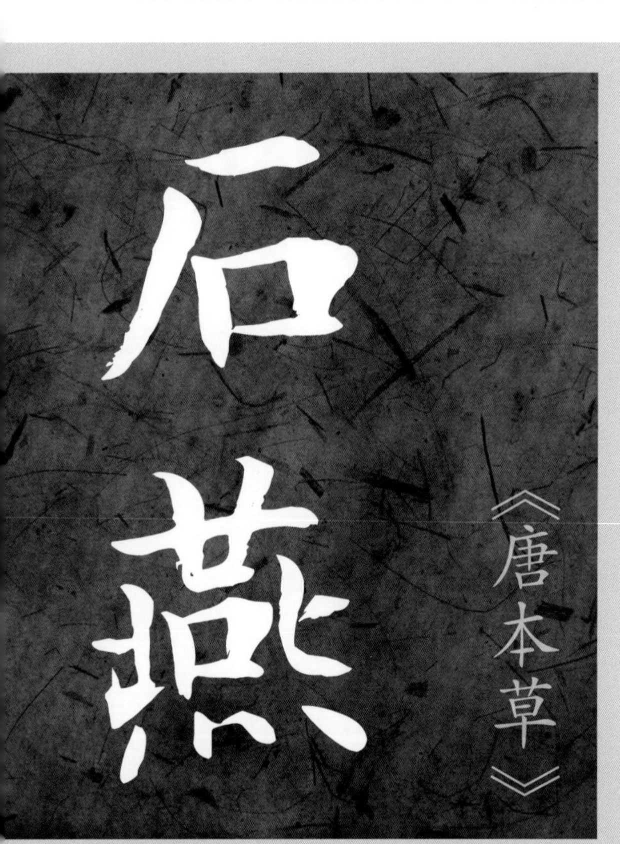

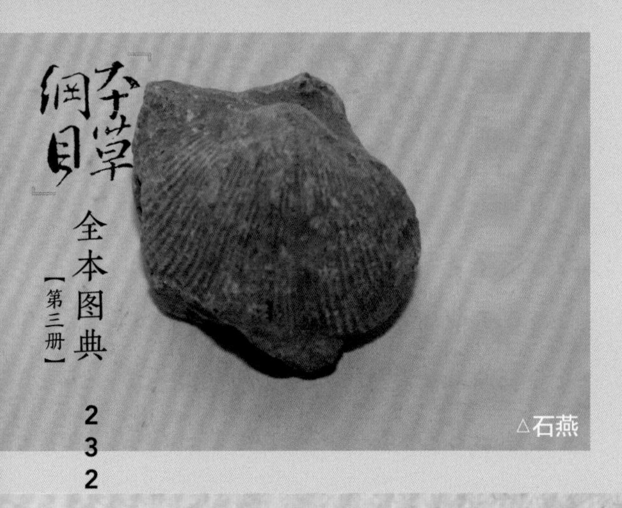

△石燕

‖ **集解** ‖

[李勣曰] 石燕出零陵。[恭曰] 永州祁阳县西北一十里有土冈上，掘深丈余取之。形似蚶而小，坚重如石也。俗云，因雷雨则自石穴中出，随雨飞堕者，妄也。[颂曰] 祁阳县江畔沙滩上有之。或云：生洞中，凝僵似石者佳，采无时。[宗奭曰] 石燕如蚬蛤之状，色如土，坚重如石。既无羽翼，焉能飞出？其言近妄。[时珍曰] 石燕有二：一种是此，乃石类也，状类燕而有文，圆大者为雄，长小者为雌；一种是钟乳穴中石燕，似蝙蝠者，食乳汁能飞，乃禽类也，见禽部。禽石燕食乳，食之补助，与钟乳同功，故方书助阳药多用之。俗人不知，往往用此石为助阳药，刊于方册，误矣。

‖ **气味** ‖

甘，凉，无毒。

‖ **主治** ‖

淋疾，煮汁饮之。妇人难产，两手各把一

枚，立验。唐本。**疗眼目障翳，诸般淋沥，久患消渴，脏腑频泻，肠风痔瘘，年久不瘥，面色虚黄，饮食无味，妇人月水湛浊，赤白带下多年者，每日磨汁饮之。一枚用三日，以此为准。亦可为末，水飞过，每日服半钱至一钱，米饮服。至一月，诸疾悉平。**时珍。

‖ **发明** ‖

[时珍曰] 石燕性凉，乃利窍行湿热之物。宋人修本草，以食钟乳禽石燕，混收入此石燕下。故世俗误传此石能助阳，不知其正相反也。

‖ **附方** ‖

旧三，新七。**伤寒尿涩**小腹胀满。石燕为末，葱白汤调半钱，胀通为度。圣惠方。**小便淋痛**石燕子七枚，捣黍米大，新桑根白皮三两剉，拌匀，分作七帖。每帖用水一盏，煎七分，空心、午前各一服。简要济众方。**血淋心烦**石燕子、商陆、赤小豆、红花等分，为末。每服一钱，葱白汤调下。圣惠方。**久年肠风**石燕磨水，常服勿歇。灵苑方。**赤白带下**多年不止。石燕一枚，磨水服，立效。徐氏家传方。**襁褓吐乳**咳嗽，久不愈。石燕子为末，以蜜调少许，涂唇上，日三五次。卫生宝鉴。**拳毛倒睫**石燕子一雌一雄，磨水点搽眼。先以镊子摘去拳毛，乃点药，后以黄连水洗之。乾坤生意。**牢牙止痛**石燕三对，火煅醋淬七次，青盐、乳香各一两，细辛半两，为末。揩之，荆芥汤漱口。一方：去乳香、细辛，加麝香。**齿疏不坚**石燕子五对，火煅、米醋淬七次，为末，青盐、麝香各少许，研匀。日用揩牙后，以温酒漱咽之。元遗山方。**服石发动**石燕子七个，打碎，水三升，煮二升。频频淋洗，以瘥为度。圣济。

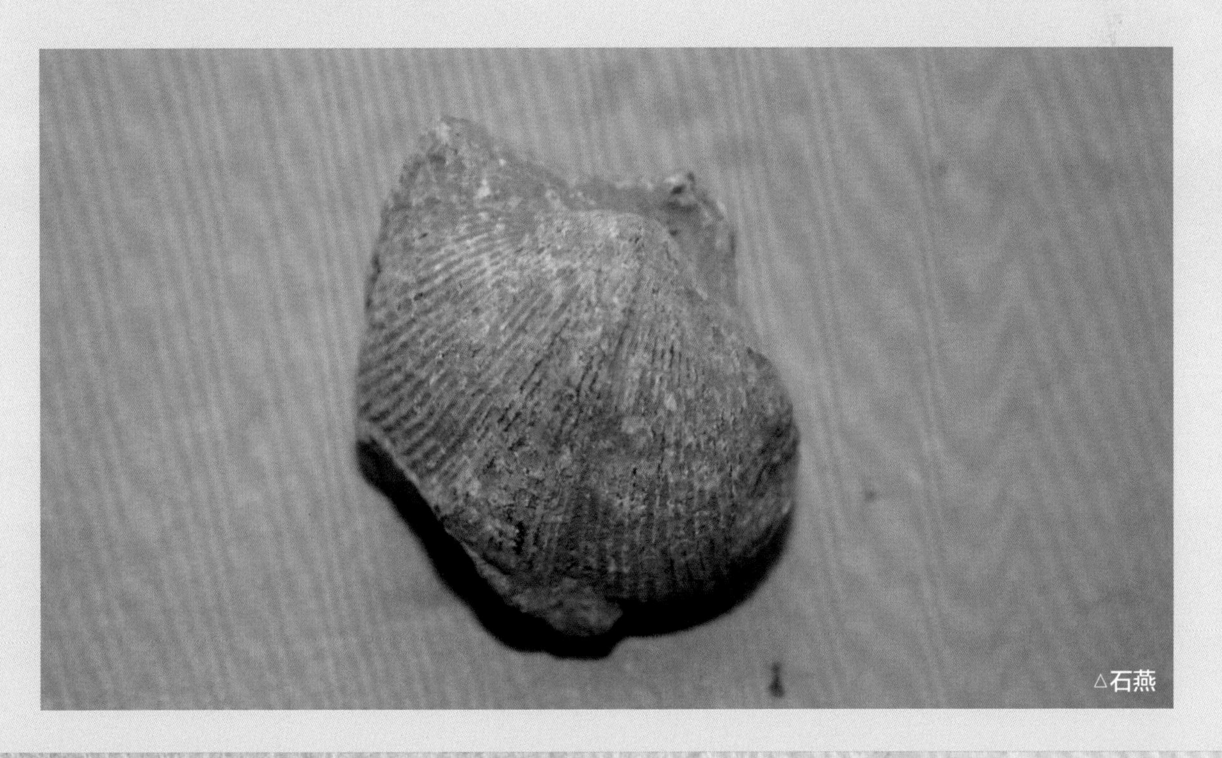

△石燕

‖ 基原 ‖

据《纲目图鉴》《汇编》《中华本草》等综合分析考证，本品为古代节肢弓蟹科动物石蟹 *Macreophtalmus latreilli* Edw.或*Telphusa sp.*及其近缘物种的化石。主要为碳酸钙（$CaCO_3$）。主产于台湾、四川、广东等地。

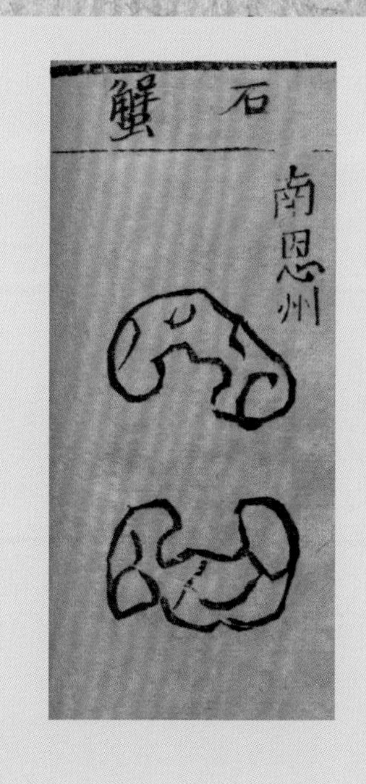

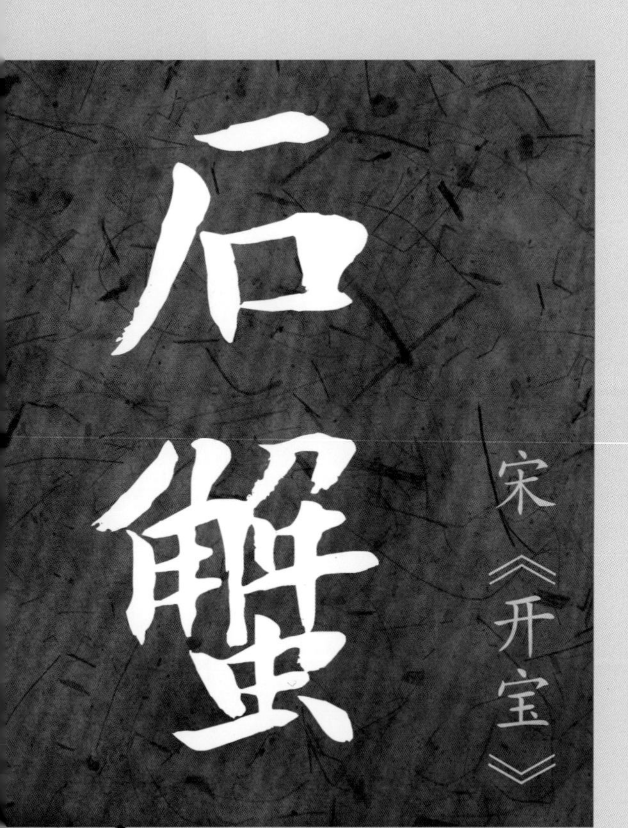

‖ 集解 ‖

[志曰] 石蟹生南海，云是寻常蟹尔，年月深久，水沫相着，因化成石，每遇海潮即飘出。又有一种入洞穴年深者亦然。皆细研水飞，入诸药相助用之。[颂曰] 近海州郡皆有之。体质石也，而都与蟹相似，但有泥与粗石相着尔。[时珍曰] 按顾玠海槎录云：崖州榆林港内半里许，土极细腻，最寒，但蟹入则不能运动，片时成石矣。人获之名石蟹，置之几案，云能明目也。复有石虾似虾，出海边；石鱼似鱼，出湘山县。石鱼、虾并不入药用。一统志言，凤翔汧阳县西有山鱼陇，掘地破石得之，云可辟蠹也。

‖ 气味 ‖

咸，寒，无毒。

‖ 主治 ‖

青盲目淫，肤翳丁翳，漆疮。开宝。**解一切药毒并蛊毒，天行热疾，催生落胎，疗血运，并热水磨服。**大明。**醋摩傅痈肿。熟水磨服，解金石毒。**苏颂。

‖ 附方 ‖

新一。**喉痹肿痛**石蟹磨水饮，并涂喉外。圣济录。

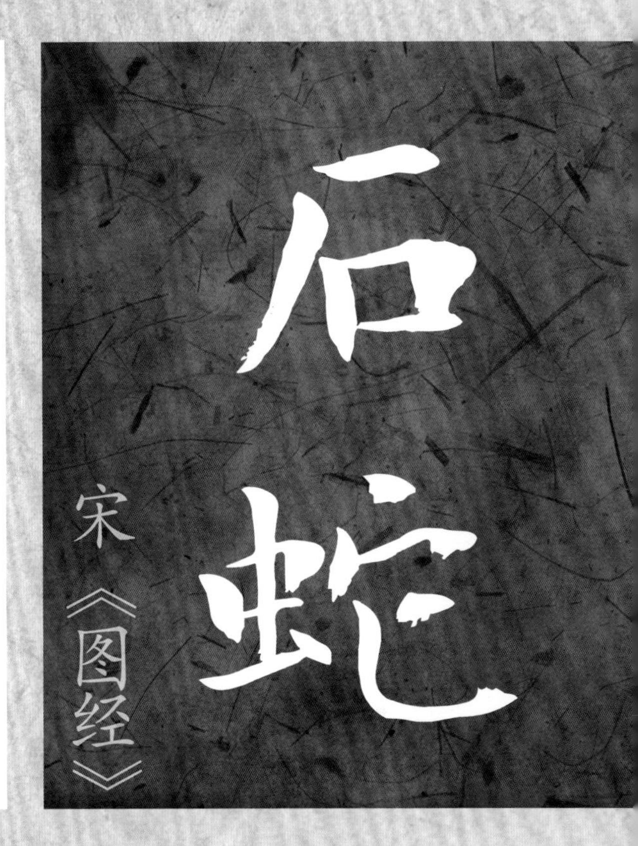

‖ **集解** ‖

[颂曰] 石蛇出南海水旁山石间，其形盘屈如蛇，无首尾，内空，红紫色，以左盘者良。又似车螺，不知何物所化。大抵与石蟹同类，功用亦相近。[宗奭曰] 石蛇色如古墙上土，盘结如查梨大，空中，两头巨细一等。不与石蟹同类，蟹则真蟹所化，蛇非真蛇。今人用之绝少。[时珍曰] 按姚宽西溪丛话云：南恩州海边有石山觜，每蟹过之则化为石，蛇过亦然。此说不知果否？若然，则石蛇亦真蛇所化。

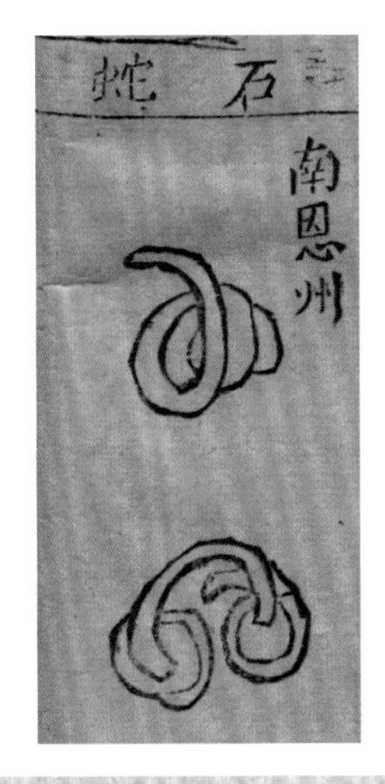

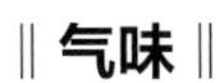

‖ **气味** ‖

咸，平，无毒。

‖ **主治** ‖

解金石毒。苏颂。

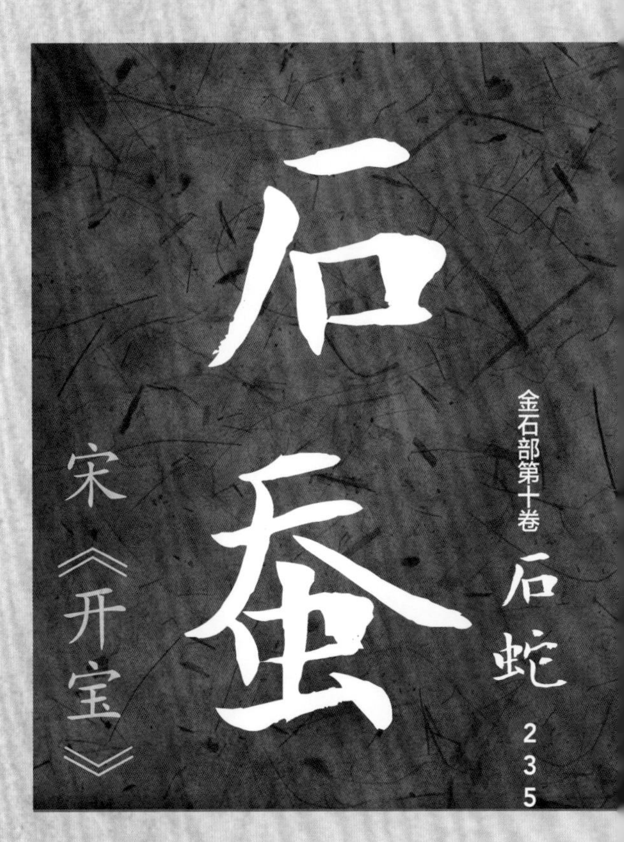

‖ **释名** ‖

石僵蚕纲目。

‖ **集解** ‖

[志曰] 石蚕生海岸石旁，状如蚕，其实石也。

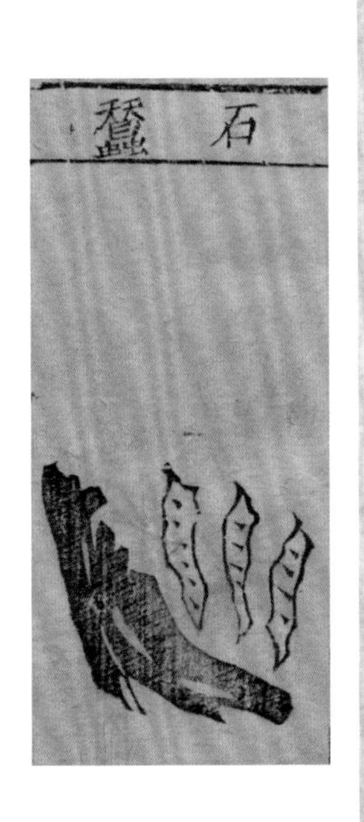

‖ **气味** ‖

苦，热，无毒。[药诀曰] 苦，热，有毒。[独孤滔曰] 制丹砂。

‖ **主治** ‖

金疮止血生肌，破石淋血结，磨服，当下碎石。开宝。

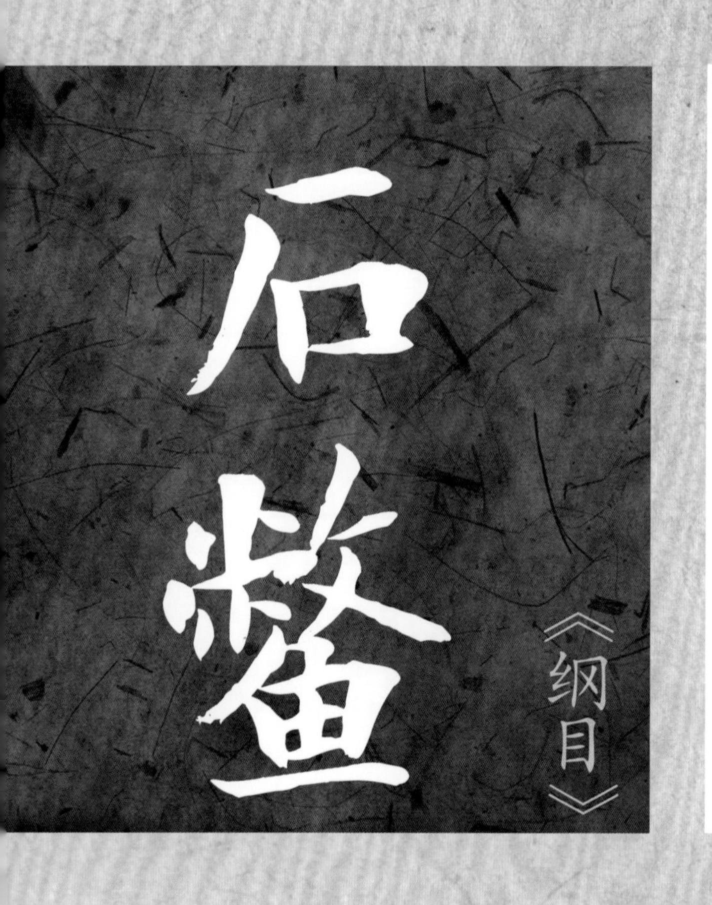

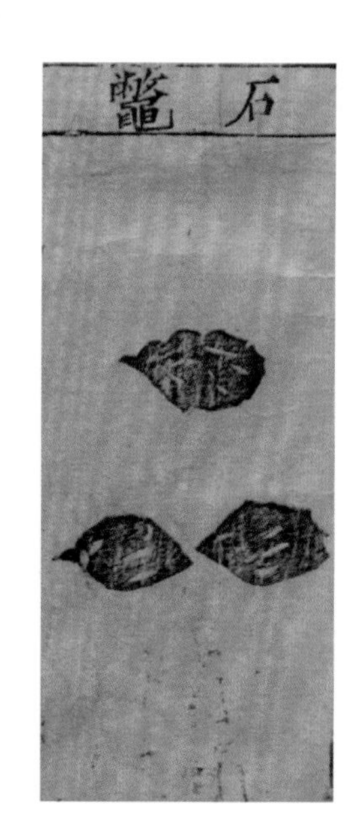

‖ **集解** ‖

[时珍曰] 石鳖生海边，形状大小俨如䗪虫，盖亦化成者。䗪虫俗名土鳖。

‖ **气味** ‖

甘，凉，无毒。

‖ **主治** ‖

淋疾血病，磨水服。时珍。

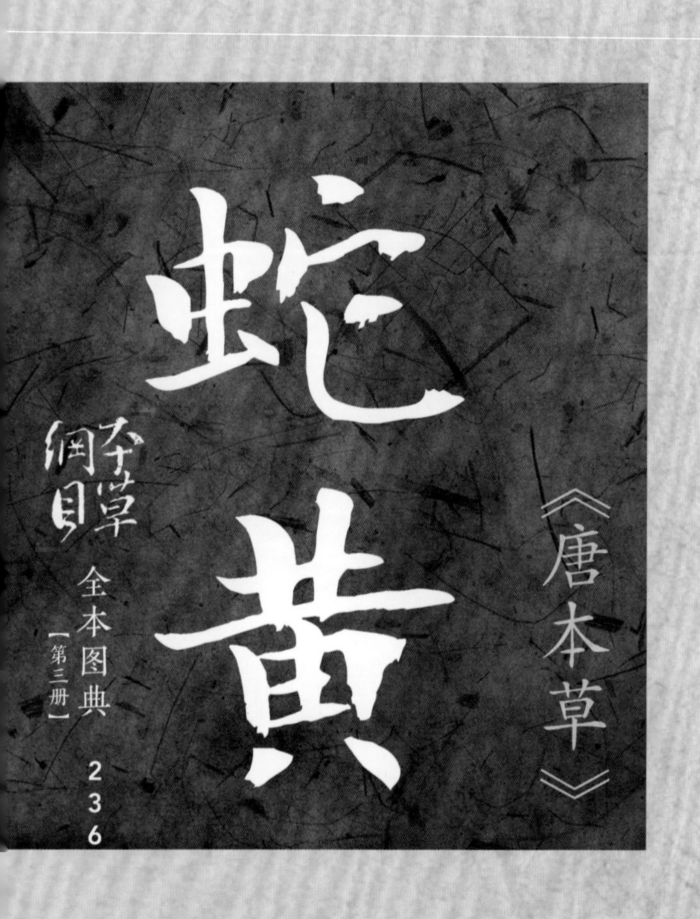

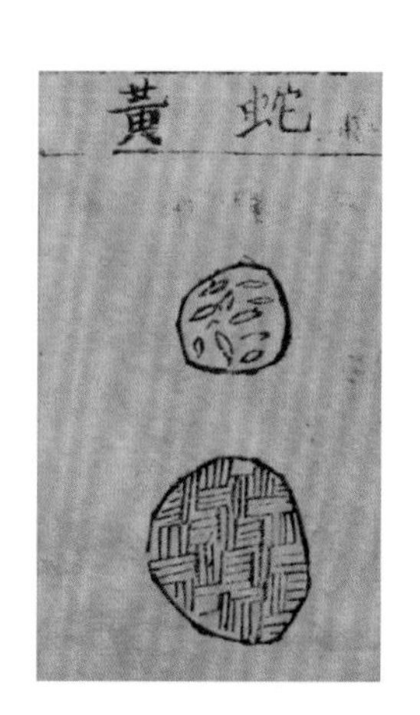

‖ **基原** ‖

《纲目图鉴》认为本品为褐铁矿 Limonite的结核（等轴晶系）。主要含三氧化二铁（Fe_2O_3）。主产于山西、河南、四川、江西、江苏、广东等地。

‖ **集解** ‖

[恭曰] 蛇黄出岭南，蛇腹中得之，圆重如锡，黄黑青杂色。[志曰] 蛇黄多赤色，有吐出者，野人或得之。[颂曰] 今越州、信州亦有之。今医所用，云是蛇冬蛰时所含土，到春发蛰，吐之而去，大如弹丸，坚如石，外黄内黑色，二月采之。与旧说不同，未知孰是。[时珍曰] 蛇黄生腹中，正如牛黄之意。世人因其难得，遂以蛇含石代之，以其同出于蛇故尔。广西平南县有蛇黄冈，土人九月掘下七八尺，始得蛇黄，大者如鸡子，小者如弹丸，其色紫。庚辛玉册云：蛇含自是一种石，云蛇入蛰时，含土一块，起蛰时化作黄石，不稽之言也。有人掘蛇窟寻之，并无此说。

‖ **修治** ‖

[大明曰] 入药烧赤醋淬三四次，研末水飞用。

‖ **气味** ‖

冷，无毒。

‖ **主治** ‖

心痛疰忤，石淋，小儿惊痫，妇人产难，以水煮研服汁。唐本。**镇心。**大明。**磨汁，涂肿毒。**时珍。

‖ **附方** ‖

新六。**暗风痫疾**忽然仆地，不知人事，良久方醒。蛇黄，火煅醋淬七次，为末。每调酒服二钱，数服愈。年深者亦效。危氏得效方。**惊风痫疳**神穴丹：治急惊风、痫疾、天吊、疳热等证。用紫色蛇黄四两煅过，豮猪屎二两小者泥固煅过，铁粉一两，朱砂半两，麝香一钱，为末，糯粉糊丸芡子大，漆盘晒干。看之每丸有一小穴，故名神穴丹。每服一丸，薄荷酒化下，立苏。疳热，冷水化下。灵苑方。**小儿项软**因风虚者。蛇含石一块，煅七次，醋淬七次研，郁金等分，为末，入麝香少许，白米饭丸龙眼大。每服一丸，薄荷汤化服，一日一服。活幼全书。**瘴疟鬼疟**食疟。蛇含石末一两，信石末一两，研匀，入水火鼎内，上以盏盖，六一泥固济，煅至药升在盏，刮下为末，米糕糊丸绿豆大，雄黄为衣。每服一丸，黑豆研水，五更送下。摘玄方。**血痢不止**蛇含石二枚，火煅醋淬，研末。每服三钱，米饮下。普济方。**肠风下血**脱肛。蛇黄二颗，火煅醋淬七次。为末。每服三钱，陈米饮下。普济方。

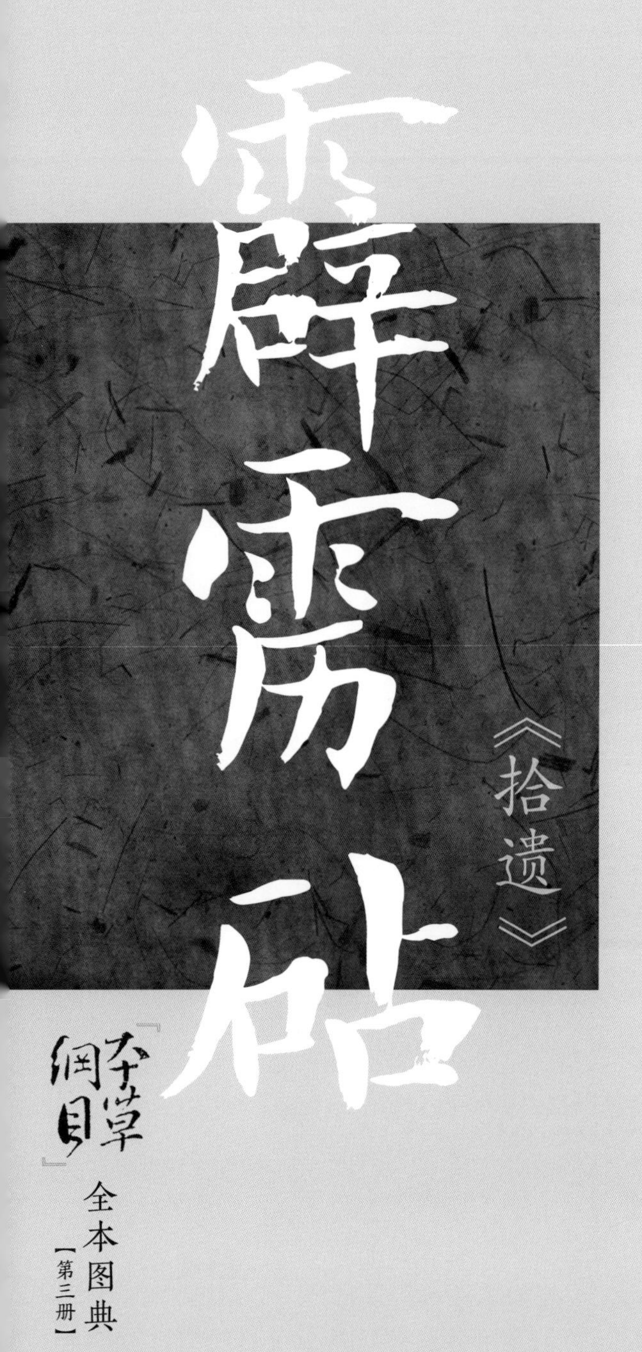

霹雳砧《拾遗》

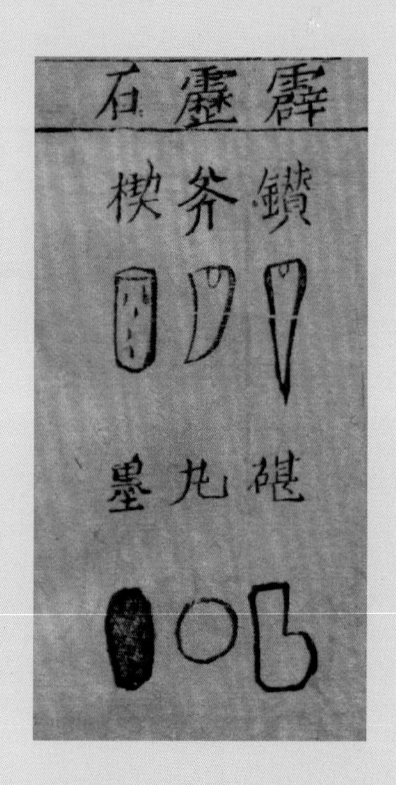

‖ **释名** ‖

雷楔。[时珍曰] 旧作针及屑，误矣。

‖ **集解** ‖

[藏器曰] 此物伺候震处，掘地三尺得之。其形非一，有似斧刀者、剉刀者，有安二孔者。一云出雷州，并河东山泽间。因雷震后得

者。多似斧色，青黑斑文，至硬如玉。或言是人间石造，纳与天曹，不知事实。[时珍曰] 按雷书云：雷斧如斧，铜铁为之。雷砧似砧，乃石也，紫黑色。雷锤重数斤，雷钻长尺余，皆如钢铁，雷神以劈物击物者。雷环如玉环，乃雷神所珮遗落者。雷珠乃神龙所含遗下者，夜光满室。又博物志云：人间往往见细石形如小斧，名霹雳斧，一名霹雳楔。玄中记云，玉门之西有一国，山上立庙，国人年年出钻，以给雷用。此谬言也。雷虽阴阳二气激薄有声，实有神物司之，故亦随万物启蛰，斧钻砧锤皆实物也。若曰在天成象，在地成形，如星陨为石。则雨金石、雨粟麦、雨毛血及诸异物者，亦在地成形者乎？必太虚中有神物使然也。陈时苏绍雷锤重九斤。宋时沈括于震木之下得雷楔，似斧而无孔。鬼神之道幽微，诚不可究极。

‖主治‖

无毒。主大惊失心，恍惚不识人，并石淋，磨汁服。亦煮服。作枕，除魔梦不祥。藏器。**刮末服，主瘵疾，杀劳虫，下蛊毒，止泄泻。置箱箧间，不生蛀虫。诸雷物佩之，安神定志，治惊邪之疾。**时珍。出雷书。

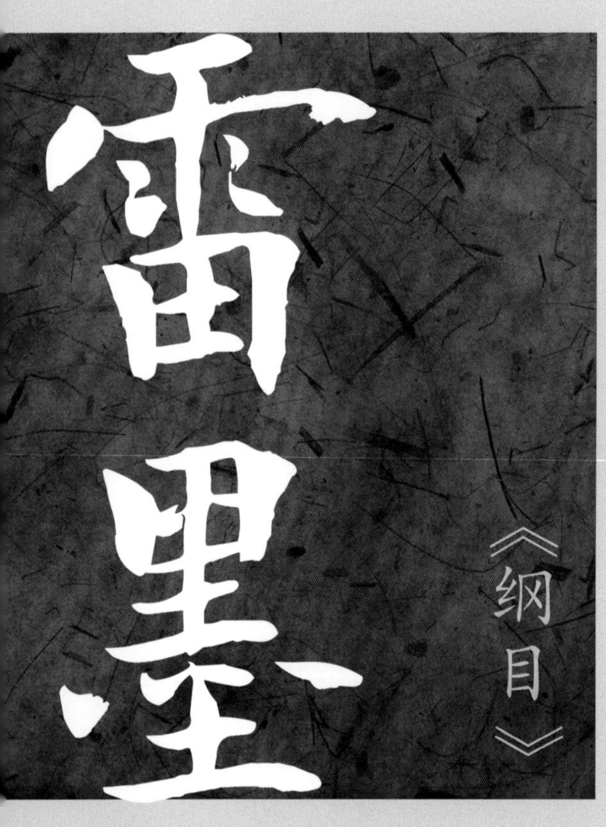

‖ **集解** ‖

[时珍曰] 按雷书云：凡雷书木石，谓木札，入二三分，青黄色。或云：雄黄、青黛、丹砂合成，以雷楔书之。或云蓬莱山石脂所书。雷州每雷雨大作，飞下如沙石，大者如块，小者如指，坚硬如石，黑色光艳至重。刘恂岭表录云：雷州骤雨后，人于野中得石如黳石，谓之雷公墨，扣之铮然，光莹可爱。又李肇国史补云：雷州多雷，秋则伏蛰，状如人，掘取食之。观此，则雷果有物矣。

‖ **主治** ‖

小儿惊痫邪魅诸病，以桃符汤磨服即安。时珍。

本草纲目

金石部第十一卷

金石之五卤石类二十种

附录二十七种

‖ **基原** ‖

据《纲目图鉴》《纲目彩图》《中华本草》等综合分析考证，本品为钠的氯化物食盐Halite（等轴晶系），为海水，盐井、盐池、盐泉中的盐水经煎或晒而成的结晶。主要为氯化钠（NaCl）。海盐产于辽宁、河北、山东等地，池盐产于山西、陕西、甘肃等地，井盐产于云南、四川等地。

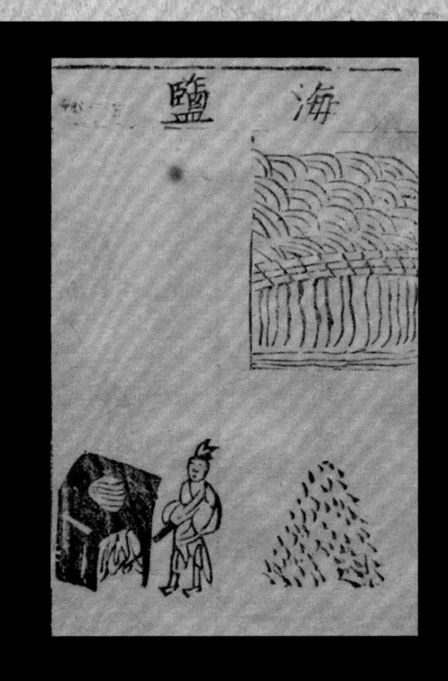

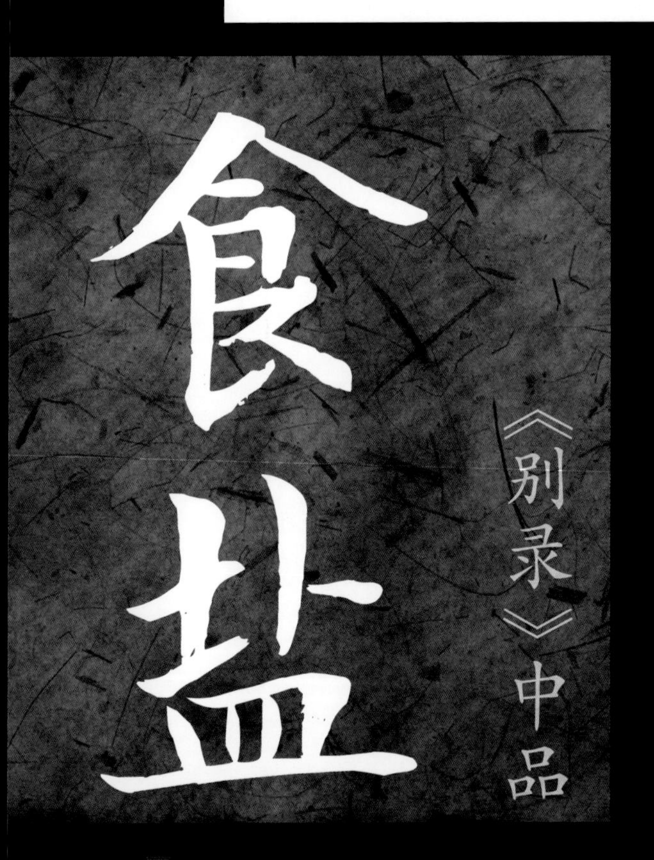

食盐

《别录》中品

校正：[志曰] 原在米部，今移入此。[时珍曰] 并入本经大盐。

‖ **释名** ‖

鹾音磋。[时珍曰] 盐字象器中煎卤之形。礼记：盐曰咸鹾。尔雅云：天生曰卤，人生曰盐。许慎说文云：盐，咸也。东方谓之斥，西方谓之卤，河东谓之咸。黄帝之臣宿沙氏，初煮海水为盐。本经大盐，即今解池颗盐也。别录重出食盐，今并为一。方士呼盐为海砂。

‖ **集解** ‖

[别录曰] 大盐出邯郸及河东池泽。[恭曰] 大盐即河东印盐也，人之常食者，形粗于食盐。[弘景曰] 有东海盐、北海盐、南海盐、河东盐池、梁益盐井、西羌山盐、胡中树盐，色类不同，以河东者为胜。东海盐、官盐白草粒细，北海盐黄草粒粗。以作鱼鲊及咸菹，乃言北胜，而藏茧必用盐官者。蜀中盐小淡，广州盐咸苦，不知其为疗体复有优劣否。[藏器曰] 四海之内何处无之，惟西南诸夷稍少，人皆烧竹及木盐当之。[颂曰] 并州末盐，乃刮碱煎炼

者，不甚佳，所谓卤碱是也。大盐生河东池泽，粗于末盐，即今解盐也。解州安邑两池取盐，于池旁耕地，沃以池水，每得南风急，则宿夕成盐满畦，彼人谓之种盐，最为精好。东海、北海、南海盐者，今沧、密、楚、秀、温、台、明、泉、福、广、琼、化诸州，煮海水作之，谓之泽盐，医方谓之海盐。海边掘坑，上布竹木，覆以蓬茅，积沙于上。每潮汐冲沙，则卤碱淋于坑中。水退则以火炬照之，卤气冲火皆灭。因取海卤贮盘中煎之，顷刻而就。其煮盐之器，汉谓之牢盆，今或鼓铁为之，南海人编竹为之，上下周以蜃灰，横丈深尺，平底，置于灶背，谓之盐盘。梁益盐井者，今归州及四川诸郡皆有盐井，汲其水以煎作盐，如煮海法。又滨州有土盐，煎炼草土而成，其色最粗黑，不堪入药。通、泰、海州并有停户，刮碱煎盐输官，如并州末盐之类，而味更优，以供给江湖，极为饶衍。[时珍曰] 盐品甚多：海盐取海卤煎炼而成，今辽冀、山东、两淮、闽浙、广南所出是也。井盐取井卤煎炼而成，今四川、云南所出是也。池盐出河东安邑、西夏灵州，今惟解州种之。疏卤地为畦陇，而堑围之。引清水注入，久则色赤。待夏秋南风大起，则一夜结成，谓之盐南风。如南风不起，则盐失利。亦忌浊水淤淀盐脉也。海丰、深州者，亦引海水入池晒成。并州、河北所出，皆碱盐也，刮取碱土，煎炼而成。阶、成、凤州所出，皆崖盐也，生于土崖之间，状如白矾，亦名生盐。此五种皆食盐也，上供国课，下济民用。海盐、井盐、碱盐三者出于人，池盐、崖盐二者出于天。周礼云：盐人掌盐之政令。祭祀供其苦盐、散盐，宾客供其形盐，王之膳羞，供其饴盐。苦盐，即颗盐也，出于池，其盐为颗，未炼治，其味咸苦。散盐。即末盐，出于海及井，并煮碱而成者，其盐皆散末也。形盐，即印盐，或以盐刻作虎形也；或云积卤所结，其形如虎也。饴盐，以饴拌成者；或云生于戎地，味甜而美也。此外又有崖盐生于山崖，戎盐生于土中，伞子盐生于井，石盐生于

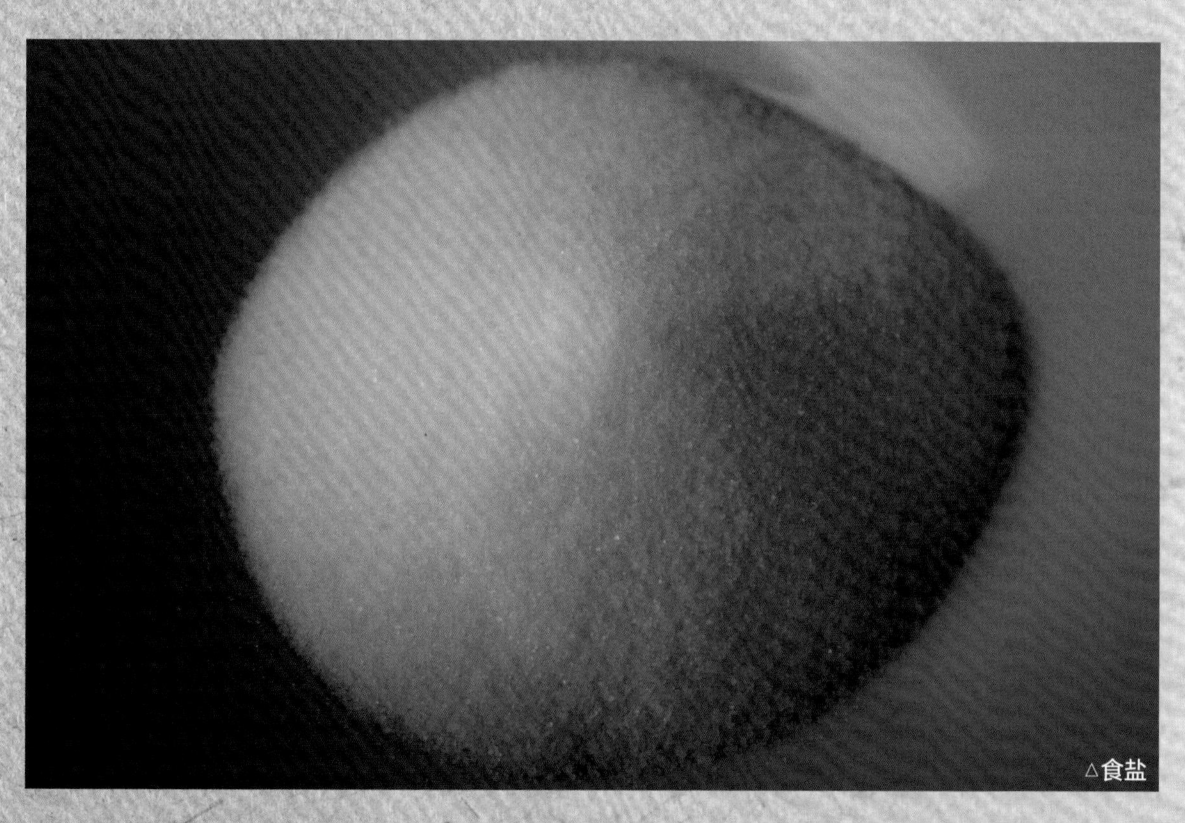
△食盐

石，木盐生于树，蓬盐生于草。造化生物之妙，诚难殚知也。

‖ **修治** ‖

[时珍曰] 凡盐，人多以矾、消、灰、石之类杂之。入药须以水化，澄去脚滓，煎炼白色，乃良。

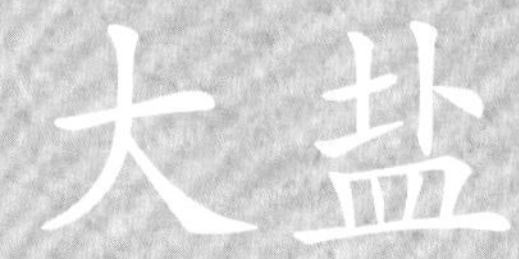

‖ **气味** ‖

甘、咸，寒，无毒。[别录曰] 食盐咸，温，无毒。多食伤肺，喜咳。[权曰] 有小毒。[时珍曰] 咸、微辛，寒，无毒。[保升曰] 多食令人失色肤黑，损筋力。[之才曰] 漏卢为之使。[敩曰] 敝箄淡卤，乌贼骨亦淡卤。

‖ **主治** ‖

肠胃结热喘逆，胸中病，令人吐。本经。**伤寒寒热，吐胸中痰澼，止心腹卒痛，杀鬼蛊邪疰毒气，下部䘌疮，坚肌骨。**别录。**除风邪，吐下恶物，杀虫，去皮肤风毒。调和脏腑，消宿物，令人壮健。**藏器。**助水脏，及霍乱心痛，金疮，明目，止风泪邪气，一切虫伤疮肿火灼疮，长肉补皮肤，通大小便，疗疝气，滋五味。**大明。**空心揩齿，吐水洗目，夜见小字。**甄权。**解毒，凉血润燥，定痛止痒，吐一切时气风热、痰饮关格诸病。**时珍。

‖ **发明** ‖

[弘景曰] 五味之中，惟此不可缺。西北方人食不耐咸，而多寿少病好颜色；东南方人食绝欲咸，而少寿多病，便是损人伤肺之效。然以浸鱼肉，则能经久不败，以沾布帛，则易致朽烂，所施各有所宜也。[宗奭曰] 素问云：咸走血。故东方食鱼盐之人多黑色，走血之验可知。病喘嗽人及水肿者，宜全禁之。北狄用以淹尸，取其不坏也。其烧剥金银熔汁作药，仍须解州大盐为佳。[时珍曰] 洪范：水曰润下作咸。素问曰：水生成。此盐之根源也。夫水周流于天地之间，润下之性无所不在，其味作咸，凝结为盐，亦无所不在。在人则血脉应之。盐之气味咸腥，人之血亦咸腥。咸走血，血病无多食咸，多食则脉凝泣而变色，从其类也。煎盐者用皂角收之，故盐之味微辛。辛走肺，咸走肾。喘嗽水肿消渴者，盐为大忌。或引痰吐，或泣血脉，或助水邪故也。然盐为百病之主，百病无不用之。故服补肾药用盐汤者，咸归肾，引药气入本脏也。补心药用炒盐者，心苦虚，以咸补之也。补脾药用炒盐

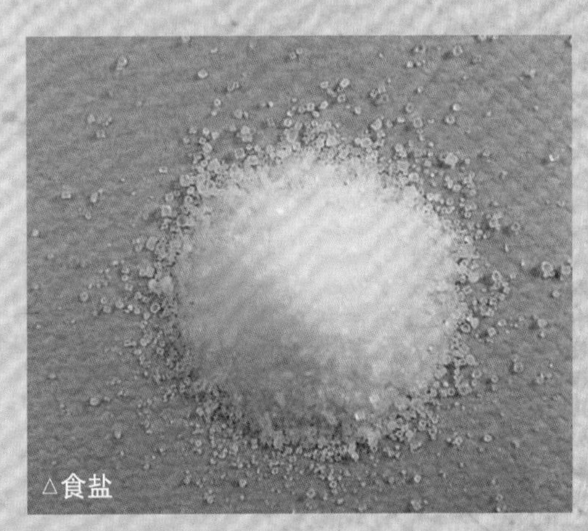
△食盐

者，虚则补其母，脾乃心之子也。治积聚结核用之者，咸能软坚也。诸痈疽眼目及血病用之者，咸走血也。诸风热病用之者，寒胜热也。大小便病用之者，咸能润下也。骨病齿病用之者，肾主骨，咸入骨也。吐药用之者，咸引水聚也。能收豆腐与此同义。诸蛊及虫伤用之者，取其解毒也。[颂曰] 唐·柳柳州纂救三死方云：元和十一年十月，得霍乱，上不可吐，下不可利，出冷汗三大斗许，气即绝。河南房伟传此方，入口即吐，绝气复通。一法用盐一大匙，熬令黄，童子小便一升，合和温服，少顷吐下，即愈也。

‖ **附方** ‖

旧四十二，新二十七。**炼盐黑丸**崔中丞炼盐黑丸方：盐末一升，纳粗瓷瓶中，实筑泥头。初以塘火烧，渐渐加炭火，勿令瓶破，候赤彻，盐如水汁，即去火，待凝，破瓶取出。豉一升，熬煎。桃仁一两，和麸炒熟。巴豆二两，去心膜，纸中炒令油出，须生熟得所，熟即少力，生又损人。四物捣匀，入蜜和丸梧子大。每服三丸，平旦时服。天行时气，豉汁及茶下。心痛，酒下，入口便止。血痢，饮下，初变水痢，后便止。鬼疟，茶饮下。骨蒸，蜜汤下。忌久冷浆水。合药久则稍加之。凡服药后吐利，勿怪。吐利若多，服黄连汁止之。或遇杀药人药久不动者，更服一两丸。药后忌口二三日。其药腊月合之，瓷瓶密封，勿令泄气。一剂可救百人。或在道途，或在村落，无药可求，但用此药，即敌大黄、朴消数两，曾用有效。小儿、女子不可服，被搅作也。刘禹锡传信方。**卒中尸遁**其状腹胀，气急冲心；或块起，或牵腰脊者是。服盐汤取吐。孙真人方。**尸疰鬼疰**下部蚀疮。炒盐布裹，坐熨之。药性论。**鬼击中恶**盐一盏，水二盏，和服，以冷水噀之，即苏。救急方。**中恶心痛**或连腰脐，盐和鸡子大，青布裹，烧赤，纳酒中，顿服。当吐恶物愈。甄权药性论。**中风腹痛**盐半斤，熬水干，着口中，饮热汤二斤，得吐愈。肘后方。**脱阳虚证**四肢厥冷，不省人事，或小腹紧痛，冷汗气喘。炒盐熨脐下气海，取暖。救急方。**心腹胀坚痛闷欲死**。盐五合，水一升，煎服。吐下即定，不吐更服。梅师方。**腹胀气满**黑盐，酒服六铢。后魏书。**酒肉过多**胀满不快。用盐花擦牙，温水漱下二三次，即如汤沃雪也。简便方。**干霍乱病**上不得吐，下不得利。方见发明。**霍乱腹痛**炒盐一包，熨其心腹，令气透，又以一包熨其背。救急方。**霍乱转筋**欲死气绝，腹有暖气者。以盐填脐中，灸盐上七壮，即苏。救急方。**肝虚转筋**肝脏气虚，风冷抟于筋，遍体转筋，入腹不可忍。热汤三斗，入盐半斤，稍热渍之。圣惠方。**一切脚气**盐三升，蒸热分裹，近壁，以脚踏之，令脚心热。又和槐白皮蒸之，尤良。夜夜用之。食疗本草。**脚气疼痛**每夜用盐擦腿膝至足甲，淹少时，以热汤泡洗。有一人病此。曾用验。救急方。**胸中痰饮**伤寒热病疟疾须吐者，并以盐汤吐之。外台秘要。**病后胁胀**天行病后，两胁胀满，熬盐熨之。外台秘要方。**妊娠心痛**不可忍。盐烧赤，酒服一撮。产宝。**妊妇逆生**盐摩产妇腹，并涂儿足底，仍急爪搔之。千金方。**妇人阴痛**青布裹盐，熨之。药性论。**小儿疝气**并内吊肾气。以葛袋盛盐，于户口悬之，父母用手捻抖尽，即愈。日华子本草。**小儿不尿**安盐于脐中，以艾灸之。药性论。**小便不通**湿纸包白盐，烧过，吹少许入尿孔中，立通。普济方。**气淋脐痛**盐和醋服之。广利方。**二便不通**盐和苦酒傅脐中，干即易。仍以盐汁灌肛内，并内用纸裹盐投水中饮之。家藏方。**漏精白浊**雪白盐一两，并筑紧固济，煅一日，出火毒，白茯苓、山药各一两，为末，枣肉和蜜丸梧子大。每枣汤下三十丸。盖甘以济咸，脾肾两得也。直指方。**下痢肛痛**不可忍者。熬盐包坐熨之。肘后方。**血痢不止**白盐，纸包烧研，调粥吃，三四次即止也。救急方。**中蛊吐血**或下血如肝。盐一升，苦酒一升，煎化顿服，得吐即愈，乃支太医方也。小品方。**金疮血出**甚多，若血冷则杀人。宜炒盐三撮，酒调服之。梅师方。**金疮中风**煎盐令热，以匙抄。沥却水，热泻疮上。冷更着，一日勿住，取瘥，大效。肘后方。**小儿撮口**盐豉捣贴脐上，灸之。子母秘录。**病笑不休**沧盐煅赤，研入河水煎沸，啜之，探吐热痰数升。即愈。素问曰：神有余，笑不休。神，心火也。火得风则焰，笑之象也。一妇病此半年，张子和用此方，遂愈。儒门事亲。**饮酒不醉**凡饮酒，先食盐一匕，则后饮必倍。肘后方。**明目坚齿**去翳，大利老眼。海盐，以百沸汤泡散，清汁于银石器内，熬取雪白盐花，新瓦器盛。每早揩牙漱水，以大指甲点水洗目，闭坐良久，乃洗面。名洞视千里法，极神妙。永类钤方。**风热牙痛**槐枝煎浓汤二碗，入盐一斤，煮干炒研，日用揩牙，以水洗目。唐瑶经验方。**齿䘌齿动**盐半两，皂荚两挺，同烧赤，研。夜夜揩齿，一月后并瘥，其齿牢固。食疗本草。**齿龈宣露**每旦噙盐，热水含百遍。五日后齿即牢。千金方。**齿疼出血**每夜盐末厚封龈上，有汁沥尽乃卧。其汁出时，叩齿勿住。不过十夜，疼血皆止。忌猪、鱼、油菜等。极验。肘后方。**喉中生肉**绵裹箸头，拄盐揩之，日五六度。孙真人方。**帝钟喉风**垂长半寸，煅食盐频点之，即消。圣惠方。**风病耳鸣**盐五升蒸热，以耳枕之，冷复易之。肘后方。**耳卒疼痛**方同上。**目中泪出**盐点目中，冷水洗数次，瘥。范汪方。**目中浮翳**遮睛。白盐生研少许，频点屡效，小儿亦宜。直指方。**小儿目翳**或来或去，渐大侵睛。雪白盐少许，灯心蘸点，日三五次。不痛不碍，屡用有效。活幼口议。**尘物眯目**以少盐并豉置水中，视之立出。孙真人方。**酒皶赤鼻**白盐常擦之，妙。直指方。**口鼻急疳**蚀烂腐臭。斗子盐、白面等分，为末。每以吹之。普济方。**面上恶疮**五色者。盐汤浸绵搨疮上，五六度即瘥。药性论。**体如虫行**风热也。盐一斗，水一石，煎汤浴之，三四次。亦疗一切风气。外台秘要。**疮癣痛痒**初生者。嚼盐频擦之。妙。千金翼。**手足心毒**风气毒肿。盐末、椒末等分，酢和。傅之，立瘥。肘后方。**手足疣目**盐傅上，以舌舐之。不过三度，瘥。肘后方。**热病生䘌**下部有疮。熬盐熨之。不过三次。梅师方。**一切漏疮**故布裹盐，烧赤为末。每服一钱。外台秘要。**臁疮经年**盐中黑泥，晒研搽之。永类方。**蠼螋尿疮**盐汤浸绵，搨疮上。食疗本草。**蜈蚣咬人**嚼盐涂之，或盐汤浸之，妙。梅师方。**蚯蚓咬毒**形如大风，眉鬓皆落。惟浓煎盐汤，浸身数遍即愈。浙西军将张韶病此，每夕蚯蚓鸣于体，一僧用此方而安，蚓畏盐也。经验方。**蜂虿叮螫**嚼盐涂之。千金方。**解黄蝇毒**乌蒙山峡多小黄蝇，生毒蛇鳞中，啮人初无所觉，渐痒为疮。勿搔，但以冷水沃之，擦盐少许，即不为疮。方舆胜览。**毒蛇伤螫**嚼盐涂之，灸三壮，仍嚼盐涂之。徐伯玉方。**虱出怪病**临卧浑身虱出，约至五升，随至血肉俱坏，每宿渐多，痛痒不可言状，惟吃水，卧床昼夜号哭，舌尖出血不止，身齿俱黑，唇动鼻开。但饮盐醋汤十数日即安。夏子益奇疾方。**解狼毒毒**盐汁饮之。千金方。**药箭毒气**盐贴疮上，灸三十壮，良。集验方。**救溺水死**以大凳卧之，后足放高，用盐擦脐中，待水自流出，切勿倒提出水。救急方。**溃痈作痒**以盐摩其四围，即止。外科精义。

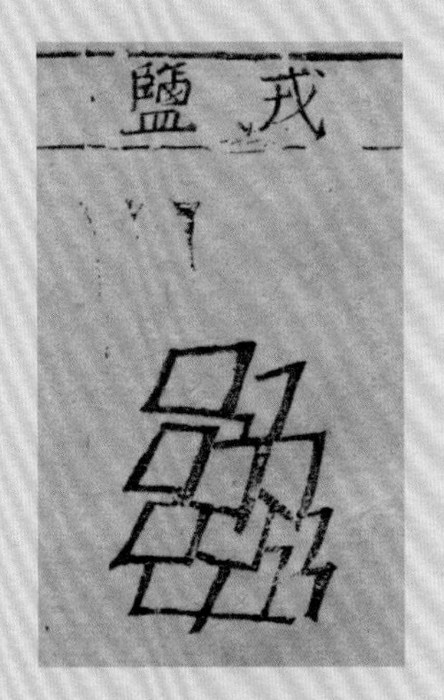

‖ **基原** ‖

据《纲目图鉴》《汇编》《大辞典》等综合分析考证，本品为卤化物类矿物石盐Halite（等轴晶系）。主要为氯化钠（NaCl），并夹杂有氯化钾（KCl）等。《药典》收载大青盐药材为卤化物类石盐族湖盐结晶体；自盐湖中采挖后，除去杂质，干燥。

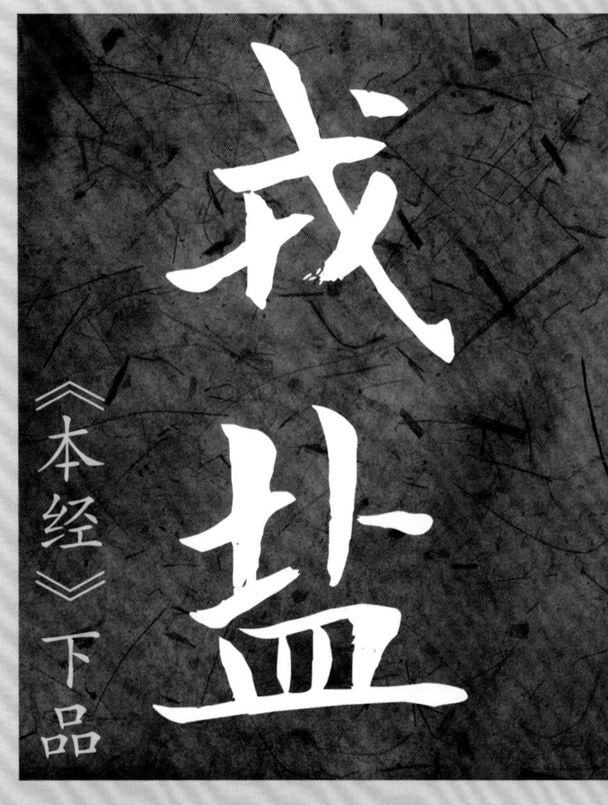

戎盐

《本经》下品

‖ **释名** ‖

胡盐别录**羌盐**日华**青盐**纲目**秃登盐**唐本**阴土盐**。

[大明曰] 西番所食者，故号戎盐、羌盐。[恭曰] 戎盐，即胡盐也。沙州名秃登盐，廓州名为阴土盐，生河岸山坂之阴土石间，故名。

‖ **集解** ‖

[别录曰] 戎盐生胡盐山，及西羌北地、酒泉福禄城东南角。北海青，南海赤。十月采。[当之曰] 戎盐味苦臭，是海潮水浇山石，经久盐凝着石，取之北海者青，南海者赤。[弘景曰] 史书言虏中盐有九种：白盐、食盐，常食者；黑盐，主腹胀气满；胡盐，主耳聋目痛；柔盐，主马脊疮；又有赤盐、驳盐、臭盐、马齿盐四种，并不入食。马齿即大盐，黑盐疑是卤碱，柔盐疑是戎盐，而此戎盐又名胡盐，二三相乱。今戎盐虏中甚有，从凉州来，亦从敦煌来。其形作块片，或如鸡鸭卵，或如菱米，色紫白，味不甚咸，口尝气臭正如毈鸡子臭者乃真。又河南盐池泥中，自有凝盐如石片，打破皆方，青黑色，善疗马脊疮，又疑此是戎盐。又巴东朐䏰县北崖有盐井，盐水自凝，生伞子盐，方一二寸，中央突张如伞形，亦有方如石膏、博棋者。[恭曰] 戎盐即胡盐，生河崖山坂之阴土石间，大小不常，坚白似石，烧之不鸣烢也。[宗奭曰] 戎盐成垛，裁之如枕，细白，味甘、咸。[颂曰] 陶氏所说九种，今人不能遍识。医家治眼及补下药多用青盐，恐即戎盐也。本草云：北海青，南海赤。今青盐从西羌来者，形块方棱，明莹而青黑色，最奇。北海来者，作大块而不光莹，又多孔窍，若蜂窠状，色亦浅于西盐，彼人谓之盐枕，入药差劣。北胡又有一种盐，作片屑，如碎白石，彼人亦谓之青盐，缄封于匣，与盐枕并作礼贽，不知是何色类。[时珍

曰] 本草戎盐云，北海青，南海赤，而诸注乃用白盐，似与本文不合。按凉州异物志云：姜赖之墟，今称龙城。刚卤千里，蒺藜之形。其下有盐，累棋而生。出于胡国，故名戎盐。赞云：盐山二岳，二色为质。赤者如丹，黑者如漆。小大从意，镂之为物。作兽辟恶，佩之为吉。或称戎盐，可以疗疾。此说与本草本文相合，亦惟赤、黑二色，不言白者。盖白者乃光明盐，而青盐、赤盐则戎盐也。故西凉记云：青盐池出盐，正方半寸，其形如石，甚甜美。真腊记云：山间有石，味胜于盐，可琢为器。梁杰公传言，交河之间，掘碛下数尺，有紫盐，如红如紫，色鲜而甘。其下丈许，有瑿珀。北户录亦言，张掖池中出桃花盐，色如桃花，随月盈缩。今宁夏近凉州地，盐井所出青盐，四方皎洁如石。山丹卫即张掖地，有池产红盐，红色。此二盐，即戎盐之青、赤二色者。医方但用青盐，而不用红盐，不知二盐皆名戎盐也。所谓南海、北海者，指西海之南北而言，非炎方之南海也。张果玉洞要诀云：赤戎盐出西戎，禀自然水土之气，结而成质。其地水土之气黄赤，故盐亦随土气而生。味淡于石盐，力能伏阳精。但于火中烧汁红赤，凝定色转益者，即真也。亦名绛盐。抱朴子书有作赤盐法。又岭南一种红盐，乃染成者，皆非真红盐也。又丹房镜源云：蛮盐可伏雌雄，红盐为上。

‖ **气味** ‖

咸，寒，无毒。[宗奭曰] 甘、咸。[大明曰] 平。[独孤滔曰] 戎盐，赤、黑二色，能累卵，干汞，制丹砂。

‖ **主治** ‖

明目目痛，益气，坚肌骨，去毒蛊。本经。**心腹痛，溺血吐血，齿舌血出。**别录。**助水脏，益精气，除五脏癥结，心腹积聚，痛疮疥癣。**大明。**解芫青、斑蝥毒。**时珍。

‖ **发明** ‖

[宗奭曰] 戎盐甘咸，功在却血、入肾，治目中瘀赤涩昏。[时珍曰] 戎盐功同食盐，不经煎炼，而味咸带甘，入药似胜。周礼注云，饴盐味甜，即戎盐，不知果否？或云以饴拌盐也。

‖ **附方** ‖

新六。**小便不通**戎盐汤：用戎盐弹丸大一枚，茯苓半斤，白术二两，水煎，服之。仲景金匮方。**风热牙痛**青盐一斤，槐枝半斤，水四碗，煎汁二碗，煮盐至干，炒研。日用揩牙洗目。唐氏经验方。**牢牙明目**青盐二两，白盐四两，川椒四两，煎汁拌盐炒干。日用揩牙洗目，永无齿疾目疾。通变要法。**风眼烂弦**戎盐化水，点之。普济方。**痔疮漏疮**白矾四两，青盐四两，为末，猪尿脬一个盛之，阴干。每服五钱，空心温水下。赵氏经验方。

‖ 基原 ‖

据《纲目图鉴》《中华本草》《大辞典》等综合分析考证，本品为卤化物类矿物石盐Halite（等轴晶系）的无色透明的晶体。主要为氯化钠（NaCl）。主产于内蒙古，甘肃、青海、新疆等地亦产。

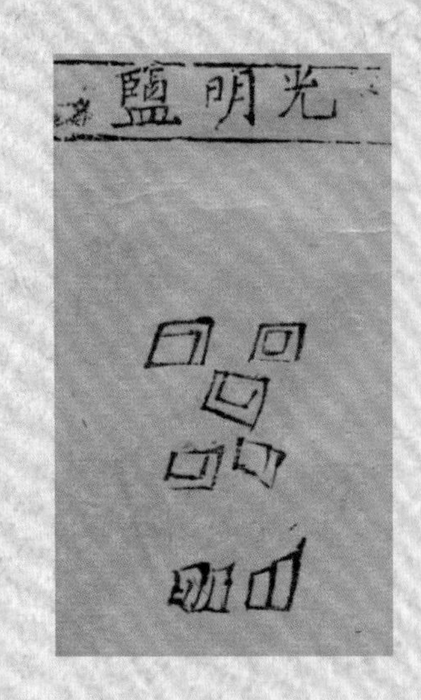

‖ 释名 ‖

石盐唐本**圣石**蜀本**水晶盐**纲目。[时珍曰] 雷敩炮炙论·序云：圣石开盲，明目而如云离日。则光明者，乃兼形色与功而名也。

‖ 集解 ‖

[恭曰] 光明盐生盐州五原，盐池下凿取之。大者如升，皆正方光彻。[颂曰] 今阶州出一种石盐，生山石中，不由煎炼，自然成盐，色甚明莹，彼人甚贵之，云即光明盐也。[时珍曰] 石盐有山产、水产二种。山产者即崖盐也，一名生盐，生山崖之间，状如白矾，出于阶、成、陵、凤、永康诸处。水产者生池底，状如水晶、石英，出西域诸处。吴录云：天竺有新淘水，味甘美，下有石盐。白如水晶。又波斯出自然白盐，如细石子。金幼孜北征录云：北虏有盐海子，出白盐，莹洁如水晶。又有盐池盐，色或青或白，军士采食之。此皆水产者也。梁四公子传云：高昌国烧羊山出盐，大者如斗，状白如玉。月望收者，其文理粗，明澈如冰；非月望收者，其文理密。金楼子云：胡中白盐，产于崖，映月光明洞澈如水晶。胡人以供国厨，名君王盐，亦名玉华盐。此则山产者也。皆自然之盐。所谓天成者也。益州记云：汶山有咸石，以水渍而煎之成盐。此亦石盐之类，而稍不同者。

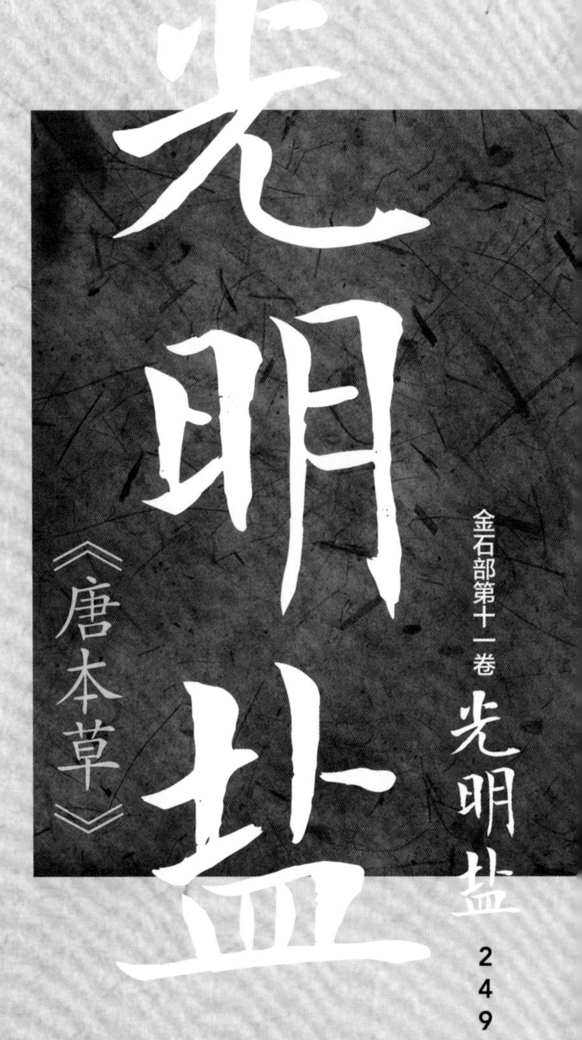

‖ 气味 ‖

咸、甘，平，无毒。

‖ 主治 ‖

头痛诸风，目赤痛，多眵泪。唐本。

‖ 发明 ‖

[时珍曰] 光明盐得清明之气，盐之至精者也，故入头风眼目诸药尤良。其他功同戎盐，而力差次之。

‖ **基原** ‖

据《纲目图鉴》《汇编》《大辞典》等综合分析考证，本品为卤块（固体卤水）经加工煎熬制成的白色结晶体。主要为氯化镁（$MgCl_2$），尚杂有氯化钠（NaCl）等。主产于天津汉沽和塘沽地区，沿海诸省及内陆湖泊、盐井亦产。

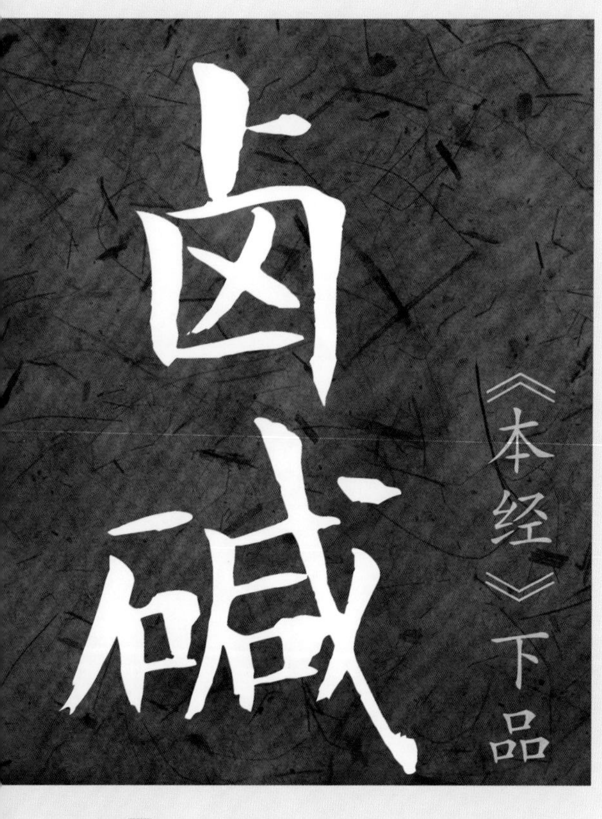

‖ **释名** ‖

卤盐　寒石吴普**石硷**补遗。

[时珍曰] 碱音有二：音咸者，润下之味；音减者，盐土之名，后人作硷、作鹼是矣。许慎说文云：卤，西方碱地也。故字从西省文，象盐形。东方谓之斥，西方谓之卤，河东谓之碱。传云：兑为泽，其于地也为刚卤，亦西方之义。

‖ **集解** ‖

[别录曰] 卤碱生河东池泽。[弘景曰] 今俗不复见卤碱，疑是黑盐。又云：是煎盐釜不凝滓。二说未详。[恭曰] 卤碱生河东，河东盐不釜煎，明非凝滓，又疑是黑盐，皆不然。此是硷土也，今人熟皮用之，于硷地掘取。[颂曰] 并州人刮碱煎炼，不甚佳，即卤碱也。[机曰] 卤碱，即卤水也。[时珍曰] 说文既言卤碱皆斥地之名，则谓凝滓及卤水之

说皆非矣。卤盐与卤硷不同。山西诸州平野，及太谷、榆次高亢处，秋间皆生卤，望之如水，近之如积雪。土人刮而熬之为盐，微有苍黄色者，即卤盐也。尔雅所谓天生曰卤、人生曰盐者是矣。凡盐未经滴去苦水，则不堪食，苦水即卤水也。卤水之下，澄盐凝结如石者，即卤硷也。丹溪所谓石硷者，乃灰硷也，见土类。吴普本草谓卤硷，一名卤盐者，指卤水之盐，非卤地之盐也，不妨同名。

‖ **气味** ‖

苦，寒，无毒。[别录] 苦、咸，寒。[独孤滔曰] 卤盐制四黄，作焊药。同硇砂罨铁，一时即软。

‖ **主治** ‖

大热消渴狂烦，除邪，及下蛊毒，柔肌肤。本经。**去五脏肠胃留热结气，心下坚，食已呕逆喘满，明目目痛。**别录。

‖ **附方** ‖

新二。**风热赤眼**虚肿涩痛。卤碱一升，青梅二十七个，古钱二十一文，新瓶盛，密封，汤中煮一炊时。三日后取点，日三五度。圣惠方。**齿腐龈烂**不拘大人小儿。用上好碱土，热汤淋取汁，石器熬干刮下，入麝香少许研，掺之。宣明方。

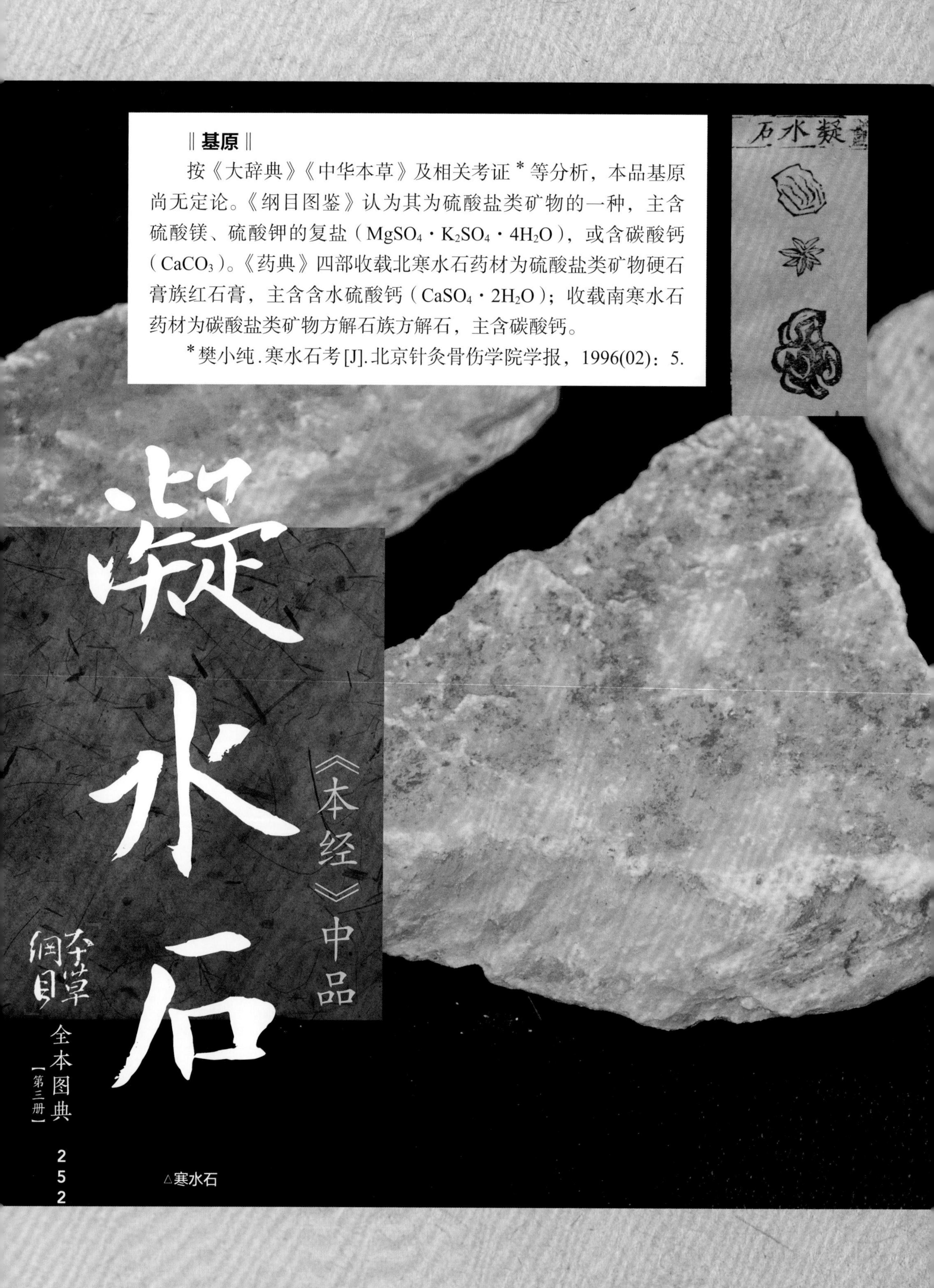

‖ **基原** ‖

按《大辞典》《中华本草》及相关考证 * 等分析，本品基原尚无定论。《纲目图鉴》认为其为硫酸盐类矿物的一种，主含硫酸镁、硫酸钾的复盐（$MgSO_4 \cdot K_2SO_4 \cdot 4H_2O$），或含碳酸钙（$CaCO_3$）。《药典》四部收载北寒水石药材为硫酸盐类矿物硬石膏族红石膏，主含含水硫酸钙（$CaSO_4 \cdot 2H_2O$）；收载南寒水石药材为碳酸盐类矿物方解石族方解石，主含碳酸钙。

*樊小纯.寒水石考[J].北京针灸骨伤学院学报，1996(02)：5.

△寒水石

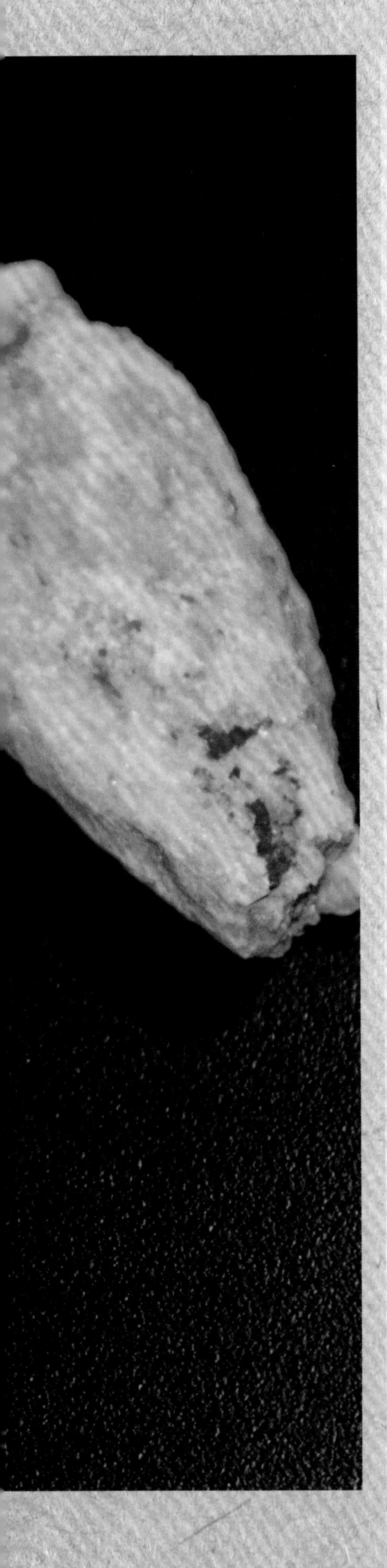

‖ **释名** ‖

白水石本经**寒水石　凌水石**别录**盐精石　泥精　盐枕**纲目**盐根**。[时珍曰] 拆片投水中，与水同色，其水凝动；又可夏月研末，煮汤入瓶，倒悬井底，即成凌冰，故有凝水、白水、寒水、凌水诸名。生于积盐之下，故有盐精以下诸名。石膏亦有寒水之名，与此不同。

‖ **集解** ‖

[别录曰] 凝水石，色如云母可析者，盐之精也。生常山山谷、中水县及邯郸。[弘景曰] 常山即恒山，属并州。中水属河间。邯郸属赵郡。此处地皆碱卤，故云盐精，而碎之亦似朴消。此石末置水中，夏月能为冰者佳。[时珍曰] 别录言凝水，盐之精也。陶氏亦云卤地所生，碎之似朴消。范子计然云，出河东。河东，卤地也。独孤滔丹房镜源云：盐精出盐池，状如水精。据此诸说，则凝水即盐精石也，一名泥精，昔人谓之盐枕，今人谓之盐根。生于卤地积盐之下，精液渗入土中，年久至泉，结而成石，大块有齿棱，如马牙消，清莹如水精，亦有带青黑色者，皆至暑月回润，入水浸久亦化。陶氏注戎盐，谓盐池泥中自有凝盐如石片，打破皆方，而色青黑者，即此也。苏颂注玄精石，谓解池有盐精石，味更咸苦，乃玄精之类；又注食盐，谓盐枕作精块，有孔窍，若蜂窠，可缄封为礼贽者，皆此物也。唐宋诸医不识此石，而以石膏、方解石为注，误矣。今正之于下。

‖ **正误** ‖

[恭曰] 凝水石有纵理、横理两种，色清明者为上。或云纵理为寒水石，横理为凝水石。今出同州韩城，色青横理如云母为良；出澄州者，斜理文色白为劣也。[颂曰] 今河东汾、隰州及德顺

军亦有之，三月采。又有一种冷油石，全与此相类，但投沸油铛中，油即冷者，是也。此石性冷有毒，误服令人腰以下不能举。[宗奭曰] 凝水石文理通彻，人或磨刻为枕，以备暑月之用。入药须烧过。或市人末入轻粉以乱真，不可不察。陶氏言夏月能为冰者佳，如此则举世不能得矣。[阎孝忠曰] 石膏，洁白坚硬，有墙壁。寒水石软烂，可以手碎，外微青黑，中有细文。[王隐君曰] 寒水石，坚白晶洁，状若明矾、蓬砂之质。或有碎之，粒粒大小皆四方，故又名方解石，今人谓之硬石膏者是也。[时珍曰] 寒水石有二：一是软石膏，一是凝水石。惟陶弘景所注，是凝水之寒水石，与本文相合。苏恭、苏颂、寇宗奭、阎孝忠四家所说，皆是软石膏之寒水石。王隐君所说，则是方解石。诸家不详本文盐精之说，不得其说，遂以石膏、方解石指为寒水石。唐宋以来相承其误，通以二石为用，而盐精之寒水，绝不知用，此千载之误也。石膏之误近千载，朱震亨氏始明；凝水之误，非时珍深察，恐终于绝响矣。

‖ 修治 ‖

[敩曰] 凡使，须用姜自然汁煮干研粉用。每十两，用生姜一镒也。

‖ 气味 ‖

辛，寒，无毒。[别录曰] 甘，大寒。[普曰] 神农：辛。岐伯、医和、扁鹊：甘，无毒。李当之：大寒。[时珍曰] 辛、咸。[之才曰] 解巴豆毒，畏地榆。[独孤滔曰] 制丹砂，伏玄精。

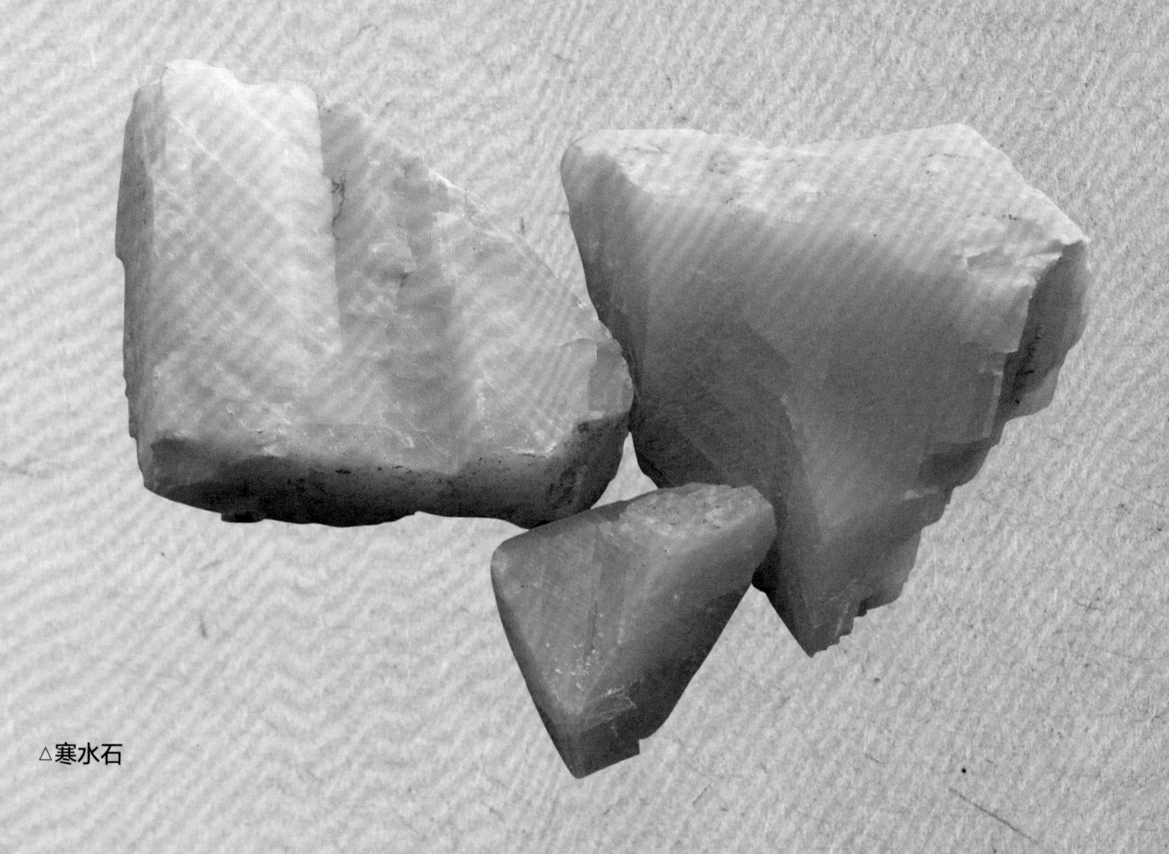

△寒水石

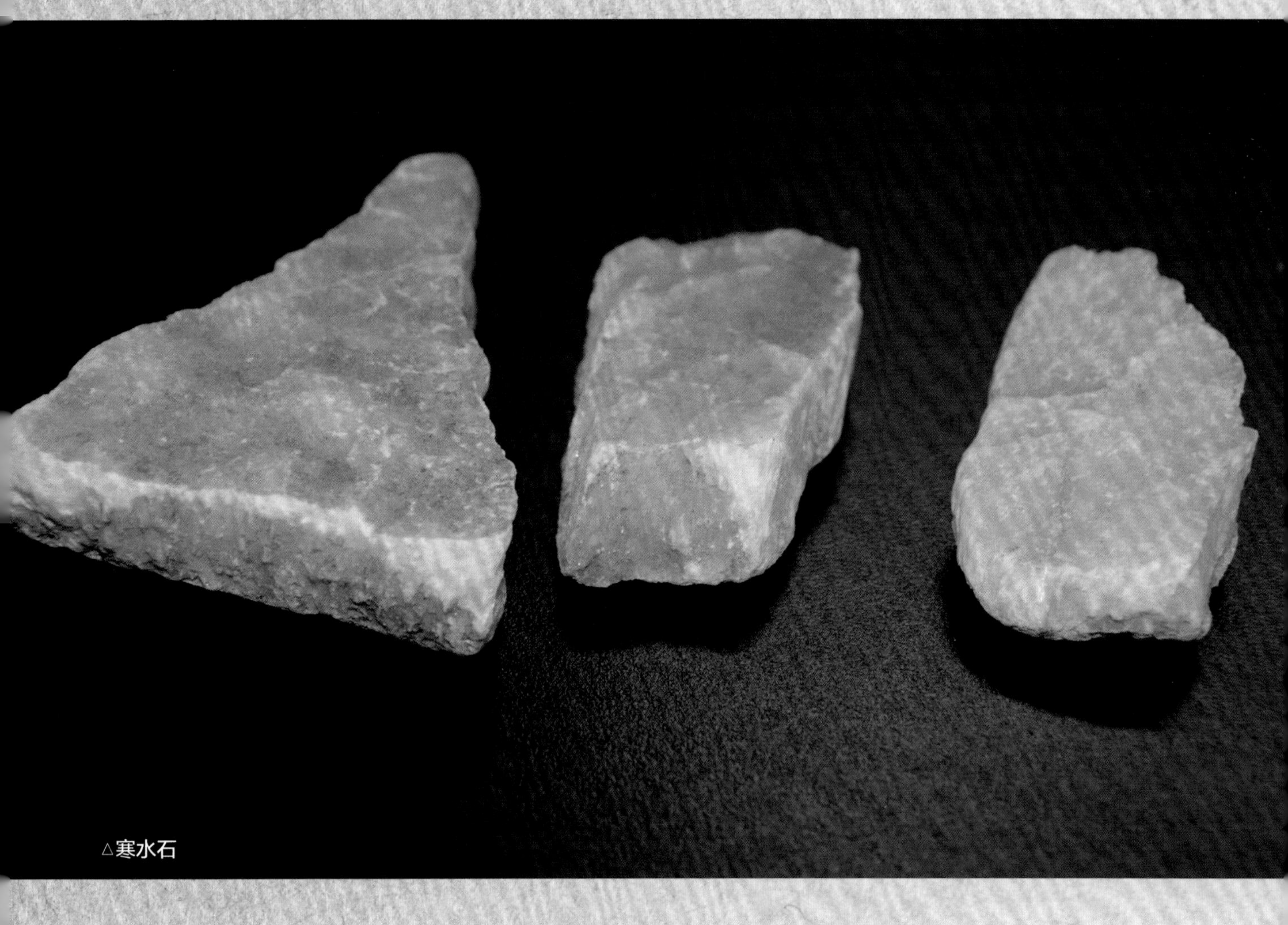
△寒水石

‖ **主治** ‖

身热，腹中积聚邪气，皮中如火烧，烦满，水饮之。久服不饥。本经。**除时气热盛，五脏伏热，胃中热，止渴，水肿，小腹痹。**别录。**压丹石毒风，解伤寒劳复。**甄权。**治小便白，内痹，凉血降火，止牙疼，坚牙明目。**时珍。

‖ **发明** ‖

[时珍曰] 凝水石禀积阴之气而成，其气大寒，其味辛咸，入肾走血除热之功，同于诸盐。古方所用寒水石是此石，唐宋诸方寒水石是石膏，近方寒水石则是长石、方解石，俱附各条之下，用者详之。

‖ **附方** ‖

旧二，新二。**男女转脬**不得小便。寒水石二两，滑石一两，葵子一合，为末，水一斗，煮五升。时服一升，即利。永类方。**牙龈出血**有窍。寒水石粉三两，朱砂二钱，甘草脑子一字，为末。干掺。普济方。**汤火伤灼**寒水石烧研傅之。卫生易简方。**小儿丹毒**皮肤热赤。寒水石半两，白土一分，为末，米醋调涂之。经验方。

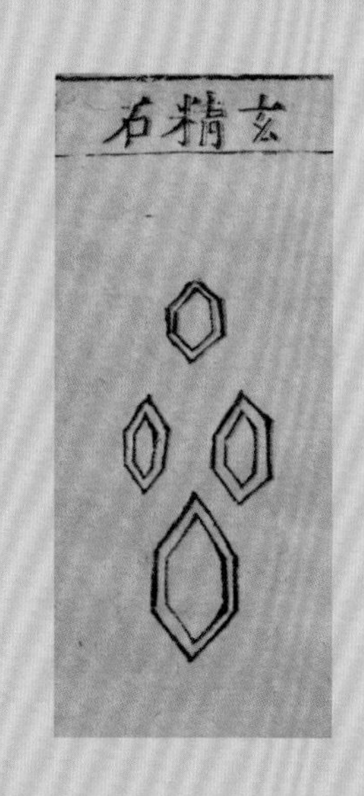

‖基原‖

据《中华本草》《汇编》《大辞典》等综合分析考证，本品为硫酸盐类石膏族矿物石膏的晶体；主要为含水硫酸钙（$CaSO_4 \cdot 2H_2O$），主产于陕西、甘肃、青海、内蒙古、四川、云南。《纲目图鉴》认为其为盐湖中化学沉积的钙芒硝Gluberite（单斜晶系）；含硫酸钠（Na_2SO_4）和硫酸钙（$CaSO_4$），分布于山西、陕西、青海、四川等地。《药典》四部收载玄精石药材为年久所结的小型片状硫酸盐类矿物石膏。

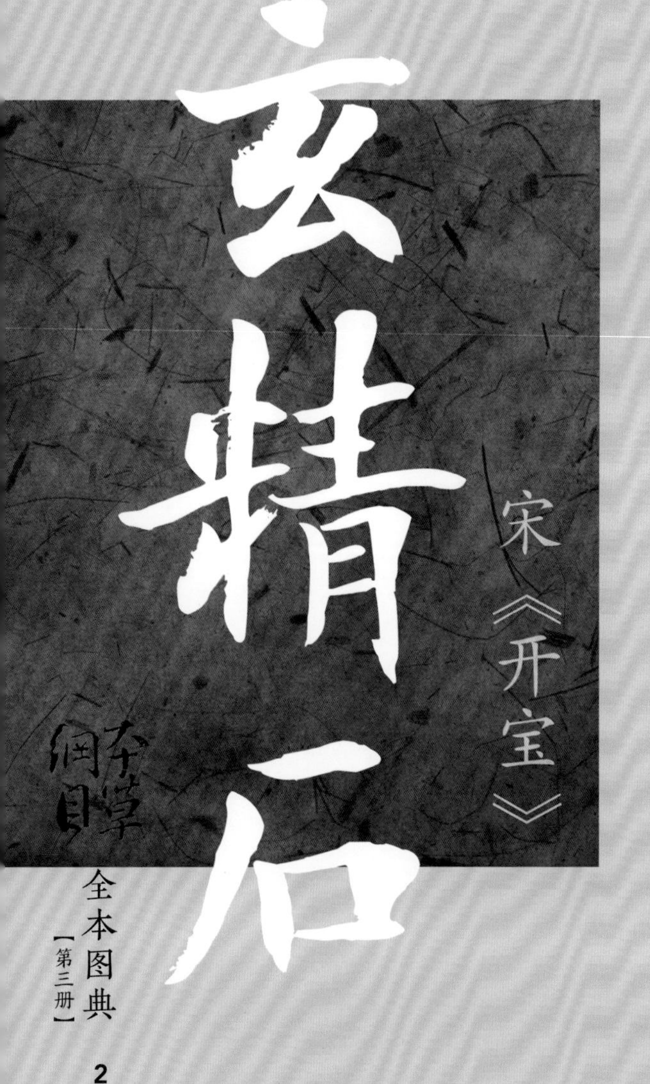

‖释名‖

太乙玄精石　阴精石纲目**玄英石。**[时珍曰] 此石乃碱卤至阴之精凝结而成，故有诸名。

‖集解‖

[颂曰] 玄精石出解州解池，及通、泰州积盐仓中亦有之。其色青白、龟背者佳，采无时。又解池有盐精石，味更咸苦，亦玄精之类也。[恭曰] 近地亦有之，色亦青白，片大不佳。[时珍曰] 玄精是碱卤津液流渗入土，年久结成石片，片状如龟背之形。蒲、解出者，其色青白通彻。蜀中赤盐之液所结者，色稍红光。沈存中笔谈云：太阴玄精生解州盐泽之卤，沟渠土内得之。大者如杏叶，小者如鱼鳞，悉皆尖角，端正似刻，正如龟甲状。其裙襕小椭，其前则下剡，其后则上剡，正如穿山甲相掩之处，全是龟甲，更无异也。色绿而莹彻，叩之则直理而拆，莹如明鉴，拆处亦六角，如柳叶大。烧过则悉解拆，薄如柳叶，片片相离，白如霜雪，平洁可爱。此乃禀积阴之

气凝结，故皆六角。今天下所用玄精，乃绛州山中所出绛石，非玄精也。

‖**气味**‖

咸，温，无毒。[时珍曰]甘、咸，寒。[独孤滔曰]制硫黄、丹砂。

‖**主治**‖

除风冷邪气湿痹，益精气，妇人痼冷漏下，心腹积聚冷气，止头痛，解肌。开宝。**主阴证伤寒，指甲面色青黑，心下胀满结硬，烦渴，虚汗不止，或时狂言，四肢逆冷，咽喉不利肿痛，脉沉细而疾，宜佐他药服之。又合他药，涂大风疮。**宗奭。

‖**发明**‖

[颂曰]古方不见用，近世补药及伤寒多用之。其著者，治伤寒正阳丹出汗也。[时珍曰]玄精石禀太阴之精，与盐同性，其气寒而不温，其味甘咸而降，同硫黄、消石治中盛下虚，救阴助阳，有扶危拯逆之功。故铁瓮申先生来复丹用之，正取其寒，以配消、硫之热也。开宝本草言其性温，误矣。

‖**附方**‖

旧一，新八。**正阳丹**治伤寒三日，头痛壮热，四肢不利。太阴玄精石、消石、硫黄各二两，硇砂一两，细研，入瓮瓶固济。以火半斤，周一寸熁之，约近半日，候药青紫色，住火。待冷取出，用腊月雪水拌匀，入罐子中，屋后北阴下阴干。又入地埋二七日，取出细研，面糊和丸鸡头子大。先用热水浴后，以艾汤研下一丸。以衣盖汗出为瘥。图经本草。**小儿风热**挟风蕴热，体热。太阴玄精石一两，石膏七钱半，龙脑半两，为末。每服半钱，新汲水下。普济方。**肺热咳嗽**方见不灰木下。**冷热霍乱**分利阴阳。玄精石、半夏各一两，硫黄三钱，为末，面糊丸梧子大。每米饮服三十丸。指南方。**头风脑痛**玄精石末，入羊胆中阴干。水调一字，吹鼻中，立止。千金方。**目赤涩痛**玄精石半两，黄檗炙一两，为末。点之，良。普济方。**赤目失明**内外障翳。太阴玄精石阴阳火煅、石决明各一两，蕤仁、黄连各二两，羊子肝七个，竹刀切晒，为末，粟米饭丸梧子大。每卧时茶服二十丸。服至七日，烙顶心以助药力，一月见效。宋丞相言：黄典史病此，梦神传此方，愈。朱氏集验方。**目生赤脉**玄精石一两，甘草半两，为末。每服一钱，小儿半钱，竹叶煎汤调下。总微论。**重舌涎出**水浆不入。太阴玄精石二两，牛黄、朱砂、龙脑一分，为末。以铍针舌上去血，盐汤漱口，掺末咽津，神效。圣惠方。

‖ **基原** ‖

据《中华本草》《纲目图鉴》《大辞典》等综合分析考证，本品为卤化物类氯铜矿族矿物氯铜矿Atacamite（斜方晶系）或人工制品。氯铜矿主要成分为碱式氯化铜（$2Cu_2(OH)_3Cl$），产于湖南、云南、青海等地；人工绿盐为铜在酸性盐水中生成的氯化铜。

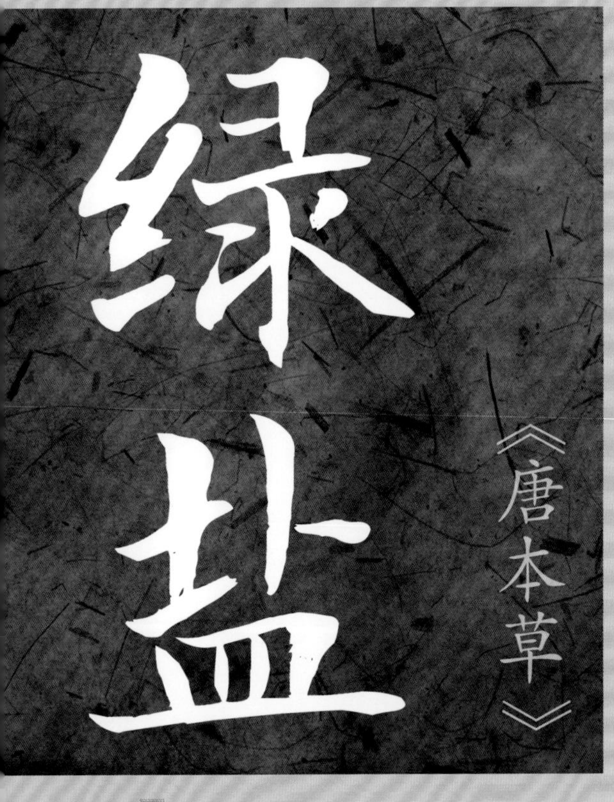

‖ **释名** ‖

盐绿　石绿纲目。

‖ **集解** ‖

[恭曰] 绿盐出焉耆国，水中石中下取之，状若扁青、空青，为眼药之要。今人以光明盐、硇砂、赤铜屑，酿之为块，绿色，以充之。[珣曰] 出波斯国，生石上，舶上将来，谓之石绿，装色久而不变。中国以铜、醋造者，不堪入药，色亦不久。[时珍曰] 方家言波斯绿盐色青，阴雨中干而不湿者为真。又造盐绿法：用熟铜器盛取浆水一升，投青盐一两在内，浸七日取出，即绿色。以物刮末，入浆水再浸七日或二七取出。此非真绿盐也。

‖ **气味** ‖

咸、苦、辛，平，无毒。

‖ **主治** ‖

目赤泪出，肤翳眵暗。唐本。**点目，明目消翳。疗小儿无辜疳气。**李珣。

‖ **附方** ‖

新二。**胎赤眼痛**盐绿一分，蜜半两，于蚌蛤内相和。每夜卧时浆水洗目，炙热点之，能断根。圣济录。**目暗赤涩**多泪。盐绿一钱，蕤仁去皮一钱，研热，入好酥一钱。研匀。每夜点一麻子。圣惠方。

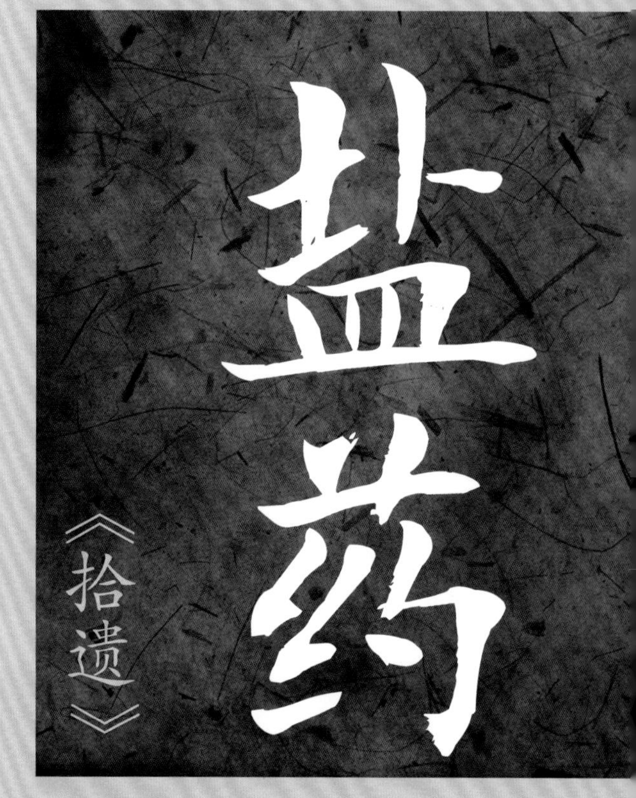

‖ **集解** ‖

[藏器曰] 生海西南雷、罗诸州山谷。似芒消，末细，入口极冷。南人少有服者，恐极冷入腹伤人，宜慎之。

‖ **气味** ‖

咸，冷，无毒。

‖ **主治** ‖

眼赤眦烂风赤，细研水和点之。又水研服，去热烦痰满头痛，明目镇心。又主蛇虺恶虫毒，药箭镞毒，疥癣痈肿瘰疬，并摩傅之，甚者水化服之。又解独自草箭毒。藏器。

‖ **附录** ‖

悬石 [保升曰] 人若常服炼石者，至殁，冢中生悬石，若芒消，其冷如雪，杀火毒。

‖ **基原** ‖

据《纲目图鉴》《中华本草》《大辞典》等综合分析考证，本品为硫酸盐类芒硝族矿物芒硝Mirabirite（单斜晶系）或人工制品芒硝的粗制品。主要为含水硫酸钠（$Na_2SO_4 \cdot 10H_2O$）。产于内蒙古、河北、天津、山西、陕西、青海等地。

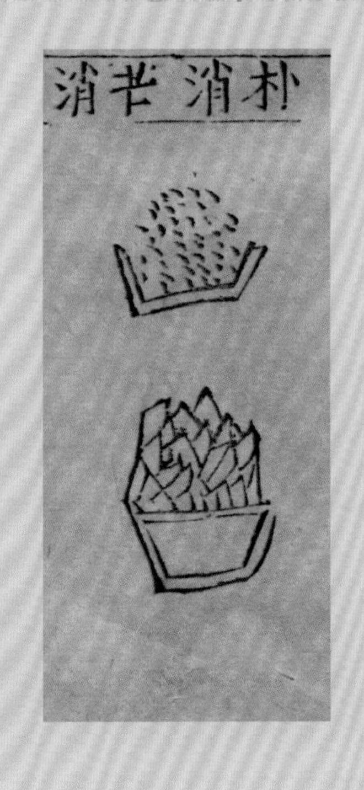

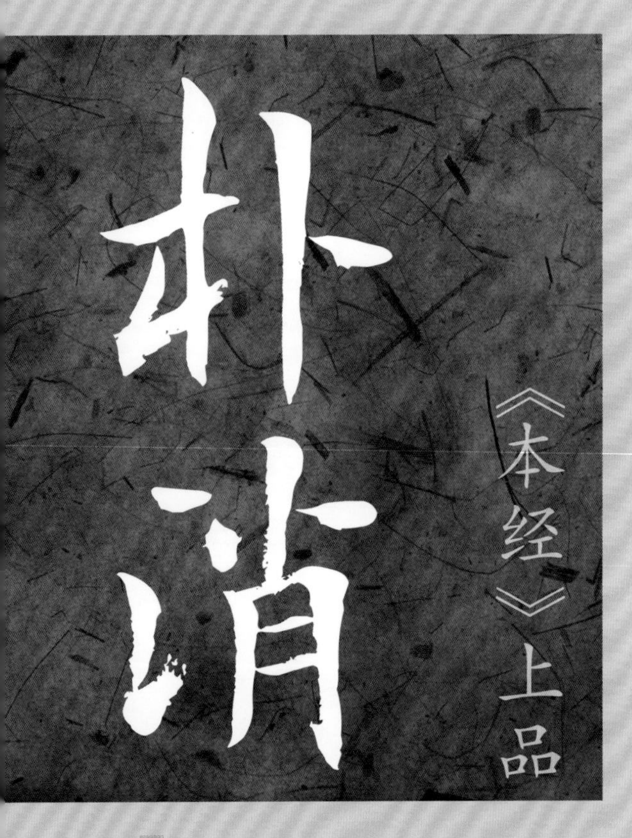

校正：并入别录芒消、嘉祐马牙消。

‖ **释名** ‖

消石朴别录**盐消**纲目**皮消**。[志曰] 消是本体之名，石乃坚白之号，朴者未化之义也。以其芒消、英消皆从此出，故曰消石朴也。[时珍曰] 此物见水即消，又能消化诸物，故谓之消。生于盐卤之地，状似末盐，凡牛马诸皮须此治熟，故今俗有盐消、皮消之称。煎炼入盆，凝结在下，粗朴者为朴消，在上有芒者为芒消，有牙者为马牙消。神农本经止有朴消、消石，名医别录复出芒消，宋嘉祐本草又出马牙消。盖不知消石即是火消，朴消即是芒消、马牙消，一物有精粗之异尔。诸说不识此，遂致纷纭也。今并芒消、牙消于一云。

‖ **集解** ‖

[别录曰] 朴消生益州山谷有咸水之阳，采无时，色青白者佳，黄者伤人，赤者杀人。又曰：芒消，生于朴消。[敩曰] 朴消中炼出，形似麦芒，号

曰芒消。[志曰] 以暖水淋朴消，取汁炼之，令减半，投于盆中，经宿乃有细芒生，故谓之芒消也。又有英消者，其状若白石英，作四五棱，莹澈可爱，主疗与芒消同，亦出于朴消，其煎炼自别有法，亦呼为马牙消。[宗奭曰] 朴消是初采得一煎而成者，未经再炼，故曰朴消。可以熟生牛马皮，及治金银有伪。芒消是朴消淋汁再炼者。[时珍曰] 消有三品：生西蜀者，俗呼川消，最胜；生河东者，俗呼盐消，次之；生河北、青、齐者，俗呼土消。皆生于斥卤之地，彼人刮扫煎汁，经宿结成，状如末盐，犹有沙土猥杂，其色黄白，故别录云，朴消黄者伤人，赤者杀人。须再以水煎化，澄去滓脚，入萝卜数枚同煮熟，去萝卜倾入盆中，经宿则结成白消，如冰如蜡，故俗呼为盆消。齐、卫之消则底多，而上面生细芒如锋，别录所谓芒消者是也。川、晋之消则底少，而上面生牙如圭角，作六棱，纵横玲珑，洞澈可爱，嘉祐本草所谓马牙消者是也。状如白石英，又名英消。二消之底，则通名朴消也。取芒消、英消，再三以萝卜煎炼去咸味，即为甜消。以二消置之风日中吹去水气，则轻白如粉，即为风化消。以朴消、芒消、英消同甘草煎过，鼎罐升煅，则为玄明粉。陶弘景及唐宋诸人皆不知诸消是一物，但有精粗之异，因名迷实，谬猜乱度，殊无指归。详见消石正误下。

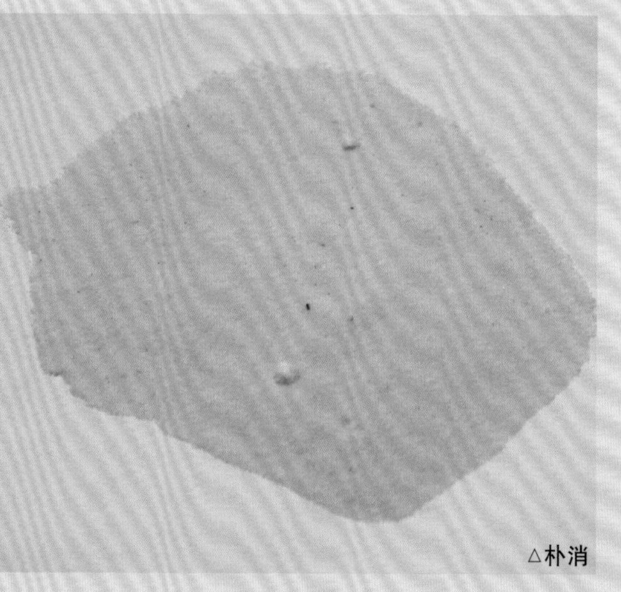
△朴消

朴消 本经

‖ **气味** ‖

苦，寒，无毒。[别录曰] 苦、辛，大寒，无毒。炼白如银，能寒能热，能滑能涩，能辛能咸能酸，入地千年不变。[权曰] 苦、咸，有小毒。[时珍曰] 别录所列神化之说，乃消石之功。详见消石下。[之才曰] 石韦为之使，恶麦句姜。[张从正曰] 畏三棱。

‖ **主治** ‖

百病，除寒热邪气，逐六腑积聚，结固留癖。能化七十二种石。炼饵服之，轻身神仙。本经。**胃中食饮热结，破留血闭绝，停痰痞满，推陈致新。**别录。**疗热胀，养胃消谷。**皇甫谧。**治腹胀，大小便不通。女子月候不通。**甄权。**通泄五脏百病及癥结，治天行热疾，头痛，消肿毒，排脓，润毛发。**大明。

芒消别录

‖ **气味** ‖

辛、苦，大寒，无毒。[权曰]咸，有小毒。

‖ **主治** ‖

五脏积聚，久热胃闭，除邪气，破留血，腹中痰实结搏，通经脉，利大小便及月水，破五淋，推陈致新。别录。**下瘰疬黄疸病，时疾壅热，能散恶血，堕胎。傅漆疮。**甄权。

马牙消宋嘉祐

‖ **气味** ‖

甘，大寒，无毒。[时珍曰]咸、微甘。即英消也。

‖ **主治** ‖

除五脏积热伏气。甄权。**末筛点眼赤，去赤肿障翳涩泪痛，亦人点眼药中用。**大明。**功同芒消。**时珍。

‖ **发明** ‖

[成无己曰]内经云：咸味下泄为阴。又云：咸以软之。热淫于内，治以咸寒。气坚者以咸软之，热盛者以寒消之。故张仲景大陷胸汤、大承气汤、调胃承气汤皆用芒消，以软坚去实热，结不至坚者不可用也。[好古曰]本草云　朴消味辛，是辛以润肾燥也。今人不用辛字，只用咸字，咸能软坚也。其义皆是。本草言芒消利小便而堕胎，然伤寒妊娠可下者用此，兼大黄引之，直入大肠，润燥软坚泻热，而母子俱安。经云：有故无殒，亦无殒也，此之谓欤？以在下言之，则便溺俱阴。以前后言之，则前气后血。以肾言之，总主大小便难。溺涩秘结，俱为水少火盛。经云，热淫于内，治以咸寒，佐之以苦，故用芒消、大黄相须为使也。[元素曰]芒消气薄味厚，沉而降，阴也。其用有三：去实热，一也；涤肠中宿垢，二也；破坚积热块，三也。孕妇惟三四月及七八月不可用，余皆无妨。[宗奭曰]

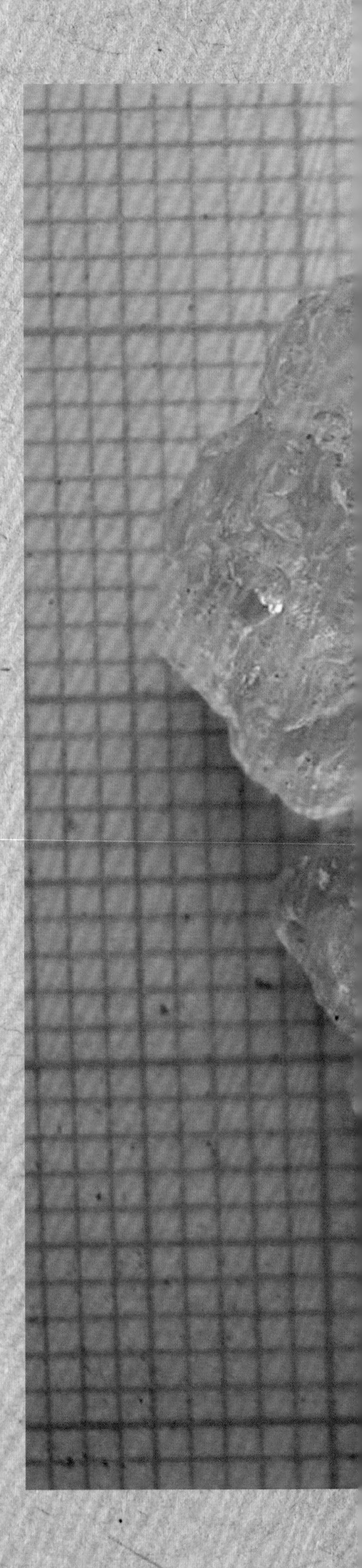

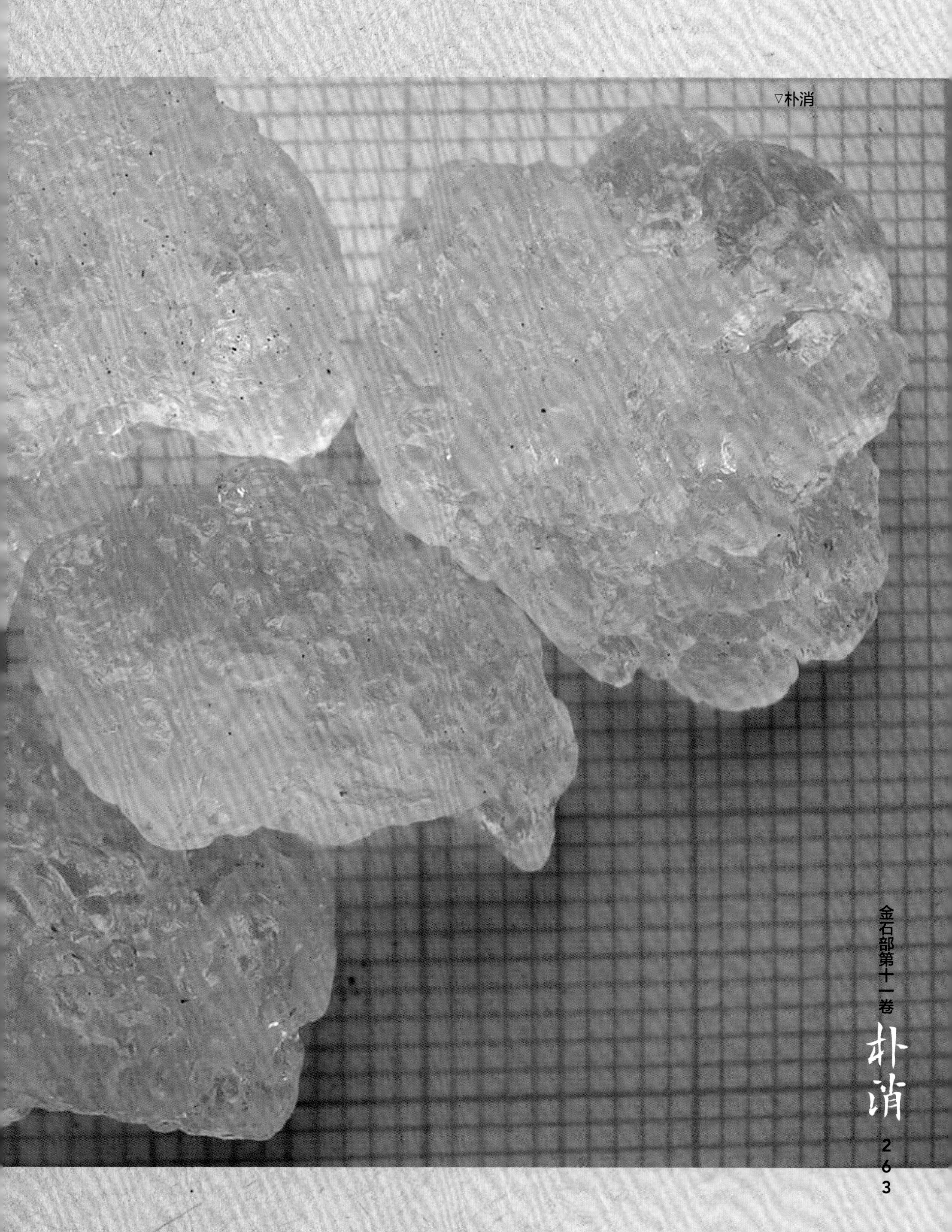
▽朴消

朴消是初得一煎而成者，其味苦涩，所以力紧急而不和，治食鲙不消，以此荡逐之。芒消是朴消淋过炼成，故其性和缓，故今多用治伤寒。[时珍曰] 朴消澄下，消之粗者也，其质重浊。芒消、牙消结于上，消之精者也，其质清明。甜消、风化消，则又芒消、牙消之去气味而甘缓轻爽者也。故朴消止可施于卤莽之人，及傅涂之药；若汤散服饵，必须芒消、牙消为佳。张仲景伤寒论只用芒消，不用朴消，正此义也。消禀太阴之精，水之子也。气寒味咸，走血而润下，荡涤三焦肠胃实热阳强之病，乃折治火邪药也。唐时腊日赐群臣紫雪、红雪、碧雪，皆用此消炼成者，通治积热诸病有神效，贵在用者中的尔。

‖**附方**‖

旧十七，新一十五。**紫雪**疗伤寒温疟，一切积热烦热，狂易叫走，瘴疫毒疠，卒死脚气，五尸五疰，心腹诸疾，疠刺切痛，解诸热毒，邪热发黄，蛊毒鬼魅，野道热毒，小儿惊痫百病。黄金一百两，石膏、寒水石、滑石、磁石各三斤，捣碎，水一斛，煮四斗，去滓。入犀角屑、羚羊角、青木香、沉香各五两，玄参洗焙、升麻各一斤，甘草炒八两，丁香一两，入前汁中煮取一斗五升，去滓。入炼朴消十斤，消石三十二两，于药汁中，微火煎之，柳木不住搅，至水气欲尽，倾木盆中。待欲凝，入麝香一两二钱半，朱砂末三两，搅匀，收之。每服一二钱，凉水服。临时加减，甚者一两。和剂局方。**红雪**治烦热，消宿食，解酒毒，开三焦，利五脏，除毒热，破积滞。治伤寒狂躁，胃烂发斑，温瘴脚气，黄疸头痛，目昏鼻塞，口疮喉痹，重舌肠痈等病。用川朴消十斤炼去滓，羚羊角屑、黄芩、升麻各三两，人参、赤芍药、槟榔、枳壳麸炒、生甘草、淡竹叶、木香各二两，木通、栀子、葛根、桑白皮、大青、蓝叶各一两半，苏方木六两，并剉片。水二斗五升，煎至九升，去滓，滤过煎沸。下消不住手搅，待水气将尽，倾入器中。欲凝，下朱砂一两，麝香半两，经宿成雪。每服一二钱，新汲水调下。欲行，则热汤化服一两。和剂方。**碧雪**治一切积热，天行时疾，发狂昏愦，或咽喉肿塞，口舌生疮，心中烦躁，或大小便不通，胃火诸病。朴消、芒消、马牙消、消石、石膏水飞、寒水石水飞各一斤，以甘草一斤，煎水五升，入诸药同煎，不住手搅，令消熔得所，入青黛一斤，和匀，倾盆内，经宿结成雪，为末。每含咽，或吹之，或水调服二三钱。欲通利，则热水服一两。和剂局方。**凉膈驱积**王旻山人甘露饮：治热壅，凉胸膈，驱积滞。蜀芒消末一大斤，用蜜十二两，冬加一两，和匀，入新竹筒内，半筒已上即止，不得令满。却入炊甑中，令有药处在饭内，其虚处出其上，蒸之。候饭熟取出，绵滤入瓷钵中，竹篦搅勿停手，待凝，收入瓷盒。每卧时含半匙，渐渐咽之。如要通转，即多服之。刘禹锡传信方。**乳石发动**烦闷。芒消，蜜水服一钱，日三服。圣惠方。**骨蒸热病**芒消末，水解方寸匕，日二，神良。千金方。**腹中痞块**皮消一两，独蒜一个，大黄末八分，捣作饼。贴于患处，以消为度。邵氏经验方。**食物过饱**不消，遂成痞膈。马牙消一两，吴茱萸半斤，煎汁投消，乘热服之。良久未转，更进一服，立效。窦群在常州，此方得效也。经验方。**关格不通**大小便闭，胀欲死，两三日则杀人。芒消三两，泡汤一升服，取吐即通。百一方。**小便不通**白花散：用芒消三钱，茴香酒下。简要济众方。**时气头痛**朴消末二两，生油调涂顶上。圣惠方。**赤眼肿痛**朴消置豆腐上蒸化，取汁收点。简便方。**风眼赤烂**明净皮消一盏，水二碗煎化，露一夜，滤净澄清。朝夕洗目。三日其红即消，虽半世者亦愈也。杨诚经验方。**退翳明目**白龙散：用马牙消光净者，厚纸裹实，安在怀内着肉，养一百二十日，研粉，入少龙脑。不计年岁深远，眼生翳膜，远视不明，但瞳人不破散者，并宜日点之。经验方。**诸眼障翳**牙消十两，汤泡汁，厚纸滤过，瓦器熬干，置地上一夜，入飞炒黄丹一两，麝香半分，再罗过，入脑子。日点。济急仙方。**逐月洗眼**芒消六钱，水一盏六分，澄清。依法洗目，至一年，眼如童子也。正月初三，二月初八，三月初四，四月初四，五月初五，六月初四，七月初三，八月初一，九月十三，十月十三，十一月十六，十二月初五日。圣惠方。**牙齿疼痛**皂荚浓浆，同朴消煎化，淋于石上，待成霜，擦之。普济方。**食蟹龈肿**朴消傅之，即消。普济方。**喉痹肿痛**外台用朴消一两，细细含咽，立效。或加丹砂一钱。气塞不通，加生甘草末二钱半，吹之。**小儿重舌**马牙消涂于舌上下，日三。姚和众。**口舌生疮**朴消含之良。孙真人方。**小儿鹅口**马牙消擦舌上，日五度。简要济众。**豌豆毒疮**未成脓者。猪胆汁和芒消末涂之。梅师。**代指肿痛**芒消煎汤渍之。圣惠方。**火焰丹毒**水调芒消末涂之。梅师。**一切风疹**水煮芒消汤拭之。梅师。**漆疮作痒**芒消汤涂之。千金。**灸疮飞蝶**因艾灸火疮痂退落，疮内鲜肉片子，飞如蝶状，腾空飞去，痛不可言，是血肉俱热，怪病也。用朴消、大黄各半两，为末。水调下，微利即愈。夏子益奇疾方。**妇人难产**芒消末二钱，童子小便温服，无不效者。信效方。**死胎不下**方同上。丰城曾尉有猫孕五子，一子已生，四子死腹中，用此灌之即下。又治一牛亦下。信效方。**女人扎足**脱骨汤：用杏仁一钱，桑白皮四钱，水五碗，新瓶煎三碗，入朴消五钱，乳香一钱，封口煎化。置足于上，先熏后洗。三日一作，十余次后，软若束绵也。闺阁事宜。

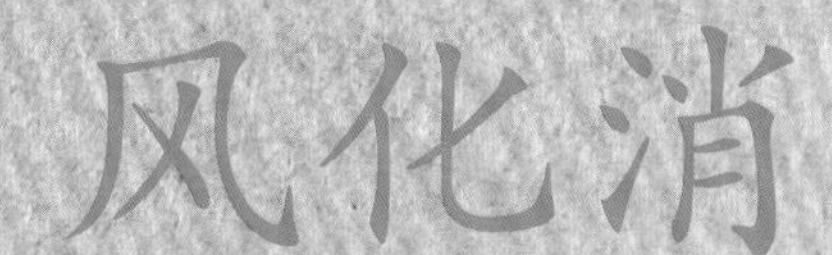

‖ **修治** ‖

[时珍曰] 以芒消于风日中消尽水气，自成轻飘白粉也。或以瓷瓶盛，挂檐下，待消渗出瓶外，刮下收之。别有甜瓜盛消渗出刮收者，或黄牯牛胆收消刮取，皆非甜消也。

‖ **主治** ‖

上焦风热，小儿惊热痰，清肺解暑。以人乳和涂，去眼睑赤肿，及头面暴热肿痛。煎黄连，点赤目。时珍。

‖ **发明** ‖

[时珍曰] 风化消甘缓轻浮，故治上焦心肺痰热，而不泄利。

‖ 基原 ‖

据《纲目图鉴》《中华本草》《中药志》等综合分析考证，本品为加工而成的无水芒硝Thenardite（单斜晶系）。主要为无水硫酸钠（Na_2SO_4）。主产于河北、天津、山东、河南等地。《药典》收载玄明粉药材为芒硝经风化干燥制得。

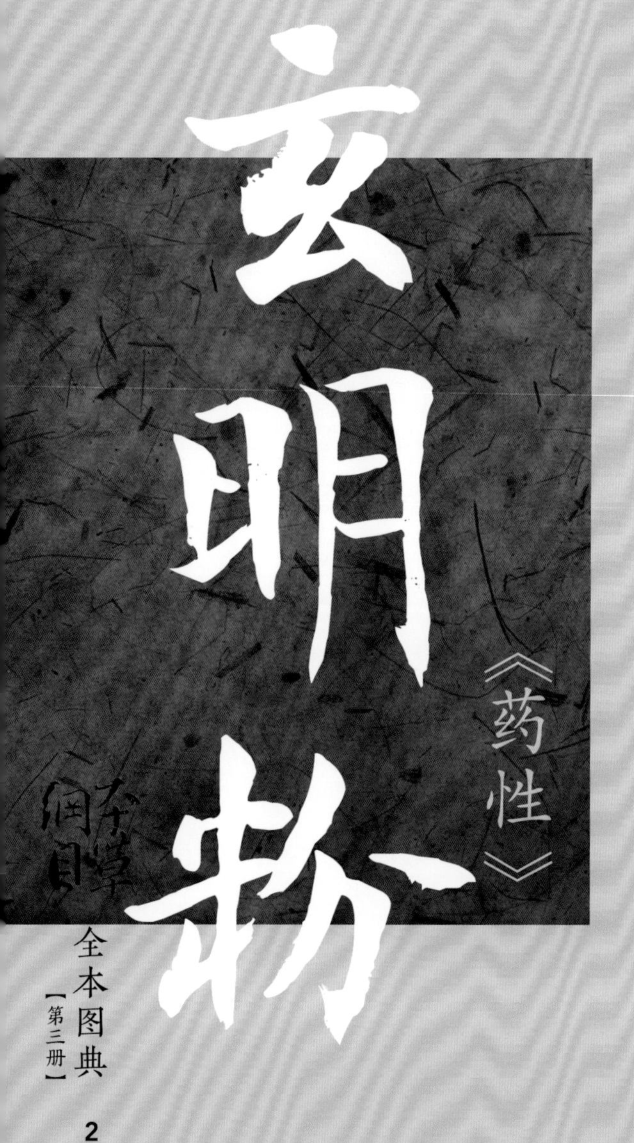

‖ 释名 ‖

白龙粉。[时珍曰] 玄，水之色也，明，莹澈也。御药院方谓之白龙粉。

‖ 修治 ‖

[时珍曰] 制法：用白净朴消十斤，长流水一石，煎化去滓，星月下露一夜，去水取消。每一斗，用萝卜一斤切片，同煮熟滤净，再露一夜取出。每消一斤，用甘草一两，同煎去滓，再露一夜取出。以大沙罐一个，筑实盛之，盐泥固济厚半寸，不盖口，置炉中，以炭火十斤，从文至武煅之。待沸定，以瓦一片盖口，仍前固济，再以十五斤顶火煅之。放冷一伏时，取出，隔纸安地上，盆覆三日出火毒，研末。每一斤，入生甘草末一两，炙甘草末一两，和匀，瓶收用。

‖ 气味 ‖

辛、甘，冷，无毒。

‖ 主治 ‖

心热烦躁，并五脏宿滞癥结。甄权。**明目，退膈上虚热，消肿毒。**大明。

‖ 发明 ‖

[杲曰] 玄明粉，沉也。阴也，其用有二：去胃中之实热。荡肠中之宿垢。大抵用此以代盆消耳。[玄明粉传曰] 唐明皇帝闻终南山道士刘玄真服食多寿，乃诏而问之。玄真曰：臣按仙经，修炼朴消，号玄明粉，止服此方，遂无病长生。其药无滓性温，阴中有阳，能除一百二十种疾。生饵尚能救急难性命，何况修炼长服。益精壮气，助阳证阴。不拘丈夫妇人，幼稚襁褓。不问四时冷热。一切热毒风冷，痃癖气胀满，五劳七伤，骨蒸传尸，头痛烦热，五内气塞，大小肠不通，三焦热淋，疰忤，咳

嗽呕逆，口苦舌干，咽喉闭塞，惊悸健忘，营卫不调，中酒中鲙，饮食过度，腰膝冷痛，手足酸痹，久冷久热，四肢壅塞，背膊拘急，目昏眩运，久视无力，肠风痔病，血澼不调，妇人产后，小儿疳气，阴毒伤寒，表里疫疠。此药久服，令人悦泽，开关健脾，驻颜明目，轻身延寿，功效不可具载。但用一两，分为十二服，临时酌量加减。似觉壅热伤寒，头痛鼻塞，四肢不举，饮食不下，烦闷气胀，须通泻求安者，即看年纪高下，用药二钱半或半两，以桃花煎汤下为使，最上；次用葱汤下；如未通，以沸汤投之即效。或食诸鱼藕菜饮食诸毒药，用葱白汤调服二钱，毒物立泄下。若女人身怀六甲，长服安胎生子，亦无疮肿疾病。若要微畅不闭塞，但长服之，稍稍得力，朝服夕应，不搜刮人五脏，怡怡自泰。其药初服时，每日空腹，酒饮茶汤任下二钱匕，良久更下三钱匕。七日内常微泄利黄黑水涎沫等，此是搜淘诸疾根本出去，勿用畏之。七日后渐知腹内暖，消食下气，长服除故养新，气血日安。用大麻子汤下为使，惟忌苦参。详载太阴经中。[好古曰] 玄明粉治阴毒一句，非伏阳在内不可用。若用治真阴毒，杀人甚速。[震亨曰] 玄明粉火煅而成，其性当温。日长服久服，轻身固胎，驻颜益寿，大能补益，岂理也哉？予亲见一二朋友，不信予言而亡，故书以为戒。[时珍曰] 神农本草言朴消炼饵服之，轻身神仙，盖方士窜入之言。后人因此制为玄明粉。煅炼多遍，佐以甘草，去其咸寒之毒。遇有三焦肠胃实热积滞，少年气壮者，量与服之，亦有速效。若脾胃虚冷，及阴虚火动者服之，是速其咎矣。

‖附方‖

新三**热厥气痛**玄明粉三钱，热童尿调下。集简方。**伤寒发狂**玄明粉二钱，朱砂一钱，末之，冷水服。伤寒蕴要。**鼻血不止**玄明粉二钱，水服。圣济。

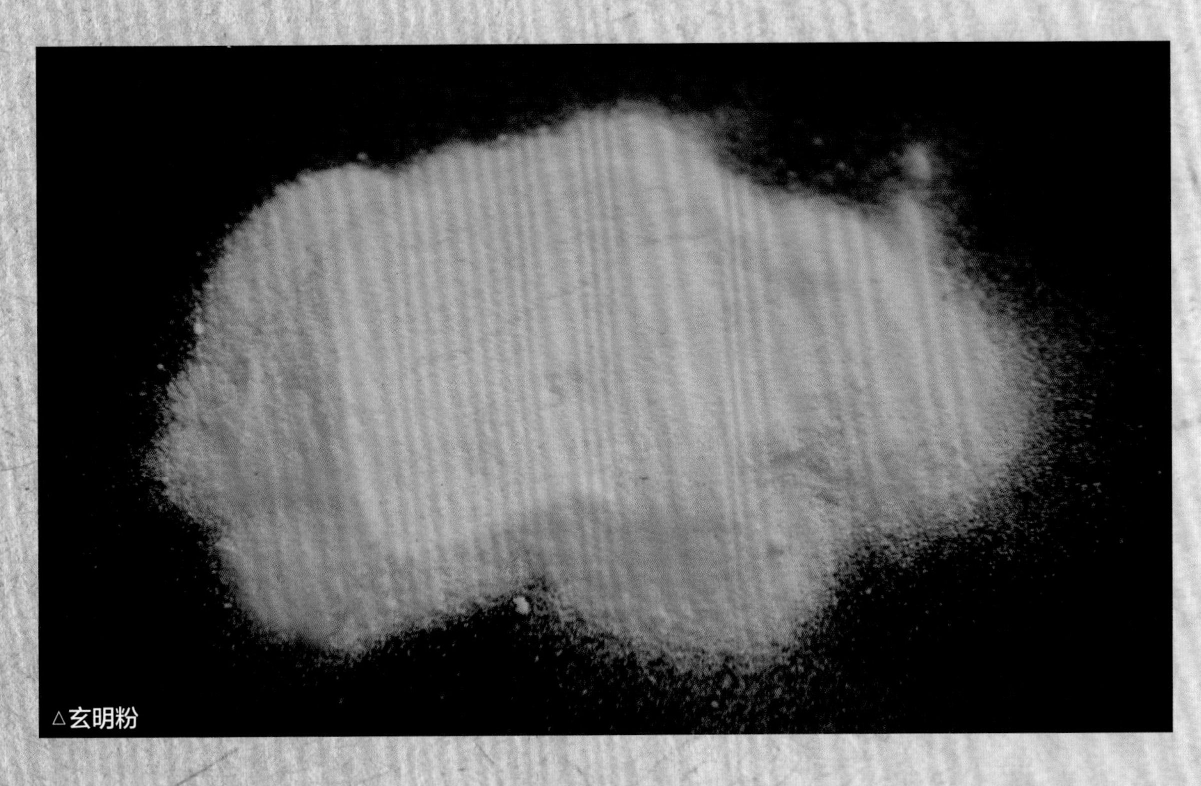
△玄明粉

‖ **基原** ‖

据《中华本草》《大辞典》《纲目图鉴》等综合分析考证，本品为硝酸盐类矿物钾硝石Nitrokalite（斜方晶系）经加工精制而成的结晶体。主要为硝酸钾（KNO_3）。产于山东、江苏、湖南、湖北、贵州等地。《药典》四部收载硝石药材为天然硝酸钾经加工而成的结晶体。

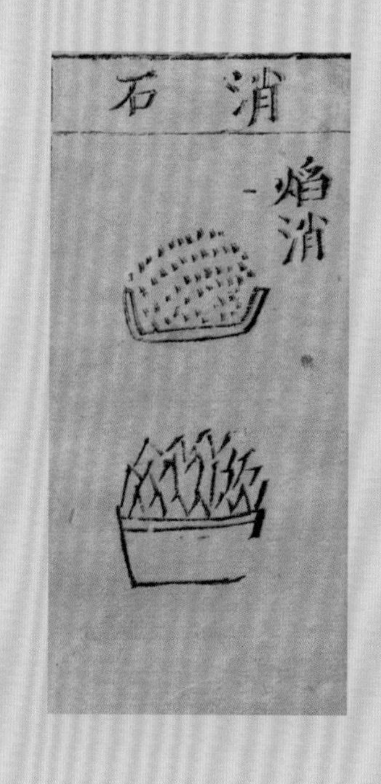

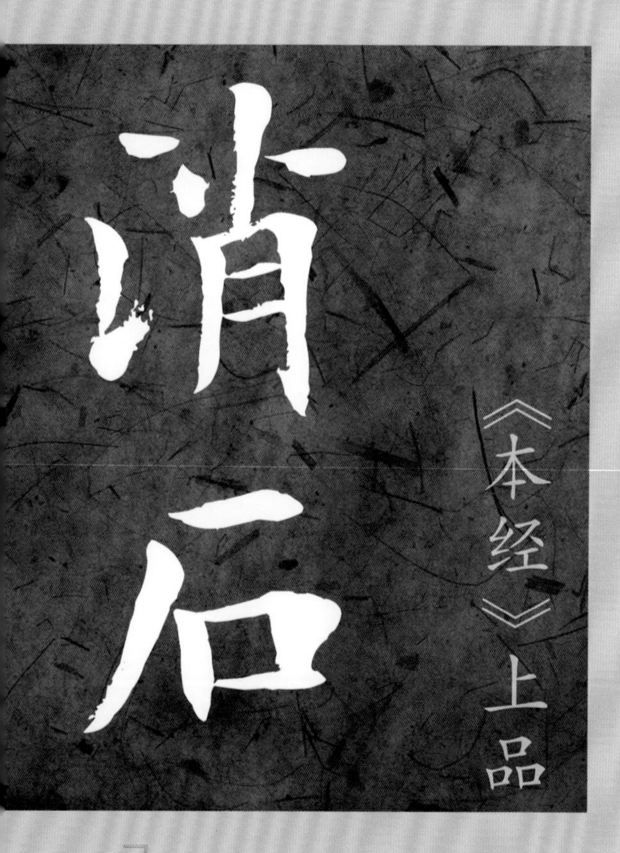

‖ **释名** ‖

芒消别录**苦消**甄权**焰消**土宿**火消**纲目**地霜**蜀本**生消**宋本**北帝玄珠**。[志曰] 以其消化诸石，故名消石。初煎炼时有细芒，而状若朴消，故有芒消之号。不与朴消及别录芒消同类。[宗奭曰] 消石是再煎炼时取去芒消凝结在下者，精英既去，但余滓如石而已。入药功力亦缓，惟能发烟火。[权曰] 芒消一作苦消，言其味苦也。[时珍曰] 消石，丹炉家用制五金八石，银工家用化金银，兵家用作烽燧火药，得火即焰起，故有诸名。狐刚子粉图炼粉圆，谓之北帝玄珠。开宝本草重出生消、芒消，今并为一，并详下文。

‖ **集解** ‖

[别录曰] 消石生益州山谷及武都、陇西、西羌，采无时。[弘景曰] 消石疗病与朴消相似，仙经用此消化诸石，今无真识此者。或云与朴消同山，所以朴消一名消石朴也。又

云一名芒消，今芒消乃是炼朴消作之。并未核研其验。有人得一种物，色与朴消大同小异，朏朏如握盐雪不冰，烧之紫青烟起，云是真消石也。今宕昌以北诸山有碱土处皆有之。[志曰] 此即地霜也。所在山泽，冬月地上有霜，扫取以水淋汁，后乃煎炼而成，状如钗脚，好者长五分以来。陶说多端，盖由不的识之故也。[又曰] 生消生茂州西山岩石间，形块大小不定，色青白，采无时。[时珍曰] 消石，诸卤地皆产之，而河北庆阳诸县及蜀中尤多。秋冬间遍地生白，扫取煎炼而成。货者苟且，多不洁净，须再以水煎化，倾盆中，一夜结成，澄在下者，状如朴消，又名生消，谓炼过生出之消也。结在上者，或有锋芒如芒消，如有圭棱或马牙消，故消石亦有芒消、牙消之名，与朴消之芒、牙同称，而水火之性则异也。崔昉外丹本草云：消石，阴石也。此非石类，乃碱卤煎成，今呼焰消。河北商城及怀、卫界，沿河人家，刮卤淋汁炼就，与朴消小异，南地不产也。升玄子伏汞图云：消石生乌场国，其色青白，用白石英炙热点上，便消入石中者为真。其石出处，气极秽恶，飞鸟不能过其上。人或单衣过之，身上诸虫悉化为水。能消金石为水，服之长生，以形若鹅管者佳。谨按升玄子所说，似与今之消石不同，而姚宽西溪丛话以其说为真正消石，岂外国所产与中国异耶？抑别一种耶？当俟博物者订正。

‖ **正误** ‖

[弘景曰] 神农本经无芒消，只有消石，一名芒消。名医别录乃出芒消，疗与消石同，疑即消石也。旧出宁州，黄白粒大，味极辛苦。今医家多用煮炼作色者全白，粒细而味不甚烈。皇甫士安言：无朴消可用消石。消石生山之阴。盐之胆也。取石脾与消石以水煮之。一斛得三斗，正白如雪，以水投中即消，故名消石。其味苦无毒，主消渴热中，止烦满，三月采于赤山。朴消者，亦生山之阴，有盐咸苦之水，则朴消生于其阳。其味苦无毒，其色黄白，主疗热，腹中饱胀，养胃消谷，去邪气，亦得水而消，其疗与消石小异。按如此说，是取芒消合煮，更成为真消石，但不知石脾是何物也？以朴消作芒消者，用暖汤淋汁煮之，着木盆中，经宿即成矣。今益州人复炼矾石作消石，绝柔白，而味犹是矾尔。[又曰] 朴消今出益州北部汶山郡西川、蚕陵二县界，生山崖上，色多青白，亦杂黑斑。土人择取白软者，以当消石用之，当烧令汁沸出，状如矾石也。[藏器曰] 石脾、芒消、消石，并出西戎卤地，碱水结成。[恭曰] 朴消有纵理、缦理二种，用之无别。其白软者，朴消苗也，虚软少力。炼为消石，所得不多；以当消石，功力大劣也。[又曰] 消石即是芒消，朴消一名消石朴。今炼粗恶朴消，取汁煎作芒消，即是消石。别录复出芒消，误矣。晋宋古方，多用消石，少用芒消；近代诸医，但用芒消，鲜言消石。理既明白，不合重出。[颂曰] 旧说朴消、芒消、消石三物

同种。初采得苗，以水淋汁煎成者为朴消，一名消石朴。又炼朴消或地霜而成，坚白如石者，为消石，一名芒消。又取朴消淋汁炼煎结成有细芒者，为芒消。虽一体异名，而修炼之法既殊，则主治之功亦别。然本经所载，疑是二种。今医方所用，亦不能究。但以未炼成块微青色者为朴消；炼成盆中有芒者为芒消，亦谓之盆消；芒消之底澄凝者，为消石朴。消力紧，芒消次之，消石更缓。未知孰是？苏恭言，晋宋古方，多用消石，少用芒消。按张仲景伤寒论，承气、陷胸皆用芒消。葛洪肘后方，伤寒时气亦多用芒消，惟治食鲙不化云，无朴消，用芒消代之。是晋宋以前通用朴消、芒消矣。胡洽方，十枣汤用芒消，大五饮丸用消石，并云无消石用芒消。是梁、隋间通用芒消、消石矣。以此言之，朴消、消石为精，芒消为粗，故陶氏引皇甫士安之言为证，是消石当时已难得其真，故方书通以相代矣。又古方金石凌法，用朴消、消石、芒消、马牙消四种相参，次第下之。方出唐世，不知当时如何分别也。又南方医人著消说云：本草有朴消、消石、芒消，而无马牙消。诸家所注，三种竟无断决。或言芒消、消石是一物，不合重出。或言煎炼朴消，经宿盆中有细芒为芒消。或言马牙消自是一物。今诸消之体各异，理亦易明，而惑乃如此。朴消味苦而微咸，出蜀郡者，莹白如冰雪，内地者小黑，皆苏脆易碎，风吹之则结霜，泯泯如粉，熬之烊沸，亦可熔铸。以水合甘草、猪胆煮至减半，投大盆中，又下凝水石屑，同渍一宿，则凝结如白石英者，芒消也。扫地霜煎炼而成，试竹上如解盐，而味辛苦，烧之成焰都尽者，消石也，能消金石，又性畏火，而能制诸石使拒火，亦天地之神物也。牙消，即是芒消也。又有生消，不因煮炼而成，亦出蜀道，类朴消而小坚也。其论虽辨，然与古人所说殊别，亦未可全信也。[好古曰]消石者，消之总名也。但不经火者，谓之生消；朴消经火者，谓之芒消、盆消。[时珍曰]诸消，自晋唐以来，诸家皆执名而猜，都无定见。惟马志开宝本草，以消石为地霜炼成，而芒消、马牙消是朴消炼出者，一言足破诸家之惑矣。诸家盖因消石一名芒消，朴消一名消石朴，二名相混，遂致费辨不决。而不知消有水火二种，形质虽同，性气迥别也。惟神农本经朴消、消石二条为正。其别录芒消、嘉祐马牙消、开宝生消，俱系多出，今并归并之。神农所列朴消，即水消也，有二种，煎炼结出细芒者为芒消，结出马牙者为牙消，其凝底成块者通为朴消，其气味皆咸而寒。神农所列消石即火消也。亦有二种煎炼结出细芒者，亦名芒消，结出马牙者亦名牙消，又名生消，其凝底成块者通为消石，其气味皆辛苦而大温。二消皆有芒消、牙消之称，故古方有相代之说。自唐宋以下，所用芒消、牙消，皆是水消也。南医所辨虽明，而以凝水石、猪胆煎成者为芒消，则误矣。今通正其误。其石脾一名消石者，造成假消石也。见后石脾下。

‖修治‖

[大明曰] 真消石，柳枝汤煎三周时，如汤少，即加热者，伏火即止。[敩曰] 凡使消石，先研如粉，用鸡肠菜、柏子仁共二十五个，和作一处，丸如小帝珠子，以瓷瓶子于五斤火中煅赤，投消石四两于瓶内，连投药丸入瓶，自然伏火也。[抱朴子曰] 能消柔五金，化七十二石为水。制之须用地莲子、猪牙皂角、苦参、南星、巴豆、汉防己、晚蚕砂。[时珍曰] 熔化，投甘草入内，即伏火。

消石

‖气味‖

苦，寒，无毒。[别录曰] 辛，大寒，无毒。[普曰] 神农：苦。扁鹊：甘。[权曰] 咸，有小毒。[时珍曰] 辛、苦、微咸，有小毒，阴中之阳也。得陈皮，性疏爽。[之才曰] 火为之使，恶苦参、苦菜。畏女菀、杏仁、竹叶。

‖主治‖

五脏积热，胃胀闭，涤去蓄结饮食，推陈致新，除邪气。炼之如膏，久服轻身。本经。**疗五脏十二经脉中百二十疾，暴伤寒，腹中大热，止烦满消渴，利小便，及瘘蚀疮。天地至神之物，能化七十二种石。**别录。**破积散坚，治腹胀，破血，下瘰疬，泻得根出。**甄权。**含咽，治喉闭。**大明。**治伏暑伤冷，霍乱吐利，五种淋疾，女劳黑疸，**

心肠疞痛，赤眼，头痛牙痛。时珍。

生消

‖ **气味** ‖

苦，大寒，无毒。[时珍曰] 辛、苦，大温，无毒。

‖ **主治** ‖

风热癫痫，小儿惊邪瘛疭，风眩头痛，肺壅耳聋，口疮喉痹咽塞，牙颔肿痛，目赤热痛，多眵泪。开宝。

‖ **发明** ‖

[土宿真君曰] 消石感海卤之气所产，乃天地至神之物，能寒能热，能滑能涩，能辛能苦，能酸能咸，入地千年，其色不变，七十二石，化而为水，制服草木，柔润五金，制炼八石，虽大丹亦不舍此也。[时珍曰] 土宿所说，乃消石神化之妙。别录列于朴消之下，误矣。朴消属水，味咸而气寒，其性下走，不能上升，阴中之阴也。故惟荡涤肠胃积滞，折治三焦邪火。消石属火，味辛带苦微咸，而气大温，其性上升，水中之火也。故能破积散坚，治诸热病，升散三焦火郁，调和脏腑虚寒。与硫黄同用，则配类二气，均调阴阳，有升降水火之功，治冷热缓急之病。煅制礞石，则除积滞痰饮。盖硫黄之性暖而利，其性下行；消石之性暖而散，其性上行。礞石之性寒而下，消石之性暖而上。一升一降，一阴一阳，此制方之妙也。今兵家造烽火铳机等物，用消石者，直入云汉，其性升可知矣。雷公炮炙论·序云，脑痛欲死，鼻投消末，是亦取其上升辛散，乃从治之义。本经言其寒，别录言其大寒，正与龙脑性寒之误相似。凡辛苦物未有大寒者，况此物得火则焰生，与樟脑、火酒之性同，安有性寒、大寒之理哉？史记·仓公传云：淄川王美人怀子不乳，来召淳于意。意往饮以莨菪药一撮，以酒饮之，旋乳。意复诊其脉躁，躁者有余病，即饮以消石一剂，出血，血如豆比五六枚而安。此去血结之验也。

‖ **附方** ‖

旧四，新十。**头痛欲死**消石末吹鼻内，即愈。炮炙论。**诸心腹痛**焰消、雄黄各一钱，研细末。每点少许入眦内。名火龙丹。集玄方。**腰腹诸痛**方同上。

赤眼肿痛消石末，卧时，以铜箸点黍米大入目眦。至旦，以盐水洗去之。圣惠方。**眼目障翳**男女内外障翳，或三五个月不见效者，一点复明。好焰消一两，铜器熔化，入飞过黄丹二分，片脑二分，铜匙急抄入罐内，收之。每点少许，其效如神。兖州朱秀才忽不见物，朝夕拜天，因梦神传此方，点之而愈。张三丰仙方。**风热喉痹**及缠喉风病。玉钥匙：用焰消一两半，白僵蚕一钱，硼砂半两，脑子一字，为末，吹之。三因方。**重舌鹅口**竹沥同焰消点之。普济。**伏暑泻痢**及肠风下血，或酒毒下血，一服见效，远年者不过三服。消石、舶上硫黄各一两，白矾、滑石半两，飞面四两，为末，滴水丸梧子大。每新汲水下三五十丸。名甘露丸。普济方。**五种淋疾**劳淋、血淋、热淋、气淋、石淋及小便不通至甚者。透格散：用消石一两，不夹泥土雪白者，生研为末，每服二钱，各依汤使。劳淋，劳倦虚损，小便不出，小腹急痛，葵子末煎汤下，通后便须服补虚丸散。小便不出时，下血疼痛满急；热淋，小便热，赤色，脐下急痛，并用冷水调下。气淋，小腹满急，尿后常有余沥，木通煎汤下。石淋，茎内痛，尿不能出，内引小腹膨胀急痛，尿下砂石，令人闷绝，将药末先入铫内，隔纸炒至纸焦为度，再研，用温水调下。小便不通，小麦汤下，卒患诸淋，只以冷水下。并空心，调药使消如水，乃服之。沈存中灵苑方。**蛟龙癥病**方见雄黄发明下。**服石发疮**疼不可忍。用纸圈围之。中心填消石令满，以匙抄水淋之。觉不热痛，即止。兵部手集。**发背初起**恶寒啬啬，或已生疮肿隐疹。消石三两，暖水一升，泡化，青布折三重，温搨赤处，热即换，频易取瘥。外台秘要。**女劳黑疸** [仲景曰] 黄家日晡发热，反恶寒，此为女劳得之。膀胱急，少腹满，身尽黄，额上黑，足下热，因作黑疸。腹胀如水，大便黑，时溏，非水也。腹满者难治。消石、矾石烧等分，为末。以大麦粥汁和服方寸匕，日三。病随大小便去，小便黄，大便黑，是其候也。金匮。**手足不遂**大风，及丹石热风不遂。用消石一两，生乌麻油二斤，置铛中，以土堑盖口，纸泥固济，火煎。初时气腥，熟则气香，更以生麻油二升，合煎得所，收入津器中。服时坐室中，重作小纸屋，然火于内，服一大合，发汗，力壮者日二服。三七日，头面疱疮皆减也，然必以火为使。波罗门僧方。

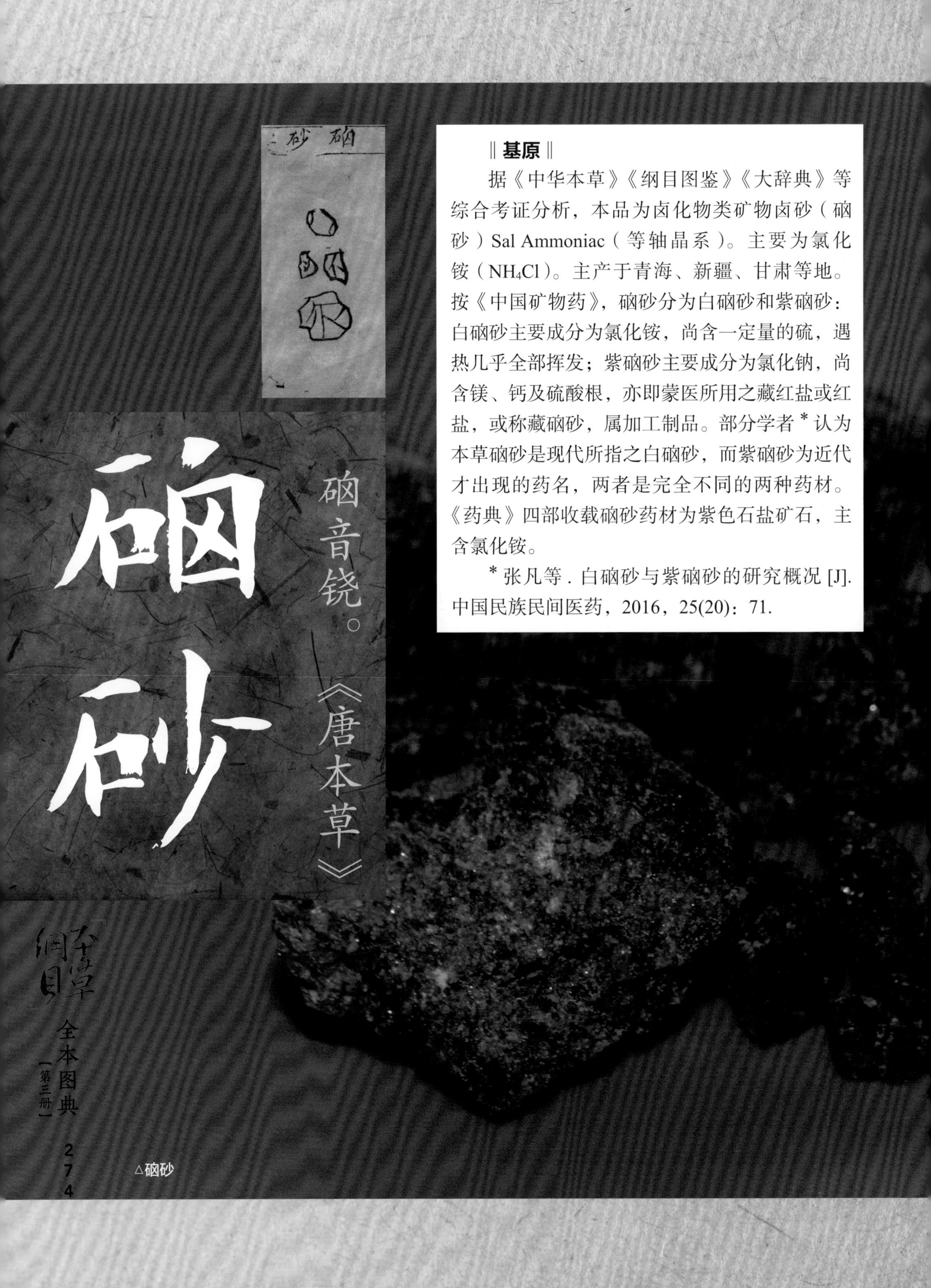

硇砂

硇音铙。《唐本草》

‖ **基原** ‖

据《中华本草》《纲目图鉴》《大辞典》等综合考证分析，本品为卤化物类矿物卤砂（硇砂）Sal Ammoniac（等轴晶系）。主要为氯化铵（NH_4Cl）。主产于青海、新疆、甘肃等地。按《中国矿物药》，硇砂分为白硇砂和紫硇砂：白硇砂主要成分为氯化铵，尚含一定量的硫，遇热几乎全部挥发；紫硇砂主要成分为氯化钠，尚含镁、钙及硫酸根，亦即蒙医所用之藏红盐或红盐，或称藏硇砂，属加工制品。部分学者 * 认为本草硇砂是现代所指之白硇砂，而紫硇砂为近代才出现的药名，两者是完全不同的两种药材。《药典》四部收载硇砂药材为紫色石盐矿石，主含氯化铵。

* 张凡等 . 白硇砂与紫硇砂的研究概况 [J]. 中国民族民间医药，2016，25(20)：71.

△硇砂

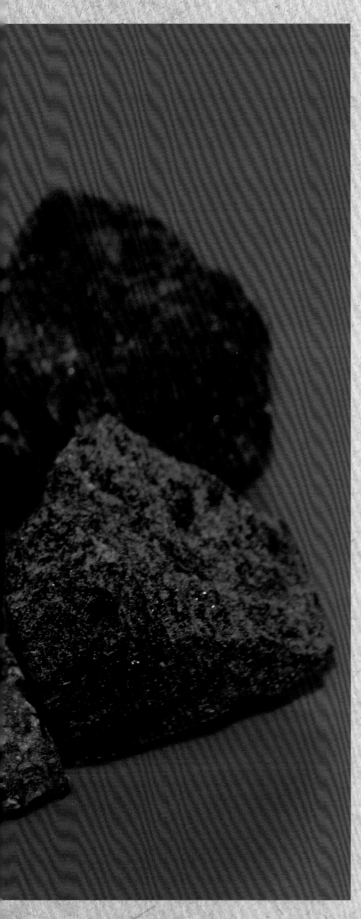

‖ **释名** ‖

硇砂音硇**狄盐**日华**北庭砂**四声**气砂**图经**透骨将军**土宿。[时珍曰] 硇砂性毒。服之使人硇乱，故曰硇砂。狄人以当盐食。土宿本草云：硇性透物，五金借之以为先锋，故号为透骨将军。[炳曰] 生北庭者为上，人呼为北庭砂。

‖ **集解** ‖

[恭曰] 硇砂出西戎，形如牙硝，光净者良。[颂曰] 今西凉夏国及河东、陕西近边州郡亦有之。然西戎来者颗块光明，大者有如拳，重三五两，小者如指面，入药最紧。边界出者，杂碎如麻豆粒，又夹砂石，用之须水飞澄去土石讫，亦无力，彼人谓之气砂。[时珍曰] 硇砂亦消石之类，乃卤液所结，出于青海，与月华相射而生，附盐而成质，虏人采取淋炼而成。状如盐块，以白净者为良。其性至透，用黝罐盛悬火上则常干，或加干姜同收亦良。若近冷及得湿，即化为水或渗失也。一统志云：临洮兰县有洞出硇砂。张匡邺行程记云：高昌北庭山中，常有烟气涌起而无云雾，至夕光焰若炬火，照见禽鼠皆赤色，谓之火焰山。采硇砂者，乘木屐取之，若皮底即焦矣。北庭即今西域火州也。

‖ **修治** ‖

[宗奭曰] 凡用须水飞过，去尘秽，入瓷器中，重汤煮干，则杀其毒。[时珍曰] 今时人多用水飞净，醋煮干如霜，刮下用之。

‖ **气味** ‖

咸、苦、辛，温，有毒。[恭曰] 不宜多服。柔金银，可为焊药。[权曰] 酸、咸，有大毒。能消五金八石，腐坏人肠胃。生食之，化人心为血。中其毒者，生绿豆研汁，饮一二升解之。畏浆水，忌羊血。[大明曰] 辛、酸，暖，无毒。畏一切酸。凡修治，用黄丹、石灰作柜，煅赤使用，并无毒。世人自疑烂肉，而人被刀刃所伤，以之罨傅，当时生痂。[藏器曰] 其性大热，服之有暴热损发，云温者误也。[抱朴子曰] 伏硇药甚多：牡蛎、海螵蛸、晚蚕砂、羊䯗骨、河豚鱼胶、鱼腥草、萝卜、独帚、卷柏、羊蹄、商陆、冬瓜、羊踯躅、苍耳、乌梅。[敩曰] 硇遇赤须，汞留金鼎。

‖ **主治** ‖

积聚，破结血，止痛下气，疗咳嗽宿冷，去恶肉，生好肌，烂胎。亦入炉马药用。唐本。**主妇人丈夫羸瘦积病，血气不调，肠鸣，食饮不消，腰脚痛冷，痃癖痰饮，喉中结气，反胃吐水，令人能食肥健。**藏器。**除冷病，大益阳事。**甄权。**补水脏，暖子宫，消瘀血，宿食不消，食肉饱胀，夜多小便，丈夫腰胯酸重，四肢不任，妇人血气心疼，气块痃癖，及血崩带下，恶疮息肉。傅金疮生肉。**大明。**去目翳努肉。**宗奭。**消内积。**好古。**治噎膈癥瘕，积痢骨哽，除痣黡疣赘。**时珍。

‖ **发明** ‖

[藏器曰] 一飞为酸砂，二飞为伏翼，三飞为定精，色如鹅儿黄。入诸补药为丸服之，有暴热。[颂曰] 此药近出唐世，而方书著古人单服一味伏火作丸子，亦有兼硫黄、马牙消辈合饵者，不知方出何时，殊非古法。此物本攻积聚，热而有毒，多服腐坏人肠胃，生用又能化人心为血，固非平居可饵者。而西土人用淹肉炙以当盐，食之无害，盖积习之久，自不毒也。[宗奭曰] 金银有伪，投硇砂锅中，伪物尽消化，况人腹中有久积，岂不腐溃。[元素曰] 硇砂破坚癖，不可独用，须入群队药中用之。[时珍曰] 硇砂大热有毒之物，噎膈反胃积块内癥之病，用之则有神功。盖此疾皆起于七情饮食所致，痰气郁结，遂成有形，妨碍道路，吐食痛胀，非此物化消，岂能去之。其性善烂金银铜锡，庖人煮硬肉，入硇砂少许即烂，可以类推矣。所谓化人心为血者，亦甚言其不可多服尔。张果玉洞要诀云：北庭砂秉阴石之气，含阳毒之精，能化五金八石，去秽益阳，其功甚著，力并硫黄。独孤滔丹房镜源云：硇砂性有大毒，为五金之贼，有沉冷之疾，则可服之，疾减便止，多服则成拥塞痈肿。二说甚明，而唐宋医方乃有单服之法，盖欲得其助以纵欲，而不虞其损阴以发祸也。其方唐慎微已收附本草后，今亦存之，以备考者知警。

‖ **附方** ‖

旧四，新二十四。**服食法**硇砂丸：硇砂不计多少，入罐子内，上面更坐罐子一个，纸筋白土上下通泥了，晒干。上面罐子内盛水，以苍耳干叶为末，铺头盖底，以火烧之。火尽旋添火，水尽旋添水，从辰初起至戌一伏时，住火勿动，次日取出研，米醋面糊和丸梧子大。每服四五丸，温酒或米饮下，并无忌。久服进食无痰。经验方。**元脏虚冷**气攻脐腹疼痛。用硇砂一两，以纤霞草末二两和匀，用小砂罐不固济，慢火烧赤，乃入硇在罐内，不盖口，加顶火一秤，待火尽炉寒取出。用川乌头去皮脐，生研末二两，和匀，汤浸蒸饼丸梧子大。每服三丸，木香汤、醋汤任下，日一服。陈巽方。**肾脏积冷**气攻心腹疼痛，面青足冷。硇砂二两，桃仁一两去皮，酒一小盏，煎硇十余沸，去砂石，入桃仁泥，旋旋煎成膏，蒸饼和丸梧子大。每热酒下二十丸。圣惠方。**积年气块**脐腹痛疼。硇砂醋煮二两，木瓜三枚切，须去瓤，入硇在内，碗盛，于日中晒至瓜烂，研匀，以米醋五升，煎如稀饧，蜜收。用时旋以附子末和丸梧子大，热酒化下一丸。圣惠方。**痃癖癥块**硇砂丸：治痃癖癥块，暖水脏，杀三虫，妇人血气，子宫冷。腊月收桑条灰，淋去苦汁，日干。每

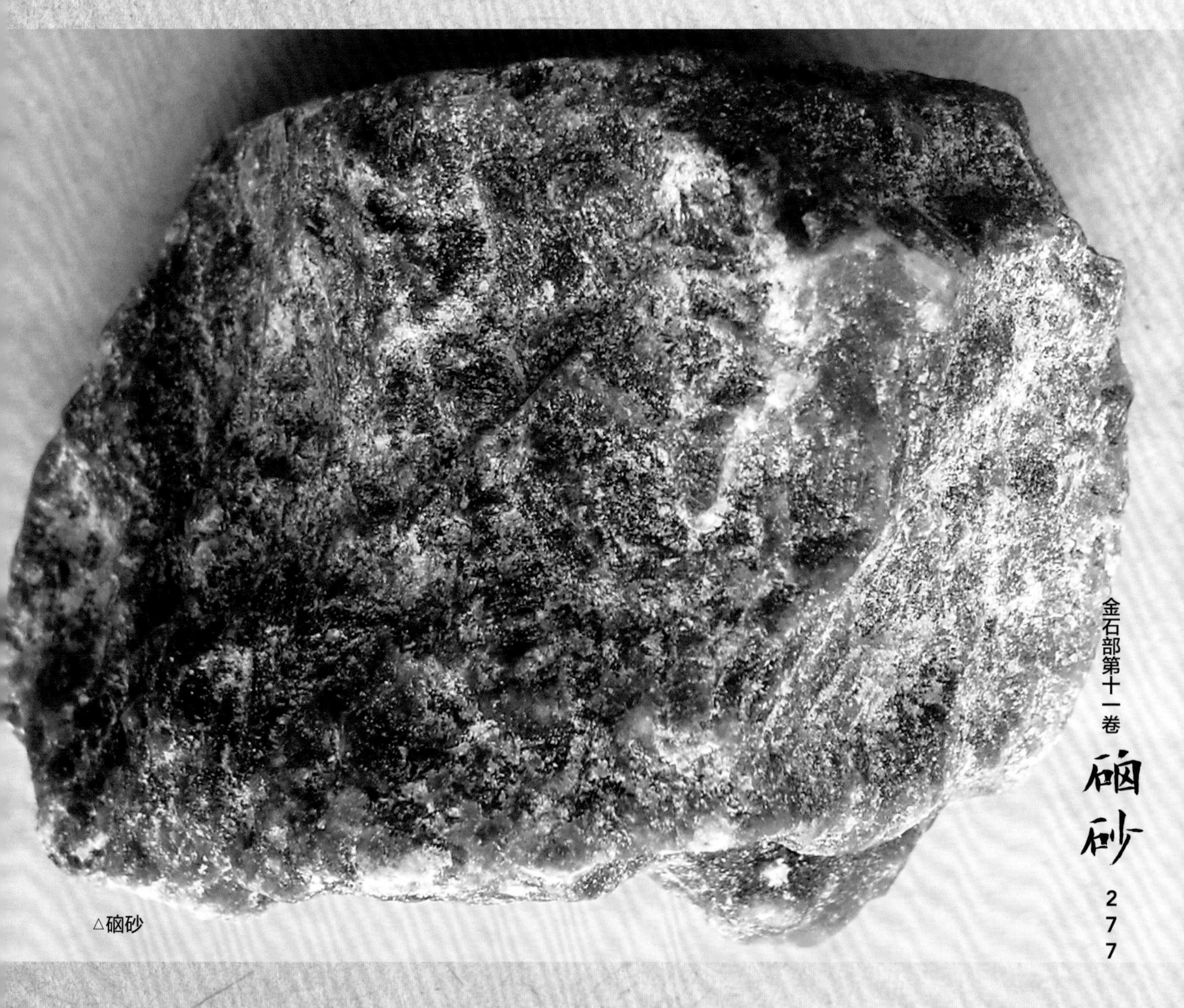
△硇砂

硇砂一两，用水三两，以水化硇，拌灰干湿得所。以瓶盛灰半寸，入硇于内，以灰填盖固济，文武火煅赤，冷定取出，研。以箕铺纸三重，安药于上，以热水淋之，直待硇味尽即止。以钵盛汁，于热灰火中养之，常令鱼眼沸，待汁干入瓶，再煅一食顷，取出重研，以粟饭和丸绿豆大。每空心，酒下五丸，病去即止。圣惠方。**噎膈反胃**邓才杂兴方：用北庭砂二钱，水和荞麦面包之，煅焦，待冷，取中间湿者，焙干一钱，入槟榔二钱，丁香二个，研匀。每服七厘，烧酒送下，日三服，愈即止。后吃白粥半月，仍服助胃丸药。孙天仁集效方用北庭砂二两：一两，用人言末一两，同入罐内，文武火升三炷香，取出，灯盏上末；一两，以黄丹末一两，同入罐内，如上法升过，取末。用桑灰霜一两，研匀。每服三分，烧酒下，愈即止。又方：平胃散各一钱，入硇砂、生姜各五分，为末。沸汤点服二钱，当吐出黑物如石，屡验。**一切积痢**灵砂丹：用硇砂、朱砂各二钱半，为末，用黄蜡半两，巴豆仁三七粒去膜，同入石器内，重汤煮一伏时，候豆紫色为度。去二七粒，止将一七粒同二砂研匀，溶蜡和收。每旋丸绿豆大，或三丸、五丸，淡姜汤下。本事方。**月水不通**脐腹积聚疼痛。硇砂一两，皂角五挺，去皮子，锉为末，以头醋一大盏，熬膏，入陈橘皮末三两，捣三百杵，丸梧子大。每温酒下五丸。圣惠方。**死胎不下**硇砂、当归各半两，为末。分作二服，温酒调下。如人行五里，再一服。瑞竹堂方。**喉痹口噤**硇砂、马牙消等分，研匀，点之。圣济方。**悬痈卒肿**硇砂半两，绵裹含之，咽津即安。圣惠方。**牙齿肿痛**老鼠一个去皮，以硇砂淹擦，三日肉烂化尽，取骨，瓦上焙干，为末，入樟脑一钱，蟾酥二分。每以少许点牙根上，立止。孙氏集效方。**偏头风痛**硇砂末一分，水润豉心一分，捣丸皂子大。绵包露出一头，随左右内鼻中，立效。圣惠方。**损目生瘀**赤肉弩出不退。杏仁百个，蒸熟去皮尖研，滤取净汁，入硇砂末一钱，水煮化。日点一二次自落。普济方。**鼻中息肉**硇砂点之，即落。白飞霞方。**鼻中毛出**昼夜可长一二尺，渐渐粗圆如绳，痛不可忍，摘去复生，此因食猪羊血过多致生，用乳香、硇砂各一两为末，饭丸梧子大。每空心临卧各服十丸，水下。自然退落。夏子益奇疾方。**鱼骨哽咽**硇砂少许，嚼咽立下。外台秘要。**蚰蜒入耳**硇砂、胆矾等分为末。每吹一字，虫化为水。圣济录。**割甲侵肉**久不瘥。硇砂、矾石为末裹之，以瘥为度。外台秘要。**蝎虿叮螫**水调硇砂涂之，立愈。千金方。**代指肿痛**唾和白硇砂，以面作碗子，套指入内，一日瘥。千金方。**面上疣目**硇砂、硼砂、铁锈、麝香等分研，搽三次自落。集效方。**疔疮肿毒**好硇砂、雄黄等分研。以银篦刺破疮口，挤去恶血，安药一豆入内，纸花贴住即效。毒气入腹呕吐者，服护心散。瑞竹堂方。**疝气卵肿**胀痛不可忍。念珠丸：用硇砂、乳香各二钱，黄蜡一两，研溶和丸，分作一百单八丸。以绵缝，露一夜，次日取出，蛤粉为衣。每用一丸，乳香汤吞下，日二服，取效。本事方。**诸劳久嗽**方见兽部下。

‖ 基原 ‖

据《纲目图鉴》《汇编》《中华本草》等综合分析考证，本品为硼酸盐类矿物硼砂（蓬砂）Borax经精制而成的结晶（单斜晶系）。主要为四硼酸二钠（$Na_2B_4O_7 \cdot 10H_2O$）。主产于青海柴达木盆地及阿拉善西山盐湖、西藏黑河和阿里地区，四川、云南、新疆、陕西亦产。《药典》四部收载硼砂药材为天然产硼砂经精制而成的结晶，另有收载其作化学药品和药用辅料。

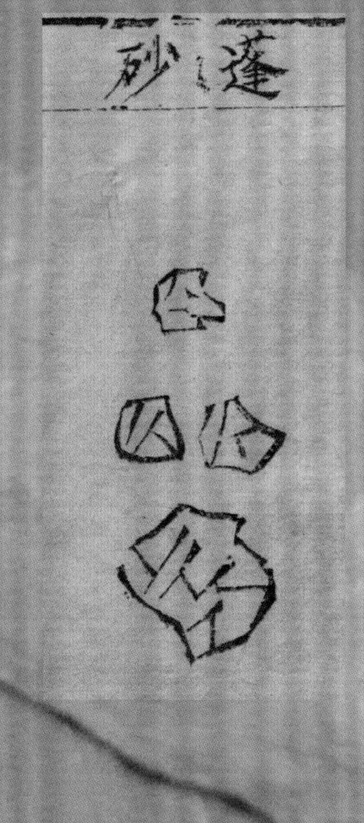

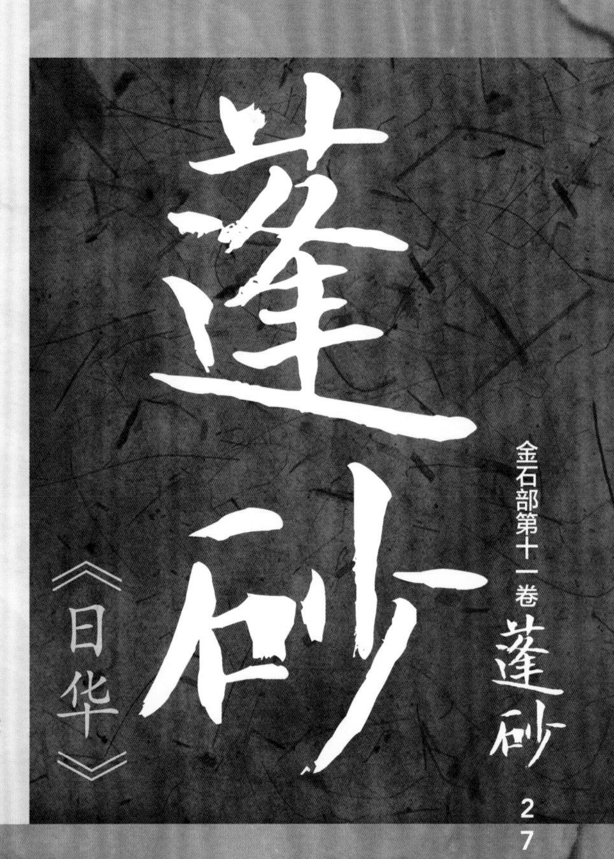

‖ 释名 ‖

鹏砂日华**盆砂**。[时珍曰] 名义未解。一作硼砂。或云：炼出盆中结成，为之盆砂，如盆消之义也。

‖ 集解 ‖

[颂曰] 硼砂出南海，其状甚光莹，亦有极大块者。诸方稀用，可焊金银。[宗奭曰] 南番者，色重褐，其味和，入药其效速；西戎者，其色白，其味焦，入药其功缓。[时珍曰] 硼砂生西南番，有黄白二种。西者白如明矾，南者黄如桃胶，皆是炼结成，如硇砂之类。西者柔物去垢，杀五金，与消石同功，与砒石相得也。

‖ 气味 ‖

苦、辛，暖，无毒。[颂曰] 温、平。[时珍曰] 甘、微咸，凉，无毒。[独孤滔曰] 制汞，哑铜，结砂子。[土宿真君曰] 知母、鹅不食草、芸薹、紫苏、甑带、何首乌，皆能伏硼砂。同砒石煅过，有变化。

‖ 主治 ‖

消痰止嗽，破癥结喉痹。大明。**上焦痰热，生津液，去口气，消障翳，除噎膈反胃，积块结瘀肉，阴㿗骨哽，恶疮及口齿诸病。**时珍。

△硼砂

‖ **发明** ‖

[颂曰] 今医家用硼砂治咽喉，最为要切。[宗奭曰] 含化咽津，治喉中肿痛，膈上痰热，初觉便治，不能成喉痹，亦缓取效可也。[时珍曰] 硼砂，味甘微咸而气凉，色白而质轻，故能去胸膈上焦之热。素问云，热淫于内，治以咸寒，以甘缓之，是也。其性能柔五金而去垢腻，故治噎膈积聚、骨哽结核、恶肉阴瘭用之者，取其柔物也；治痰热、眼目障翳用之者，取其去垢也。洪迈夷坚志云：鄱阳汪友良，因食误吞一骨，哽于咽中，百计不下。恍惚梦一朱衣人曰：惟南蓬砂最妙。遂取一块含化咽汁，脱然而失。此软坚之征也。日华言其苦辛暖，误矣。

‖ **附方** ‖

新十四。**鼻血不止**硼砂一钱，水服立止。集简方。**劳瘵有虫**硼砂、硇砂、兔屎等分为末，蜜丸梧子大。每服七丸，生甘草一分，新水一钟，揉汁送下。自朔至望，五更时，令病人勿言，服之。乾坤秘韫。**木舌肿强**硼砂末，生姜片蘸揩，少时即消。普济方。**咽喉谷贼**肿痛。蓬砂、牙消等分为末，蜜和半钱，含咽。直指方。**咽喉肿痛**破棺丹：用蓬砂、白梅等分，捣丸芡子大。每噙化一丸。经验方。**喉痹牙疳**盆砂末吹，并擦之。集简方。**骨哽在咽**方见发明。**小儿阴瘭**肿大不消。硼砂一分，水研涂之，大有效。集玄方。**饮酒不醉**先服盆砂二钱妙。相感志。**饮食毒物**硼砂四两，甘草四两，真香油一斤，瓶内浸之。遇有毒者，服油一小盏。久浸尤佳。瑞竹堂经验方。**一切恶疮**方同上。**弩肉瘀突**南鹏砂黄色者一钱，片脑少许，研末，灯草蘸点之。直指方。

‖ **附录** ‖

特蓬杀拾遗 [藏器曰] 味苦，寒，无毒。主折伤内损瘀血烦闷欲死者，酒消服之。南人毒箭中人，及深山大蝮伤人，速将病者顶上十字劈之，出血水，药末傅之，并傅伤处，当上下出黄水数升，则闷解。俚人重之，以竹筒盛，带于腰，以防毒箭；亦主恶疮、热毒痈肿、赤白游风，瘘蚀等疮，并水和傅之。出贺州山内石上，似碎石，硇砂之类。

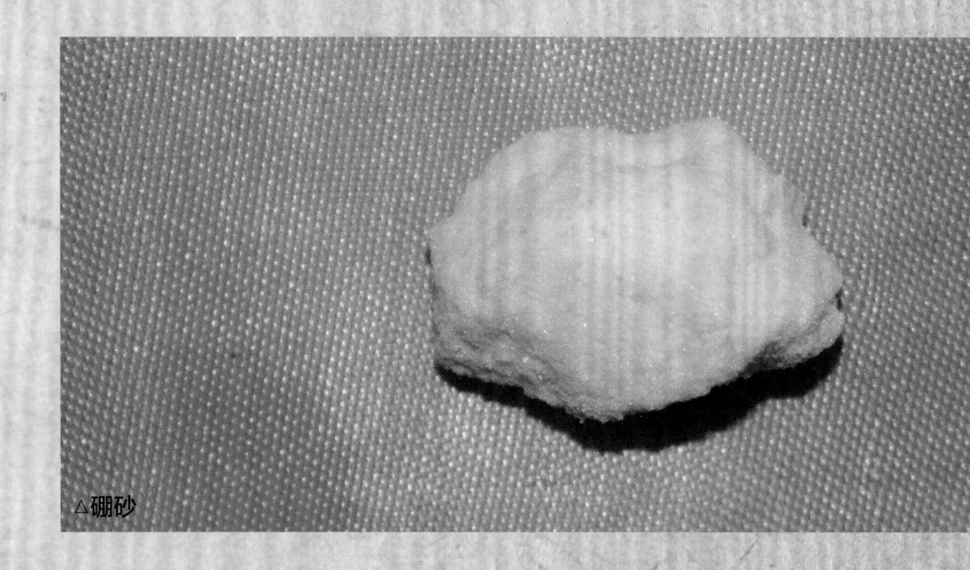

△硼砂

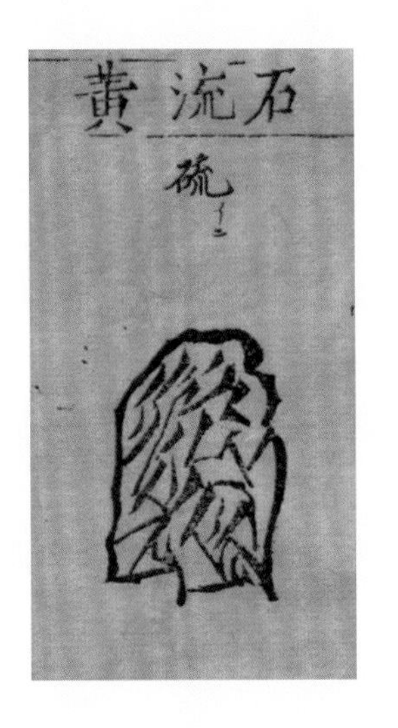

‖**基原**‖

据《中国矿物药》《纲目图鉴》《纲目彩图》等综合分析考证，本品为自然元素硫黄族矿物自然硫Sulphur（斜方晶系）。主含硫（S）。按《中华本草》：现今药用者均属制硫黄，主要用含硫物质或含硫矿物经炼制升华而制成的结晶体；主产于内蒙古、陕西、四川、河南等地。

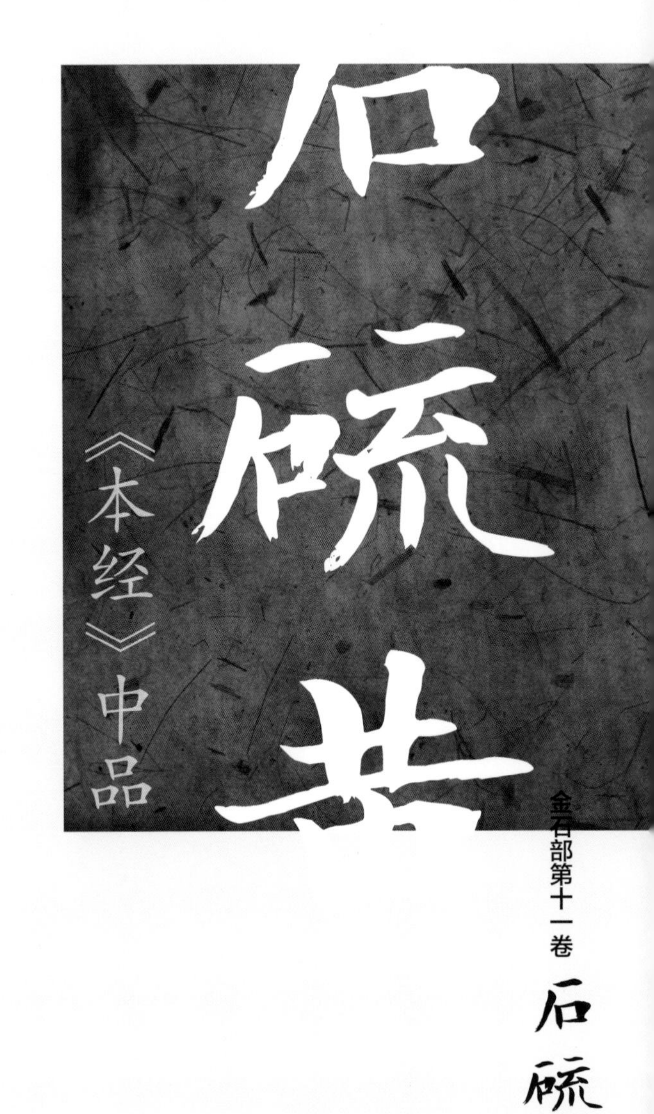

‖**释名**‖

硫黄吴普**黄硇砂**药性**黄牙**　**阳候**纲目**将军**。

[时珍曰] 硫黄秉纯阳火石之精气而结成，性质通流，色赋中黄，含其猛毒，为七十二石之将，故药品中号为将军。外家谓之阳候，亦曰黄牙，又曰黄硇砂。

‖**集解**‖

[别录曰] 石硫黄生东海牧羊山谷中，及太山行、河西山，矾石液也。[普曰] 或生易阳，或生河西，或五色黄是潘水石液也。烧令有紫焰，八月、九月采。[弘景曰] 东海郡属北徐州，而箕山亦有。今第一出湖南林邑，色如鹅子初出壳者，名昆仑黄。次出外国。从蜀中来，色深而煌煌。此云矾石液，今南方则无矾石，恐不必尔。[珣曰] 广州记云：生昆仑国及波斯国西方明之境，颗块莹净，不夹石者良。蜀中雅州亦出之，光腻甚好，功力不及舶上来者。[颂曰] 今惟出南海诸番。岭外州郡或有，而不甚佳。鹅黄者名昆仑黄，赤色者名石亭脂，青色者名冬结石，半白半黑者名神惊石，并不堪入药。又有一种水硫黄，

出广南及资州，溪涧水中流出，以茅收取熬出，号真珠黄，气腥臭，止入疮药，亦可煎炼成汁，以模写作器，亦如鹅子黄色。[时珍曰] 凡产石硫黄之处，必有温泉，作硫黄气。魏书云：盘盘国有火山，山旁皆焦熔，流数十里乃凝坚，即石硫黄也。张华博物志云：西域硫黄出且弥山。去高昌八百里，有山高数十丈，昼则孔中状如烟，夜则如灯光。庚辛玉册云：硫黄有二种：石硫黄，生南海琉球山中；土硫黄，生于广南。以嚼之无声者为佳，舶上倭硫黄亦佳。今人用配消石作烽燧烟火，为军中要物。

‖ **修治** ‖

[敩曰] 凡使勿用青赤色及半白半青、半赤半黑者。自有黄色，内莹净似物命者，贵也。凡用四两。先以龙尾蒿自然汁一镒，东流水三镒，紫背天葵汁一镒，粟遂子茎汁，四件合之，搅令匀。入坩锅内，用六乙泥固济底下，将硫黄碎之，入锅中，以前汁旋旋添入，火煮汁尽为度。再以百部末十两，柳蚛末二斤，一簇草二斤，细锉，以东流水同硫黄煮二伏时。取出，去诸药，用熟甘草汤洗了，入钵研二万匝用。[时珍曰] 凡用硫黄，入丸散用，须以萝卜剜空，入硫在内，合定，稻糠火煨熟，去其臭气；以紫背浮萍同煮过，消其火毒；以皂荚汤淘之，去其黑浆。一法：打碎，以绢袋盛，用无灰酒煮三伏时用。又消石能化硫为水，以竹筒盛硫埋马粪中一月亦成水，名硫黄液。

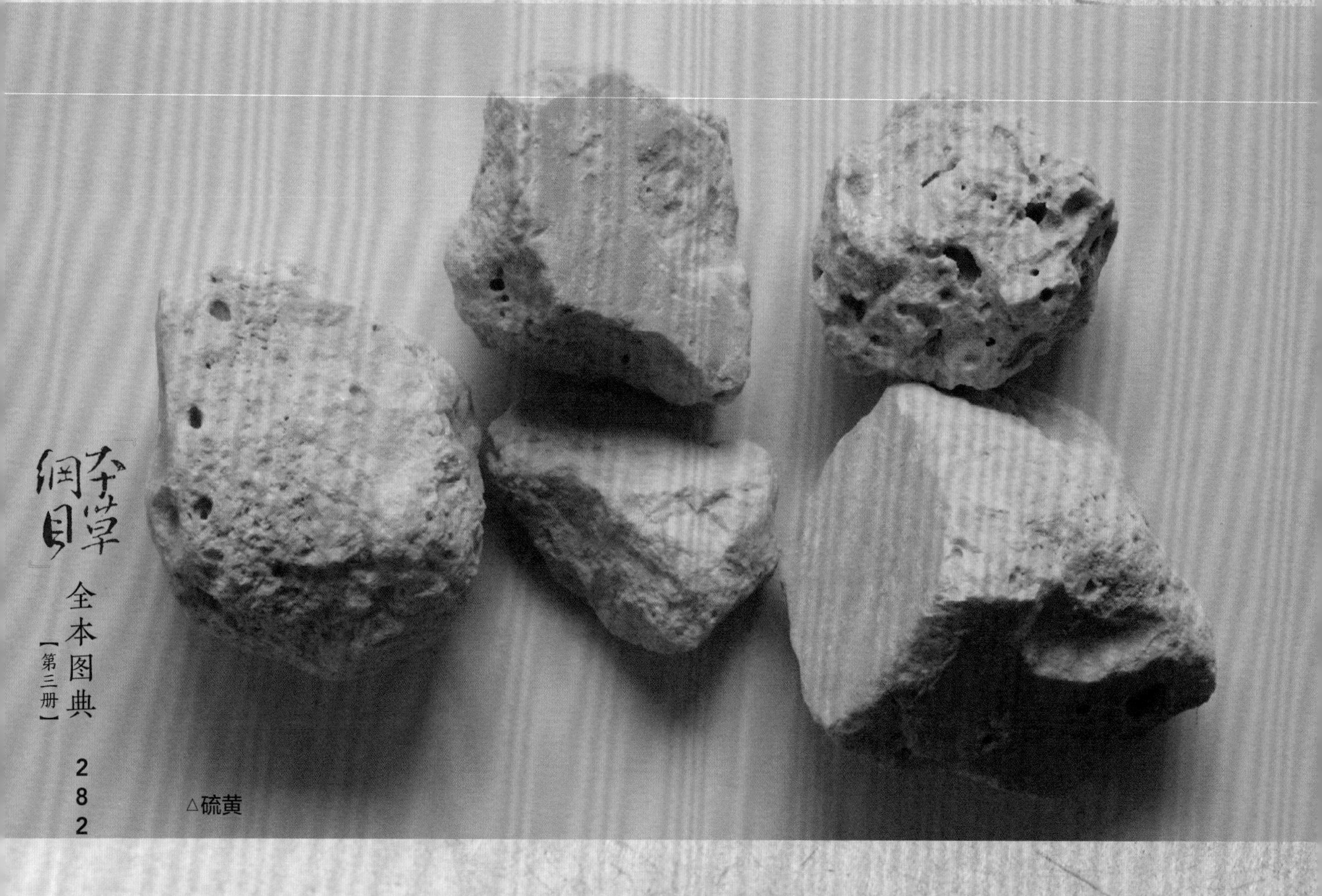

△硫黄

‖ **气味** ‖

酸，温，有毒。[别录曰] 大热。[普曰] 神农、黄帝、雷公：咸，有毒。医和、扁鹊：苦，无毒。[权曰] 有大毒，以黑锡煎汤解之，及食冷猪血。[珣曰] 人能制伏归本色，服之能除百病。如有发动，宜猪肉、鸭羹、余甘子汤并解之。[葛洪曰] 四黄惟阳候为尊，金石煅炼者不可用，惟草木制伏者堪入药用。桑灰、益母、紫荷、菠薐、天盐、桑白皮、地骨皮、车前、马鞭草、黄檗、何首乌、石韦、荞麦、独帚、地榆、蛇床、菟丝、蓖麻、蚕砂，或灰或汁，皆可伏之。[之才曰] 曾青为之使，畏细辛、飞廉、朴消、铁、醋。[玄寿先生曰] 硫是矾之液，矾是铁之精，磁石是铁之母。故铁砂磁石制，伏硫黄立成紫粉。[独孤滔曰] 硫能干汞，见五金而黑，得水银则色赤也。

‖ **主治** ‖

妇人阴蚀疽痔恶血，坚筋骨，除头秃。能化金银铜铁奇物。本经。**疗心腹积聚，邪气冷痛在胁，咳逆上气，脚冷疼弱无力，及鼻衄恶疮，下部䘌疮，止血，杀疥虫。**别录。**治妇人血结。**吴普。**下气，治腰肾久冷，除冷风顽痹，寒热。生用治疥癣，炼服主虚损泄精。**甄权。**壮阳道，补筋骨劳损，风劳气，止嗽，杀脏虫邪魅。**大明。**长肌肤，益气力，老人风秘，并宜炼服。**李珣。**主虚寒久痢，滑泄霍乱，补命门不足，阳气暴绝，阴毒伤寒，小儿慢惊。**时珍。

‖ **发明** ‖

[弘景曰] 俗方用治脚弱及痼冷甚效。仙经颇用之，所化奇物，并是黄白术及合丹法。[颂曰] 古方未有服饵硫黄者。本经所用，止于治疮蚀、攻积聚、冷气脚弱等，而近世遂火炼治为常服丸散。观其治炼服食之法，殊无本源，非若乳石之有论议节度。故服之其效虽紧，而其患更速，可不戒之？土硫黄辛热腥臭，止可治疥杀虫，不可服。[宗奭曰] 今人治下元虚冷，元气将绝，久患寒泄，脾胃虚弱，垂命欲尽，服之无不效。中病当便已，不可尽剂。世人盖知用而为福，而不知其为祸，此物损益兼行故也。如病势危急，可加丸数服，少则不效，仍加附子、干姜、桂。[好古曰] 如太白丹、来复丹，皆用硫黄佐以消石，至阳佐以至阴，与仲景白通汤佐以人尿、猪胆汁大意相同。所以治内伤生冷、外冒暑热、霍乱诸病，能去格拒之寒，兼有伏阳，不得不尔。如无伏阳，只是阴虚，更不必以阴药佐之，何也？硫黄亦号将军，功能破邪归正，返滞还清，挺出阳精，消阴化魄。[时珍曰] 硫黄秉纯阳之精，赋大热之性，能补命门真火不足，且其性虽热而疏利大肠，又与躁涩者不同，盖亦救危妙药也。但炼制久服，则有偏胜之害。况服食者，又皆假此纵欲，自速其咎，于药何责焉？按孙升谈圃云：硫黄，神仙药也。每岁三伏日饵百粒，去脏腑积滞有验。但硫黄伏生于石下，阳气溶液凝结而就，其性大热，火炼服之，多发背疽。方勺泊宅编云：金液丹，乃硫黄炼成，纯阳之物，有痼冷者所宜。今夏至人多服之，反为大患。韩退之作文戒服食，而晚年服硫黄而死，可不戒乎？夏英公有冷病，服硫黄、钟乳，莫之纪极，竟以寿终，此其禀受与人异也。洪迈夷坚志云：唐与正亦知医，能以意治疾。吴巡检病不得溲，

卧则微通，立则不能涓滴，遍用通利药不效。唐问其平日自制黑锡丹常服，因悟曰：此必结砂时，硫飞去，铅不死。铅砂入膀胱，卧则偏重，犹可溲；立则正塞水道，故不通。取金液丹三百粒，分为十服，煎瞿麦汤下。铅得硫气则化，累累水道下，病遂愈。硫之化铅，载在经方，苟无通变，岂能臻妙？类编云：仁和县一吏，早衰齿落不已。一道人令以生硫黄入猪脏中煮熟捣丸，或入蒸饼丸梧子大，随意服之。饮啖倍常，步履轻捷，年逾九十，犹康健。后醉牛血，遂洞泄如金水，尪悴而死。内医官管范云：猪肪能制硫黄，此用猪脏尤妙。王枢使亦常服之。

‖ **附方** ‖

旧八，新四十一。**硫黄杯**此杯配合造化，调理阴阳，夺天地冲和之气，乃水火既济之方。不冷不热，不缓不急，有延年却老之功，脱胎换骨之妙。大能清上实下，升降阴阳。通九窍，杀九虫，除梦泄，悦容颜，解头风，开胸膈，化痰涎，明耳目，润肌肤，添精髓。蠲疝坠。又治妇人血海枯寒，赤白带下。其法用瓷碗以胡桃擦过，用无砂石硫黄生熔成汁，入明矾少许，则尘垢悉浮，以杖掠去，绵滤过，再入碗熔化，倾入杯内，荡成杯，取出，埋土中一夜，木贼打光用之。欲红入朱砂，欲青则入葡萄，研匀同煮成。每用热酒二杯，清早空心温服，则百病皆除，无出此方也。**紫霞杯**叶石林水云录云：用硫黄袋盛，悬罐内，以紫背浮萍同水煮之，数十沸取出，候干研末十两。用珍珠、琥珀、乳香、雄黄、朱砂、羊起石、赤石脂、片脑、紫粉、白芷、甘松、三柰、木香、血竭、没药、韶脑、安息香各一钱，麝香七分，金箔二十片，为末，入铜杓中，慢火熔化。以好样酒杯一个，周围以粉纸包裹，中开一孔，倾硫入内，旋转令匀，投冷水中取出。每旦盛酒饮二三杯，功同上方。昔中书刘景辉因遘劳瘵，于太白山中遇一老仙，亲授是方，服之果愈。人能清心寡欲而服此，仙缘可到也。**金液丹**固真气，暖丹田，坚筋骨，壮阳道。除久寒痼冷，补劳伤虚损。治男子腰肾

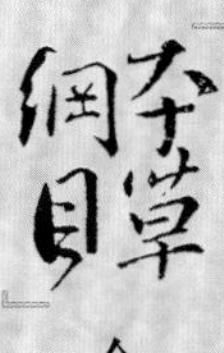

△硫黄药材

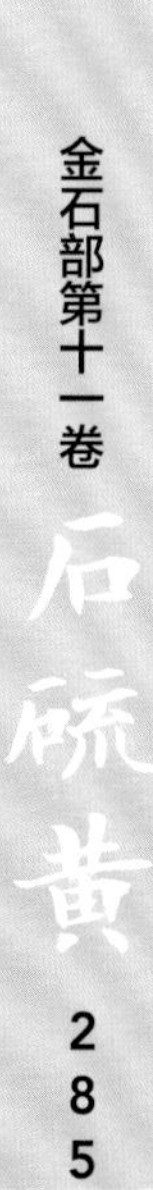

久冷，心腹积聚，胁下冷痛，腹中诸虫，失精遗尿，形羸力劣，腰膝痛弱，冷风顽痹，上气衄血，咳逆寒热，霍乱转筋，虚滑下利。又治痔瘘湿𧏾生疮，下血不止，及妇人血结寒热，阴蚀疽痔等。用石硫黄十两研末，用瓷盒盛，以水和赤石脂封口，盐泥固济，日干。地内先埋一小罐，盛水令满，安盒在内，用泥固济。慢火养七日七夜，候足加顶火一斤煅，俟冷取出研末。每一两，用蒸饼一两，水浸为丸，如梧子大。每服三十丸至百丸，空心米饮服。又治伤寒身冷脉微，或吐或利，或自汗不止，或小便不禁，并宜服之，得身热脉出为度。惠民和剂局方。**暖益腰膝**王方平通灵玉粉散：治腰膝，暖水脏，益颜色，其功不可具载。硫黄半斤，桑柴灰五斗，淋取汁，煮三伏时。以铁匙抄于火上试之，伏火即止。候干，以大火煅之。如未伏更煮，以伏为度。煅了研末。穿地坑一尺二寸，投水于中，待水清，取和硫末，坩锅内煎如膏。铁钱抄出，细研，饭丸麻子大。每空心盐汤下十丸，极有效验。乡人王昭遂服之，年九十，颜貌如童子，力倍常人。杜光庭玉函方。**风毒脚气**痹弱。硫黄末三两，钟乳五升，煮沸入水，煎至三升，每服三合。又法：牛乳三升，煎一升半，以五合调硫黄末一两服，厚盖取汗，勿见风。未汗再服，将息调理数日，更服。北人用此多效。亦可煎为丸服。肘后方。**阴证伤寒**极冷，厥逆烦躁，腹痛无脉，危甚者。舶上硫黄为末，艾汤服三钱，就得睡汗出而愈。本事方。**阴阳二毒**黑龙丹：用舶上硫黄一两，柳木槌研二三日。巴豆一两，和壳，计个数，用三升铛子一口，将硫铺底，安豆于上，以酽米醋半斤浇之。盏子紧合定，醋纸固缝，频以醋润之。文武火熬，候豆作声，可一半为度，急将铛子离火，即便入臼中捣细。再以醋两茶脚洗铛中药入臼，旋下蒸饼捣丸鸡头子大。若是阴毒，用椒四十九粒，葱白二茎，水一盏，煎六分。热吞下一丸：阳毒，用豆豉四十九粒，葱白一茎，水一盏，煎同前，吞下不得嚼破。经五六日方可服之；若未传入，或未及日数，不可服。有孕妇人吐泻，亦可服。博济方。**一切冷气积**块作痛。硫黄、焰消各四两结砂，青皮、陈皮各四两，为末，糊丸梧子大。每空心米饮下三十丸。鲍氏方。**元脏久冷**腹痛虚泄，里急，玉粉丹：用生硫黄五两，青盐一两，细研，以蒸饼丸绿豆大。每服五丸，空心热酒下，以食压之。经验方。**元脏冷泄**腹痛虚极。硫黄一两，黄蜡化丸梧子大。每服五丸，新汲水下。一加青盐二钱，蒸饼和丸，酒下。普济方。**气虚暴泄**日夜三二十行，腹痛不止，夏月路行，备急最妙。朝真丹：用硫黄二两，枯矾半两，研细。水浸蒸饼丸梧子大，朱砂为衣。每服十五丸至二十丸，温水下，或盐汤任下。孙尚药秘宝方。**伏暑伤冷**二气交错，中脘痞结，或泄或呕，或霍乱厥逆。二气丹：硫黄、消石等分研末，石器炒成砂，再研，糯米糊丸梧子大。每服四十丸，新井水下。济生方。**伤暑吐泻**硫黄、滑石等分为末。每服一钱，米饮下，即止。救急良方。**霍乱吐泻**硫黄一两，胡椒五钱，为末，黄蜡一两化，丸皂子大。每凉水下一丸。圣济录。**小儿吐泻**不拘冷热，惊吐反胃，一切吐利，诸治不效者。二气散：用硫黄半两，水银二钱半，研不见星。每服一字至半钱，生姜水调下，其吐立止。或同炒结砂为丸，方见灵砂下。钱氏小儿方。**反胃呕吐**方见水银。**脾虚下**

白脾胃虚冷，停水滞气，凝成白涕下出。舶上硫黄一两研末，炒面一分同研，滴冷热水丸梧子大。每米汤下五十丸。杨子建护命方。**下痢虚寒**硫黄半两，蓖麻仁七个，为末。填脐中，以衣隔，热汤熨之，止乃已。仁存方。**协热下痢**赤白。用硫黄、蛤粉等分为末，糊丸梧子大。每服十五丸，米饮下。指南方。**肠风下血**方见鲫鱼。**老人冷秘**风秘或泄泻，暖元脏，除积冷，温脾胃，进饮食，治心腹一切痃癖冷气。硫黄柳木槌研细，半夏汤泡七次焙研，等分，生姜自然汁调蒸饼和杵百下，丸梧子大。每服十五丸至二十丸，空心温酒或姜汤下，妇人醋汤下。和剂局方。**久疟不止**鲍氏方：用硫黄、朱砂等分为末。每服二钱，腊茶清，发日五更服。当日或大作或不作，皆其效也。寒多倍硫，热多倍砂。朱氏方：用硫黄、腊茶等分为末。发日早冷水服二钱，二服效。寒多加硫，热多加茶。**酒鳖气鳖**嗜酒任气，血凝于气，则为气鳖。嗜酒痼冷，败血入酒，则为血鳖。摇头掉尾，大者如鳖，小者如钱。上侵人喉，下蚀人肛，或附胁背，或隐肠腹。用生硫黄末，老酒调下，常服之。直指方。**咳逆打呃**硫黄烧烟，嗅之立止。医方摘要。**头痛头风**如神丹：光明硫黄、消石各一两，细研，水丸芡子大。空心嚼一丸，茶下。普济方。**肾虚头痛**圣惠方用硫黄一两，胡粉半两，为末，饭丸梧子大。痛时冷水服五丸，即止。本事方：用硫黄末、食盐等分，水调生面糊丸梧子大。每薄荷茶下五丸。普济方：用生硫黄六钱，乌药四钱，为末，蒸饼丸梧子大。每服三五丸，食后茶清下。**鼻上作痛**上品硫黄末，冷水调搽。澹寮方。**酒皶赤鼻**生硫黄半两，杏仁二钱，轻粉一钱，夜夜搽之。瑞竹堂方：用舶上硫黄、鸡心槟榔等分。片脑少许，为末。绢包，日日擦之。加蓖麻油更妙。**鼻面紫风**乃风热上攻阳明经络，亦治风刺瘾疹。舶上硫黄、白矾枯等分，为末。每以黄丹少许，以津液和涂之，一月见效。宣明方。**身面疣目**蜡纸卷硫黄末少许，点之，焠之有声，根去。普济方。**疬疡风病**白色成片。以布拭，醋摩硫黄、附子涂之，或硫黄、白矾擦之。集验方。**小儿聤耳**硫黄末和蜡作挺插之，日二易。千金方。**小儿口疮**糜烂。生硫黄水调，涂手心、足心。效即洗去。危氏得效方。**耳卒声闭**硫黄、雄黄等分研末。绵裹塞耳，数日即闻人语也。千金方。**诸疮弩肉**如蛇出数寸。硫黄末一两，肉上薄之，即缩。圣惠方。**痈疽不合**石硫黄粉，以箸蘸插入孔中，以瘥为度。外台秘要。**一切恶疮**真君妙神散：用好硫黄三两，荞麦粉二两，为末，井水和捏作小饼，日干收之。临用细研，新汲水调傅之。痛者即不痛，不痛则即痛而愈。坦仙皆效方。**疥疮有虫**硫黄末，以鸡子煎香油调搽，极效。救急良方。**顽癣不愈**倾过银有盖罐子，入硫黄一两熔化，取起冷定打开，取硫同盖研末，搽之。孙氏集效方。**疠风有虫**硫黄末酒调少许，饮汁。或加大风子油更好。直指方。**女子阴疮**硫黄末傅之，瘥乃止。肘后方。**玉门宽冷**硫黄煎水频洗。心传方。**小儿夜啼**硫黄二钱半，铅丹二两，研匀，瓶固煅过，埋土中七日取出，饭丸黍米大。每服二丸，冷水下。普济方。**阴湿疮疱**硫黄傅之，日三。梅师方。

‖ **基原** ‖

据《中华本草》等综合分析考证，本品为自然元素硫黄族矿物自然硫之不够纯净而带红色者。参见本卷“石硫黄”项下。

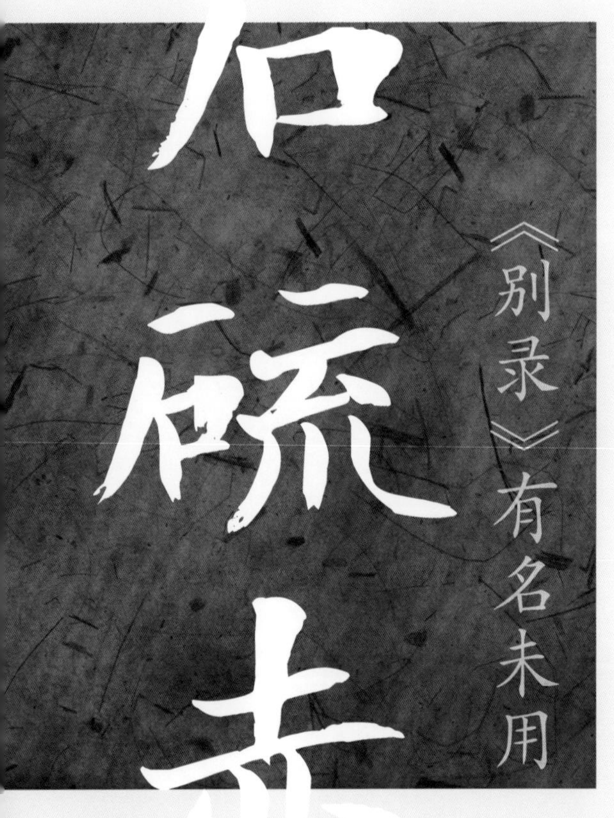

‖ **释名** ‖

石亭脂图经**石硫丹**弘景**石硫芝**。

‖ **集解** ‖

[别录曰] 埋如石耆，生山石间。[普曰] 生羌道山谷。[时珍曰] 此即硫黄之多赤者，名石亭脂，而近世通呼硫黄为石亭脂，亦未考此也。按抱朴子云：石硫丹，石之赤精，石硫黄之类也。浸溢于涯岸之间，其濡湿者可丸服，坚结者可散服。五岳皆有，而箕山为多，许由、巢父服之，即石硫芝是矣。

‖ **气味** ‖

苦，温，无毒。

‖ **主治** ‖

妇人带下，止血。轻身长年。别录。**壮阳除冷，治疮杀虫，功同硫黄。**时珍。

‖ **附方** ‖

新三。**赤鼻作痛**紫色石亭脂，红色次之，黄色勿用。研末，冷水调搽，半月绝根。圣济录。**风湿脚气**石亭脂生用一两，川乌头生一两，无名异二两，为末，葱白自然汁和丸梧子大。每服一钱，空心淡茶、生葱吞下，日一服。瑞竹堂方。

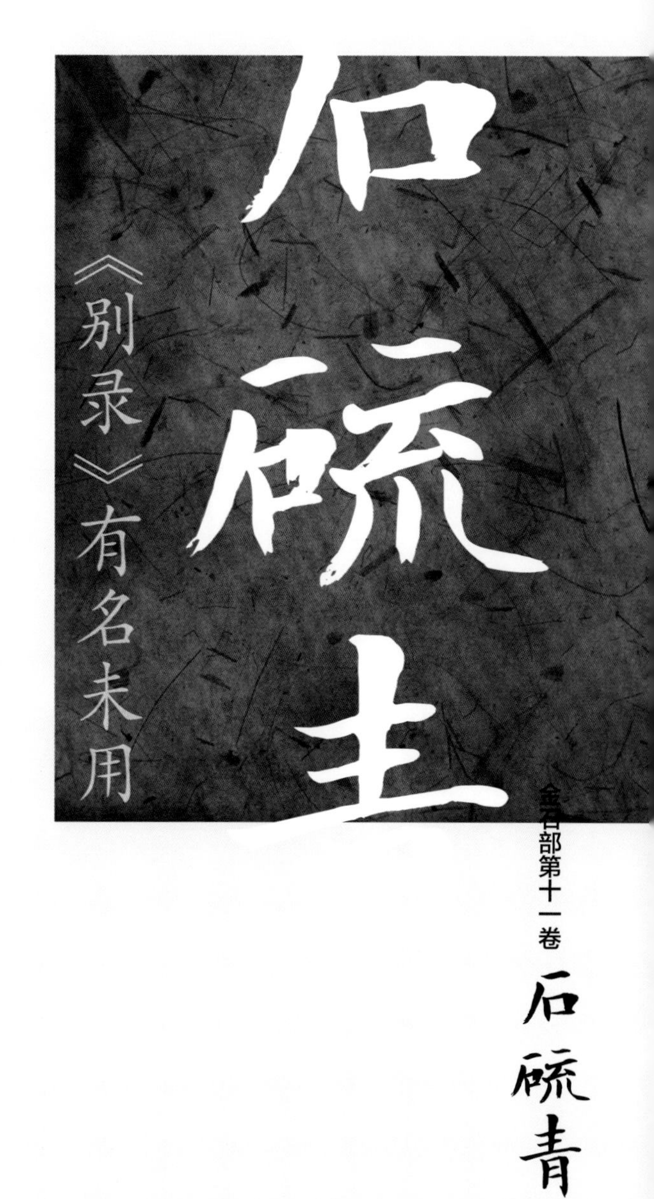

‖ **释名** ‖

冬结石 [别录曰] 生武都山石间，青白色，故名。[时珍曰] 此硫黄之多青色者。苏颂图经言石亭脂、冬结石并不堪入药，未深考此也。

‖ **气味** ‖

酸，温，无毒。

‖ **主治** ‖

疗泄，益肝气，明目。轻身长年。别录。**治疮杀虫，功同硫黄。**时珍。

‖ **附录** ‖

硫黄香拾遗 [藏器曰] 味辛，温，无毒。去恶气，杀虫。似硫黄而香。云出昆南国，在扶南南三千里。

‖ **基原** ‖

据《纲目图鉴》《中华本草》《中药志》等综合分析考证，本品为铝化合物类矿物明矾石Alunite（三方晶系）。主要为含水硫酸钾铝（$KAl(SO_4)_2 \cdot 12H_2O$）。主产于浙江、安徽、福建、山西、河北、湖北等地。《药典》收载白矾药材为硫酸盐类矿物明矾石经加工提炼制成。

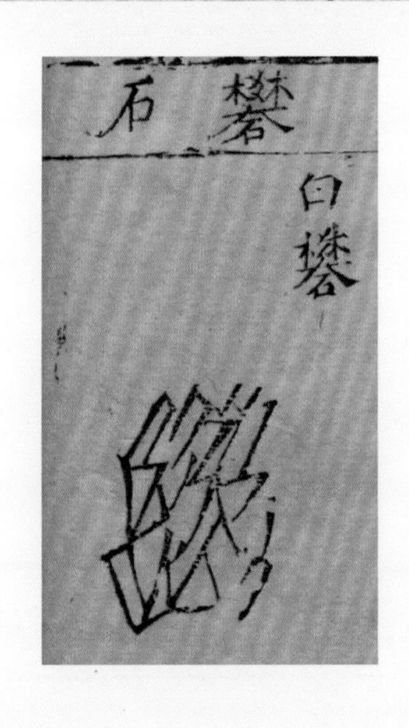

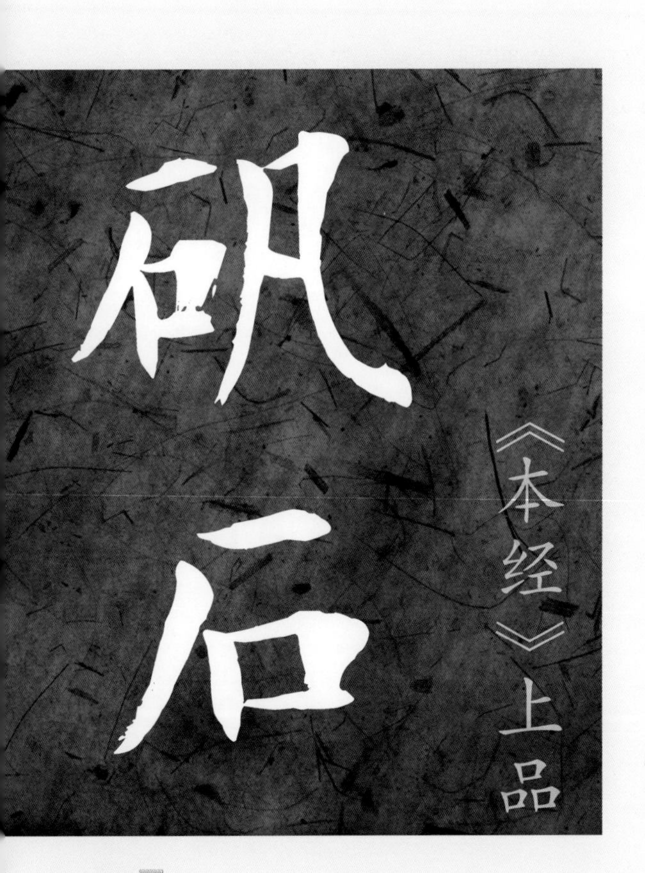

校正：并入海药波斯矾，嘉祐柳絮矾。

‖ **释名** ‖

涅石纲目**羽涅**别录**羽泽**别录**煅枯者名巴石，轻白者名柳絮矾。**[时珍曰] 矾者，燔也。燔石而成也。山海经云：女床之山，其阴多涅石。郭璞注云：矾石也。楚人名涅石，秦人名为羽涅。

‖ **集解** ‖

[别录曰] 矾石生河西山谷，及陇西武都、石门，采无时。能使铁为铜。[弘景曰] 今出益州北部西川，从河西来。色青白，生者名马齿矾。炼成纯白名白矾，蜀人以当消石。其黄黑者名鸡屎矾，不入药用，惟堪镀作以合熟铜。投苦酒中，涂铁皆作铜色。外虽铜色，内质不变。[恭曰] 凡有五种：白矾多入药用；青、黑二矾，疗疳及疮；黄矾亦疗疮生肉，兼染皮；绛矾本来绿色，烧之乃赤，故名绛矾。[颂曰] 矾石初生皆石也，采得烧碎煎炼，乃成矾也。凡有五种，其色各异，白矾、黄矾、绿矾、黑矾、绛矾也。今白矾出晋州、慈州、无为州，入药及染人所用甚多。黄矾丹灶家所须，亦入药。黑

矾惟出西戎，亦谓之皂矾，染须鬓药用之，亦染皮用。绿矾入咽喉口齿药及染色。绛矾烧之则赤，今亦稀见。又有矾精、矾蝴蝶、巴石、柳絮矾，皆是白矾也。炼白矾时，候其极沸，盘心有溅溢，如物飞出，以铁匕接之，作虫形者，矾蝴蝶也。但成块光莹如水精者，矾精也。二者入药，力紧于常矾。其煎炼而成，轻虚如绵絮者，柳絮矾。其烧汁至尽，色白如雪者，谓之巴石。[珣曰] 波斯、大秦所出白矾，色白而莹净，内有束针文，入丹灶家，功力逾于河西、石门者，近日文州诸番往往有之。波斯又出金线矾，打破内有金线文者为上，多入烧炼家用。[时珍曰] 矾石析而辨之，不止于五种也。白矾，方士谓之白君，出晋地者上，青州、吴中者次之。洁白者为雪矾；光明者为明矾，亦名云母矾；文如束针，状如粉扑者，为波斯白矾，并入药为良。黑矾，铅矾也，出晋地，其状如黑泥者，为昆仑矾；其状如赤石脂有金星者，为铁矾；其状如紫石英，火引之成金线，画刀上即紫赤色者，为波斯紫矾，并不入服饵药，惟丹灶及疮家用之。绿矾、绛矾、黄矾俱见本条。其杂色者，则有鸡屎矾、鸭屎矾、鸡毛矾、粥矾，皆下品，亦入外丹家用。

‖ **修治** ‖

[敩曰] 凡使白矾石，以瓷瓶盛，于火中煅令内外通赤，用钳揭起盖，旋安石蜂巢入内烧之。每十两用巢六两，烧尽为度。取出放冷，研粉，以纸裹，安五寸深土坑中一宿，取用。又法：取光明如水晶，酸、咸、涩味全者，研粉。以瓷瓶用六一泥泥之，待干，入粉三升在内，旋旋入五方草、紫背天葵各自然汁一镒，待汁干，盖了瓶口，更泥上下，用火一百斤煅之。从巳至未，去火取出，其色如银，研如轻粉用之。[时珍曰] 今人但煅干汁用，谓之枯矾，不煅者为生矾。若入服食，须循法度。按九鼎神丹秘诀，炼矾石入服食法：用新桑合盘一具。于密室净扫，以火烧地令热，洒水于上，或洒苦酒于上，乃布白矾于地

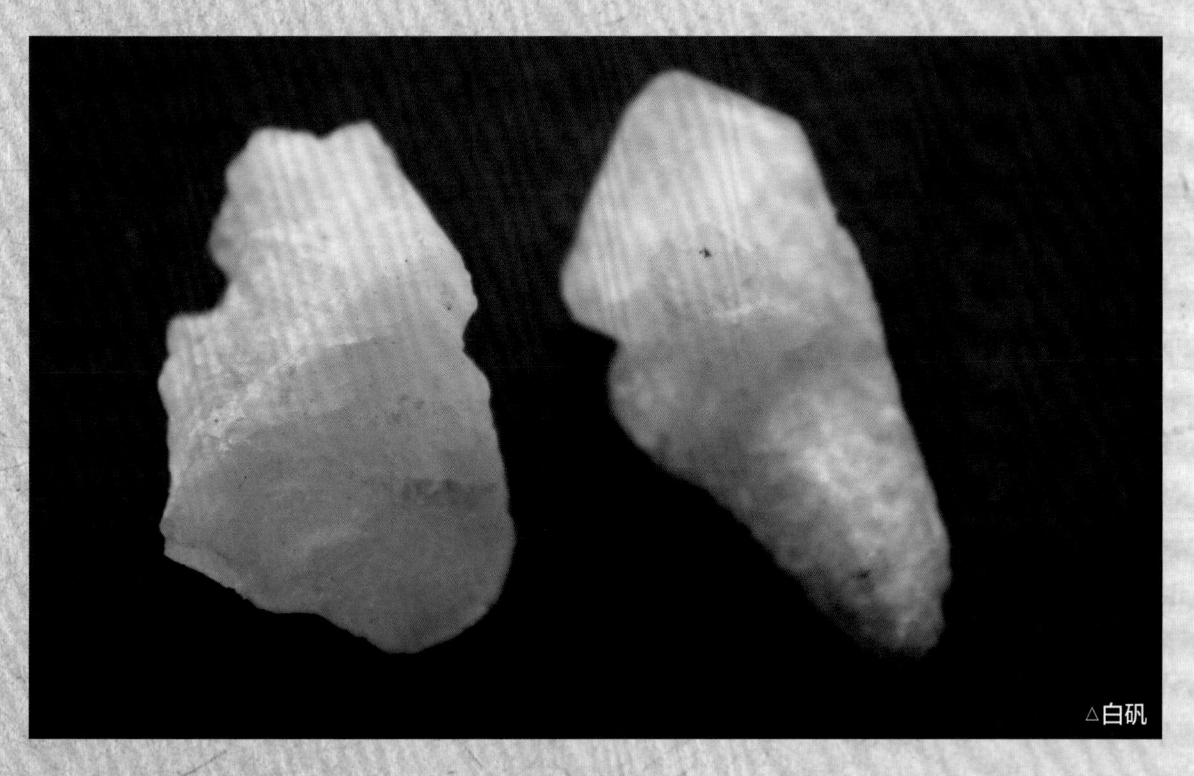
△白矾

上，以盘覆之，四面以灰拥定。一日夜，其石精皆飞于盘上，扫取收之。未尽者，更如前法，数遍乃止，此为矾精。若欲作水，即以扫下矾精一斤，纳三年苦酒一斗中清之，号曰矾华，百日弥佳。若急用之，七日亦可。

‖ **气味** ‖

酸，寒，无毒。[普曰] 神农、岐伯：酸。久服伤人骨。扁鹊：咸。雷公：酸，无毒。[权曰] 涩，凉，有小毒。[之才曰] 甘草为之使，恶牡蛎，畏麻黄。[独孤滔曰] 红心灰藋制矾。

‖ **主治** ‖

寒热，泄痢白沃，阴蚀恶疮，目痛，坚骨齿。炼饵服之，轻身不老增年。本经。**除固热在骨髓，去鼻中息肉。**别录。**除风去热，消痰止渴，暖水脏，治中风失音。和桃仁、葱汤浴，可出汗。**大明。**生含咽津，治急喉痹。疗鼻衄齆鼻，鼠漏瘰疬疥癣。**甄权。**枯矾贴嵌甲，牙缝中血出如衄。**宗奭。**吐下痰涎饮澼，燥湿解毒追涎，止血定痛，食恶肉，生好肉，治痈疽疔肿恶疮，癫痫疸疾，通大小便，口齿眼目诸病，虎犬蛇蝎百虫伤。**时珍。

波斯白矾海药

‖ **气味** ‖

酸、涩，温，无毒。

‖ **主治** ‖

赤白漏下阴蚀，泄痢疮疥，解一切毒蛇虫等，去目赤暴肿齿痛，火炼之良。李珣。

柳絮矾嘉祐

‖ **气味** ‖

同矾石。

‖ **主治** ‖

消痰止渴，润心肺。大明。

‖ **发明** ‖

[弘景曰] 俗中合药，火熬令燥，以疗齿痛，多则坏齿，即伤骨之证也。而经云坚骨齿，诚为可疑。[宗奭曰] 不可多服，损心肺，却水故也。水化书纸上，干则水不能濡，故知其性却水也。治膈下涎药多用者，此意尔。[时珍曰] 矾石之用有四：吐利风热之痰涎，取其酸苦

涌泄也；治诸血痛脱肛阴挺疮疡，取其酸涩而收也；治痰饮泄痢崩带风眼，取其收而燥湿也；治喉痹痈疽中蛊蛇虫伤螫，取其解毒也。按李迅痈疽方云：凡人病痈疽发背，不问老少，皆宜服黄矾丸。服至一两以上，无不作效，最止疼痛，不动脏腑，活人不可胜数。用明亮白矾一两生研，以好黄蜡七钱熔化，和丸梧子大。每服十丸，渐加至二十丸，熟水送下。如未破则内消，已破即便合。如服金石发疮者，引以白矾末一二匙，温酒调下，亦三五服见效。有人遍身生疮，状如蛇头，服此亦效。诸方俱称奇效，但一日中服近百粒，则有力。此药不惟止痛生肌，能防毒气内攻，护膜止泻，托里化脓之功甚大，服至半斤尤佳，不可欺其浅近，要知白矾大能解毒也。今人名为蜡矾丸，用之委有效验。

‖**附方**‖

旧二十六，新六十四。**中风痰厥**四肢不收，气闭膈塞者。白矾一两，牙皂角五钱，为末。每服一钱，温水调下，吐痰为度。陈师古方。**胸中痰澼**头痛不欲食。矾石一两，水二升，煮一升，纳蜜半合，频服。须臾大吐，未吐，饮少热汤引之。外台秘要。**风痰痫病化痰丸**：生白矾一两，细茶五钱，为末，炼蜜丸如梧子大。一岁十丸，茶汤下；大人，五十丸。久服。痰自大便中出，断病根。邓笔峰杂兴。**小儿胎寒**躽啼发痫。白矾煅半日，枣肉丸黍米大。每乳下一丸，愈乃止，去痰良。保幼大全。**产后不语**胡氏孤凤散：用生白矾末一钱，熟水调下。妇人良方。**牙关紧急**不开者。白矾、盐花等分，搽之，涎出自开。集简方。**走马喉痹**用生白矾末涂于绵针上，按于喉中，立破。绵针者，用榆条，上以绵缠作枣大也。儒门事亲方。**喉痈乳蛾**济生帐带散：用矾三钱，铁铫内熔化，入劈开巴豆三大粒，煎干去豆，研矾用之，入喉立愈。甚者，以醋调灌之。亦名通关散。法制乌龙胆：用白矾末盛入猪胆中，风干研末。每吹一钱入喉，取涎出妙。**咽喉谷贼**肿痛。生矾石末少少点肿处，吐涎，以痒为度。圣惠方。**风热喉痛**白矾半斤，研末化水，新砖一片，浸透取晒，又浸又晒，至水干，入粪厕中浸一月，取洗，安阴处，待霜出扫收。每服半钱，水下。普济方。**悬痈垂长**咽中妨闷。白矾烧灰、盐花等分，为末。箸头频点药在上，去涎。孙用和秘宝方。**小儿舌膜**初生小儿有白膜皮裹舌，或遍舌根。可以指甲刮破令血出，以烧矾末半绿豆许傅之。若不摘去，其儿必哑。姚和众至宝方。**牙齿肿痛**白矾一两烧灰，大露蜂房一两微炙。每用二钱，水煎含漱去涎。简要济众方。**患齿碎坏**欲尽者。常以绵裹矾石含嚼，吐去汁。肘后方。**齿龈血出**不止。矾石一两烧，水三升，煮一升，含漱。千金方。**木舌肿强**白矾、桂心等分，为末。安舌下。圣惠方。**太阴口疮**生甘草二寸，白矾一粟大，噙之，咽津。活法机要。**口舌生疮**下虚上壅。定斋方：用白矾泡汤濯足。张子和方：用白矾末、黄丹水飞炒等分研，擦之。**小儿鹅口**满口白烂。枯矾一钱，朱砂二分，为末。每以少许傅之。日三次，神验。普济方。**小儿舌疮**饮乳不得。白矾和鸡子置醋中，涂儿足底，二七日愈。千金方。**口中气臭**明矾入麝香为末，擦牙上。生生编。**衄血不止**枯矾末吹之，妙。圣济方。**鼻中息肉**千金：用矾烧末，猪脂和，绵裹塞之。数日息肉随药出。一方：用明矾一两，蓖麻仁七个，盐梅肉五个，麝香一字，杵丸。绵裹塞之，化水自下也。**眉毛脱落**白矾十两烧研，蒸饼丸梧子大。每空心温水下七丸，日加一丸，至四十九日减一丸，周而复始，以愈为度。圣济录。**发斑怪证**有人眼赤鼻张，大喘，浑身出斑，毛发如铜铁，乃热毒气结于下焦也。白矾、滑石各一两为末，作一服。水三碗，煎减半，不住服，尽即安。夏子益奇疾方。**目翳努肉**白矾石纳黍米大入目，令泪出。日日用之，恶汁去尽，其疾日减。外台秘要。**目生白膜**矾石一升，水四合，铜器中煎半合，入少蜜调之，以绵滤过。每日点三四度。姚和众延龄至宝方。**赤目风肿**甘草水磨明矾傅眼胞上效。或用枯矾频擦眉心。集简方。**烂弦风眼**白矾煅一两，铜青三钱，研末，汤泡澄清，点洗。永类方。**聤耳出汁**枯矾一两，铅丹炒一钱，为末，日吹之。圣济录。**卒死壮热**矾石半斤，水一斗半，煮汤浸脚及踝，即得苏也。肘后方。**脚气冲心**白矾三两，水一斗五升，煎沸浸洗。千金方。**风湿膝痛**脚气风湿，虚汗，少力多痛，及阴汗。烧矾末一匙头，投沸汤，淋洗痛处。御药院方。**黄肿水肿**推车丸：用明矾二两，青矾一两，白面半斤，同炒令赤，以醋煮米粉糊为丸。枣汤下三十丸。济急方。**女劳黄疸**黄家日晡发热而反恶寒，膀胱急，少腹满，目尽黄，额上黑，足下热，因作黑疸。其腹胀如水状，大便必黑，时溏，此女劳之病，非水也。自大劳大热，交接后入水所致。腹满者难治。用矾石烧、消石熬黄等分，为散。以大麦粥汁和服方寸匕。日三服。病从大小便去，小便正黄，大便正黑，是其候也。张仲景金匮方。**妇人黄疸**经水不调，房事触犯所致。白矾、黄蜡各半两，陈橘皮三钱，为末，化蜡丸梧子大。每服五十丸，以滋血汤或调经汤下。济阴方。**妇人白沃**经水不利，子脏坚僻，中有干血，下白物。用矾石烧，杏仁一分，研匀，炼蜜丸枣核大，纳入脏中，日一易之。张仲景金匮方。**妇人阴脱**作痒。矾石烧研，空心酒服方寸匕，日三。千金翼。**男妇遗尿**枯白矾、牡蛎粉等分，为末。每服方寸匕，温酒下，日三服。余居士选奇方。**二便不通**白矾末填满脐中，以新汲水滴之，觉冷透腹内，即自然通。脐平者，以纸围环之。经验方。**霍乱吐泻**枯白矾末一钱，百沸汤调下。华佗危病方。**伏暑泄泻**玉华丹：白矾煅为末，醋糊为丸。量大小，用木瓜汤下。经验方。**老人泄泻**不止。枯白矾一两，诃黎勒煨七钱半，为末。米饮服二钱，取愈。太平圣惠方。**赤白痢下**白矾飞过为末，好醋、飞罗面为丸梧子大。赤痢甘草汤，白痢干姜汤下。生生方。**气痢不止**巴石丸：取白矾一大斤，以炭火净地烧令汁尽，其色如雪，谓之巴石。取一两研末，熟猪肝作丸梧子大。空腹，量人加减。水牛肝更佳。如素食人，以蒸饼为丸。或云白矾中青黑者，名巴石。刘禹锡传信方。**冷劳泄痢**食少，诸药不效。白矾三两烧，羊肝一具去脂，酽醋三升煮烂，擂泥和丸梧子大。每服二十丸，米饮下，早夜各一服。普济方。**泄泻下痢**白龙丹：用明矾枯过为末，飞罗面醋打糊丸梧子大。每服二三十丸，白痢姜汤下，赤痢甘草汤下，泄泻米汤下。经验方。**疟疾寒热**即上方。用东南桃心七个，煎汤下。**反胃呕吐**白矾、硫黄各二两，铫内烧过，入朱砂一分，为末，面糊丸小豆大。每姜汤下十五丸。又方：白矾枯三两，蒸饼丸梧子大。每空心米饮服十五丸。普济方。**化痰治嗽**明矾二两，生参末一两，苦醋二升，熬为膏子，以油纸包收，旋丸豌豆大。每用一丸，放舌下，其嗽立止，痰即消。定西侯方：只用明矾末，醋糊丸梧子大。每睡时茶下二三十丸。摘要：用明矾半生半烧，山栀子炒黑，等分为末，姜汁糊为丸，如上服。杂兴方：用白明矾、建茶等分为末，糊丸服。**诸心气痛**儒门事亲方：用生矾一皂子大，醋一盏，煎七分服，立止。邵真人方：用明矾一两烧，朱砂一钱，金箔三个，为末。每服一钱半，空心白汤下。**中诸蛊毒**晋矾、建茶等分，为末。新汲水调下二钱，泻

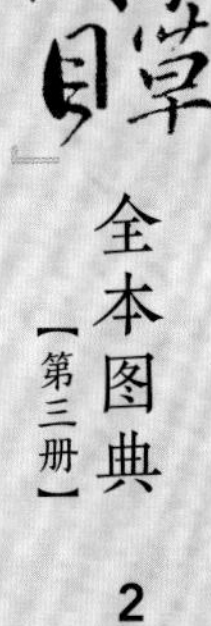

吐即效。未吐再服。济生方。**蛇虫诸毒**毒蛇、射工、沙虱等伤人，口噤目黑，手足直，毒气入腹。白矾、甘草等分，为末。冷水服二钱。瑞竹堂方。**驴马汗毒**所伤疮痛。白矾飞过，黄丹炒紫，等分，贴之。王氏博济方。**虎犬伤人**矾末纳入裹之，止痛尤妙。肘后方。**蛇蛟蝎螫**烧刀矛头令赤，置白矾于上，汁出热滴之，立瘥。此神验之方也。真元十三年，有两僧流南方，到邓州，俱为蛇啮，令用此法便瘥，更无他苦。刘禹锡传信方。**壁镜毒人**必死。白矾涂之。太平广记。**刀斧金疮**白矾、黄丹等分为末。傅之最妙。救急方。**折伤止痛**白矾末一匙，泡汤一碗，帕蘸乘热熨伤处。少时痛止，然后排整筋骨，点药。灵苑方。**漆疮作痒**白矾汤拭之。千金方。**牛皮癣疮**石榴皮蘸明矾末抹之。切勿用醋。即虫沉下。直指方。**小儿风疹**作痒。白矾烧投热酒中，马尾揾酒涂之。子母秘录。**小儿脐肿**出汁不止。白矾烧灰傅之。圣惠方。**干湿头疮**白矾半生半煅，酒调涂上。生生编。**身面瘊子**白矾、地肤子等分，煎水。频洗之。多能鄙事。**腋下胡臭**矾石绢袋盛之，常粉腋下，甚妙。许尧臣方。**鱼口疮毒**白矾枯研，寒食面糊调。傅上，即消。救急良方。**阴疮作臼**取高昌白矾、麻仁等分，研末，猪脂和膏。先以槐白皮煎汤洗过，涂之。外以楸叶贴上。不过三度愈。葛洪肘后方。**足疮生虫**南方地卑湿，人多患足疮，岁久生虫如蛭，乃风毒攻注而然。用牛或羊或猪肚，去粪不洗，研如泥，看疮大小，入煅过泥矾半两。已上研匀，涂帛上贴之。须臾痒入心，徐徐连帛取下，火上炙之。虫出，丝发马尾千万，或青白赤黑，以汤洗之。三日一作，不过数次，虫尽疮愈。南宫从岣嵝神书。**嵌甲作疮**足趾甲入肉作疮，不可履靴。矾石烧灰傅之，蚀恶肉，生好肉。细细割去甲角，旬日取愈，此方神效。肘后方。**鸡眼肉刺**枯矾、黄丹、朴消等分，为末，搽之。次日浴二三次，即愈。多能鄙事。**冷疮成漏**明矾半生半飞，飞者生肉，生者追脓；五灵脂水飞，各半钱为末。以皮纸裁条，唾和末作小捻子，香油捏湿，于末拖过，剪作大小捻，安入漏，早安午换。候脓出尽后，有些小血出，方得干水，住药，自然生肉痊好。普济方。**鱼睛丁疮**枯矾末，寒食面糊调贴。消肿无脓。崔氏方。**丁疮肿毒**雪白矾末五钱，葱白煨熟，捣和丸梧子大。每服二钱五分，以酒送下，未效再服。久病、孕妇不可服。卫生宝鉴。**痈疽肿毒**方见前发明下。**阴汗湿痒**枯矾扑之。又泡汤沃洗。御药院方。**交接劳复**卵肿或缩入，腹痛欲绝。矾石一分，消三分，大麦粥清服方寸匕，日三服，热毒从二便出也。肘后方。**女人阴痛**矾石三分炒，甘草末半分，绵裹导之，取瘥。肘后百一方。**丁肿恶疮**二仙散：用生矾、黄丹临时等分。以三棱针刺血，待尽傅之。不过三上，决愈。乃太医李管勾方。卫生宝鉴。**虫蛇兽毒**及蛊毒。生明矾、明雄黄等分，于端午日研末，黄蜡和丸梧子大。每服七丸，念药王菩萨七遍，熟水送下。东坡良方。

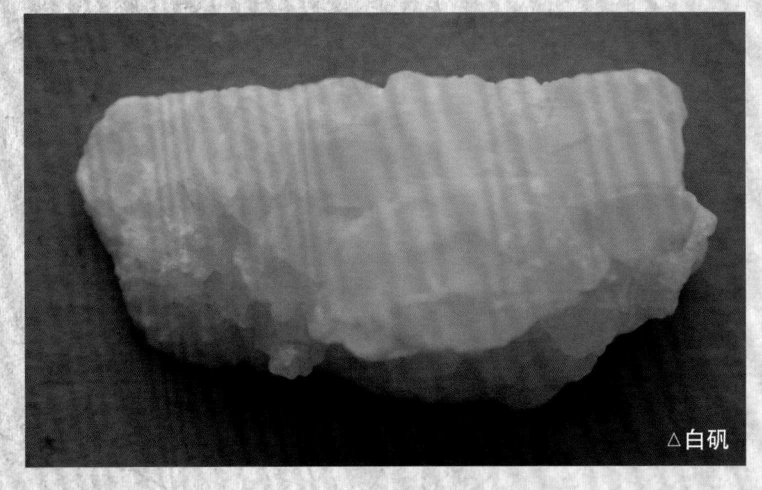
△白矾

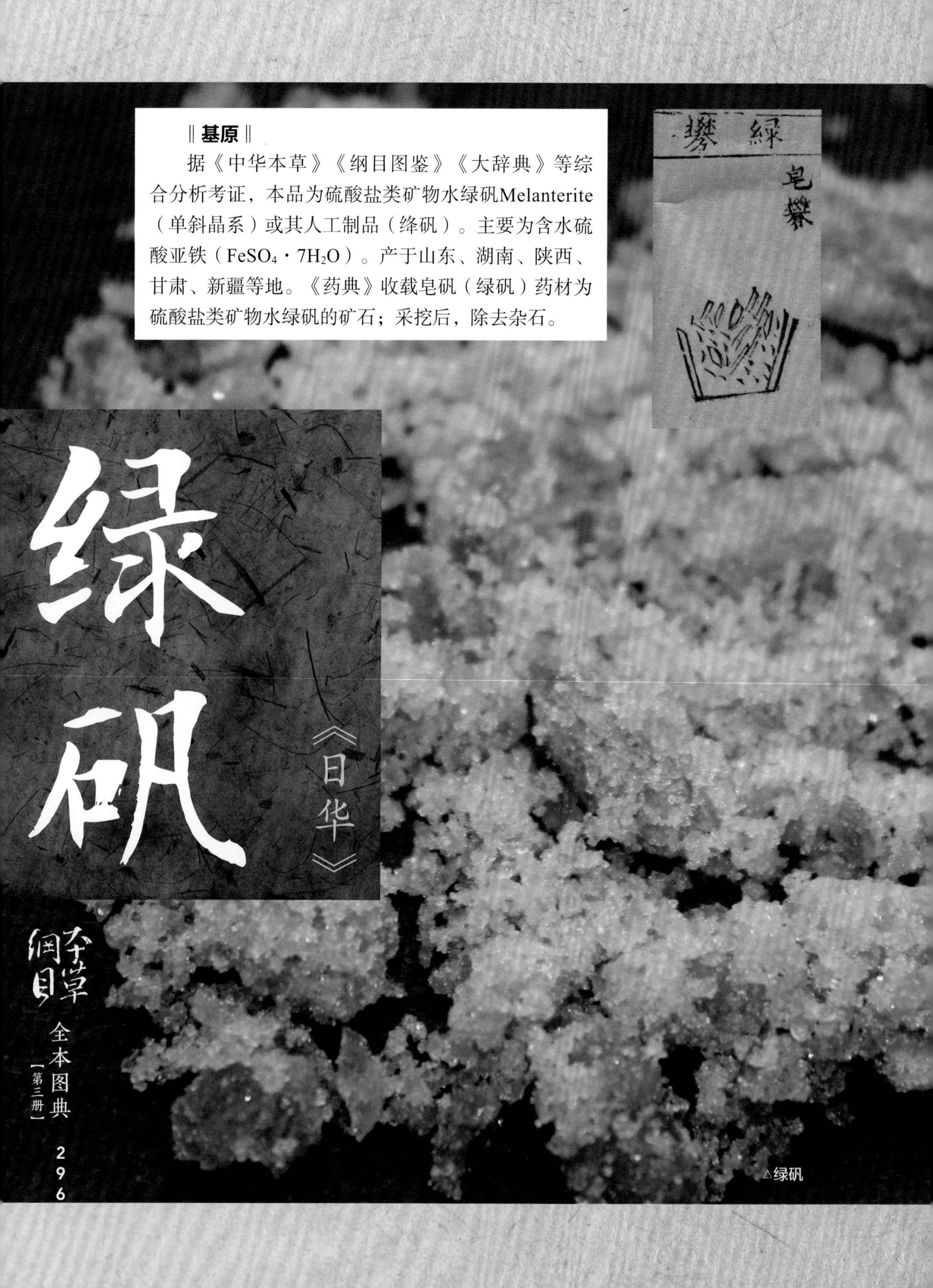

绿矾

《日华》

‖基原‖

据《中华本草》《纲目图鉴》《大辞典》等综合分析考证，本品为硫酸盐类矿物水绿矾Melanterite（单斜晶系）或其人工制品（绛矾）。主要为含水硫酸亚铁（$FeSO_4 \cdot 7H_2O$）。产于山东、湖南、陕西、甘肃、新疆等地。《药典》收载皂矾（绿矾）药材为硫酸盐类矿物水绿矾的矿石；采挖后，除去杂石。

△绿矾

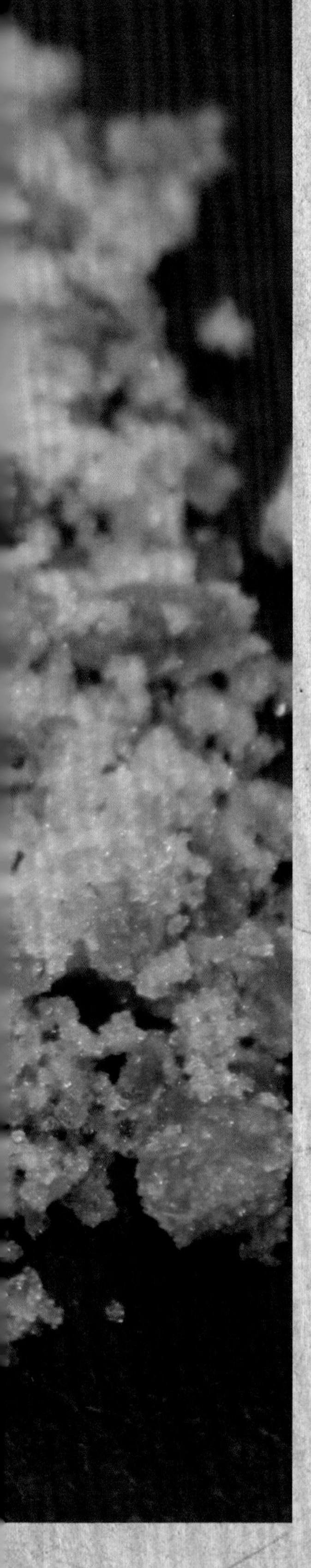

‖ **释名** ‖

皂矾纲目**青矾　煅赤者名绛矾**唐本**矾红**。[时珍曰] 绿矾可以染皂色，故谓之皂矾。又黑矾亦名皂矾，不堪服食，惟疮家用之。煅赤者俗名矾红，以别朱红。

‖ **集解** ‖

[颂曰] 绿矾出隰州温泉县、池州铜陵县，并煎矾处生焉。初生皆石也，煎炼乃成。其形似朴消而绿色，取置铁板上，聚炭烧之，矾沸流出，色赤如金汁者，是真也。沸定时，汁尽，则色如黄丹。又有皂荚矾，或云即绿矾也。[恭曰] 绿矾新出窟未见风者，正如琉璃色，人以为石胆。烧之赤色，故名绛矾。出瓜州者良。[时珍曰] 绿矾晋地、河内、西安、沙州皆出之，状如焰消。其中拣出深青莹净者，即为青矾；煅过变赤，则为绛矾。入圬墁及漆匠家多用之，然货者亦杂以沙土为块。昔人往往以青矾为石胆，误矣。

‖ **气味** ‖

酸，凉，无毒。

‖ **主治** ‖

疳及诸疮。苏恭。**喉痹虫牙口疮，恶疮疥癣。酿鲫鱼烧灰服，疗肠风泻血。**大明。**消积滞，燥脾湿，化痰涎，除胀满黄肿疟利，风眼口齿诸病。**时珍。

‖ **发明** ‖

[时珍曰] 绿矾酸涌涩收，燥湿解毒化涎之功与白矾同，而力差缓。按张三丰仙传方载伐木丸云：此方乃上清金蓬头祖师所传。治脾土衰弱，肝木气盛，木来克土，病心腹中满，或黄肿如土色，服此能助土益元。用苍术二斤，米泔水浸二宿，同黄酒面曲四两炒赤色，皂矾一斤，醋拌晒干，入瓶火煅，为末，醋糊丸梧子大。每服三四十丸，好酒、米汤任下，日二三服。时珍常以此方加平胃散，治一贱役中满腹胀，果有效验。盖此矾色绿味酸，烧之则赤，既能入血分伐木，又能燥湿化涎，利小便，消食积，故胀满黄肿疟痢疳疾方往往用之，其源则自张仲景用矾石消石治女劳黄疸方中变化而来。[颂曰] 刘禹锡传信方治喉痹，用皂荚矾，入好米醋同研含之，咽汁立瘥。此方出于李谟，甚奇妙。皂荚矾，即绿矾也。

‖**附方**‖

旧一，新一十九。**重舌木舌**皂矾二钱，铁上烧红，研，掺之。陆氏积德堂方。**喉风肿闭**皂矾一斤，米醋三斤拌，晒干末，吹之。痰涎出尽，用良姜末少许，入茶内漱口，咽之即愈。孙氏集效方。**眼暴赤烂**红枣五斤，入绿矾在内，火煨熟，以河水、井水各一碗，桃、柳心各七个，煎稠。每点少许入眦上。摘玄方。**烂弦风眼**青矾火煅出毒，细研，泡汤澄清，点洗。永类方。**倒睫拳毛**方同上。**疟疾寒热**矾红、独蒜头煨等分，捣丸芡子大。每白汤嚼下一丸，端午日合之。普济方。**少阴疟疾**呕吐。绿矾一钱，干姜泡，半夏姜制半两，为末。每服半钱，发日早以醋汤下。圣济录。**翻胃吐食**白面二斤半，蒸作大馒头一个，头上开口，剜空，将皂矾填满，以新瓦围住，盐泥封固，挖土窑安放。文武火烧一日夜，取出研末，枣肉为丸梧子大。每服二十丸，空心酒、汤任下。忌酒色。医方摘要。**大便不通**皂矾一钱，巴霜二个，同研，入鸡子内搅匀，封头，湿纸裹，煨熟食之，酒下，即通。集玄方。**肠风下血**积年不止，虚弱甚者，一服取效。绿矾四两，入砂锅内，新瓦盖定，盐泥固济，煅赤取出，入青盐、生硫黄各一两，研匀。再入锅中固济，煅赤取出，去火毒，研。入熟附子末一两，粟米粥糊丸梧子大。每空心米饮、温酒任下三十丸。永类方。**妇人血崩**青矾二两，轻粉一钱，为末，水丸梧子大。每服二三十丸，新汲水下。摘玄方。**血证黄肿**绿矾四两，百草霜一升，炒面半升，为末，沙糖和丸梧子大。每服三四十丸，食后姜汤下。郑时举所传。又方：小麦淘净一斤，皂矾半斤，同炒黄为末，黑枣肉半斤捣匀，米醋打糊丸梧子大。每姜汤下八九十丸，一日三服。简便方。**脾病黄肿**青矾四两，煅成赤珠子，当归四两，酒醉浸七日焙，百草霜三两，为末，以浸药酒打糊丸梧子大。每服五丸至七丸，温水下，一月后黄去立效，此方祖传七世。又方：绿矾四两，百草霜、五倍子各一两，木香二钱，为末，酒煎，飞面丸梧子大。每空心酒下五丸。又方：平

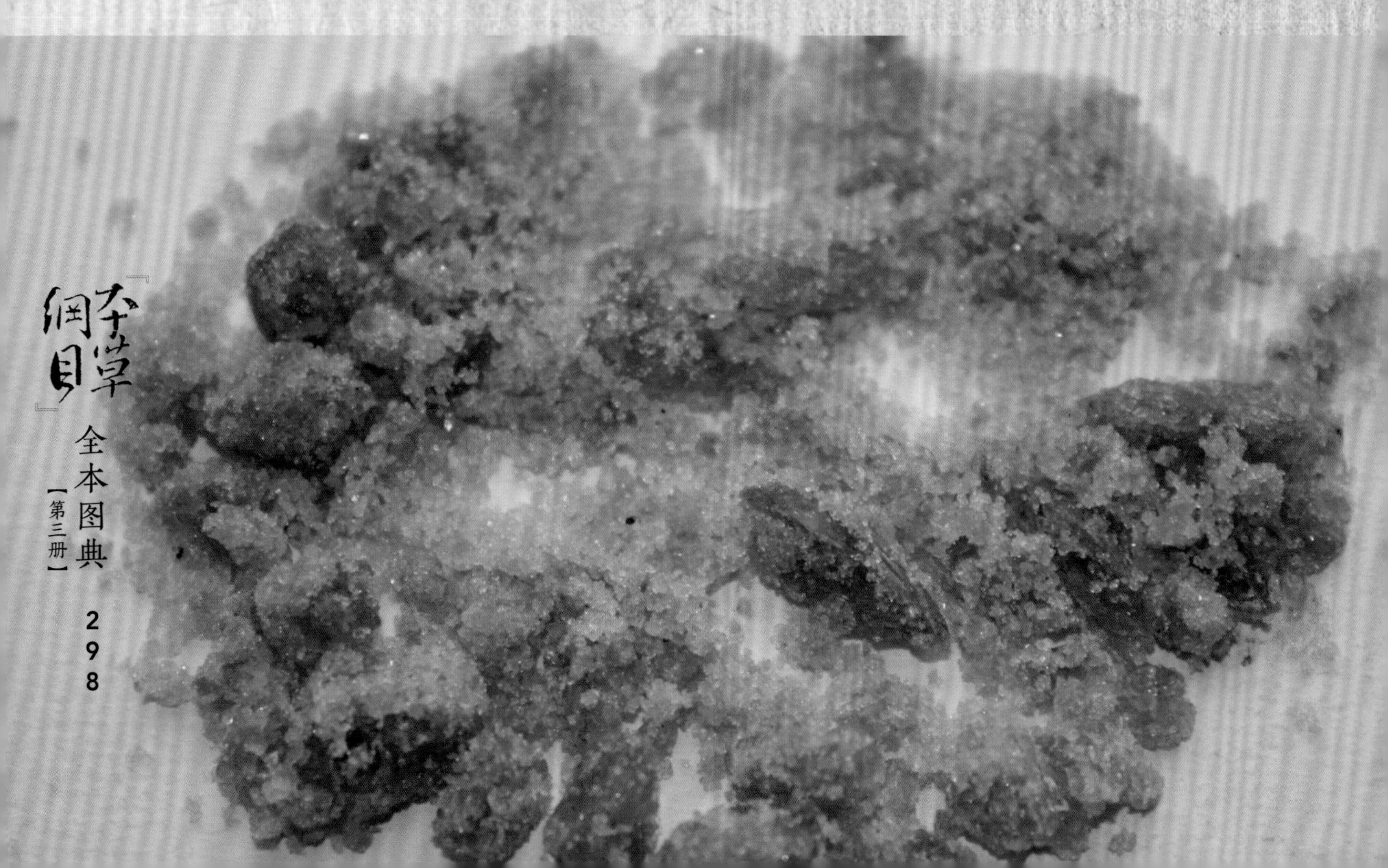

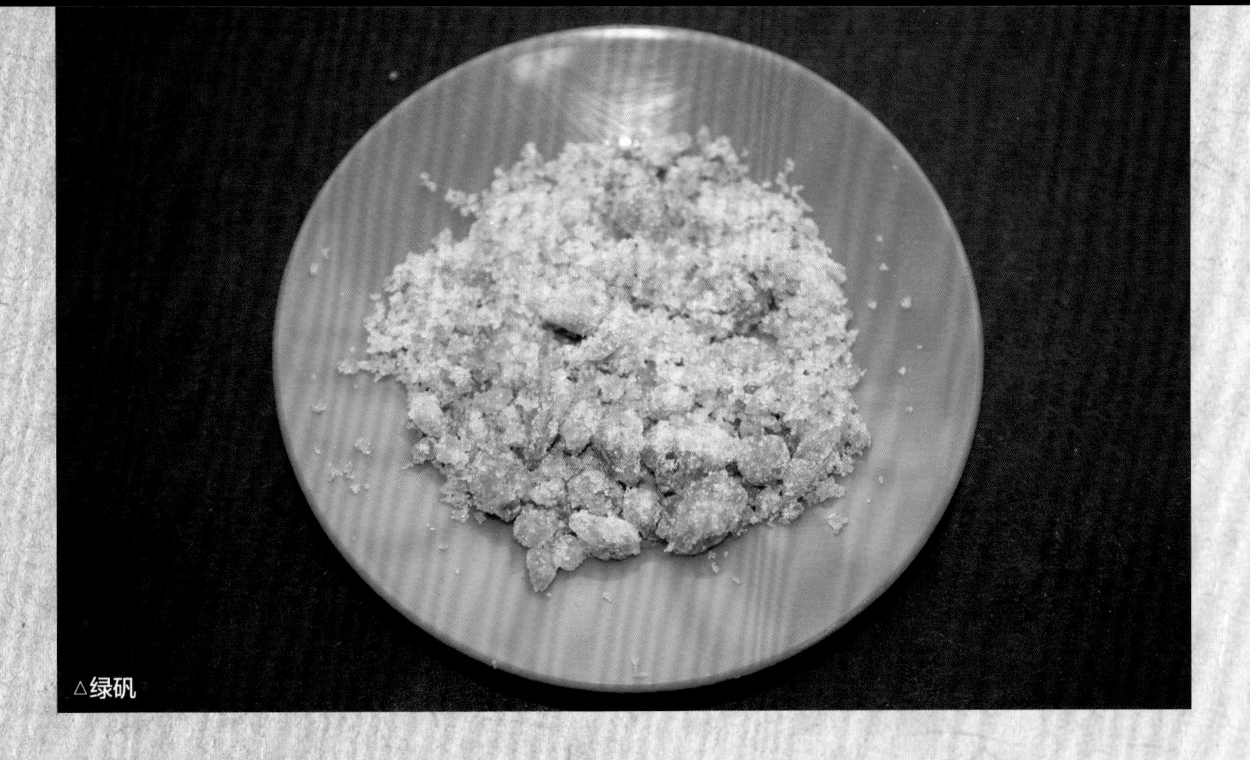
△绿矾

胃散四两，青矾二两，为末，醋糊丸，米饮下。或加乌沉汤四两，酒糊丸亦可。洁古活法机要。**酒黄水肿**黄肿积痛。青矾半斤，醋一大盏，和匀，瓦盆内煅干为度；平胃散、乌药顺气散各半两，为末，醋煮糊丸梧子大。每酒或姜汤下二三十丸。不忌口，加锅灰。赵原阳真人济急方。**食劳黄病**身目俱黄。青矾锅内安，炭煅赤，米醋拌为末，枣肉和丸梧子大。每服二三十丸，食后姜汤下。救急方。**腹中食积**绿矾二两研，米醋一大碗，瓷器煎之，柳条搅成膏，入赤脚乌一两研，丸绿豆大。每空心温酒下五丸。圣惠方。**疳虫食土**及生物。研绿矾末；猪胆汁丸绿豆大。每米饮下五七丸。保幼大全。**小儿疳气**不可疗者。绿矾煅赤，醋淬三次，为末，枣肉和丸绿豆大。每服十丸，温水下，日三。集验方。**走马疳疮**绿矾入锅内，炭火煅红，以醋拌匀，如此三次，为末，入麝香少许。温浆水漱净，掺之。谈野翁试验方。**白秃头疮**皂矾、楝树子，烧研，搽之。普济方。**小儿头疮**绛矾一两，淡豉一两，炒黑，腻粉二钱，研匀。以桑灰汤洗净，掺之良。**小儿甜疮**大枣去核，填入绿矾，烧存性研，贴之。拔萃方。**耳生烂疮**枣子去核，包青矾煅研，香油调傅之。摘玄方。**蚰蜒入耳**水调绿矾，灌之。普济方。**蛆入耳中**绿矾掺之，即化为水。摘玄方。**疮中生蛆**绿矾末掺贴，即化为水。摘玄方。**汤火伤灼**皂矾和凉水浇之。其疼即止，肿亦消。杨诚经验方。**癣疮作痒**螺蛳十四个，槿树皮末一两，入碗内蒸熟，入矾红三钱捣匀，搽之。孙氏集效方。**甲疽延烂**崔氏方：治甲疽，或因割甲伤肌，或因甲长侵肉，遂成疮肿，黄水浸淫相染，五指俱烂，渐上脚趺，泡浆四边起，如火烧疮，日夜倍增，医不能疗。绿矾石五两，烧至汁尽，研末，色如黄丹，收之。每以盐汤洗拭，用末厚傅之，以软帛缠裹，当日即汁断疮干。每日一遍，盐汤洗濯，有脓处使净傅，其痂干处不须近。但有急痛处，涂酥少许令润。五日即觉上痂起，依前洗傅。十日痂渐剥尽，软处或更生白脓泡，即擦破傅之，自然瘥也。张侍郎病此，卧经六十日，京医并处方无效，得此法如神。王焘外台秘要。**妇人甲疽**妇人趾甲内生疮，恶肉突出，久不愈，名臭田螺。用皂矾日晒夜露。每以一两，煎汤浸洗。仍以矾末一两，加雄黄二钱，硫黄一钱，乳香、没药各一钱，研匀，搽之。医方摘要。**涂染白发**绿矾、薄荷、乌头等分为末，以铁浆水浸。日染之。相感志。**腋下胡气**绿矾半生半煅为末，入少轻粉。以半钱，浴后姜汁调搽，候十分热痛乃止。仁斋直指方。

‖ **基原** ‖

据《纲目图鉴》《中华本草》《大辞典》等综合分析考证，本品为硫酸盐类矿物黄矾（纤铁矾）Fibroferrite（单斜晶系）。主要为含水硫酸铁（$Fe_2O_3 \cdot 2SO_3 \cdot 10H_2O$）。产于陕西、青海、内蒙古等地。

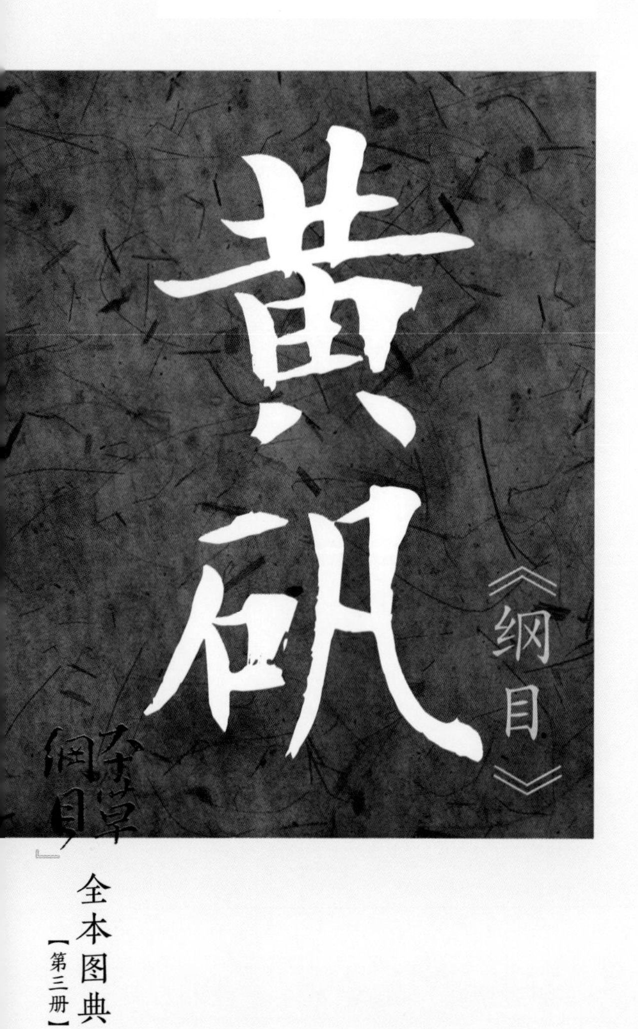

‖ **集解** ‖

[恭曰] 黄矾，丹灶家所须，亦入染皮用。[时珍曰] 黄矾出陕西瓜州、沙州及舶上来者为上，黄色状如胡桐泪。人于绿矾中拣出黄色者充之，非真也。波斯出者，打破中有金丝文，谓之金线矾，磨刀剑显花文。丹房镜源云：五色山脂，吴黄矾也。

‖ **气味** ‖

酸、涩，咸，有毒。

‖ **主治** ‖

疗疮生肉。苏恭。**野鸡瘘痔，恶疮疥癣。**李珣。**治阳明风热牙疼。**李杲。

‖ **附方** ‖

新五。**聤耳出汁**黄矾二两烧枯，绵裹二钱塞之。圣惠方。**妇人颊疮**每年频发。水银一两半，以猪脂揉擦，令消尽。入黄矾石末二两，胡粉一两，再加猪脂和令如泥。洗疮净，涂之。别以胡粉涂膏上。此甘家秘方也。肘后方。**身上瘢痕**黄矾石烧令汁尽，胡粉炒令黄，各八分，细研，以腊月猪脂和研如泥。以生布揩令痛，乃涂药五度。取鹰粪、白燕窠中草烧灰等分，和人乳涂之。其瘢自灭，肉平如故。崔元亮海上集验方。**急疳蚀齿**黄矾、青矾半钱，白矾烧一钱，麝香一分，为末。傅之，吐涎。圣惠方。**妒精阴疮**黄矾、青矾、麝香等分，为末。傅之，不过三度。千金方。

‖ **集解** ‖

[时珍曰] 此煎汤瓶内，澄结成水硷，如细砂者也。

‖ **主治** ‖

止消渴，以一两为末，粟米烧饭丸梧子大，每人参汤下二十丸。又小儿口疮，卧时以醋调末书十字两足心，验。时珍。

‖ **附方** ‖

新二。**消渴引饮**汤瓶内硷、葛根、水萍焙等分。每服五钱，水煎服。又方：汤瓶内硷、菝葜根炒各一两，乌梅连核二两焙，为散。每服二钱，水一盏，石器煎七分，温呷，日一服。圣济录。

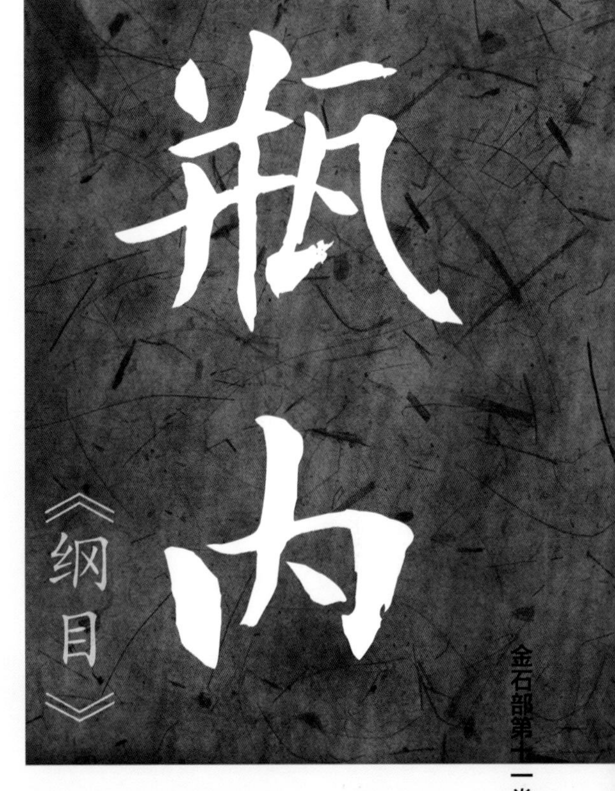

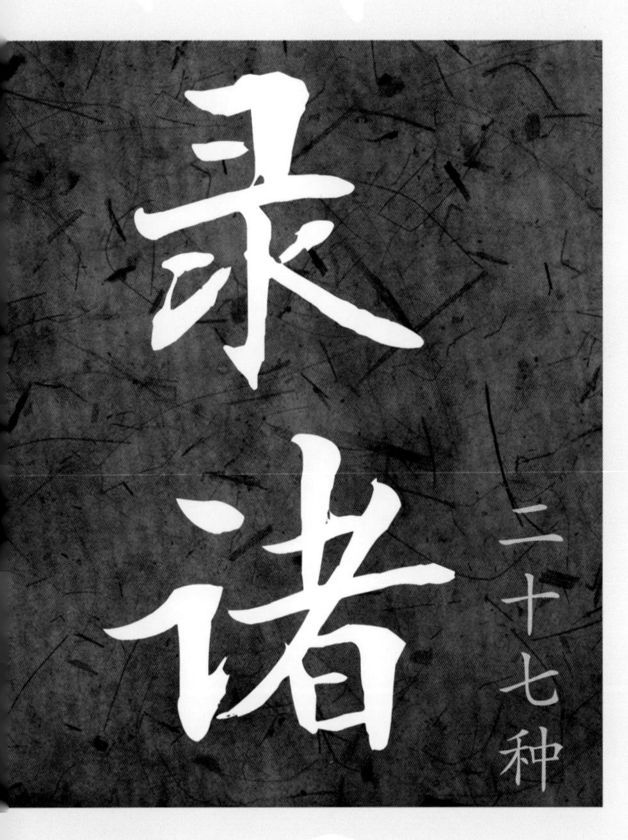

[时珍曰] 别录有名未用诸石，及诸家所列而不详，难以类附者，通附于此云。

石脾 [别录有名未用曰] 味甘，无毒。主胃中寒热，益气，令人有子。一名胃石，一名膏石，一名消石。生隐蕃山谷石间，黑如大豆，有赤文，色微黄，而轻薄如棋子，采无时。[弘景曰] 皇甫士安言消石：取石脾与消石以水煮之，一斛得三斗，正白如雪，以水投中即消，故名消石。按此说，是取消石合煮成为真消石，不知石脾是何物？本草有石脾、石肺，人无识者。[藏器曰] 石脾生西戎卤地，碱水结成者。[时珍曰] 石脾乃生成者，陶氏所说是造成者。按九鼎神丹经云：石脾乃阴阳结气，五盐之精，因矾而成，峨嵋山多有之。俗无识者，故古人作成代用。其法：用白矾、戎盐各一斤为末，取苦参水二升，铛中煮五沸，下二物煎减半，去滓熬干，色白如雪，此为石脾也。用石脾、朴消、芒消各一斤为末，苦参水二斗，铜铛煎十沸，入三物煮减半，去滓煎，着器中，冷水渍一夜，即成消石。可化诸石为水，此与焰消之消石不同，皆非真也。

石肺 [别录曰] 味辛，无毒。主疠咳寒久痿，益气明目。生水中，状如覆肺，黑泽有赤文，出水即干。[弘景曰] 今浮石亦疗咳，似肺而不黑泽，非此也。

石肝 [别录曰] 味酸，无毒。主身痒，令人色美。生常山，色如肝。

石肾 [别录曰] 味酸。主泄痢，色白如珠。

紫石华 [别录曰] 味甘，平，无毒。主渴，去小肠热。一名茈石华。生中牟山阴，采无时。

白石华 [别录曰] 味辛，无毒。主脾消渴，膀胱热。生腋北乡北邑山，采无时。

黄石华 [别录曰] 味甘，无毒。主阴痿消渴，膈中热，去百毒。生腋北山，黄色，采无时。

黑石华 [别录曰] 味甘，无毒。主阴痿消渴，去热，疗月水不利。生弗其劳山阴石间，采无时。

陵石 [别录曰] 味甘，无毒。主益气耐寒，轻身长年。生华山，其形薄泽。[时珍曰] 按圣济录云：汗后耳聋。用陵石，有窍如银眼者，为末。每服一钱，冷水下。

终石 [别录曰] 味辛，无毒。主阴痿痹，小便难，益精气。生陵阴，采无时。

封石 [别录曰] 味甘，无毒。主消渴热中，女子疽蚀。生常山及少室，采无时。[时珍曰] 虎尾之山，游戏之山，婴侯之山，丰山、服山，多封石，即此。

遂石 [别录曰] 味甘，无毒。主消渴伤中，益气。生太山阴，采无时。

五羽石 [别录曰] 主轻身长年。一名金黄，生海水中蓬葭山中，黄如金。

紫佳石 [别录曰] 味酸，无毒。主痹血气。一名赤英，一名石血。生邯郸，石如爵茈，二月采。[弘景曰] 三十六水方，呼为紫贺石。

火药纲目 [时珍曰] 味辛、酸，有小毒。主疮癣，杀虫，辟湿气温疫。乃焰消、硫黄、杉木炭所合，以为烽燧铳机诸药者。

石耆 [别录曰] 味甘，无毒。主咳逆气。生石间，色赤如铁脂，四月采。

马肝石纲目 [时珍曰] 按郭宪洞冥记云：郅支国进马肝石百片，青黑如马肝，以金函盛水银养之。用拭白发，应手皆黑。云如九转丹，吞一粒，弥年不饥。亦可作砚。

猪牙石纲目 [时珍曰] 明目去翳。出西番，文理如象牙，枣红色。

碧霞石纲目 [时珍曰] 明目，去翳障。

龙涎石纲目 [时珍曰] 主大风疠疮。出齐州。一名龙仙石。

铅光石纲目 [时珍曰] 主哽骨。

太阳石纲目 [时珍曰] 刘守真宣明方治远年近日一切目疾方：用太

阳石、太阴石、碧霞石、猪牙石、河洛石、寒水石、紫石英、代赭石、菩萨石、金精石、银精石、禹余石、矾矿石、云母石、炉甘石、井泉石、阳起石、滑石、乌贼骨、青盐、铜青各一两，硇砂半两，密陀僧一两，鹏砂三钱，乳香二钱，麝香、脑子一钱，轻粉一钱半，黄丹四两，各为末，熊胆一斤，白砂蜜二斤，井华水九碗，同熬至四碗，点水内不散为度，滤净收点。此方所用太阳石、太阴石等，多无考证，姑附于此。

朵梯牙纲目　[时珍曰] 周宪王普济方，眼科去翳，用水飞朵梯牙，火煅大海螺，碗糖霜，为末，日点。又方：用可铁刺一钱，阿飞勇一钱，李子树胶四钱，白雪粉八钱，为末，鸡子白调作锭，每以乳女儿汁磨点之。又方：安咱芦，出回回地面，黑丁香（即蜡粪），海螵蛸，各为末，日点。所谓朵梯牙、碗糖霜、安咱芦、可铁刺、阿飞勇，皆不知何物也。附录于此以俟。

白狮子石拾遗　[藏器曰] 主白虎病，江东人呼为历节风是也。置此于病者前自愈，亦厌伏之意也。白虎，粪神名，状如猫。扫粪置门下，令人病此。疗法：以鸡子揩病人痛处，咒愿，送于粪堆之头上，勿反顾。

镇宅大石拾遗　[藏器曰] 主灾异不起。荆楚岁时记：十二月暮日，掘宅四角，各埋一大石为镇宅。又鸿宝万毕术云：埋丸石于宅四隅，捶桃核七枚，则鬼无能殃也。

神丹拾遗　[藏器曰] 味辛，温，有小毒。主万病，有寒温。飞金石及诸药合成，服之长生神仙。

烟药拾遗　[藏器曰] 味辛，温，有毒。主瘰疬五痔瘘瘿瘤，疮根恶肿。乃石黄、空青、桂心并四两，干姜一两，为末，置铁片上烧之。以猪脂涂碗覆之，待药飞上，如此五度。随疮大小，以鼠屎大纳孔中，面封之，三度根出也。无孔，针破纳之。